JN447438

오피스365(액세스)로 배우는

# 의료 데이터베이스 기초

Medical Database Basic Practice *with ACCESS*

양 옥 렬 저

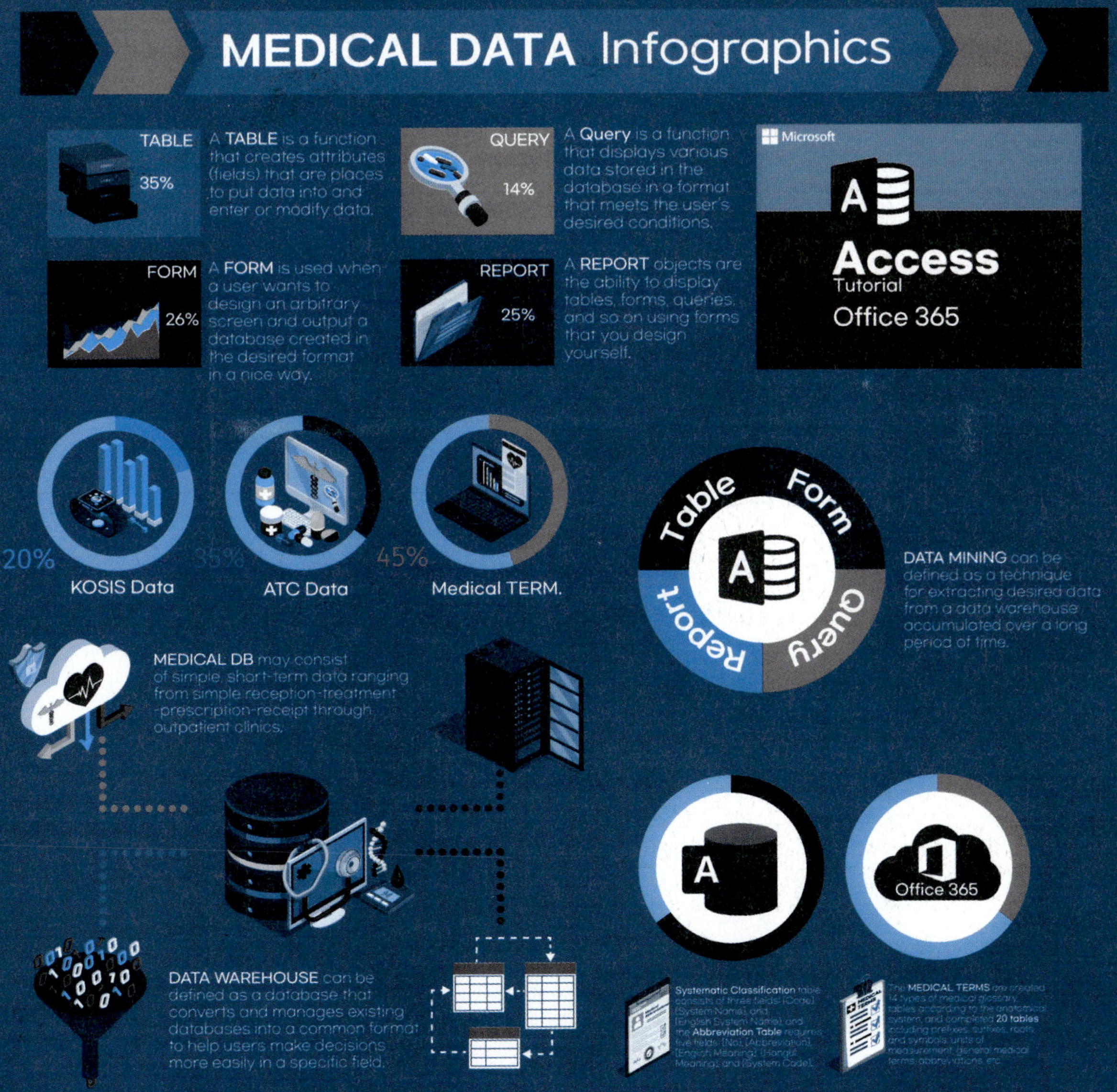


계축문화사

# 머리말

정보통신기술(ICT, Information Communication Technology)을 다루는 기반기술 중에 하나가 데이터베이스(database)이다. 이젠 일상에서 알고리즘(algorithm)이나 데이터베이스라는 용어가 쉽게 사용되고 있다. 알고리즘은 유튜브 이용자들이 자신의 취향에 맞는 영상을 AI기술을 이용해서 유사 영상을 찾아주는 의미로 이해하고 있다. 데이터베이스라는 개념은 구글(Google) 앱의 하나인 지메일(Gmail)이나 주소록을 사용하면서 친구, 지인, 동료, 비즈니스파트너의 이메일주소나 전화번호를 목록으로 저장하고 검색하면서 용어를 이해하고 있다. 휴대폰에 저장된 전화번호목록, 페이스북(Facebook), 인스타그램(Instagram), X, 카카오톡(Kakaotalk)에서 사용하는 친구목록, 모바일뱅킹 시 사용하는 은행구좌(account), 항공권예약, 기차예약 등에서도 데이터베이스가 사용된다.

이 책은 다양한 데이터베이스 사용처 중에서도 보건의료와 관련된 학생들이 의료기관에 진출할 경우 사용하게 되는 보건의료 데이터를 기초자료로 사용한 데이터베이스 입문서이다. 따라서 이 책에서는 보다 쉽게 데이터베이스 개념을 이해하고 실습할 수 있도록 책의 내용을 구성하였다.

데이터베이스를 접근하기 위한 가장 쉬운 방법이 마이크로소프트(Microsoft)사의 오피스 프로그램이다. 오피스 혹은 오피스365로 불리는 패키지에는 파워포인트(Powerpoint), 엑셀(Excel), 워드(Word) 등과 함께 액세스(Access)라는 프로그램이 함께 설치되어 있다. 액세스라는 데이터베이스 관리시스템(DBMS)을 사용하여 데이터베이스를 생성, 조작, 제어하는 다양한 데이터베이스 질문(SQL)을 실습해 볼 것이다.

데이터베이스 구축에 사용되는 데이터는 환자, 의사, 진료과목, DRG청구자료, 건강보험자료, 약가목록, 약어사전, 계통별 의학용어 등 의료기관에서 사용되거나 사용할 수 있는 보건의료와 관련한 데이터를 활용하였다. 해당 데이터는 국가가 제공하는 공공데이터포털(DATA.go.kr), 건강보험심사평가원(HIRA.or.kr), 국민건강보험공단(NHIS.or.kr), 질병분류정보센터(KOICD.kr) 등 무료로 제공되는 공공데이터를 주로 활용하였다.

의료데이터베이스이긴 하지만 데이터베이스 전문가가 보기에는 매우 기초적인 내용이며, 질의어(질문)를 중심으로 어떻게 데이터베이스에 데이터가 저장되고 검색을 통해 활용할 수 있는지에 대한 전체적인 흐름을 이해할 수 있도록 책의 내용을 구성하였다.

Seize The Day !!!

2023.12.10.

cache@hj.ac.kr

[오피스365(엑세스)로 배우는 의료데이터베이스 기초]

**예제파일 공유폴더 URL**

1. 긴주소 :
   https://drive.google.com/drive/folders/1bBi67fAMd–Mql–L6x9lScKcyZAPLrAx7
2. 짧은주소 :
   http://bit.ly/3RgNgWK

# 차례

## PART 1 데이터베이스 개요

# PART 5 액세스를 이용한 병원정보 실무

PART 1

# 데이터베이스 개요

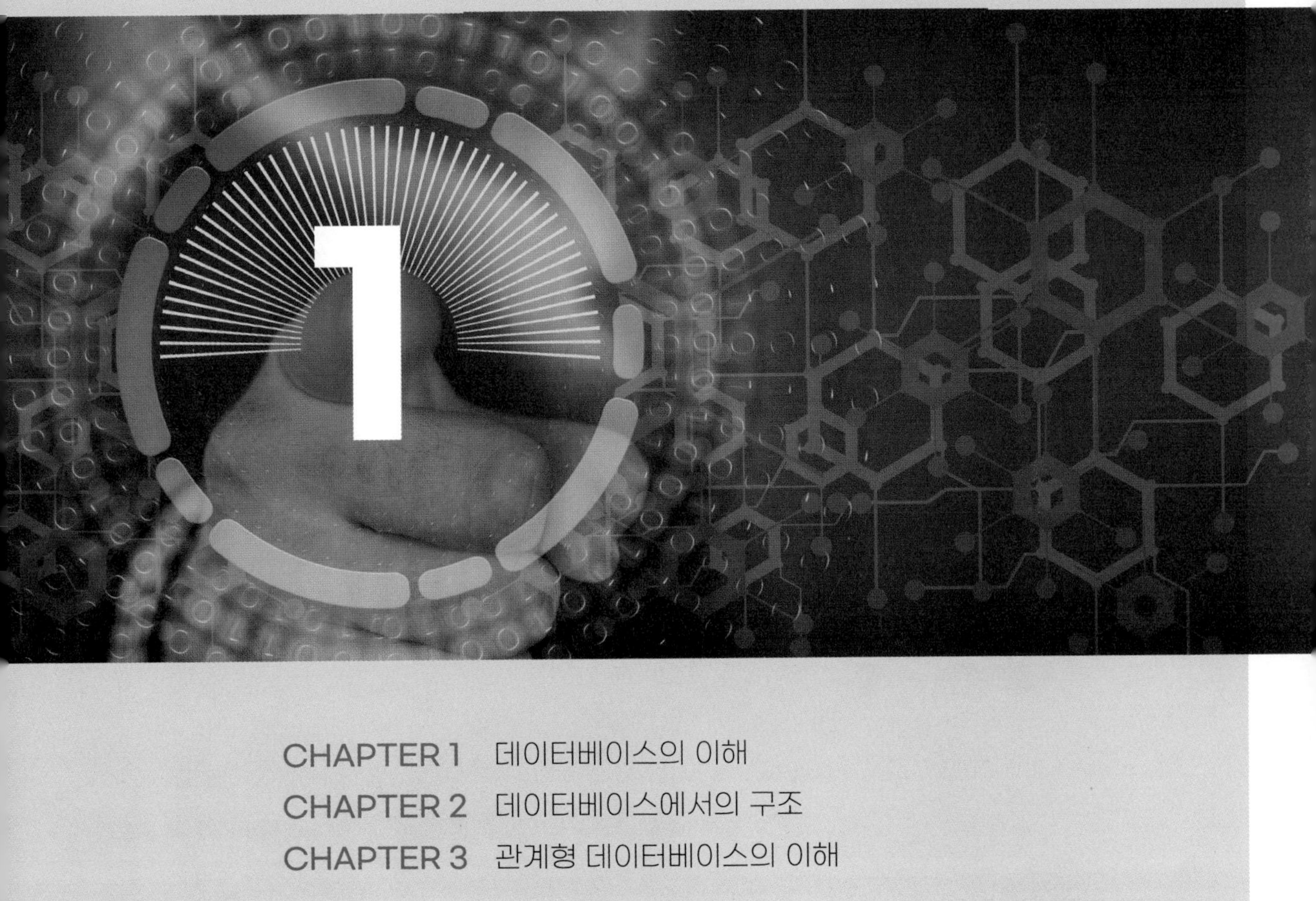

CHAPTER

# 1

# 데이터베이스의 이해

## 1장 | 마인드맵(Mindmap)

- **01. 데이터베이스의 이해**
  - 데이터베이스 개념
    - 데이터베이스 정의
    - 생활 속 데이터베이스
  - 의료데이터베이스의 개념
    - 의료데이터베이스 정의
    - 공개된 보건의료데이터베이스
  - 데이터웨어하우스(D/W)
    - 데이터웨어하우스 정의
    - 데이터웨어하우스 특징
    - 의료분야의 데이터웨어하우스 활용
    - 데이터마이닝(DM)
  - 빅데이터의 개념
    - 빅데이터 정의
    - 보건의료분야 빅데이터
  - 데이터베이스 기본요소
    - 데이터 단위 및 크기
    - 정보와 지식
    - 데이터베이스(DB)
    - 데이터베이스 관리시스템(DBMS)
  - 데이터베이스 관리시스템의 특징
    - 데이터 중복성의 최소화
    - 데이터 일관성 유지
    - 데이터 무결성 유지
    - 데이터 독립성 유지
    - 데이터 공유성 최대화
    - 데이터 보안성 보장
    - 데이터 표준화 관리

# 1.1 데이터베이스 개념

## 1.1.1 데이터베이스 정의

4차 산업혁명을 시대적 패러다임으로 누구나 이야기하는 시대가 되었다. 보통명사처럼 누구나 사용하는 용어 중에는 머신러닝이니 빅데이터니 하는 용어가 생소하지 않게 사용하곤 한다. 기계를 학습한다는 머신러닝(machine learning)은 기계학습이란 뜻이고 빅데이터(bigdata)는 말 그대로 큰 데이터의 묶음을 의미한다. 또한, 데이터라는 용어나 데이터베이스 혹은 DB라는 용어도 흔하게 사용하는 용어가 되었다. 우리는 이러한 용어를 데이터베이스 관점에서 용어를 정리해보도록 하겠다. 우선 데이터(data) 혹은 자료(data)를 정의해보자. 자료라는 한글용어보다는 보통명사화된 '데이터'라는 용어를 더 많이 사용하는 추세이다. 데이터베이스 관점에서 우리는 각 용어를 정의해보도록 하겠다.

**데이터(data)는 숫자, 문자, 기호 등으로 기록되어 있는 정보를 만들기 위한 기초적인 재료**를 말한다. 즉, 데이터는 의미 없고 가공 처리되지 않아 정보로서의 가치가 아직까지 부여되지 않는 미가공품이라고 할 수 있다. 따라서, 데이터는 정보를 만들기 위한 기초용어이며, '데이터=자료=재료'로 혼용하여 사용하는 경향이 있다. 아래 [그림 1-1]에서 보는 바와 같이 입, 간, 대장, 위, 췌장, 소장과 같이 나열된 인체의 하나하나의 기관은 그 인체계통에서 보자면 그냥 '데이터=재료=자료'라고 생각할 수 있다.

**정보(information)는 데이터를 필요한 목적에 맞게 가공, 처리하여 의미있는 형태**로 만들어 놓은 형태를 의미한다. [그림 1-2]에서 보는 바와 같이 데이터에 해당하는 입, 간, 대장, 위, 췌장, 소장이 소화계통의 장기라는 의미 있는 형태로 묶어놓은 그림이라고 할 수 있다. 이를 통해, 해당 장기들은 인간이 음식물을 섭취하고 소화하는 기관을 의미하는 소화계통(digestive system)에 사용되는 장기들의 묶음이라는 정보를 확인하게 되는 것이다.

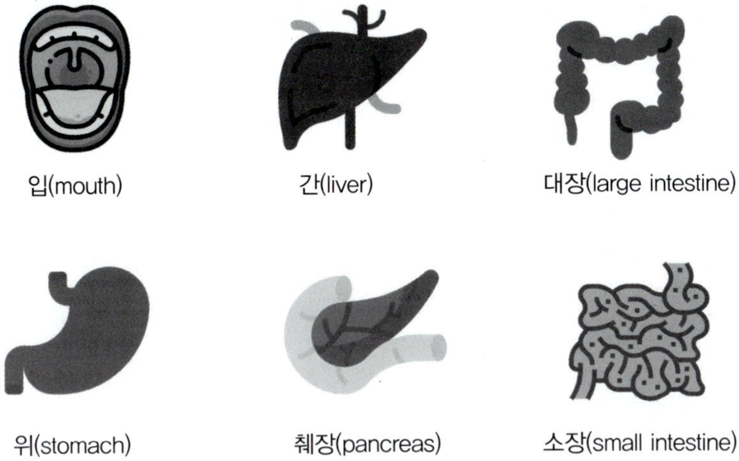


**그림 1-1** **데이터(Data)의 형태**

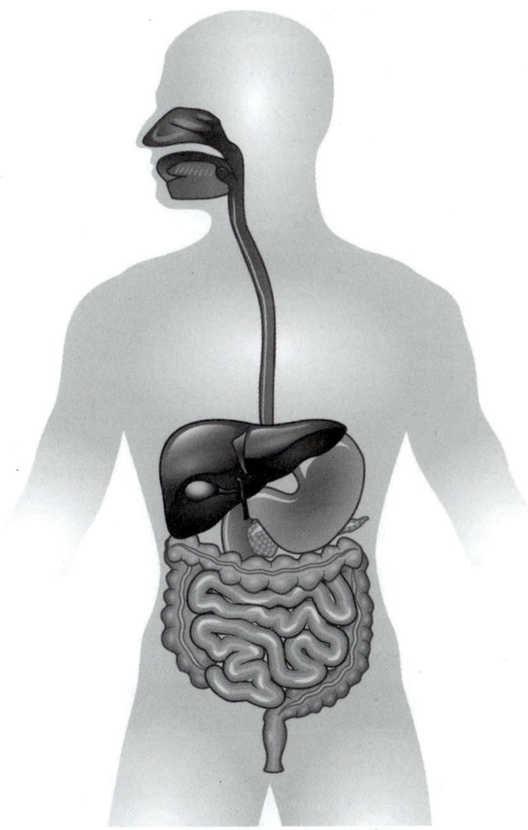

**그림 1-2** **정보(Information): 소화계통의 장기**

**데이터베이스(DB, Database)라는 용어는 컴퓨터를 활용하여 데이터를 일정한 규칙에 맞도록 재구성해서 의미와 가치 있는 정보로서 사용할 수 있도록 모아놓은 데이터의 집합**이라고 정의할 수 있다. 쉽게 말해, 데이터베이스는 필요목적에 따라 묶어놓은 데이터의 집합이라고 할 수 있다. 이 용어는 자료(data)와 기지(base)라는 2가지 용어의 합성어이기도 하다. 즉, 데이터베이스는 의미 없는 데이터들을 모아서 의미 있는 정보로서의 가치를 소유한 자료처리를 위한 자료의 집합소라고 할 수 있다.

예를 들면, 대학에서 가지고 있는 재학생정보(학번, 이름, 학과 등), 쿠팡에서 주문한 고객의 주문정보(주문, 배송, 장바구니, 포인트 등), 의료기관에 내원한 환자정보(외래, 입원), 의료기관의 환자별 임상정보 기록정보(처치, 시술, 수술 등 의무기록), 의료기관 웹사이트에서의 Q&A 정보관리 등의 특정 주제를 중심으로 모아놓은 정보를 데이터베이스라고 할 수 있다.

데이터베이스라는 용어가 처음 사용된 것은 **1963년 6월 미국**의 SDC(System Development Corporation)사가 개최한 **"Development and Management of a Computer centered Data Base"라는 제목의 심포지엄**에서 처음으로 데이터베이스라는 용어가 공식적으로 사용되었는데, 이 당시에 데이터베이스는 자기테이프를 이용하던 시대였기 때문에 저장장치에 저장된 데이터 파일을 통칭하는 용어였다. 따라서 초기의 데이터베이스는 지금의 데이터베이스와는 다소 차이가 있다고 할 수 있다.

보통 데이터베이스는 방대한 양의 데이터를 효율적으로 관리하기 위하여 누적해놓은 데이터의 집합인 경우가 많은데, 최근에는 방대한 양의 데이터 자체를 칭하는 용어로도 데이터베이스라는 용어를 사용하기도 한다.

데이터베이스에서 사용하는 **정보 결합 단위**로는 컴퓨터의 기본 단위인 **비트(bit)에서부터 바이트(byte), 워드(word), 필드(field), 레코드(record), 테이블(table), 데이**

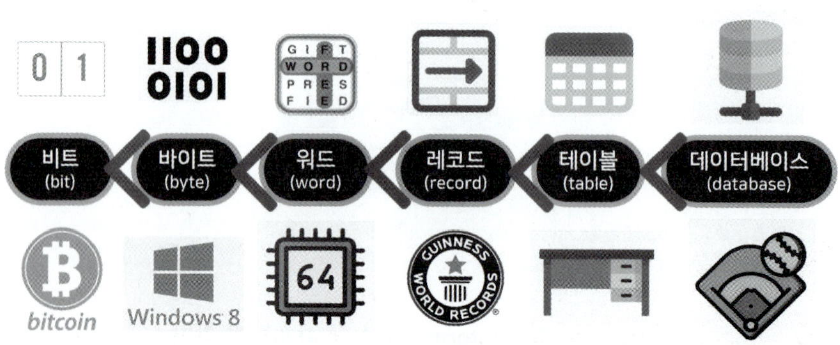


**그림 1-3 데이터베이스의 정보결합단위**

**터베이스**(database) 순으로 컴퓨터 정보의 수집 정보의 세부 단위를 사용한다.

**데이터베이스 관리시스템**(DBMS, Database Management System)**은 데이터베이스를 생성, 관리, 운영, 활용하는 체계나 프로그램 자체를 통칭**하는 용어이다. 즉, 데이터베이스를 안정적이고 효율적으로 사용하기 위해 필요한 기능을 가진 소프트웨어(Software)이다.

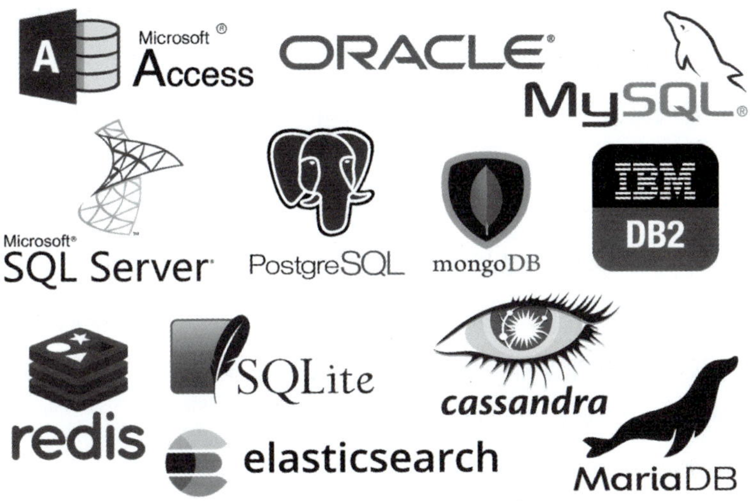


**그림 1-4** 많이 사용되는 DBMS의 종류

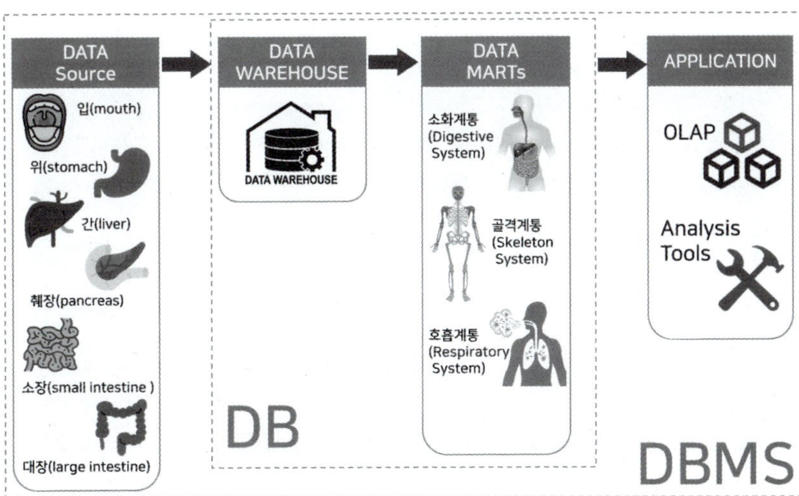


**그림 1-5** 데이터-데이터베이스-DBMS의 구성

## 1.1.2 생활 속 데이터베이스

앞서 '데이터=자료=재료'라고 설명했다. 이러한 데이터가 특정한 규칙에 맞추어 모여 있는 형태를 데이터베이스라고 했는데, 그렇다면 생활 속 데이터베이스의 활용 예를 살펴보자.

앞으로 본 교재에서 다루게 될 다양한 데이터 예제는 빅데이터센터(K-ICT), 네이버 데이터랩(Naver DataLab)., SomeTrend, 빅데이터센터, 공공데이터포털(data.go.kr), 보건의료빅데이터플랫폼, 통계청(KOSIS.kr), 서울열린데이터광장(data.seoul.go.kr) 등에서 누구나 쉽게 다운로드하여 사용할 수 있는 '공공데이터'를 활용할 예정이다.

그 첫 번째 예시로, 서울특별시에서 운영관리하는 **'서울열린데이터광장(data.seoul.go.kr)'**의 데이터이다. [그림 1-6]에서 보는 바와 같이 **보건, 일반행정, 문화/관광, 산업/경제, 복지, 환경, 교통, 도시관리, 교육, 안전, 인구/가구, 주택/건설** 등 서울시에서 일반인에게 개방해 놓은 데이터를 활용할 수 있다. 여기서 **'보건'** 공공데이터를 그림과 같이 선택해보자.

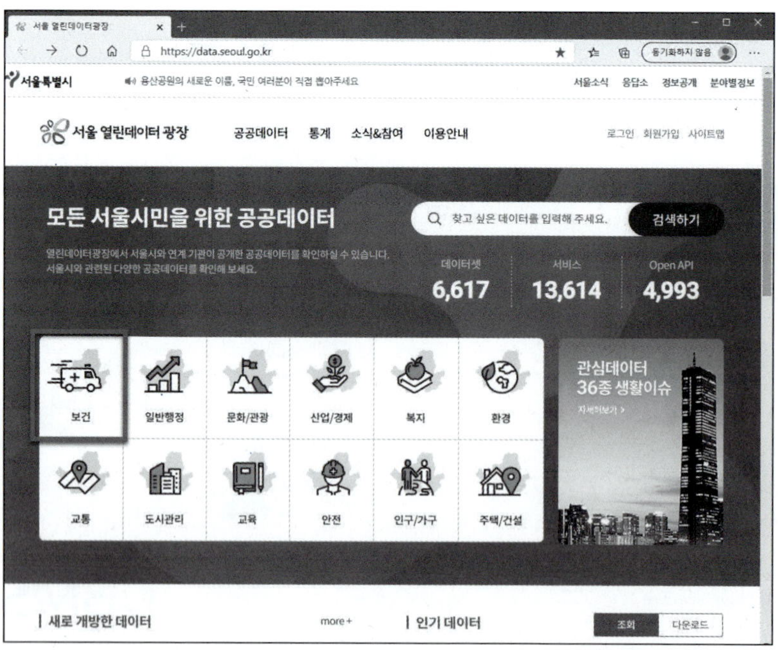


그림 1-6 서울열린데이터광장(data.seoul.go.kr) 포털사이트

여기서 제공되는 데이터는 API형식이나 엑셀이나 R 등의 통계패키지에서 활용할 수 있는 CSV 포맷으로도 다운로드하여 활용할 수 있게 제공하고 있다.

본 장에서는 일상 속에서 우리가 사용하는 데이터베이스의 예를 보여주기 위한 설명이므로 아래 그림과 같이 **'서울시 비만도 통계'**라는 보건데이터를 선택해보자.

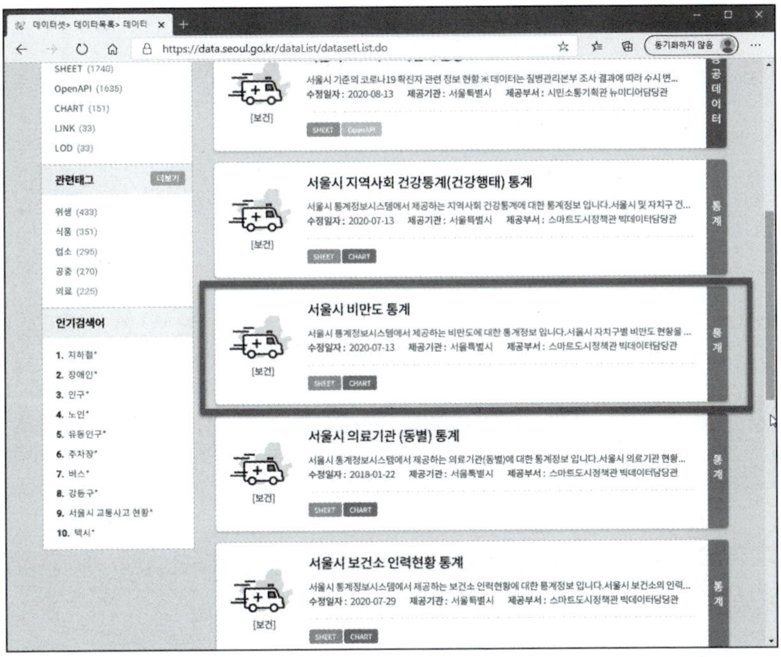

그림 1-7 서울열린데이터광장(data.seoul.go.kr) 〉〉 보건 〉〉 '서울시 비만도 통계'

[그림 1-8]은 선택된 **'서울시 비만도 통계'** 결과값이다. 결과값은 사용자가 원하는 형태로 볼 수 있는데, 비만도를 보고 싶은 '연도', '지역(구)', '비만도분포(비만/저체중/정상)' 정보를 표형식으로 볼 수 있다.

[그림 1-9]는 선택된 '서울시 비만도 통계' 결과값에서 옵션으로 'Chart'를 선택하면, 연도별/구별 비만도를 그래프(Chart) 형식으로 볼 수도 있다.

서울열린데이터광장에서는 서울시에 위치한 스타벅스 커피전문점의 위치정보를 모두 받아 볼 수도 있다. 이와 같이, 개인적인 호기심이나 공공성을 가진 데이터라면 모두 검색이 가능하며 다운로드도 가능하다.

이렇게 우리 생활 속에 데이터베이스는 다양한 형태로 우리 개인의 궁금증이나 공익적 가치를 위해 데이터가 누적되고 데이터베이스화 되며, 이를 쉽게 활용할 수 있

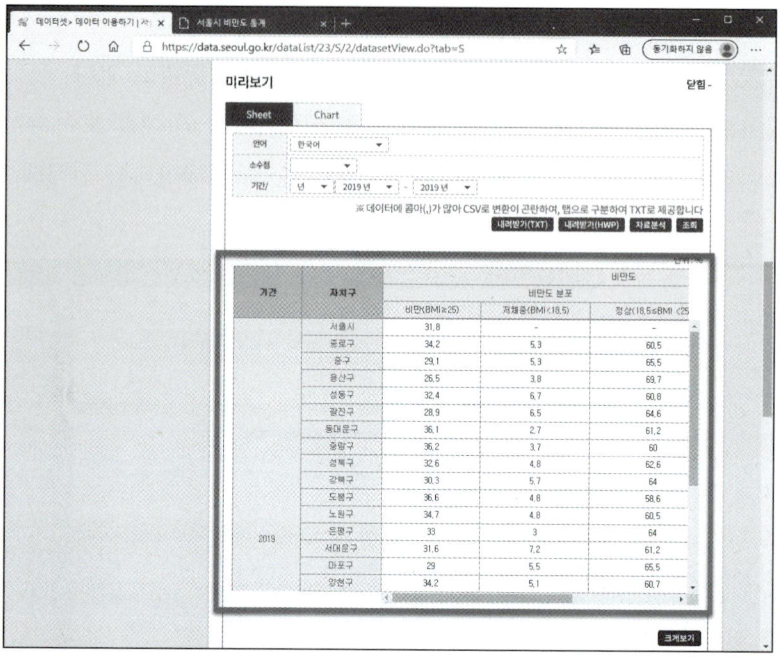

**그림 1-8** **서울열린데이터광장(data.seoul.go.kr) 〉〉 보건 〉〉 '서울시 비만도 통계' 〉〉 결과 표(Sheet)**

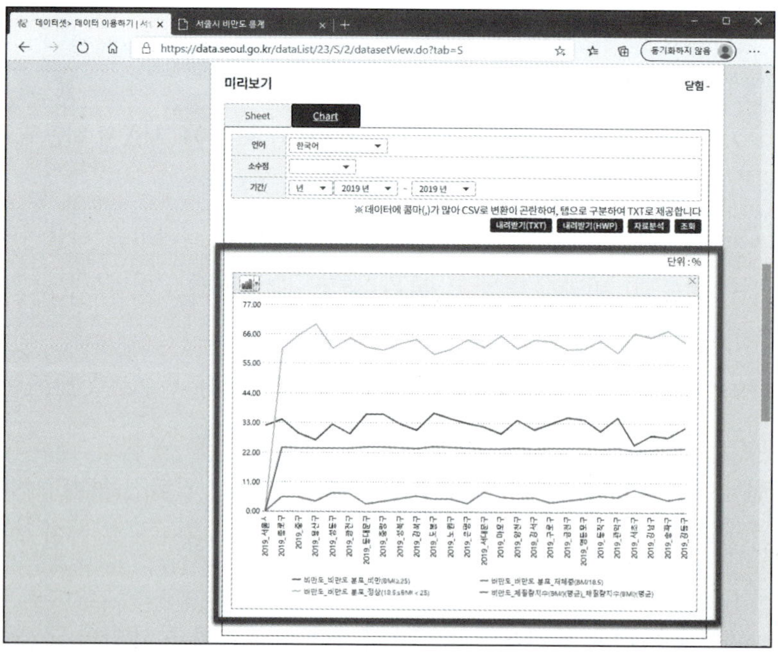

**그림 1-9** **서울열린데이터광장(data.seoul.go.kr) 〉〉 보건 〉〉 '서울시 비만도 통계' 〉〉 결과 차트(Chart)**

게 하여 생활을 편리하게 해주게 된다.

2020년, 전 세계를 죽음의 공포에 휩싸이게 한 코로나19로 팬데믹이 선언되었다. 이때, 전 세계 코로나 확진자의 수, 국내 확진자, 검사자, 사망자, 격리해제, 치명률 등의 정보를 보여주는 코로나보드(CoronaBoard)를 한사람의 개인이 개발할 수 있었던 것은 질병관리청에서 제공한 공개데이터베이스를 일반인이 활용할 수 있었기에 가능했다. 우리는 그 덕분에 지역별 코로나19 감염현황을 실시간으로 받아보며 안전하게 개인위생에 전념할 수 있었다.

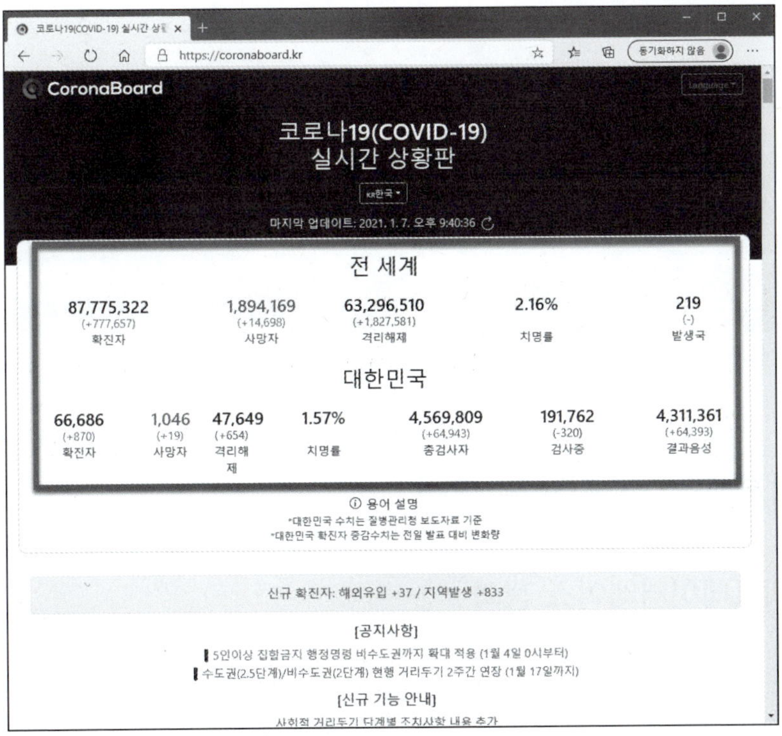


**그림 1-10** 공공데이터베이스를 활용한 실시간 코로나보드(CoronaBoard.kr) 사이트

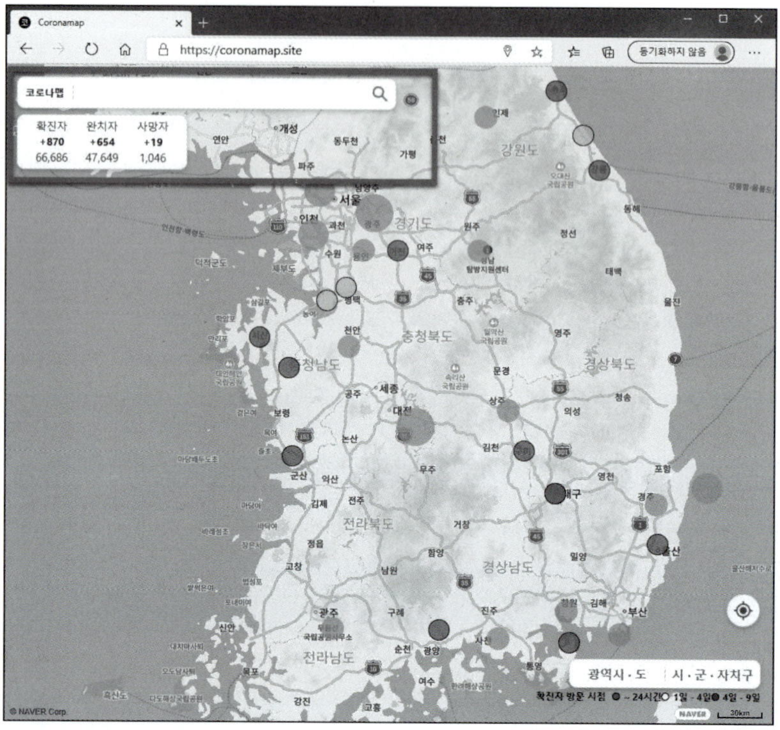


**그림 1-11 공공데이터베이스를 활용한 실시간 코로나맵(Coronamap.site) 사이트**

# 1.2 의료데이터베이스 개념

## 1.2.1 의료데이터베이스 정의

앞서 우리는 데이터베이스(DB, Database)의 정의를 살펴보았다. 데이터베이스는 컴퓨터를 활용하여 데이터를 일정한 규칙에 맞도록 구성한 데이터의 집합이라고 정의하였다. 그렇다면, 의료데이터베이스는 이를 근거로 정의해볼 수 있을 것이다.

**의료데이터베이스(Medical Database)**는 의료기관에서 **환자를 접수, 수납, 진단, 처방, 처치, 수술하는데 사용된 처방전, 의무기록(수술기록, 처치기록, 마취기록), 진료비용, 약품, 의료소모품에 대한 다양한 형식의 자료(재료)를 통합하여 저장 및 관리하는 집합소**라고 정의할 수 있다.

의료데이터베이스(Medical Database)는 외래를 통해 간단한 접수-진료-처방-수납에 이르는 단순하고 기간이 짧은 데이터로 구성될 수도 있다. 반대로, 만성질환을 가졌거나 입원 및 수술이 빈번한 입원환자의 경우에는 매우 다양한 임상정보를 장기간에 걸쳐 저장하기 때문에 비교적 장기간에 걸친 보관(저장)이 필요하기도 하다.

의료데이터베이스(Medical Database) 의 용도는 가장 기본적인 용도가 환자의 임상결과에 대한 저장 및 검색이다. 장기적으로 저장된 의료데이터베이스는 임상연구나 의학적 의사결정에 도움을 주기 위해 사용될 수 있다.

## 1.2.2 공개된 보건의료데이터베이스

전 세계는 이제 데이터베이스를 서로 공유하고 함께 활용하는 공공의료 데이터베이스에 대한 생각이 열리고 있다. 의료데이터베이스(Medical Database) 중에서 공개되어 활용할 수 있는 보건의료데이터베이스는 인터넷 상에서 매우 쉽게 검색하여 활용까지 가능하다.

아래 [그림 1-12]는 최근 많이 사용하는 빅데이터분석 툴 혹은 통계패키지 툴로 사용하는 'R'언어의 활용 다이어그램이다. 이때, 그림 왼쪽에 공공데이터베이스를 확인해보면 일반 데이터베이스 뿐만아니라, 보건의료데이터베이스의 내용까지 검색 및 다운로드를 통해 활용이 가능해졌다.

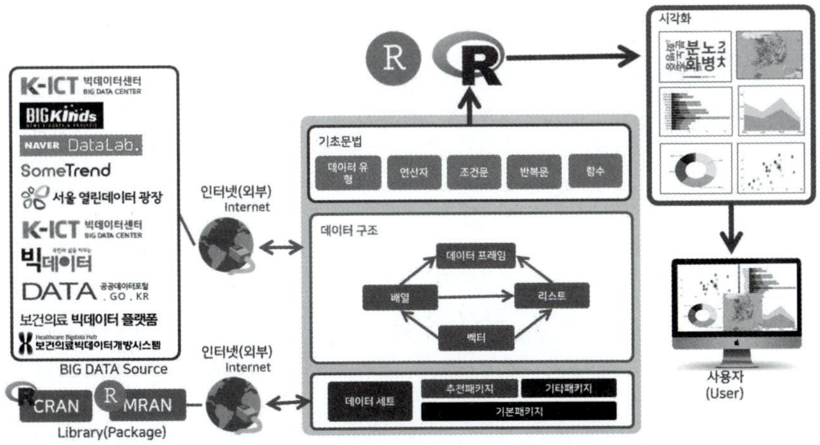


그림 1-12 **공공데이터베이스 활용 예**

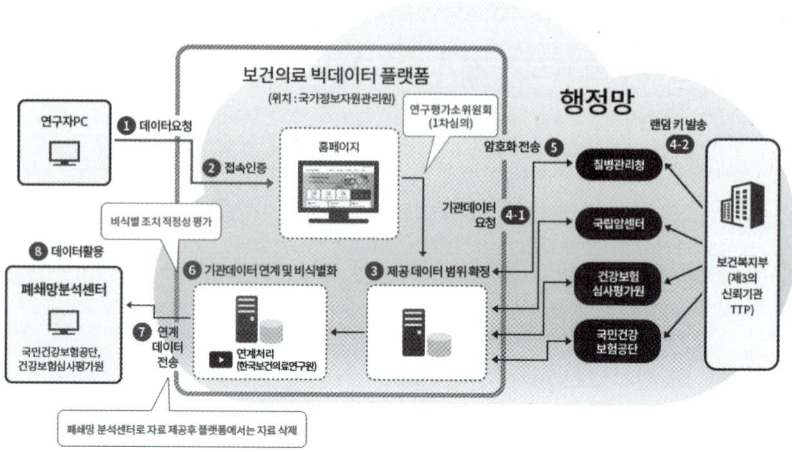


**그림 1-13 국내 보건의료데이터베이스 운영프로세스**

그중에서도 한국보건산업진흥원에서 운영관리하는 '보건의료 빅데이터 플랫폼(hcdl.mohw.go.kr)'은 보건복지부에서 승인한 국내 보건의료빅데이터 오픈 플랫폼이다. 여기에서 공개되는 자료는 '질병관리청', '국립암센터', '건강보험심사평가원', '국민건강보험공단', '한국보건의료연구원' 등의 국가행정망 내에 존재하는 의료데이터베이스이다. 단, 일반인에게 무작정 공개하는 것은 아니며, 공익적 연구자에게 인증절차와 연구평가소위원회를 통해 제공 데이터 범위를 확정하여 임상정보 중에 개인정보를 비식별화하여 제공하게 된다. 이는 [그림 1-13]에서와 같다.

이번에는 **'공공데이터포털(DATA.go.kr)'**에서 특정지역의 의료기관 전체를 검색해 보자. 검색된 데이터를 가져다가 활용할 수도 있다. 아래 [그림 1-14]는 '공공데이터포털(DATA.go.kr)' 사이트에 접속하여 '서울특별시_송파구_의료기관'을 검색한 예이다.

그러면, 아래 [그림 1-15]와 같이 '송파구'에 존재하는 의료기관 1,232개의 '의료기관명', '의료기관주소', '전화번호' 등을 엑셀 프로그램을 이용하여 확인할 수 있다. 이는 공공데이터포털에 저장된 국내 모든 의료기관의 정보를 데이터베이스로 저장하고 있기 때문에 검색을 통해 찾을 수 있는 것이라고 볼 수 있다.

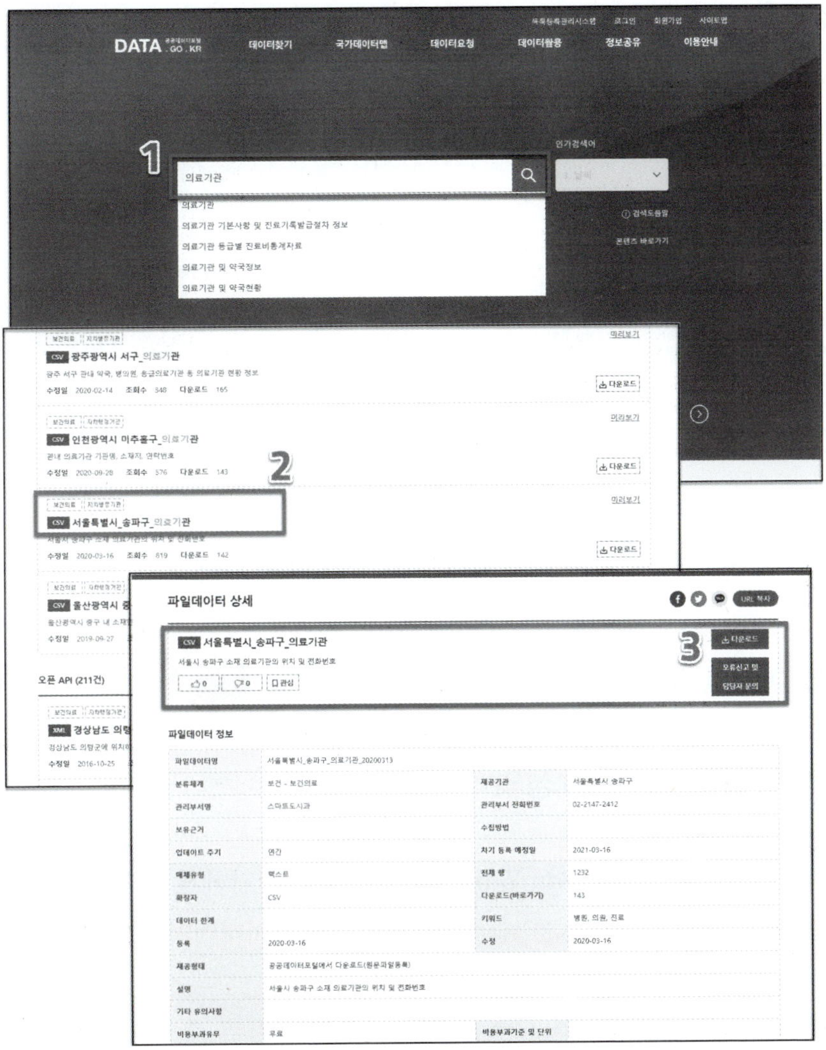

그림 1-14 공공데이터포털(DATA.go.kr) 데이터베이스 검색 예

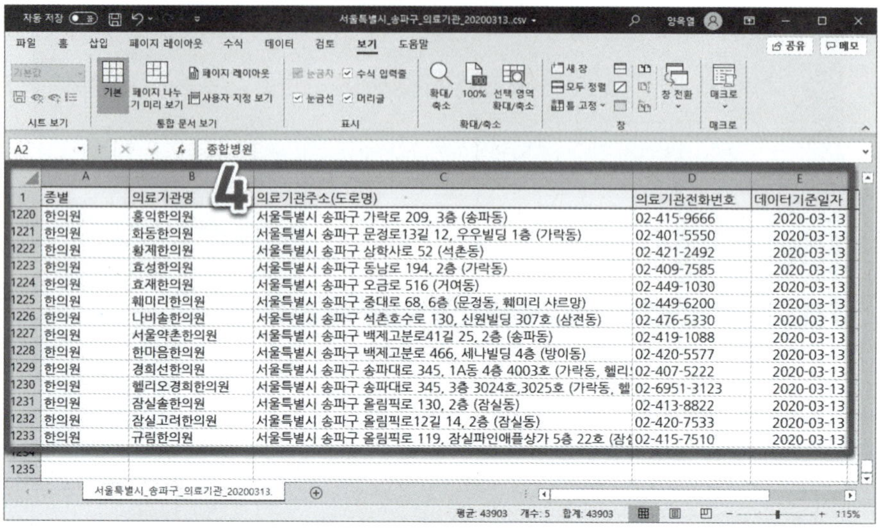

그림 1-15 공공데이터포털(DATA.go.kr)에서 가져온 '서울특별시_송파구_전체의료기관' 데이터

# 1.3 데이터웨어하우스

## 1.3.1 데이터웨어하우스 정의

데이터웨어하우스(D/W, Data Warehouse)를 쉽고 간단하게 정의하자면, 앞서 정의한 의미 있는 형태로 모아놓은 데이터의 집합소인 데이터베이스가 쌓이고 또 쌓여서 만들어진 아주 커다란 데이터베이스라고 할 수 있다.

그렇다면, 이렇게 데이터베이스를 모으고 또 모아서 아주 큰 데이터베이스인 데이터웨어하우스를 만들어 사용하는 이유는 뭘까? 그 이유는 간단하다. 바로 일반 기업의 경우에는 사업의 방향을 과학적이고 효율적으로 의사결정하기 위한 구체적인 통계정보의 역할로 사용하기 위함이다. 또한, 의료 부문에서 데이터웨어하우스(Data Warehouse)를 사용하는 이유는 다양하지만 제일 우선적인 이유는 축적된 임상데이터를 진료과목이나 질병별로 모아서 구체적인 사례를 정리한다면 새로운 환자를 진료하거나 치료하는데 사용할 수 있는 유용한 정보로 사용하기 위함이다.

웨어하우스(Warehouse)의 사전적 의미는 '창고'이다. 따라서 데이터웨어하우스(Data Warehouse)는 직역하자면 '데이터들의 창고'라고 할 수 있다.

공식적으로 **데이터웨어하우스(Data Warehouse)는 특정분야에서 사용자가 보다 쉽게 의사결정을 할 수 있도록 도움을 줄 수 있도록 기존에 축적된 데이터베이스**를 공통의 형식으로 변환해서 관리하는 데이터베이스라고 정의할 수 있다. 혹은, 특정 분야에 **의사결정을 효과적으로 할 수 있도록 다양한 운영시스템으로부터 데이터를 추출, 변환, 통합하고 요약된 형태로 만들어 놓은 읽기 전용 데이터베이스**라고 정의할 수 있다.

## 1.3.2 데이터웨어하우스 특징

데이터웨어하우스(Data Warehouse)는 기업이나 의료기관에서 의사결정을 하기 위한 4가지 특징을 가지고 있다. 그것은 바로 데이터웨어하우스(Data Warehouse)는 데이터가 특정한 주제를 중심으로 모여 있으며, 시간의 흐름에 따른 순서로 배열되어 있고, 그 내용은 통합적이며, 결코 사라지거나 하지 않는 비휘발성 자료라는 특징을 갖는다.

이와 같은, **데이터웨어하우스(Data Warehouse)**의 **주제지향성, 통합성, 시계열성, 비휘발성의 4가지 특성**이 지켜질 때, 데이터웨어하우스로서의 역할을 하게 된다고 **인먼**(W.H. Inmon, 1992)이 처음으로 특징을 정의하였다.

이밖에도 데이터웨어하우스의 특징에 대하여 **캘리(Kelly, 1994)**는 "기업 내의 의사결정 지원 애플리케이션들을 위한 정보기반을 제공하는 하나의 통합된 데이터 저장공간"으로 정의하였으며, **포우(Poe, 1994)**는 "의사결정 지원에 효과적으로 사용될 수 있도록 다양한 운영시스템으로부터 추출, 변환, 통합되고 요약된 읽기 전용 데이터베이스"로 정의하였다.

위와 같이 데이터웨어하우스(Data Warehouse)를 정의한 내용에 몇 가지를 추가하여 **데이터웨어하우스가 갖추어야 할 기본조건**을 아래와 같이 8가지로 기능적 구분을 하기도 한다.

① **수년간**의 → (Historical Data)

② 조직내부에서 산재한 내부 데이터와 → (Internal Data)

③ 외부 데이터를 → (External Data)

④ **주제별로 통합**하여 → (Subject－Oriented)

⑤ **별도의 프로그래밍 없이** → (End-User Computing)
⑥ **실시간**으로 → (On-Line)
⑦ 다양한 각도에서 **분석**을 가능하게 하고 → (Multi-Dimensional Analysis)
⑧ 관점에 맞게 재설계하여 구축한 **통합 시스템**이다. → (Total System).

데이터웨어하우스가 등장할 수 밖에 없었던 이유는 1960년대 최초의 디지털컴퓨터가 개발된 이후, 컴퓨터의 성능은 비약적인 발전을 가져왔으며 이로 인하여 대형컴퓨터(워크스테이션, 서버 등)의 성능이 급속한 발전에 비례한다고 볼 수 있다. 또한 대용량의 데이터를 처리하기 위한 병렬컴퓨팅을 지원하는 관계형 데이터베이스(RDBMS)가 등장하면서 본격적인 데이터웨어하우스를 지원하는 도구도 개발될 수 있었다.

**표 1-1 기존 데이터베이스와 데이터웨어하우스의 차이점**

| 구분 | 기존 데이터베이스(DB) | 데이터웨어하우스(Data Warehouse) |
|---|---|---|
| 기능 | 업무프로세스 | 의사결정 |
| 데이터 형태 | 기능별 상세 데이터 | 주제별 요약 데이터 |
| 데이터 조작 | Read/Write/Update/Delete | Read Only |
| 지향방향 | 신속한 처리 | 다차원 분석 제공 |

## 1.3.3 의료분야의 데이터웨어하우스 활용

의료분야에서의 데이터웨어하우스를 활용하면 환자의 임상데이터를 축적한 전자의무기록 상의 모든 데이터를 다차원적으로 활용이 가능하다. 아래 표와 같이 보건의료정보관리팀(의무기록실), 수술실, 질관리팀(적정진료실), 경영관리부서팀(총무/회계/인사)에서 정성적 효과 및 정량적 효과를 가져올 수 있다. 이는 의료진의 의학적의사결정(CDSS)이나 경영적인 측면의 의사결정(DSS), 통계정보처리를 통한 업무효율화가 가능하다. 이를 시간적으로 계산하면 정량적으로 매우 빠르게 결과를 도출할 수 있게 되는데, 의료기관이나 일반기업에서 시간은 곧바로 비용(돈)으로 계산될 수 있으므로 그만큼 비용을 절감할 수 있게 된다는 의미이다.

**표 1-2 의료분야 데이터웨어하우스의 활용 효과**

| 활용부서 | 정성적 효과 | 정량적 효과 |
|---|---|---|
| 보건의료 정보관리팀 | • 의사진료정보 요구에 신속한 대응<br>• 사용자 정보접근이 용이<br>• 다차원적 정보분석<br>• 보고 및 업무통계처리 시간 절약 | 3일 ~ 5일 → 10분 이내 |
| 수술실 | • 수술실 운영 및 세션 관리 용이<br>• 보고 및 업무통계처리 시간 절약 | 1주 → 15분 이내 |
| 질관리팀 | • 데이터분석 및 통계처리 시간 절약<br>• 타부서 요청 없이 통계보고서 생성 용이<br>• 병원표준화 심사 등 QI자료관리 편리<br>• 진료의뢰센터 업무효율화 | 통계처리업무: 6일 → 8시간<br>진료의뢰센터업무: 5일 → 3일 |
| 경영관리 부서팀 | • 데이터 생성기간 및 보고기간 절약<br>• 각종 분석자료 공유<br>• 대외적 보고자료 생성시간 절약<br>• 자료취합시간 절약 | 통계처리업무: 7일 → 1시간<br>자료취합업무: 5일 → 10분 |

### 1.3.4 데이터 마이닝

데이터마이닝(DM, Data Mining)은 오랜 시간에 걸쳐 축적된 데이터웨어하우스의 내용이 너무 방대하기 때문에 자료를 찾아내는데 매우 어렵고 시간이 많이 걸린다. 이는 여러분의 집에 안쓰는 물건을 모아둔 창고에서 바늘 하나, 연필 한자루를 찾는 것처럼 어렵고 시간이 많이 걸리는 일이라는 의미이다.

따라서, **데이터마이닝(Data Mining)은 오랜 시간에 걸쳐 축적된 데이터웨어하우스로부터 원하는 데이터를 캐내기 위한 기법**이라고 정의할 수 있다. 또는, **대규모로 저장된 데이터웨어하우스로 안에서 체계적이면서 자동적으로 통계적 규칙이나 패턴을 찾아내는 기법**이라고 정의할 수 있다.

**데이터마이닝(Data Mining)**은 크게 **3가지 특징**을 아래와 같이 갖는다.

① 데이터마이닝은 대용량(Massive)의 관측 가능한 자료를 취급

실험 자료는 가설 검정 등의 구체적인 문제에 답하기 위하여 여러 요인들이 통제되고 조작된 가운데 만들어진다. 그러나 관측 자료는 시간의 흐름에 따라서 비계획적으로 축적되며, 자료 분석을 염두에 두고 수집되지 않은 것이 일반적이다.

② 데이터마이닝은 경험적 방법에 근거함

많은 데이터마이닝 기법들은 이론적 원리에 기초하여 개발되었다기보다는 경험에 기초하여 개발되었다. 이러한 기법들은 그 특성이 수리적으로 밝혀지지 않은 것들이 많다.

③ 데이터마이닝은 일반화(Generalization)에 초점

일반화는 예측모델이 새로운 자료에 얼마나 잘 적용되도록 하는 것인가를 의미한다. 따라서 일반화는 데이터마이닝 기법의 비정형성을 어느 정도 해결하고, 또는 보완하여 주는데 도움을 주고 있다. 추론이 통계모형들의 초점이라 하면, 일반화는 데이터마이닝의 초점이라 할 수 있다.

또한, **데이터마이닝**(Data Mining)은 **5가지 기능**을 갖추고 있다. 데이터마이닝(Data Mining)의 일반적으로 **분류**(Classification), **예측**(Predication), **군집**(Clustering), **연관성**(Association), **순차패턴**(Sequential Pattern) 등의 5가지 기능이다.

① 분류(Classification)

분류는 가장 많이 사용되는 데이터마이닝 작업의 기능으로서 새로운 대상의 특징들을 조사하고 이를 미리 정해진 부류(Class)들 중의 하나로 배정하는 것을 의미한다. 분류의 대상은 데이터베이스내의 레코드(Record), 즉 데이터웨어하우스의 모든 데이터가 되며 이 데이터들에 각 부류의 코드를 할당하는 일을 분류라고 한다.

② 예측(Predication)

분류, 순차패턴과 유사하나 단지 산정되는 대상을 미래의 가치 또는 예측되는 미래 행위에 따라 데이터를 분류하는 점이 다르다.

③ 군집(Clustering)

군집은 여러 다른 특성을 가지는 전체 데이터를 동질성을 가진 몇 개의 (Sub-group/Cluster/Segmentation)들로 나누는 것으로 다양한 형태의 데이터가 모여 있는 각 데이터베이스 내의 요점을 얻기 위한 수단으로 이용된다.

④ 연관성(Association)

일반적으로 교차 판매(Cross Selling)를 위해 사용되며, 다수의 다양한 사건들 중 두 가지 이상의 사건이 동시에 일어날 가능성 및 패턴을 발견하는 것이다.

⑤ 순차패턴(Sequential Pattern)

순차패턴은 다수의 다양한 사건들 중 어떠한 규칙성을 가지고 시차적으로 일어나는 사건의 패턴을 발견하는 것이다.

**표 1-3 데이터마이닝 기능별 알고리즘 정리**

| DM 기능 | 알고리즘 기법 |
|---|---|
| 분류 | ① 의사결정트리(Decision Tree Analysis) |
| | ② 신경망 분석 |
| | ③ 회귀 분석 |
| 예측 | ④ 의사결정트리 |
| | ⑤ 신경망 분석 |
| 군집 | ⑥ 군집분석 |
| 연관성 | ⑦ 연관성 분석 |
| 순차패턴 | ⑧ 순차패턴분석 |

# 1.4 빅데이터의 개념

## 1.4.1 빅데이터 정의

빅데이터(Big Data)라는 용어는 4차산업혁명이라는 새로운 정보통신기술 패러다임과 함께 일반인들에게도 자주 오르내리는 용어이다.

사전적 의미로서 **빅데이터(Big Data)는 기존 데이터베이스 관리도구의 능력을 넘어서는 대량(수십 테라바이트)의 정형데이터 및 비정형데이터로부터 가치를 추출하고 결과를 분석하는 기술**이라고 정의할 수 있다. 즉, 기존의 데이터베이스(DB) 처리방식으로는 데이터의 수집, 저장, 처리할 수 있는 용량의 한계를 넘어선 크기의 데이터로 단일 사이즈가 수십 테라바이트(TB, Terabyte)에서 수 페타바이트(PB, Petabyte)에 해당하며, 계속적으로 데이터가 변화하고 축적되는 특징을 갖는다.

빅데이터(Big Data)는 3V 즉, 크게 3가지 특징으로 요약할 수 있는데, **정확성(Veracity)**, **가변성**(Variability), **시각화**(Visualization)이다.

① 정확성(Veracity)

방대한 양이 데이터를 분석하기 위해서는 데이터의 일정한 패턴을 추출해야 하는데, 데이터의 양이 많아지는 만큼 신뢰성이 떨어질 수 있는데, 데이터를 분석할 만한 가치가 있는지를 살피고 정확한 분석데이터를 만드는 것이 중요한다는 의미이다.

② 가변성(Variability)

웹사이트나 소셜미디어를 통해 내가 올린 정보가 무한급수적으로 확장되고 퍼져 나가면서 원래의 의미와 가치가 변화하여 데이터가 존재하는 위치나 시간에 따라 의미가 달라지는 빅데이터의 변화의 속성을 의미한다.

③ 시각화(Visualization)

정형화된 데이터나 비정형화된 데이터 모두를 수집하여 분석한 이후에는 이를 일반 사용자나 대중에게 쉽게 이해할 수 있게 하기 위한 방법으로 막대그래프, 히스토그램, 꺾은선그래프, 분포도, 글자 등으로 표현하는 빅데이터의 속성을 의미한다.

### 1.4.2 보건의료분야 빅데이터

보건의료분야의 빅데이터(Big Data)를 생각하면 가장 먼저 떠오르는 것은 아마도 미국 IBM사의 왓슨(Watson)이라는 슈퍼컴퓨터가 아닐까 싶다.

2021년 현재, 국내에서도 약 7개의 상급종합병원(가천대길병원, 부산대학교병원, 건양대학교병원, 계명대동산의료원, 대구가톨릭대병원, 조선대학교병원, 전남화순대학교병원 등)에서 의학적 의사결정을 위해 왓슨을 도입해 사용하거나 도입예정이다. IBM 왓슨은 최초 가천대길병원(2016)에서 국내 최초 도입을 시작하였으며, 유방암, 직장암, 위암, 폐암 등의 진단에 활용하고 있다. 동양인에게서 가장 빈도가 높은 암진단에는 다소 진단율에 회의적이라는 의견도 있다.

이밖에도 IBM 왓슨은 보건의료분야 이외에도 국내 현대카드, 이마트, 롯데그룹 등 일반기업에서도 고객정보를 활용한 마케팅을 위해 활용하고 있다.

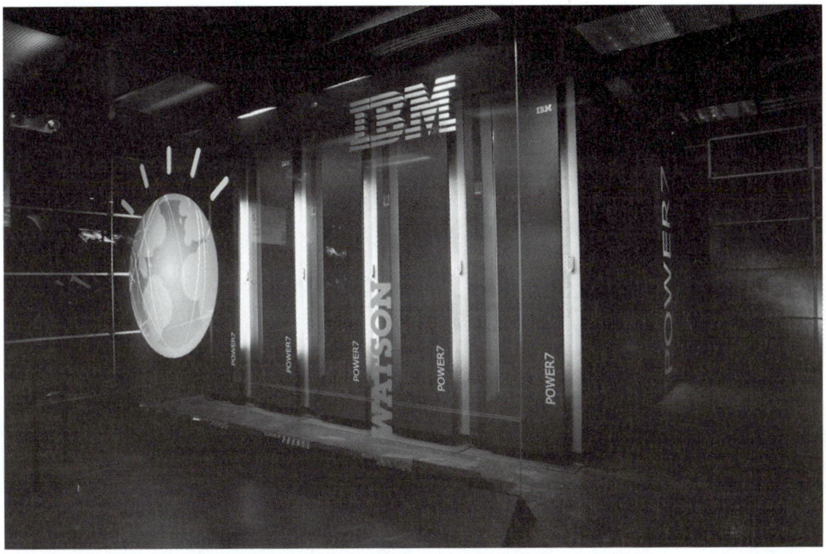


그림 1-16 IBM WATSON Super Computer

표 1-4 국내 IBM WATSON 도입 의료기관

| No | 병원명(지역) | 첫진료 | 내용 |
|---|---|---|---|
| 1 | 가천대길병원(인천) | 2016.12. | 국내 최초 인공지능 암병원 |
| 2 | 부산대병원(부산) | 2017.01. | 온톨로지&지노믹스 동시 도입 |
| 3 | 건양대병원(대전) | 2017.04. | 인공지능, 로봇수술에 활용 |
| 4 | 대구가톨릭병원(대구) | 2017.04. | 대장암 진료에서 두각을 보임 |
| 5 | 계명대동산병원(대구) | 2017.04. | 부인암, 유방암 최다 진료 |
| 6 | 조선대병원(광주) | 2017.09. | 호남권 병원 중 첫 번째 도입 |
| 7 | 화순전남대병원(화순) | 2017.10. | 암병원 특화 전략적 유치 |

국내 국민건강보험공단에서는 가입자의 보험자격, 보험료, 진료, 투약정보, 건강검진정보 등 2조건 이상의 빅데이터(Big Data)를 보유하고 있다. 건강보험심사평가원은 시민들이 내원한 의료기관에서의 외래, 입원, 응급, 건강검진, 의약품처방, 의

약품유통 등의 정보를 2조건 이상 보유하고 있다. 이러한 빅데이터(Big Data)의 규모는 대략 10테라바이트 이상이다. 최근 전 세계적으로 불고 있는 4차산업혁명이라는 패러다임과 함께 국내 기관에서 보유하고 있는 빅데이터(Big Data)를 개인이 민감정보를 감추거나 삭제한 형태로 일반인이나 연구자에게 개방하고 있다.

대표적인 국내 개방형 빅데이터시스템을 활용할 수 있는 사이트는 아래와 같다.

**표 1-5 국내 보건의료 빅데이터 개방 사이트**

| No | 명칭 | URL |
|---|---|---|
| 1 | 보건의료 빅데이터 개방시스템 | Opendata.Hira.or.kr |
| 2 | 보건의료 빅데이터 플랫폼(공공기관빅데이터포털) | HCDL.Mohw.go.kr |
| 3 | 공공데이터 포털 | Data.go.kr |
| 4 | 빅데이터 | BigData.Go.kr |
| 5 | 빅데이터센터(K-ICT) | KBig.kr |
| 6 | 서울열린데이터 광장 | Data.Seoul.go.kr |
| 7 | 서울시 빅데이터 캠퍼스 | Bigdata.Seoul.go.kr |
| 8 | 소셜메트릭스(SomeTrend) | SocialMetrics.co.kr |
| 9 | 네이버 데이터랩 | Datalab.Naver.com |
| 10 | 통계청 | kostat.go.kr |

# 1.5 데이터베이스 기본요소

## 1.5.1 데이터 단위 및 크기

데이터베이스를 이해하기 위해서는 데이터베이스를 구성하는 몇 가지 용어들에 대한 설명이 우선되어야 한다. 앞서 언급한 바와 같이 컴퓨터의 기본 단위 중에는 비트에서 테이블, 데이터베이스에 이르는 다양한 단위를 우선 설명해보도록 하겠다.

여러분이 컴퓨터 활용에 대하여 초보 수준이라는 점을 감안하여 보다 쉽게 용어를 이해할 수 있도록 컴퓨터 용어에 대한 설명은 책의 진행에 있어서 계속적으로 설명을 덧붙이도록 하겠다.

우선 **비트(bit)**라는 컴퓨터에서 사용하는 최소 단위를 살펴보도록 하자. **비트(bit)**는 2진수, 즉 **'(binary digit)'**를 합성한 용어로서 컴퓨터가 사용하는 수의 최소단위이다. 또한, 비트는 '0'과 '1' 하나하나에 표현하는 단위 역시 비트이다.

또한 컴퓨터 단위는 수자의 크기가 커질 때마다 보다 큰 단위를 만들어 사용한다. 이것은 우리가 사용하는 미터법에서 1,000미터(meter)를 표현하기 위해 1킬로미터(kilo meter)라는 단위와 같은 큰 단위가 컴퓨터에도 존재한다.

만일 **비트(bit) 8개**가 모이면 이를 **1바이트(byte)**라고 한다. 여기에 **1바이트가 1,024개**가 모이면 이를 우리는 **1킬로바이트(KB : Kilo Byte)**라고 하는 더 큰 단위로 표시한다. 다시 1,024개의 킬로바이트(KB)가 모이면 이를 1메가바이트(MB : Mega Byte)라고 한다. 다시 1024메가바이트(MB)가 1,024개 다시 모이면, 이를 우리는 1기가바이트(GB : Giga Byte)라고 한다. 1기가바이트는 다시 1024개가 모이면 1테라바이트(TB : Tera Byte)가 된다. 현재 우리가 사용하고 들을 수 있는 단위의 최고 단위는 테라바이트 단위이지만 그 상위에는 페타바이트(PB : Peta Byte), 엑사바이트(EB : Exa Byte), 요타바이트(YB : Yotta Byte) 순으로 더 큰 용량의 단위도 존재한다.

이를 표로 살펴보면 다음과 같다.

**표 1-6 일반적인 용량 단위**

| No | 단위 | 의미 | |
|---|---|---|---|
| 1 | 바이트(byte) | 1 Byte = 8 bits (8개의 비트가 모여 1바이트를 구성) | |
| 2 | 킬로바이트(KB, kilobyte) | 1 KB = $2^{10}$ B = 1024 bytes | |
| 3 | 메가바이트(MB, megabyte) | 1 MB = $2^{20}$ B = 1024 KB | |
| 4 | 기가바이트(GB, gigabyte) | 1 GB = $2^{30}$ B = 1024 MB | |
| 5 | 테라바이트(TB, Terabyte) | 1 TB = $2^{40}$ B = 1024 GB | 테라바이트 이상의 데이터가 축적되면 빅데이터라고 칭함 |
| 6 | 페타바이트(PB, Petabyte) | 1 PB = $2^{50}$ B = 1024 TB | |
| 7 | 엑사바이트(EB, Exabyte) | 1 EB = $2^{60}$ B = 1024 PB | |
| 8 | 제타바이트(ZB, Zettabyte) | 1 ZB = $2^{70}$ B = 1024 EB | |
| 9 | 요타바이트(YB, Yottabyte) | 1 YB = $2^{80}$ B = 1024 ZB | |

이러한 용량은 컴퓨터가 사용하는 2진수 단위 때문에 용량의 뒷자리가 10진수처럼 딱 떨어지지 않는 것을 알 수 있다. 그래서 이것을 우리가 사용하는 10진수 단위로 대략적인 크기를 살펴보면 아래와 같은데, 이는 하드디스크 제조업체가 계산하는 용량단위이기도 하다.

**표 1-7 10진수로 계산한 대략적인 용량**

| No | 단위 | 의미 |
|---|---|---|
| 1 | 바이트(byte) | 1 Byte = 8 bits |
| 2 | 킬로바이트(KB, kilobyte) | 1 KB ≒ 1,000 B |
| 3 | 메가바이트(MB, megabyte) | 1 MB ≒ 1,000 KB |
| 4 | 기가바이트(GB, gigabyte) | 1 GB ≒ 1,000 MB |
| 5 | 테라바이트(TB, Terabyte) | 1 TB ≒ 1,000 GB |
| 6 | 페타바이트(PB, Petabyte) | 1 PB ≒ 1,000 TB |
| 7 | 엑사바이트(EB, Exabyte) | 1 EB ≒ 1,000 PB |
| 8 | 제타바이트(ZB, Zettabyte) | 1 ZB ≒ 1,000 EB |
| 9 | 요타바이트(YB, Yottabyte) | 1 YB ≒ 1,000 ZB |

## 1.5.2 정보와 지식

컴퓨터 시스템 상에서 정보(information)란 특정 주제에 대하여 대량으로 생산되는 데이터의 집합이며, 일반적인 매스컴 정보와는 달리 컴퓨터를 사용하는 상호작용에 의해 만들어지는 커스텀 메이드(custom made)이며 즉, 주문품이다. 따라서 컴퓨터시스템 상에 정보는 단순한 뉴스와 달리 복합적으로 운영관리 된다고 정의할 수 있다. 컴퓨터 용어 상으로 '정보(information)'와 '데이터(data)'라는 용어를 매우 자주 사용한다. 데이터(data)란 정보 작성을 위하여 필요한 자료를 말하는 것으로, **데이터(data)는 '아직 특정의 목적에 대하여 평가되지 않은 상태의 단순한 여러 사실'**이라고 할 수 있다. 이렇게 모인 데이터를 일정한 프로그램에 따라 컴퓨터가 가공 · 처리함으로써 특정 목적을 달성하는데 필요한 **의미 있는 자료의 모음이 정보(information)**라고 정의할 수 있다.

마지막으로, **'지식(knowledge)'**이란 이와 같은 동종의 정보가 집적되어 일반화된 형태로 정리된 것으로, **'어떤 특정 목적의 달성에 유용한 추상화되고 일반화된 정보'**를 지식이라고 할 수 있다. 다시말해, 지식(knowledge)은 해당분야에 종사하는 사람들이 **누구나 다 그러하다고 인정하는 안정화된 정보**를 의미한다.

### 1.5.3 데이터베이스

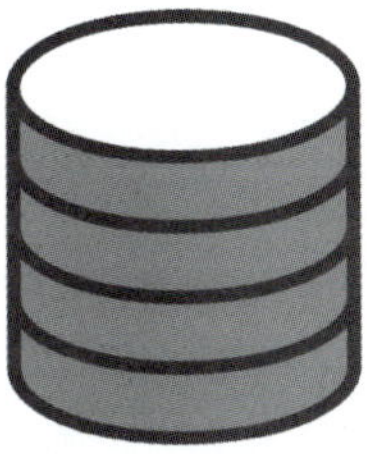

데이터베이스(database)란 앞서 언급한 바와 같이 수많은 정보들을 서로 관련이 있는 형태로 모으고, 필요한 방식으로 다시 꺼내어 사용할 수 있도록 구조화되어 있는 정보의 유형을 의미한다. 다시 말해, **데이터베이스(database)란 서로 관련이 있는 대량의 자료들을 중복을 최소화하면서 특정 형식의 틀 안에 넣어둔 자료의 집합소**를 의미한다. 우리가 자주 사용하는 엑셀프로그램 내의 주소록이나 이메일, 전화번호 목록 등의 정리된 정보 형태를 의미한다.

데이터베이스를 학습하는데 있어서 반드시 익혀야 할 용어 중에는 바이트(byte), 워드(word), 필드(field), 레코드(record), 테이블(table) 등의 용어가 사용된다. 이는 데이터베이스를 구성하는 기초 단위에서부터 해당 데이터가 모여서 그 상위 정보가 되는데 필요한 데이터베이스의 정보 묶음 단위라고 할 수 있는 용어들이다.

아래 [표 1-8]은 통계청(KOSIS.kr) 및 국가지표체계(index.go.kr) 사이트에서 제공하는 보건의료 데이터베이스 정보 중에 공개된 **'성별 및 연령집단별 비만율'**에 대한 1998년부터 2019년까지의 데이터베이스 정보를 엑셀로 다운로드한 내용이다.

이렇게 특정 국가기관 사이트에서 정보를 검색하고 다운로드할 수 있는 체계가 바로 데이터베이스이다. 이후 액세스 실습과정에서 설명하겠지만 열에 해당하는 '전체, 성별, 연령집단' 등의 정보가 데이터베이스를 구성하는 속성에 해당하고, 1998년부터 2019년까지의 각 행(줄)의 정보가 레코드가 된다.

### 표 1-8. 성별 및 연령집단별 비만율

| | 전체 | 성 | | 연령집단 | | | | | |
|---|---|---|---|---|---|---|---|---|---|
| | | 남자 | 여자 | 19-29세 | 30-39세 | 40-49세 | 50-59세 | 60-69세 | 70세 이상 |
| 1998 | 26.0 | 25.1 | 26.2 | 15.2 | 24.6 | 31.6 | 35.6 | 30.2 | 22.2 |
| 2001 | 29.2 | 31.8 | 27.4 | 17.3 | 25.6 | 35.8 | 37.2 | 38.3 | 29.5 |
| 2005 | 31.3 | 34.7 | 27.3 | 19.3 | 29.0 | 35.2 | 42.1 | 39.6 | 31.5 |
| 2007 | 31.7 | 36.2 | 26.3 | 22.0 | 27.8 | 32.5 | 42.4 | 46.2 | 31.7 |
| 2008 | 30.7 | 35.3 | 25.2 | 23.0 | 28.0 | 34.4 | 37.4 | 37.2 | 29.3 |
| 2009 | 31.3 | 35.8 | 26.0 | 22.1 | 29.5 | 34.7 | 40.0 | 37.0 | 31.1 |
| 2010 | 30.9 | 36.4 | 24.8 | 20.5 | 31.0 | 34.1 | 35.3 | 40.7 | 30.6 |
| 2011 | 31.4 | 35.1 | 27.1 | 21.7 | 31.5 | 35.4 | 35.7 | 38.8 | 29.7 |
| 2012 | 32.4 | 36.3 | 28.0 | 22.4 | 32.5 | 39.2 | 34.1 | 38.5 | 31.1 |
| 2013 | 31.8 | 37.7 | 25.1 | 22.4 | 33.2 | 33.7 | 37.3 | 36.3 | 33.8 |
| 2014 | 30.9 | 37.8 | 23.3 | 23.9 | 31.8 | 31.1 | 35.4 | 36.8 | 32.1 |
| 2015 | 33.2 | 39.7 | 25.9 | 23.5 | 32.9 | 35.6 | 38.3 | 40.1 | 37.4 |
| 2016 | 34.8 | 42.3 | 26.4 | 27.2 | 34.2 | 39.0 | 36.1 | 40.2 | 37.5 |
| 2017 | 34.1 | 41.6 | 25.6 | 29.4 | 33.4 | 35.3 | 38.0 | 38.0 | 34.7 |
| 2018 | 34.6 | 42.8 | 25.5 | 26.9 | 37.8 | 36.8 | 35.2 | 36.8 | 38.0 |
| 2019 | 33.8 | 41.8 | 25.0 | 27.6 | 34.9 | 35.6 | 36.5 | 37.3 | 34.3 |

※출처 : 보건복지부 · 질병관리청, 「국민건강통계-국민건강영양조사 제8기 1차년도(2019)」 2021

※주석 : 1) 비만율 = (만19세 이상 체질량지수(BMI, kg/m²) 25 이상인 응답자수 ÷ 만19세 이상 조사대상자수) × 100

2) 전체 및 성별 자료는 2005년 추계인구 기준으로 연령표준화한 수치임.

이 용어들을 [표 1-9]와 같이 의학용어의 약어사전 정보를 통해 좀 더 자세히 살펴보면 다음과 같다.

### 표 1-9 의학용어의 약어 목록

| No | 약어 | 영문의미 | 한글의미 | 계통코드 |
|---|---|---|---|---|
| ... | ... | ... | ... | ... |
| 660 | VC | vital capacity | 폐활량 | 9020 |
| 661 | VD | venereal disease | 성병 | 9051 |
| 662 | VDRL | Venereal Disease Research Laboratory | 성병연구소검사(일명 매독검사) | 9052 |

| 663 | VEP | visual evoked potentials | 시각유발전압 | 9110 |
|---|---|---|---|---|
| 664 | VF | ventricular fibrillation | 심실세동 | 9031 |
| 665 | VF | visual field | 시야 | 9110 |
| 666 | VPC | ventricular premature complex | 심실조기수축 | 9031 |
| 667 | VRSA | vancomycin–resistant Staphylococcus aureus | 반코마이신 저항 포도상구균 | 9010 |
| 668 | VRT | volume rendering technique | 체적렌더링기법 | 9140 |
| 669 | VS | vital signs | 활력징후 | 9000 |
| 670 | VSD | ventricular septal defect | 심실중격결손 | 9031 |
| 671 | VT | ventricular tachycardia | 심실빈맥 | 9031 |
| 672 | VTE | venous thromboembolism | 정맥 혈전성 색전증 | 9032 |
| 673 | VTG | thoracic gas volume | 흉곽 가스량 | 9020 |
| 674 | vWF | von Willebrand factor | 폰 빌레브란트 인자 | 9032 |
| 675 | WBC | white blood cell; white blood (cell) count | 백혈구 | 9032 |
| 676 | WD | well developed | 잘 발달된 | 9000 |
| 677 | WNL | within normal limits | 정상범위 내 | 9000 |
| 678 | w/o | without | 없이 | 9000 |
| 679 | WPW | Wolff–Parkinson–White syndrome | 울프–파킨슨–화이트 증후군 | 9070 |
| 680 | XRT | X–ray therapy | X선요법 | 9150 |
| 681 | XT | exotropia (=ES) | 외사시 | 9110 |
| 682 | XXX | thirty | 삼십, 30 | 9000 |
| 683 | XY | normal male sex chromosome type | 정상 남성 염색체 유형 | 9033 |
| 684 | XYL | Xylocaine, lidocaine | 지로카인 혹은 리도카인 | 9160 |
| 685 | Y | yttrium | 이트륨 | 9160 |
| 686 | yr | year | 해, 년 | 9000 |
| 687 | YPPL | years of potential life lost before age 65 | 65세전 잃어버린 잠재적인 세월 | 9000 |
| 688 | YTD | year to date | 년/월/일 | 9000 |
| 689 | YTDY | yesterday | 어제 | 9000 |
| 690 | Z | impedance | 임피던스 | 9000 |
| 691 | ZIFT | zygote intrafallopian transfer | 수정란 난관 내 이동 | 9051 |
| 692 | ZIG | zoster (serum) immune globulin | 대상포진(혈청) 면역글로블린 | 9033 |

① 바이트

바이트(byte)란 컴퓨터를 구성하는 정보의 최소단위인 **비트(bit)가 8개 모여 구성하는 정보 표현의 기초 단위**라고 할 수 있다. 예를 들어, 영문 한 글자를 표현하기 위해서는 1바이트의 데이터 용량이 필요하고 보통의 경우 한글은 1글자를 표현하는데 2바이트의 데이터 용량이 필요하다. 이렇게 정보를 표현하는 기본적인 **글자(text)**를 표현하는 기본 단위가 바로 바이트이다.

② 워드

워드(word)란 바이트가 모여 구성하는 **정보의 묶음의 기초 단위**라고 할 수 있는데 공백으로 나눠지는 단어형식의 정보라고 표현하면 그 용어의 해석이 용이할 것이다. 앞서 [표 1-8]에서 보는 바와 같이, 항목 맨 마지막 번째 행의 정보는 '2019년의 비만율' 정보이다. 이중에 2019년 남성비만율 평균인 '41.8'은 정보의 묶음 단위에서 워드에 해당한다. 일반적으로 워드는 다른 정보 사이가 공백(white space)으로 구분되어 있다. [표 1-9]에서는 671번째 정보에서 'ventricular'와 같은 용어가 워드가 된다. 물론 'tachycardia'도 하나의 워드에 해당한다. 즉, 워드는 공백과 공백 사이를 떼어 구분하는 정보 단위이다. 보통 워드는 **풀워드(full word)의 4바이트** 형식과 **하프워드(half word)의 2바이트** 형식, 그리고 풀워드의 2배인 **더블워드(doublel word)의 8바이트** 형식으로 구분한다.

③ 필드

필드(field)란 앞서 언급한 바이트나 워드와 달리 서로 **항목을 구분할 수 있는 속성데이터 형식을 포함하고 있는 단위**이다. 즉, 필드는 테이블에서 하나의 세로줄에 해당하는 열을 구성하는 것을 의미한다. [표 1-8]에서 세로의 '전체', '남자', '여자' 등은 이러한 필드에 해당하고 [표 1-9]에서는 'No', '약어', '영문의미', '한글의미', '계통코드' 등이 필드의 이름이 되고 '671', 'ventricular tachycardia', '심실빈맥', '9031' 등은 각 필드에 들어있는 실제값에 해당한다. 필드는 다른 말로 **속성(attribute)**, **아이템(item)**이라고도 칭한다. 또한 MS-SQL에서는 필드라는 용어 대신에 열(column)이라고도 부른다.

④ 레코드

레코드(record)는 필드의 내용을 **입력한 1건 혹은 1행의 데이터 묶음**이라고 할 수 있다. 위의 [표 1-8]에서 한 줄의 정보인 (2019, 33.8, 41.8, 25.0, 27.6, 34.9, 35.6, 36.5, 37.3, 34.3)은 바로 1개의 레코드를 의미한다. 정확히 해석하자면 '2019년도 연령별 비만율 정보'라고 할 수 있다. [표 1-9]에서는 (671, VT, ventricular tachycardia, 심실빈맥, 9031)이 1개의 레코드에 해당한다.

⑤ 테이블

테이블(table)이란 **저장할 자료의 규격과 실제 데이터를 포함하는 하나의 저장 공간**이다. 즉, 열에 해당하는 세로축의 값들과 레코드에 해당하는 가로축의 정보가 모여 만들어진 2차원 배열과 같이 나열된 정보공간이 바로 테이블이다. 이는 입력할 각 항목을 정의하고 그 항목에 들어갈 데이터의 형식을 정하게 되는데, 관계형 데이터베이스 관리시스템에서는 테이블이 기본 구조이며 정보를 액세스하는데 있어서 테이블은 레코드(행, row)와 필드(열, column)에 데이터를 저장하는 개체이다.

⑥ 데이터베이스

데이터베이스(database)는 물리적인 측면에서 정의하자면, 위에서 정의한 **테이블이 모두 모여 형성된 정보의 구성형태**를 의미하는데, 특정한 조직 내에서 다수의 사용자가 공유하여 사용할 수 있도록 **구조적으로 정의해 놓은 운영 데이터의 집합**이라고 할 수 있다. 좀 더 쉽게 풀이하자면 데이터베이스란 병원에서의 환자정보, 의사정보, 간호사정보, 보건의료정보(의무기록), 진료에 필요한 의약품 정보, 병명정보, 처방정보, 의료영상(PACS)정보, 의학용어 정보와 같은 그룹화 된 정보를 데이터베이스라고 할 수 있다. 좀 더 광범위하게 말하자면 데이터베이스는 이러한 정보를 통합적으로 관리할 수 있도록 정보의 조작, 편집, 응용이 가능해 진다.

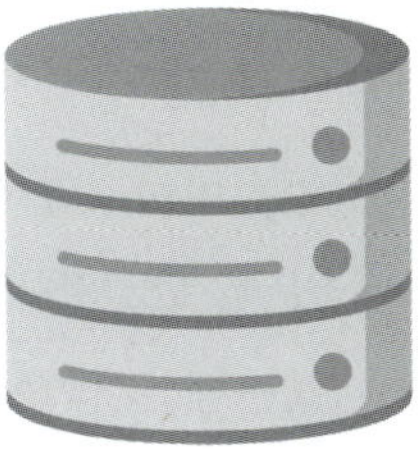

### 1.5.4 데이터베이스 관리시스템(DBMS)

**데이터베이스 관리시스템**(DBMS : Data Base Management System)이란 **데이터베이스를 생성하여 안정적이고 효율적으로 운영하는데 필요한 기능들을 제공하는 소프트**

**웨어**이다. 엄밀하게는 다르지만 데이터베이스 관리시스템(DBMS)은 데이터베이스 관리자(Database Administrator)라고도 불리는데, 다수의 컴퓨터 사용자들이 데이터베이스 안에 데이터를 기록하거나 접근할 수 있게 해주는 프로그램으로서 통상적으로 약어인 DBMS라는 용어를 더 많이 사용한다.

DBMS와 DB Engine, DBA, DB 등의 용어를 보통 혼용하여 사용하는 경우가 많은데, 이는 엄밀히 말하자면 다른 개념이다. 하지만 실제로는 구분 없이 사용하는 경우가 많은 것도 사실이다.

DBMS의 목적은 데이터베이스 내의 정보를 검색하거나, 데이터베이스에 정보를 저장하기 편리하고 효율적인 환경을 제공하는 데 있다. 데이터베이스 관리시스템은 운영체제 및 통신관리 시스템과 함께 **컴퓨터의 3대 기간**(infrastructure) **소프트웨어**로 중요한 프로그램이다.

또한, DBMS는 응용소프트웨어 별로 흩어져 있는 자료들을 통합하고 통합된 자료들을 각 응용소프트웨어가 공유하여 정보의 체계적인 활용이 가능하도록 도와주는 역할을 한다.

DBMS의 기능을 살펴보면 다음과 같은 크게 6가지의 기능을 갖는데,

① 축적된 자료구조의 정의,
② 자료구조에 따른 자료의 축적,
③ 데이터베이스 언어에 의한 자료 검색 및 갱신,
④ 복수 사용자로부터 자료처리의 동시실행제어,
⑤ 갱신 중에 이상이 발생했을 때 갱신 이전의 상태로 복귀,
⑥ 정보의 기밀보호(security)

등이 이에 해당한다.

일반적 형태의 DBMS는 **관계형 데이터베이스 관리시스템(RDBMS : Relational Data Base Management System)**인데, RDBMS의 표준화된 사용자 및 프로그램 인터페이스를 SQL(Structured Query Language)이라고 한다. 관계형 DBMS 상품으로 대표적인 것이 **오라클(Oracle), 사이베이스(Sybase), 인포믹스(Informix), 디비투(DB2), 엠에스에스큐엘서버(MS-SQL Server) 등**이 널리 쓰이고 있다. DBMS는 데이터베이스 내의 데이터를 관리하는 파일 관리자라고 생각할 수도 있는데, 개인용

컴퓨터에서는 마이크로소프트의 **액세스(Access)**가 단일 사용자나 소규모 사용자용 DBMS의 대표적인 예이며, MS-SQL Server는 다중 사용자들의 데이터베이스 요구를 지원하는 DBMS의 한 예라고 할 수 있다.

2021년 현재, 세계적으로 사용되는 데이터베이스의 판도는 매우 다양하게 변화하거나 진화하고 있다. 앞서 [그림 1-4]에서 많이 사용되는 DBMS의 종류를 그림으로 보여주었다. 상업용으로 사용되는 DBMS 혹은 DB-Engine이라고 일컫는 프로그램을 순위별로 나열하면 아래 [표 1-10]과 같다. 앞으로 우리가 사용하게 될 액세스는 9위에서 11위로 많은 사용자를 현재까지도 가지고 있음을 확인할 수 있다.

**표 1-10 연도별 전 세계 상업용 DBMS 사용 순위 Top20**

| Rank | | | DBMS | Database Model |
|---|---|---|---|---|
| Jan 2021 | Dec 2020 | Jan 2020 | | |
| 1. | 1. | 1. | Oracle | Relational, Multi-model |
| 2. | 2. | 2. | MySQL | Relational, Multi-model |
| 3. | 3. | 3. | Microsoft SQL Server | Relational, Multi-model |
| 4. | 4. | 4. | PostgreSQL | Relational, Multi-model |
| 5. | 5. | 5. | MongoDB | Document, Multi-model |
| 6. | 6. | 6. | IBM Db2 | Relational, Multi-model |
| 7. | 7. | 8. | Redis | Key-value, Multi-model |
| 8. | 8. | 7. | Elasticsearch | Search engine, Multi-model |
| 9. | 9. | 10. | SQLite | Relational |
| 10. | 10. | 11. | Cassandra | Wide column |
| 11. | 11. | 9. | Microsoft Access | Relational |
| 12. | 12. | 13. | MariaDB | Relational, Multi-model |
| 13. | 13. | 12. | Splunk | Search engine |
| 14. | 14. | 15. | Teradata | Relational, Multi-model |
| 15. | 16. | 25. | Microsoft Azure SQL Database | Relational, Multi-model |
| 16. | 15. | 14. | Hive | Relational |
| 17. | 17. | 16. | Amazon DynamoDB | Multi-model |
| 18. | 18. | 20. | SAP Adaptive Server | Relational |
| 19. | 19. | 22. | Neo4j | Graph |
| 20. | 21. | 17. | Solr | Search engine |

※출처 : DB-ENGINES, https://db-engines.com/en/ranking

**오라클은 1977년 로렌스 J. 엘리슨**(Lawrence J. Ellison 혹은 '래리 엘리슨'이라고도 함).에 의해 설립되었으며, 본사는 미국 캘리포니아주 레드우드 오라클 파크웨이에 있으며, 오라클(Oracle)이란 회사명은 고대 그리스어의 '신탁(神託)'에서 유래하였다. 오라클 데이터베이스 역시 관계형 데이터베이스 관리시스템(RDBMS)이다. 2021년 현재, 버전은 Oracle Database 19c이며, 온프레미스 및 클라우드 모두에서 업계 최고의 성능, 확장성, 안정성 및 보안을 제공한다. 또한 Oracle Database 12c 및 18c 제품군의 장기 릴리스이므로 지원 및 버그 수정을 위한 최고 수준의 릴리스 안정성과 최장 시간 프레임을 제공한다.

**오라클 DBMS는 전 세계에서 가장 많이 사용하는** DBMS Engine이다.

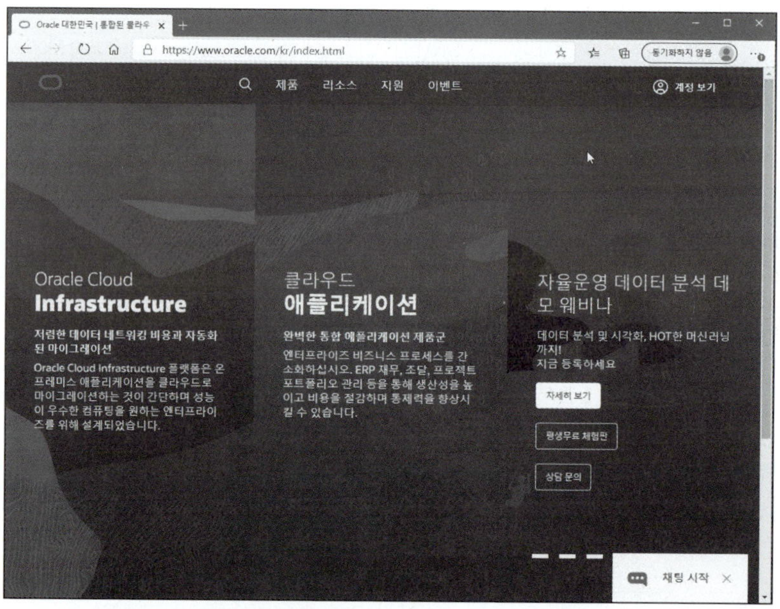


**그림 1-17** 오라클DB 웹사이트(www.oracle.com/kr)

인포믹스는 미국 인포믹스 소프트웨어(Informix Software)사의 관계형 데이터베이스 관리시스템(RDBMS)의 이름으로 유닉스 환경에서 사용되는 RDBMS로는 현재 가장 널리 사용되는 대표적인 제품의 하나이다. 검색 · 갱신용 언어로는 국제표준화기구(ISO)에서 표준화한 구조화 조회 언어(SQL)가 표준으로 되어 있다. 현행 최신 버전으로 인포믹스-온라인(Informix-online)이 있다. 현재 인포믹스는 IBM사와 합병되어 '디비투'라고 발음하는 DB2라는 DBMS와 합쳐진 형태이다.

**DB2는 1983년 미국 IBM에서 개발**한 상업용 관계형 데이터베이스 관리시스템(RDBMS)이다. 데이터를 효율적으로 저장, 분석 및 검색하도록 설계되었으며, 객체 지향 기능과 XML이 포함된 비관계형 구조를 지원한다.

해당 사이트에서 제공하는 DB2의 특징을 살펴보면, SAP 기능제공, OLTP에 사용되는 고가용성 프로세스설계로 빅데이터 활용에 적합, 고급 스토리지 최적화 제공, 다양한 플랫폼에서 유형, 소스, 구조와 관계없이 데이터 활용 가능, 대부분의 SQL과 호환성, 데이터변경에 따른 장애복구 기능 등이 가능하다.

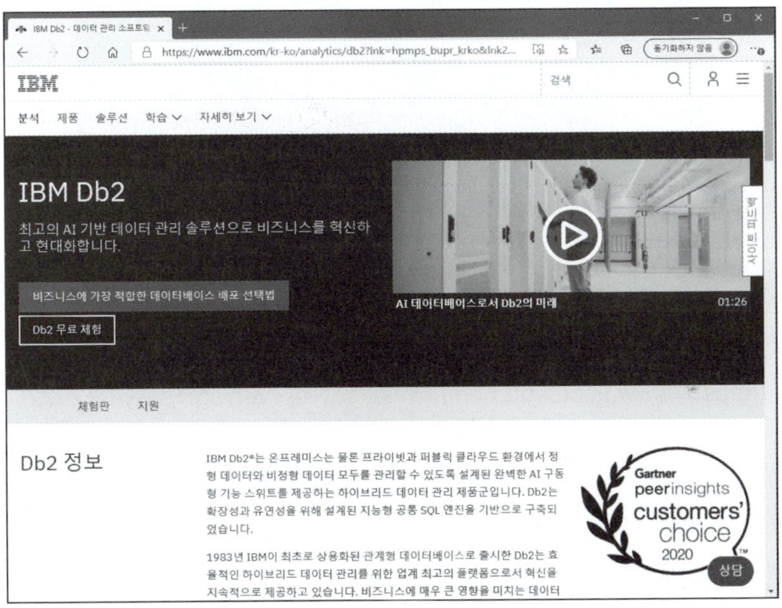


**그림 1-18** IBM의 DB2 관련 사이트(http://www.ibm.com)

**MS-SQL Server**의 경우에는 마이크로소프트사에서 개발한 DBMS이다. 2023년 현재, MS-SQL Server 2022 버전이 개발되어 있다. MS-SQL Server 2022 DBMS의 특징을 해당사이트에서 살펴보면, 모든 데이터 형식에 대한 분석기능, 원하는 언어와 플랫폼 사용 가능, 앱을 변경하지 않고도 데이터베이스를 빠르게 응답할 수 있는 안정성 기능 투명한 데이터 암호화 기능, 키관리 기능 확장, 데이터 감사(Auditing) 기능, 로그 스트림 압축 기능, 시스템 중지없이 CPU 추가 기능, 리소스 관리자, 예측가능 쿼리플랜(Query Plan), 데이터 압축기능, 백업 압축기능 등을 제공한다.

또한, MS-SQL Server의 클라우드 데이터베이스 제품군인 Azure SQL을 통해 애프리케이션 마이그레이션, 대화 및 개발이 유연하게 가능하다.

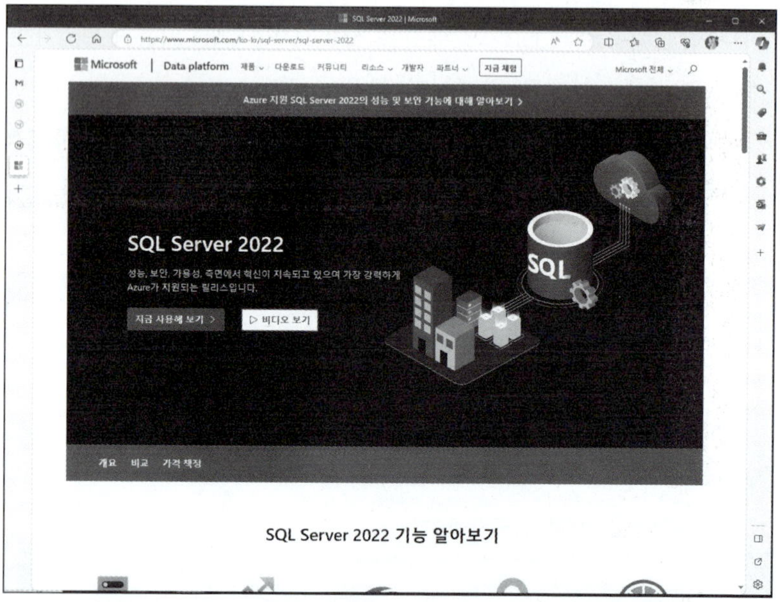


**그림 1-19 Microsoft사의 MS-SQL Server 관련 사이트**
**(https://www.microsoft.com/ko-kr/sql-server/sql-server-2022)**

일래스틱서치, 혹은 ElasticSearch DBMS는 **자바(JAVA) 언어**로 이루어진 정보 검색 라이브러리 **자유-오픈소스 소프트웨어**에 해당하는 루씬(Lucene) 기반 검색엔진에 해당한다. 일래스틱서치(ElasticSearch)는 HTTP 웹 인터페이스와 스키마에서 자유로운 JSON 문서와 함께 소프트웨어 인스턴스에 대해 공통이 되는 특정 접근 권한을 공유하는 사용자들의 그룹에 해당하는 분산 멀티테넌트(Multi Tenant) 지원 전문 검색 엔진을 제공한다. 일래스틱서치(ElasticSearch)는 자바로 개발되어 있으며 아파치 라이선스 조항에 의거하여 오픈 소스로 출시되어 있다.

**'에스큐엘라이트'**, 혹은 **'시퀄라이트'**, 'SQLite'는 MySQL나 PostgreSQL과 같은 데이터베이스 관리시스템이지만, 서버가 아니라 응용 프로그램에 넣어 사용하는 비교적 가벼운 데이터베이스라는 특징을 갖는다. 대규모 작업을 위한 RDBMS에는 적합하지 않고 중소규모용 데이터를 처리하는 경우에 적합한 데이터베이스 관리시스템이다.

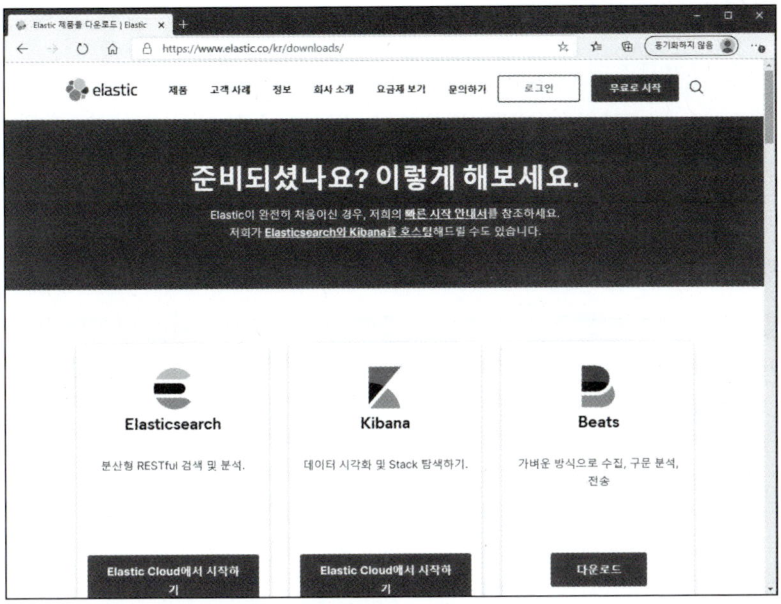


그림 1-20 ElasticSearch DB 관련 사이트(http://www.elastic.com)

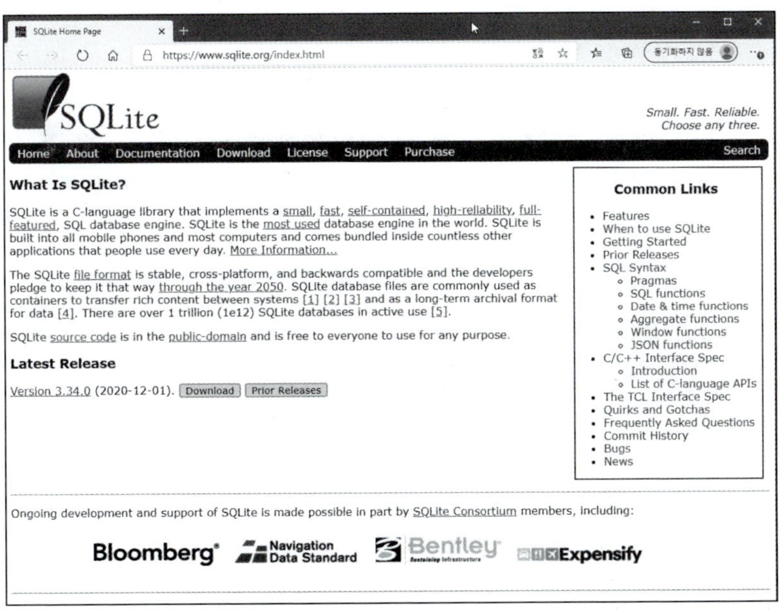


그림 1-21 SQLite DB 관련 사이트(http://www.sqlite.org)

**몽고디비**, 혹은 MongoDB는 NoSQL **데이터베이스**에 해당하며, 따라서 스키마도 없고 자유로운 인덱싱이 가능한 특징을 갖는다. 몽고디비(MongoDB)는 주로 비관계형 데이터베이스 관리시스템에 사용된다. 또한 크로스 플랫폼 도큐먼트를 지향하는 데이터베이스 관리시스템이라고 할 수 있다. 몽고디비(MongoDB)는 NoSQL 데이터베이스이기 때문에 데이터 객체들이 컬렉션 내부에서 독립된 문서로 저장되는 문서 모델을 기반으로 한다.

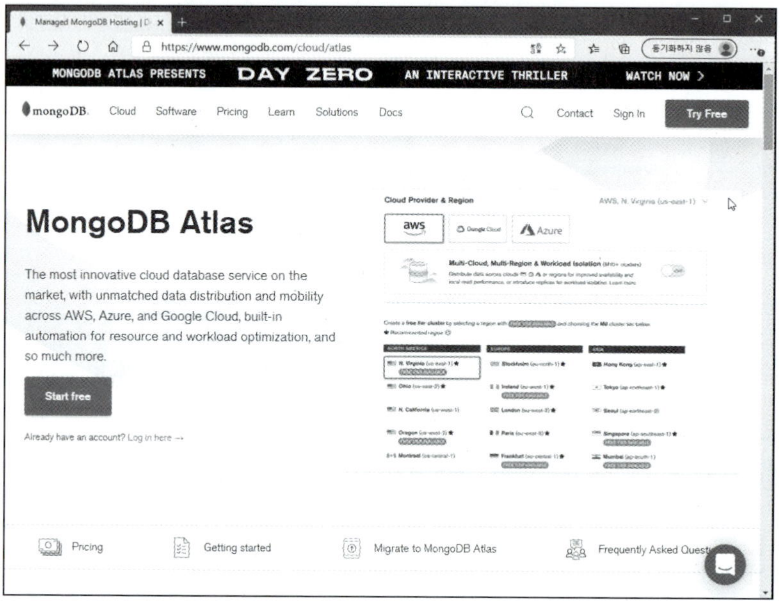


그림 1-22 MongoDB 관련 사이트(http://www.mongodb.com)

DBMS 기술은 더 크고 많은 자료처리, 분산형 데이터베이스의 개발과 실용화, 도형 · 화상 · 음성 등을 포함하는 멀티미디어 데이터베이스의 개발, 객체지향의 개념을 도입한 객체지향 데이터베이스 관리시스템(OODBMS : Object Oriented DBMS) 등이 실현되어 있다.

## 1.6 데이터베이스 관리시스템(DBMS)의 특징

데이터베이스는 기존에 사용하던 한글이나 워드 혹은 엑셀과 같은 응용프로그램을 이용하여 자료를 정리하고 이용해왔다. 이러한 방식을 파일 단위의 처리 방식이라고 하여 **파일 처리시스템**(File Processing System)이라고 하는데, 파일 처리 방식은 일일이 파일마다 독립적으로 관리되어, 서로 연결정보가 없다는 단점을 갖는다.

따라서 하나의 정보가 틀려지게 되면 다른 정보들도 모두 갱신되거나, 수정되어져야 함에도 불구하고 그러한 작업이 불가능하다. 이처럼 파일 관리를 비롯한 기존의 관리 방법을 개선한 방법이 바로 데이터베이스다. 그리고 그러한 데이터베이스를 관리하는 시스템을 데이터베이스 관리시스템(DBMS, Data Base Management System)이라고 한다.

**데이터베이스 관리시스템(DBMS)의 특징**을 정리하면 크게 **7가지**로 정리할 수 있는데, 그 내용은 다음과 같다.

### 1.6.1 데이터 중복성의 최소화

파일 형태로 존재하는 엑셀(xlsx), 워드(doc), 한글(hwp), 파워포인트(pptx) 등을 관리하기 위해서는 파일시스템이 사용된다. 일반적으로 여러분이 사용하는 마이크로소프트사의 윈도우10/11(Windows10/11), 애플의 iOS 등에는 업무에 사용할 똑같은 데이터가 중복되어 관리되는 경우가 자주 발생한다. 이를 전체적으로 보면 자료의 중복뿐만 아니라 많은 기억장소 낭비를 초래하고, 데이터의 유지 및 보수를 어렵게 한다는 단점도 포함시킨다. 따라서 데이터의 중복성(Redundancy)은 일정한 데이터를 유지 보수하는데 있어서 심각한 오류를 발생시킬 수 있다.

그러나 데이터베이스를 이용한다면, 이러한 데이터의 **중복성을 없애거나 최소화**하여 업무 흐름에 따라 데이터를 통합 관리할 수 있다는 장점을 갖는다.

### 1.6.2 데이터 일관성 유지

데이터의 일관성(Consistency)은 중복성 문제와도 관련이 있는데, 이는 서로 연관된 테이블에서 중복된 데이터에서 어느 한 쪽에 정보가 변경되거나 추가되면, 다른 테이블의 연관 정보도 함께 수정되어야만 사용자는 언제나 같은 정보를 사용할 수 있게 된다.

데이터베이스는 이러한 **데이터가 수정되거나 갱신되었을 때 그 정보를 항상 일관성 있게 유지할 수 있는 기능**을 가지고 있어서, 일관되지 않은 정보가 입력되지 못하도록 막아주는 기능을 한다. 만일, 데이터의 **불일치성(inconsistency)을 미리 방지**하여 데이터를 정확하게 만들 수 있으며, 사용자에게 신뢰할 수 있는 정보를 제공할 수 있다.

### 1.6.3 데이터 무결성 유지

무결성(integrity)이란 데이터베이스에 **항상 정확하고 확실한 정보가 유지되고 있음을 보장하는 것, 결점이 없는 상태**를 의미한다. 이것은 데이터베이스의 중요한 개념 중의 하나인데, 데이터 자체의 확실한 정보 관리를 의미한다. 예를 들어, 데이터베이스 내에 성적을 저장하는 구성요소인 속성(열, attribute)이 있다고 가정해보자. 100점 만점의 성적처리에 -50, 120과 같은 숫자가 들어오면 안 되고, 주민등록번호 앞자리는 6자리이고 뒷자리는 7자리여야 한다는 제약조건(constraint)을 만족시켜야 한다는 것이 무결성의 요약이다.

### 1.6.4 데이터 독립성 유지

데이터의 독립성(independency)이란 **데이터의 내용과 구조가 프로그램과는 별도로 독립되어 존재하는 것을 의미**하는데, 이는 기존의 파일 처리 시스템에서는 확보될 수 없는 기능이다. 데이터베이스 내의 데이터와 이들을 사용하는 응용 프로그램이 서로 영향을 받지 않는 것을 의미한다. 데이터가 바뀌더라도 프로그램 내 접근 방법이 바뀌지 않고 또 응용 프로그램이 바뀌더라도 저장된 데이터의 구조가 영향을 받지 않으며, 동일한 데이터가 여러 사람에 의해 다른 방법으로 사용될 수 있다는 개념이 데이터 독립성이다.

### 1.6.5 데이터 공유성 최대화

데이터의 공유성(sharing)이란 각 조직에서 발생하는 데이터를 구조적으로 설계된 데이터베이스에 각각 저장하여 **통합된 체계의 데이터베이스를 유지하고, 각 업무에서 요구되는 결과를 생성할 수 있도록 작성된 응용프로그램을 통해 데이터베이스를 이용**한다. 이를 데이터의 공유성(sharing)이라고 한다.

## 1.6.6 데이터 보안성 보장

보안성(security)은 데이터베이스에 저장된 데이터는 그 중요성과 성격에 따라서 서로 다른 등급의 **보안 유지 기능을 제공**할 수 있어야 한다. 따라서 데이터베이스 관리자는 데이터베이스에 접근하는 사용자에 대하여 등급에 맞는 적합한 접근을 할 수 있도록 접근 목적별로 접근 수준을 다르게 설정할 수 있다. 예를 들어, 데이터베이스의 생성 권한, 검색 권한, 갱신 권한, 삭제 권한 등의 사용자별 권한을 달리 할 수 있도록 하는 개념을 데이터의 보안성(security)라고 한다.

## 1.6.7 데이터 표준화 관리

데이터베이스 자체는 SQL(Structured Query Language)이라는 표준화된 정보 검색 언어를 갖는다. **보통 데이터베이스를 설계할 때에는 일반적인 규칙이 필요한데, 데이터 상호간에 정보를 이해하고 읽기 쉽도록 데이터를 표준화하여 사용**한다. 이를 위해 데이터를 유형별로 분류하고 데이터의 형식, 길이, 이름 등을 적정한 방법으로 유지하도록 하는 기능을 제공하는데 이를 데이터베이스의 데이터 표준화 관리라고 한다.

CHAPTER 2

# 데이터베이스에서의 구조

## 2장 | 마인드맵(Mindmap)

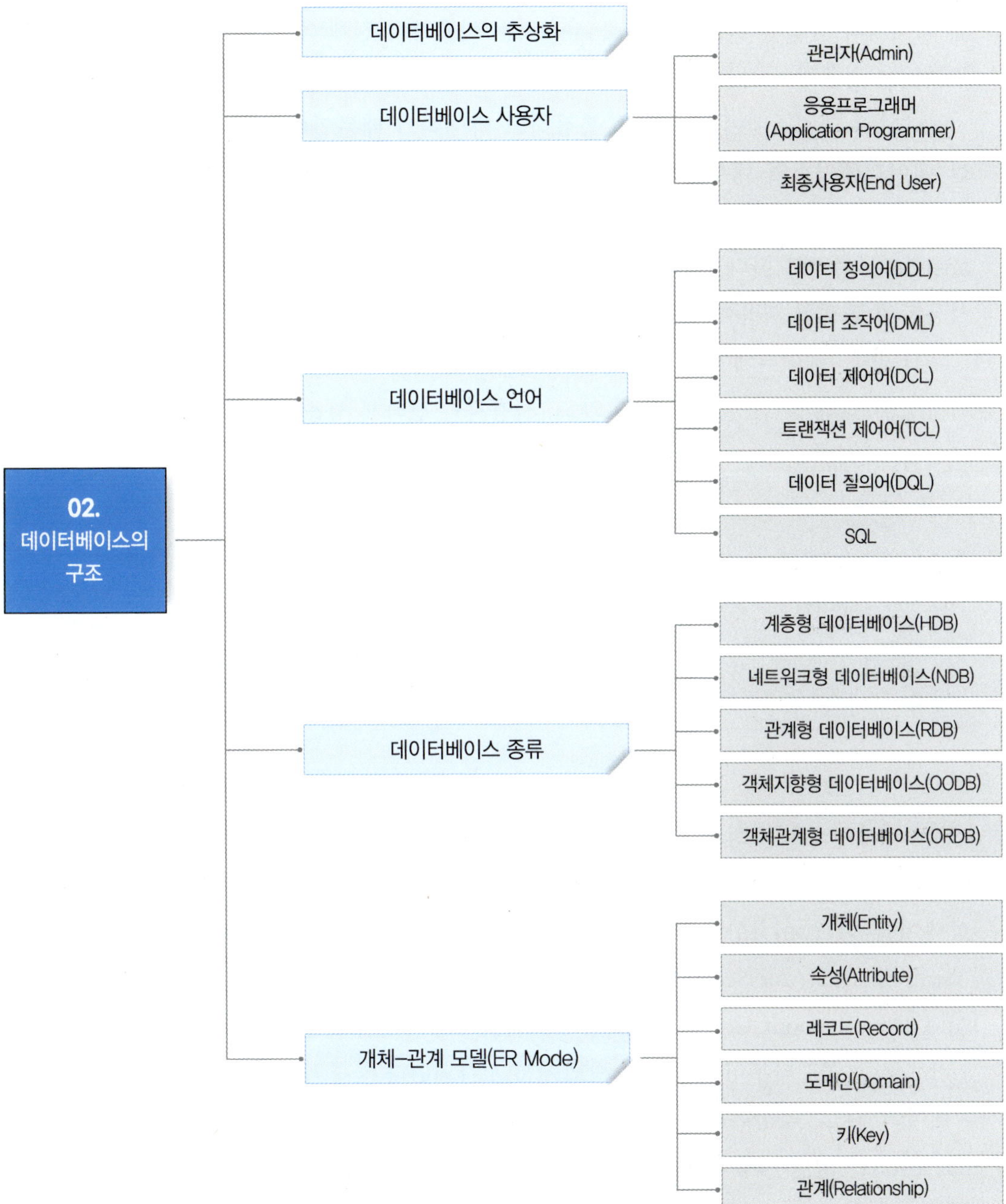

## 2.1 데이터베이스의 추상화

데이터베이스의 구조를 살펴보면, 데이터베이스는 물리적으로는 기억장치에 저장된 데이터의 집합체이다. 데이터를 사용하는 사용자는 전체 데이터베이스 중에서 일부분만을 접근하여 사용할 수 있는 권한을 갖는다.

왜냐하면 데이터베이스는 **너무 복잡하고 방대하기 때문인데 일반 사용자가 이러한 데이터베이스의 내부를 속속들이 알지 않고도 데이터베이스를 사용할 수 있도록 데이터베이스의 내용을 감추어 관리하는 것**을 **데이터베이스 추상화(database abstraction)**라고 한다. 이렇게 데이터베이스 추상화에 의해 관리의 효율성과 일반 사용자의 편리한 사용이 가능해질 수 있다.

다시 말해, 데이터베이스 추상화(database abstraction)는 복잡한 데이터베이스를 속사정을 이해하거나 알려고 하지 않고, **사용자가 편하게 사용하는데 관점**을 둔다.

DEFINITION 2-1

▶ 데이터베이스 추상화(Abstraction)

(1) 사람의 관점에서 쉽게 데이터베이스를 이해할 수 있게 단계적으로 보여주는 행위
(2) 일반 사용자가 복잡한 데이터베이스의 내부를 속속들이 알지 않고도 데이터베이스를 사용할 수 있도록 데이터베이스의 내용을 감추어 관리하는 것
(3) DB의 내용을 알려고 하지 않거나, 알아야 할 필요 없이 사용자가 편리하게 쓰려는 관점

데이터베이스의 추상화는 크게 데이터베이스를 **뷰단계(View level)**, **논리적 단계(Logical level)**, **물리적 단계(Physical level)** 등 3단계로 이루어진다. 뷰단계를 가상테이블(Virtual table)이라고도 한다. 추상화의 개념은 미국국가표준기관인 ANSI/SPARC(American National Standard Institute / Standards Planning And Requirement Committee)에서 3단계 데이터베이스 구조(3-level database architecture)로 나누어 기술하는 방법에서 시작되었다.

데이터베이스 추상화의 첫 번째 단계인 **뷰 단계(view level) 또는 외부단계(external level)는 일반 사용자가 사용하는 단계**다. 다시 말해, 사용자인 사람의 입장에서 데이터베이스를 보는 관점이다. 데이터베이스 사용자 중에 해당 업무담당자가 필요에 따라서 뷰 단계(view level)를 여러 개의 뷰로 만들어 사용할 수 있다. 이는 모든

자료를 필요에 따라 모아두고 뷰 기능별로 담당자와 사용자로 업무에 필요한 일부 자료만을 볼 수 있게 하여 보안을 유지할 수 있는 장점을 갖는다.

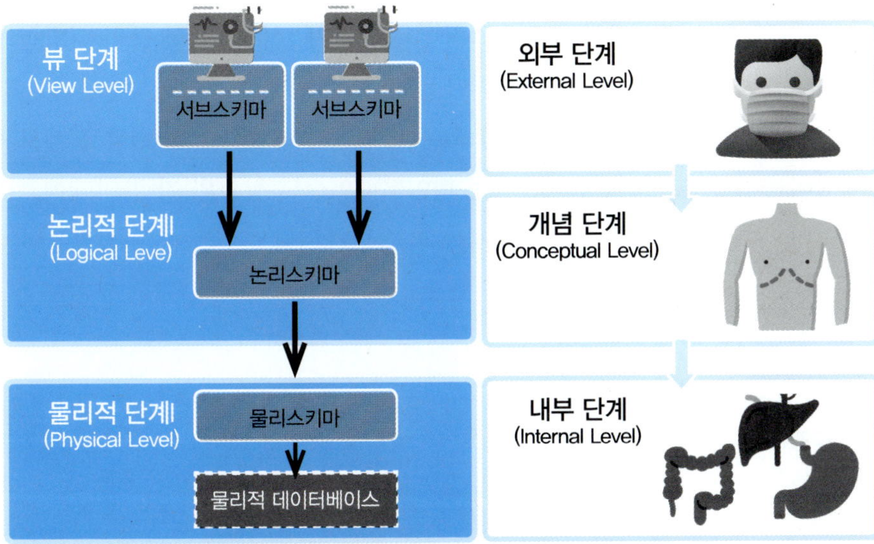


그림 2-1 데이터베이스의 추상화 단계 다이어그램(1)

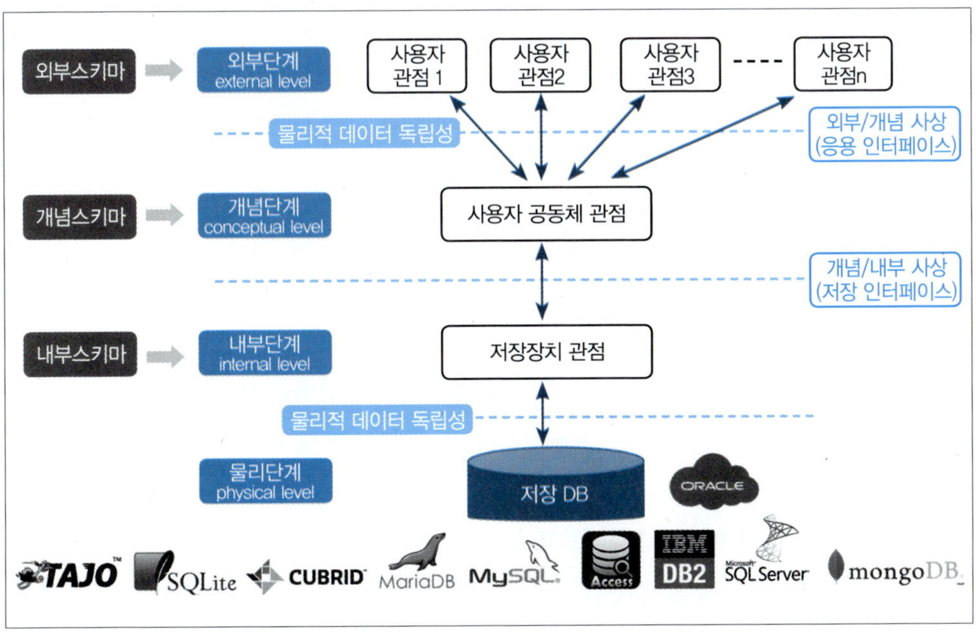


그림 2-2 데이터베이스의 추상화 단계 다이어그램(2)

두 번째, **논리적 단계**(logical level) **혹은 개념단계**(conceptual level)는 데이터베이스 관리자(DBA: Database Administrator)가 **데이터베이스를 관리하고 처리하는 수준**을 의미한다. 이는 사용자인 사람과 컴퓨터 사이를 연결해주는 단계라고 할 수 있다. DBMS의 측면에서 데이터베이스의 내용을 추가, 삭제, 수정 등의 다양한 데이터베이스 내용을 관리할 수 있는 단계이다.

두 번째, **물리적 단계**(physical level) **혹은 내부단계**(internal level)**란 실제로 데이터가 저장되는 수준을 의미**하는데, 이는 데이터베이스 추상화의 가장 아래에 위치하는 단계이며, 컴퓨터에 저장되는 입장에서 보는 단계이다.

DEFINITION 2-2

▶ 뷰 단계(view level)
- 사람의 관점에서 DB를 보는 단계
- 일반 사용자가 사용하는 단계
- 외부에서 보이는 단계

▶ 논리적 단계(logical level)
- 사람과 컴퓨터 사이에 중간단계
- 데이터베이스 관리자(DBA)가 데이터베이스를 관리하고 처리하는 수준

▶ 물리적 단계(physical level)
- 컴퓨터 입장에서 DB가 어떻게 저장되는지를 보는 단계
- 실제로 데이터가 저장되는 수준을 의미

## 2.2 데이터베이스 사용자

데이터베이스 사용자는 크게 3명의 과점에서 사용자를 구분할 수 있다. 이는 **데이터베이스 관리자**(DBA: Database Administrator), **응용프로그래머**(Application Programmer), **최종사용자**(EU : End User)로 구분하는 것이다.

첫 번째, **데이터베이스 관리자**(DBA)는 주로 '어드민', '어드미니스트레이터', 'DBA', 'ADMIN' 등의 줄임말로 읽거나 쓰며 사용한다. DBA는 **데이터베이스의 설계**(design), **정의**(definition), **효율적인 관리**(management), **운영**(operation) **등의 데이터베이스 시스템을 전체적으로 총괄하는 역할**을 수행한다. 따라서 데이터베이스

를 관리하는데 제일 중요한 역할을 한다고 할 수 있는데, 해당되는 업무에 대하여 그 내용을 속속들이 잘 알고 있어야 한다. DBA의 역할을 구체적으로 살펴보면, 데이터베이스의 개념적 구성과 내용을 정의하고, 데이터의 저장 구조 및 접근 방법 등을 결정한다. 또한, 아무나 데이터베이스에 접근하지 못하도록 접근 권한과 데이터베이스의 내용이 항상 정확한 정보로 유지되고 있다는 무결성을 검사하는 기능을 제공한다. 이밖에도 수시로 시스템의 최적화된 상태의 유지 및 보수를 DBA가 관리한다.

두 번째, **응용프로그래머(Application Programmer)**란 데이터베이스의 물리적인 저장 구조를 설계하고 정의하여 **데이터베이스를 실제적으로 설계하는 역할**을 담당한다. 응용프로그래머는 최종사용자들의 요구에 부합하는 적합한 인터페이스와 응용프로그램을 개발하는 역할도 한다.

세 번째, **최종사용자(End User)**는 '엔드유저', 'DB사용자'라고 불린다. 이는 데이터베이스가 설치되고 관리되고 있는 상태에서 **데이터베이스를 실질적으로 사용하는 사람**을 의미하는데 실제 업무 담당자가 이에 해당한다고 할 수 있다. 예를 들어, 건강보험수가, 자동차보험수가, 산업재해보상보험수가, 입원, 퇴원, 응급, 처치 및 수술 등 의료기관에서 발생하는 원무 업무를 담당하는 담당자나, 의무기록실에서 전산화된 의무기록정보팀에서 의무기록DB를 처리하고 관리하는 보건의료정보관리사(구, 의무기록사) 등이 최종사용자라고 할 수 있다.

**DEFINITION 2-3**

▶ 데이터베이스 관리자(DBA)

- 물리적인 저장 구조를 설계하고 정의하여 데이터베이스를 실제적으로 설계하는 역할
- '어드민', '어드미니스트레이터'라고 부름

▶ 응용프로그래머(Application Programmer)

- 물리적인 저장 구조를 설계하고 정의하여 데이터베이스를 실제적으로 설계하는 역할

▶ 최종사용자(End User)

- 데이터베이스를 실질적으로 사용하는 사람
- 일반 사용자를 의미
- '엔드유저', 'DB유저'라고 부름

## 2.3 데이터베이스 언어

데이터베이스 언어에는 저장 공간에 실제로 저장된 데이터베이스의 내용을 사용자가 데이터를 새롭게 추가/삭제/변경/권한/제어 하는데 사용하는 언어를 말한다. 통칭해서 데이터베이스 언어를 'SQL(Structured Query Language)'이라고 하는데 '씨퀄', '에스큐엘', '쿼리'라고 발음한다.

이를 좀 더 세분화면 **데이터 정의어**(DDL : Data Definition Language)**와 데이터 조작어**(DML : Database Manipulation Language), **데이터 제어어**(DCL : Data Control Language) 등 3가지로 분류할 수 있다. 이러한 데이터베이스 언어는 데이터베이스의 논리적 구조를 정의하고 데이터베이스 내에 저장된 데이터를 조작하는데 사용하는 언어이다.

### (1) 데이터 정의어(DDL)

데이터 정의어(DDL : Data Definition Language)는 **DB나 테이블 자체를 생성하거나 삭제, 변경하는데 사용하는 언어**를 모아놓은 것이다. 즉, DDL은 응용 프로그램과 데이터베이스 관리시스템 간에 데이터 요구를 표현할 수 있는 인터페이스를 기술하기 위한 언어로서, 데이터베이스를 생성할 목적으로 사용하는 언어이며, DDL에서 기술된 내용은 데이터 사전에 저장된다. 일반적으로 SQL에서 사용하는 DDL로는 아래와 같은 명령들이 존재한다.

**표 2-1 DDL 명령의 예**

| SQL 명령어 | 내용 |
|---|---|
| CREATE | • 생성에 관련한 명령어<br>• Schema, Domain, Table, View, Index를 정의하는 명령어 |
| ALTER | • 변경에 관련한 명령어<br>• Table에 대한 정의를 변경하는데 사용하는 명령어 |
| DROP | • 삭제에 관련한 명령어<br>• Schema, Domain, Table, View, Index 등을 삭제하는데 사용하는 명령어 |

DEFINITION 2-4

▶ 데이터 정의어(DDL : Data Definition Language)

- DB나 테이블 자체를 생성하거나 삭제, 변경하는데 사용하는 언어
- 응용 프로그램과 데이터베이스 관리시스템 간에 데이터 요구를 표현할 수 있는 인터페이스를 기술하기 위한 언어

## (2) 데이터 조작어(DML)

데이터 조작어(DML : Database Manipulation Language)는 **데이터베이스에 저장된 자료를 검색(retrieval), 삽입(insert), 삭제(delete), 갱신(update), 재구성하기 위해 사용되는 언어**로서 응용프로그램이나 질의어를 통해 저장된 데이터를 사용하는데 사용하는 언어이다. 일반적으로 SQL에서 사용하는 DML로는 아래와 같은 명령들이 존재한다.

표 2-2 DML 명령의 예

| SQL 명령어 | 내용 |
|---|---|
| SELECT | • 테이블에서 조건에 맞는 레코드를 검색하는 명령어<br>• '셀렉트', 혹은 '실렉트'로 발음 |
| INSERT | • 테이블에서 새로운 레코드를 삽입하는 명령어<br>• '인서트'로 발음 |
| DELETE | • 테이블에서 조건에 맞는 레코드를 삭제하는 명령어<br>• '딜리트'로 발음 |
| UPDATE | • 테이블의 조건에 맞는 레코드의 내용을 변경하는 명령어<br>• '업데이트'로 발음 |

DEFINITION 2-5

▶ 데이터 조작어(DML : Database Manipulation Language)

- 데이터베이스에 저장된 자료를 검색(retrieval), 삽입(insert), 삭제(delete), 갱신(update), 재구성하기 위해 사용되는 언어

### (3) 데이터 제어어(DCL)

데이터 제어어(DCL : Data Control Language)는 **데이터베이스 관리자가 데이터를 관리하기 위한 목적으로 사용되는 언어**이다. 데이터베이스 내의 데이터의 보안, 무결성, 데이터 회복, 병행 수행 제어 등을 수행하는데 사용하는 언어이다. 이 언어는 DBA가 데이터 관리를 목적으로 사용하는 언어이다. 일반적으로 SQL에서 사용하는 DCL로는 아래와 같은 명령들이 존재한다.

**표 2-3 DCL 명령의 예**

| SQL 명령어 | 기능 |
|---|---|
| COMMIT | • 확정하는 명령어('커밋'으로 발음)<br>• 데이터베이스 조작 작업이 정상적으로 완료되었음을 관리자에게 알려주는 역할을 하는 명령어 |
| ROLLBACK | • 복원(취소)하는 명령어('롤백'으로 발음)<br>• 데이터베이스 조작 작업이 비정상적으로 종료되었을 때 원래의 상태로 복원해주는 명령어 |
| GRANT | • 권한주는 명령어('그랜트'로 발음)<br>• 데이터베이스 사용자에게 사용권한을 부여하는 명령어 |
| REVOKE | • 권한을 취소하는 명령어('리보크'로 발음)<br>• 데이터베이스 사용자의 사용권한을 취소하는 명령어 |

**DEFINITION 2-6**

▶ 데이터 제어어(DCL : Data Control Language)
- 데이터베이스 관리자가 데이터를 관리하기 위한 목적으로 사용되는 언어
- 데이터베이스 내의 데이터의 보안, 무결성, 데이터 회복, 병행 수행 제어 등을 수행하는데 사용하는 언어

### (4) SQL(Structured Query Language)

SQL이란 **관계형 데이터베이스(RDB : Relational Database)의 조작과 관리에 사용되는 데이터베이스 하부 언어를 의미하는데 일반적으로 데이터베이스에 정보를 검색하기 위한 질의를 통칭하는 말로 사용**한다. 발음은 앞서 언급한 바와 같이 '씨퀄', '에스큐엘', '쿼리' 등으로 발음하는데 원칙적으로는 '씨퀄'이 올바른 발음법이다.

데이터베이스의 모든 속성과 성질, 예를 들면 레코드 설계, 필드 정의, 파일 위치

등을 정의하는 데이터 정의어(DDL)와 데이터베이스 내의 데이터를 검색, 삽입, 갱신, 삭제하는 데 사용되는 데이터 조작 처리 언어(DML)로 구성되어 있다. 즉, 데이터베이스 언어(DDL, DCL, DML)는 포괄적으로 보면 SQL의 일부라고 할 수 있다. 현재 대부분의 RDB 관리에 구조화 조회 언어(SQL)가 표준으로 채택되고 있다. SQL은 1970년대에 미국 IBM사가 개발했는데 그 후 많은 표준화 기관에서 표준화가 추가되었다. IBM은 Structured Query Language의 약자로서 SQL이라고 했으나, 국제 표준화 기구(ISO, International Standard Organization)에서는 약어가 아닌 SQL이라는 고유 명사를 사용하여 국제 표준화하고 있다. 1987년에 ISO 9075-1987로 국제 표준을 제정하고, 1992년에 다시 기능 확장판인 ISO 9075-1992를 제정했다. 이것을 SQL2라고 한다.

참고로, 모든 데이터베이스 관리시스템에 저장된 데이터베이스의 자료를 활용하기 위해 SQL를 사용하는 것은 아니다. NoSQL 계열에서는 SQL문을 사용하지 않는다.

DEFINITION 2-7

▶ SQL(Structured Query Language)

- 질의어('씨퀄'로 발음)
- 관계형 데이터베이스(RDB) : Relational Database의 조작과 관리에 사용되는 데이터베이스 하부 언어
- 일반적으로 데이터베이스에 정보를 검색하기 위한 질의를 통칭

한편, **최근**에는 SQL 문법(명령어)을 DDL, DML, DCL의 3가지 부분이 아니라 **DDL, DML, DCL, TCL, DQL 등 5가지로 구분**하기도 한다.

4가지로 구분할 때, DDL, DML, DCL의 3가지는 과거의 구분방식이며 DML과 DCL를 보다 세분화하여 DML에서 'SELECT'문을 별도로 **DQL**로 정의하고, DCL에서 'COMMIT, ROLLBACK, SAVEPOINT, TRANSACTON'을 별도로 **TCL**로 구분하여 5가지로 구분하는 것이다.

**표 2-4 SQL 명령어의 5가지 구분법의 예**

| SQL 명령어 | 기능 |
|---|---|
| DDL | • **데이터 정의어(DDL : Data Definition Language)**<br>(예시) CREATE / ALTER / DROP / RENAME / COMMENT / TRUNCATE |
| DML | • **데이터 조작어(DML : Database Manipulation Language)**<br>(예시) SELECT / INSERT / UPDATE / DELETE / MERGE / CALL<br>/ EXPLAIN PLAN / LOCK TABLE |
| DCL | • **데이터 제어어(DCL : Data Control Language)**<br>(예시) GRANT / REVOKE |
| TCL | • **트랜잭션 제어어(TCL : Transaction Control Language)**<br>• 데이터의 보안, 무결성, 회복, 병행수행제어 등을 정의하는 언어<br>(예시) COMMIT / ROLLBACK / SAVEPOINT / TRANSACTION |
| DQL | • **데이터 질의어(DQL : Data Query Language)**<br>• 데이터를 질의하고 조회하는데 사용하는 언어<br>(예시) SELECT |

## 2.4 데이터베이스의 종류

1960년대에 개발된 이후 데이터베이스는 매우 다양하게 개발되었다. 현재 데이터베이스는 다양한 형식의 데이터베이스가 개발되었는데 대표적인 데이터베이스로는 **계층형 데이터베이스(HDB)**, **네트워크형 데이터베이스(NDB)**, **관계형 데이터베이스(RDB)**, **객체지향형 데이터베이스(ODB)**, **객체관계형 데이터베이스(OODB)** 등의 종류로 구분할 수 있다.

### (1) 계층형 데이터베이스(HDB)

계층형 데이터베이스(HDB : Hierarchical Database)는 **나뭇가지를 거꾸로 늘어놓은 형태의 트리 구조를 기반으로 하는 계층형 데이터 모델**이다. 이 구조에서는 데이터의 개체들을 상하 관계로 나타내는 링크(link)로 구성된다. 현실 세계에서 이러한 계층형 데이터베이스모델은 병원에서의 진료과별 구조를 표현하는데 적합하다. 아래 [그림 2-3]은 한방병원에서 진료과목과 진단명을 나무의 뿌리부터 나뭇가지 순으로 나열한 계층형 데이터베이스의 예이다. 일반적으로 1:N의 관계를 갖는다.

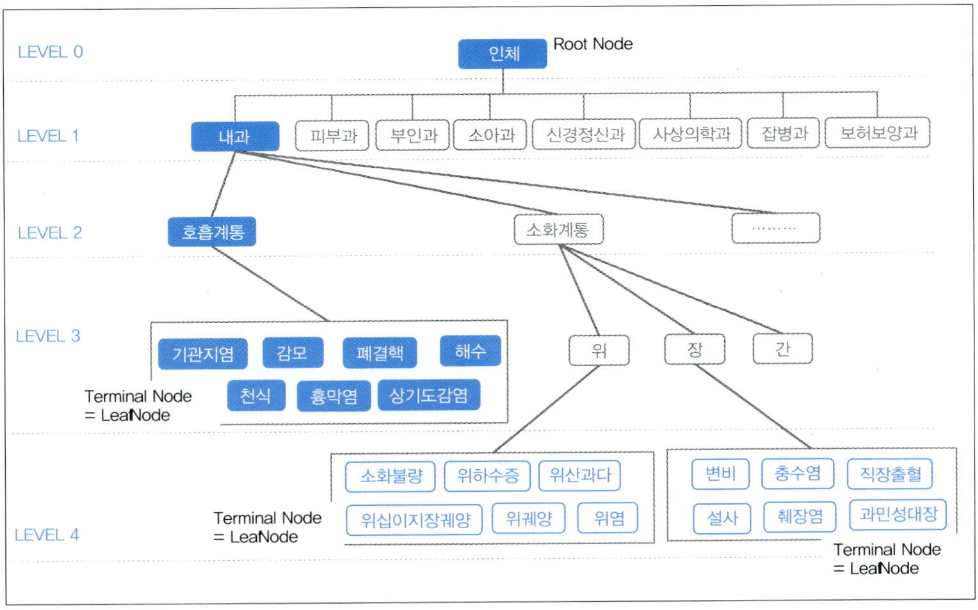


그림 2-3 한방병원에서의 과별 트리구조(계층형 데이터모델)

DEFINITION 2-8

▶ 계층형 데이터베이스(HDB : Hierarchical Database)

• 나뭇가지를 거꾸로 늘어놓은 형태의 트리 구조를 기반으로 하는 계층형 데이터 모델

### (2) 네트워크형 데이터베이스(NDB)

네트워크형 데이터베이스(NDB : Network Database)란 **그래프 구조를 기반으로 하는 네트워크형 데이터 모델**을 사용한다. 이는 방향성을 갖는 그래프형태의 연결선을 갖는 구조이며, 오너(Owner)와 맴버(Member)라는 형식의 구조라고도 한다. 네트워크형 데이터베이스는 계층형 데이터베이스 구조를 확장시킨 데이터베이스 모델인데, 부모 노드를 하나만 갖는 것이 아니라 여러 개 가질 수 있는 구조로서 구조가 복잡한 형태이다. 일반적으로 M:N의 관계를 갖는다.

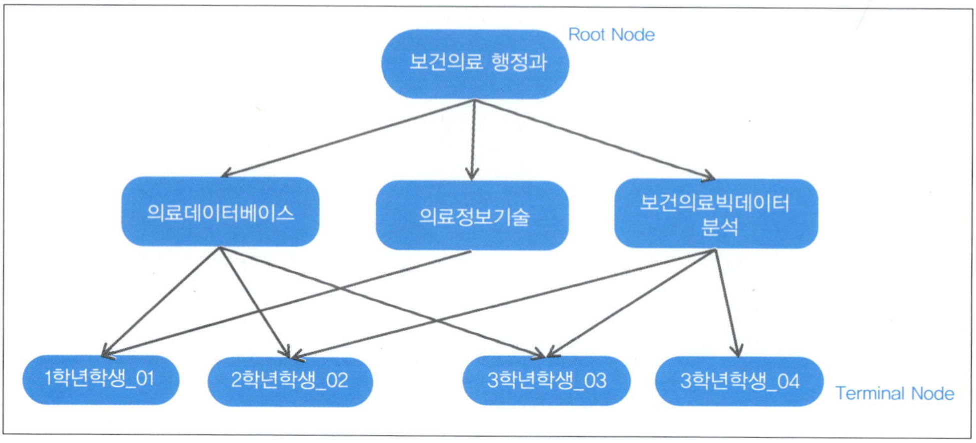


그림 2-4 **네트워크형 데이터 모델의 예**

DEFINITION 2-9

▶ **네트워크형 데이터베이스(NDB : Network Database)**

- 그래프 구조를 기반으로 하는 데이터 모델
- 계층형 데이터베이스를 확장한 개념으로 방향성을 갖는 그래프 방식의 데이터 모델

## (3) 관계형 데이터베이스(RDB)

관계형 데이터베이스(RDB : Relational Database)는 **현재 가장 많이 사용되고 있는 데이터베이스의 형식**이다. 이를 '알디비', 혹은 '알데이터베이스'라고 호칭하며, 관계형 데이터베이스가 가장 많이 사용되는 이유는 현재까지 가장 안정적이고 효율적인 데이터베이스이기 때문이다. 관계형 데이터베이스 모델은 **객체를 테이블로 사용하고 이들 테이블들의 연결은 특정한 상호간의 관계로 연결하는 독립된 형태의 데이터 모델**이다. 아래 그림에서와 같이 병원에서 환자(Patient_info) 테이블의 정보는 병상정보(Bed_info)와 주치의(Doctor_info)와 서로 관계된 속성 정보들 간에 서로 연관되어 있다. 이러한 관계(relationship)를 중심으로 데이터베이스가 구성된 것이 관계형 데이터베이스이다.

또한, 관계형 데이터베이스 모델은 **속성들의 집합을 테이블로 만들고 테이블과 테이블을 키(KEY)와 값(VALUE)들의 간단한 관계로 연결하는 방식의 모델**이다. 이 모델은 1970년 **에드거 F. 코드(Edgar Codd)**가 제안한 모델이다.

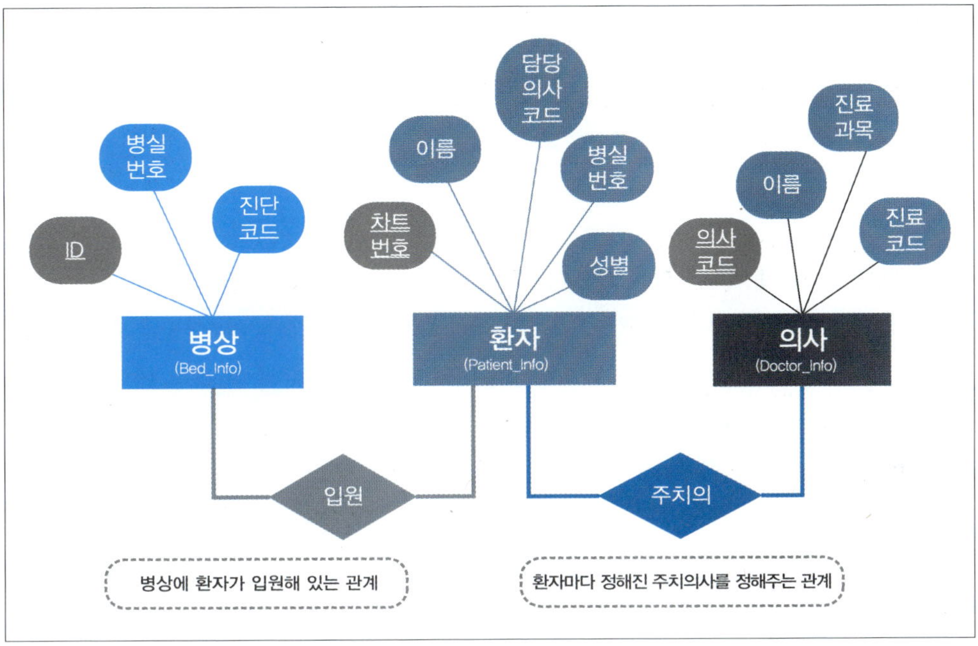


그림 2-5 관계형 데이터 모델의 예

DEFINITION 2-10

▶ 관계형 데이터베이스(RDB : Relational Database)

- 객체를 테이블로 사용하고 이들 테이블 간에 서로 연결하는 독립된 형태의 데이터 모델
- 속성들의 집합을 테이블로 만들고 테이블과 테이블을 키(KEY)와 값(VALUE)들의 간단한 관계로 연결하는 방식의 모델

### (4) 객체지향형 데이터베이스(OODB)

객체지향형 데이터베이스(OODB : Object-Oriented Database)는 **1980년대 후반에 개발된 데이터베이스로서 객체지향형 프로그래밍언어인 C++, C# 등의 언어의 등장과 함께 나타난 데이터 모델**이다. 이를 '오오디비'라고 호칭하며, 객체지향형 데이터베이스(OODB)는 1980년대 개발되기 시작한 모델이며, **데이터와 프로그램을 독립적인 객체의 형태로 구성하여 복잡한 데이터 유형의 처리가 용이하고 객체들 간의 정보사용 및 이해가 쉽다는 장점**을 갖는 모델이다. 그러나 이 OODB는 아직 완벽하게 지원되는 DBMS가 개발되어 사용되고 있지는 않다. 그 이유 중에는 ORDB가 널리 보급되어 사용된다는 이유도 하나일 것이다.

DEFINITION 2-11

▶ 객체지향형 데이터베이스(OODB : Object-Oriented Database)
- 데이터와 프로그램을 독립적인 객체의 형태로 구성하여 복잡한 데이터 유형의 처리가 용이하고 객체들 간의 정보사용 및 이해가 쉽다는 장점을 갖는 데이터베이스 모델

### (5) 객체관계형 데이터베이스(ORDB)

객체관계형 데이터베이스(ORDB : Object-Relational Database)는 **프로그래밍언어가 구조적 언어의 형식에서 객체지향형언어로 변화함에 따라 관계형 데이터베이스와 객체지향형 데이터베이스의 중간적인 형태의 데이터베이스 형식**이 필요했는데, 이것이 바로 객체관계형 데이터베이스 형식이다. 이를 '오알디비'라고 호칭하며, 객체관계형 데이터베이스(ORDB)는 2000년대 초반부터 개발되기 시작되었는데, 이는 멀티미디어 데이터베이스를 활용할 수 있는 데이터베이스를 필요로 하면서 개발되었다.

DEFINITION 2-12

▶ 객체관계형 데이터베이스(ORDB : Object-Relational Database)
- 관계형 데이터베이스와 객체지향형 데이터베이스의 중간적인 형태의 데이터베이스 형식의 데이터베이스 모델

## 2.5 개체-관계 모델(E-R Model)

**개체-관계 모델(E-R Model)**은 **가장 많이 사용되는 데이터 모델로서 데이터베이스의 종류 중에 RDB에서 사용하는 모델링 방법**이다. 이를 '이알모델', 혹은 'E-R Model'이라고 발음하고 읽는데, 이는 Entity-Relationship Model('엔터티 릴레이션쉽 모델'로 발음)을 일컫는 말로서 1976년 **피터 첸**(Peter Chen)에 의해 ACM Transactions on Database Systems 논문지에 발표된 ERD(Entity Relationship Diagram)는 개체-관계 모델을 표현하는데 적합한 다이어그램이다. 이는 우리가 사용하는 다이어그램 형식의 모델링 방법으로 직사각형, 마름모, 타원, 직선 등을 이용하여 현실세계를 다이어그램화 하는 방식의 모델이다. 직사각형은 개체(entity), 타원은 속성(attribute), 마름모는 관계(relationship)를 의미하도록 구성된다.

DEFINITION 2-13

▶ 개체-관계 모델(E-R Model)

- 우리가 사용하는 다이어그램 형식의 모델링 방법으로 직사각형, 마름모, 타원, 직선 등을 이용하여 현실세계를 다이어그램화 하는 방식의 모델

엔터티(entity)란 우리가 저장한 데이터에 관해 무언가 실제적이거나 추상적인 것을 모두 포함한다. 엔터티의 형태는 환자, 의사, 병상, 고객, 근로자, 청구서, 상품, 교대근무보고서, 영수증, 창고, 지사, 영업사원 등을 예로 들 수 있다.

표 2-5 ERD의 기본 표현 기호들

| 기호 | 의미 |
|---|---|
| 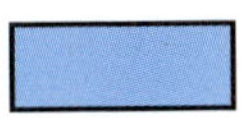 | 개체(entity) |
| 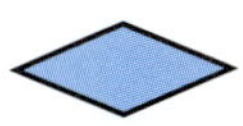 | 관계(relationship) |
| 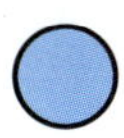 | 속성(attribute) |
| 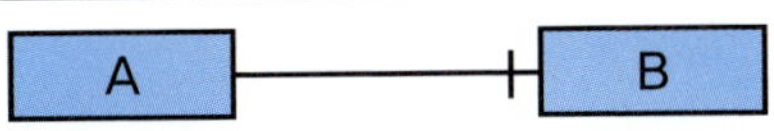 | 1개의 개체A는 1개의 개체B로 구성되어 있음 |
| 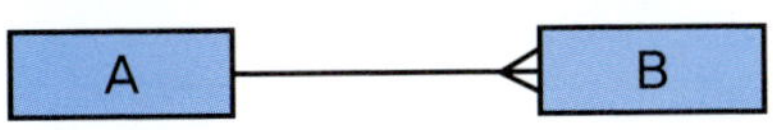 | 1개의 개체A는 1개 이상의 개체B로 구성되어 있음 |
| 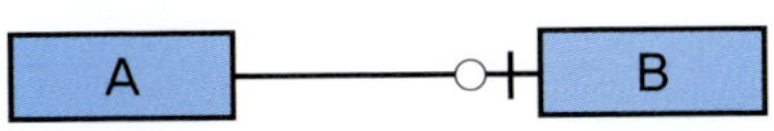 | 1개의 개체A는 1개 이하의 개체B로 구성되어 있음 |
| 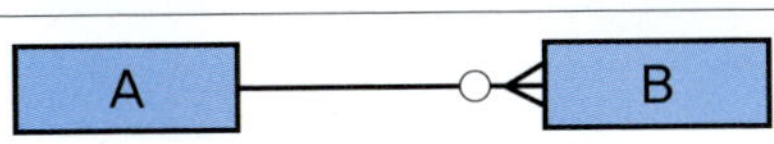 | 1개의 개체A는 0 또는 1개 이상의 개체B로 구성되어 있음 |

## 2.5.1 개체(entity)

**개체**(entity)란 **데이터가 저장되어야 하는가에 대한 현실세계를 물리적인 형태의 대상이나 개념적 존재로 표현하는 정보의 형태**이다. '개체' 혹은 '엔터티'라고 호칭하는데 보통 '엔터티'라는 용어를 더 많이 사용한다. ERD에서는 직사각형으로 표현되며 데이터베이스에서는 테이블(table)의 이름이 된다. 하나의 개체(entity)는 자신이 가지고 있는 속성들에 의해 그 특징이 선명하게 드러나는데, 예를 들어, 위의 관계형

데이터모델의 예에서처럼 환자(Patient_info)는 등록번호, 환자명, 성별, 담당의사코드 등의 속성을 가질 수 있다.

엔터티는 발생 시점에 따라서 **기본엔터티**, **중심엔터티**, **행위엔터티** 등 3가지로 구분한다. 기본엔터티는 원래의 업무정보에 존재하는 정보로서 다른 엔터티와의 관계에 의지하지 않고 독립적으로 생성되고 자신이 부모역할을 하는 엔터티를 의미한다. 예를 들어, 환자, 병상, 의사 등의 엔터티가 기본엔터티라고 할 수 있을 것이다.

중심엔터티란 기본엔터티 데이터양이 많고 주요 업무를 담당하는 엔터티를 의미한다. 예를 들어, 병원에서 초진등록, 재진등록, 의료수가 등의 엔터티가 이에 해당한다.

행위엔터티는 2개 이상의 부모 엔터티에서 발생되는 엔터티인데, 내용이 빈번하게 변경되거나 데이터양이 증가되어 초기에는 잘 나타나지 않으나 계속적으로 그 데이터양이 많아지는 엔터티라고 할 수 있는데, 환자등록내역, 환자별 CT내역, 환자별 MRI내역, 환자처방내역 등의 엔터티가 있다면 이는 시간이 지날수록 계속적으로 데이터가 쌓여서 내용이 많아질 것이다.

DEFINITION 2-14

▶ 개체(entity)

- '개체' 혹은 '엔터티'라고 호칭
- 데이터가 저장되어야 하는가에 대한 현실세계를 물리적인 형태의 대상이나 개념적 존재로 표현하는 정보의 형태

**표 2-6 엔터티와 속성, 인스턴스(값)의 표현 예**

| 개체(entity) | 속성(attribute) | 인스턴스(Instance) |
|---|---|---|
| = 테이블(table) 명 | = 필드(field) 명 | = 값(VALUE) |
| 환자<br>Patient_info | 차트번호 | 211006002 |
| | 이름 | 한예원 |
| | 성별 | 여 |
| | 담당의사코드 | 12345 |
| | 병실번호 | 3-5102 |

## 2.5.2 속성(Attribute)

**속성**(attribute)은 **필드(field)라고도 하며 테이블의 열**(column)**의 정보를 의미**한다. 속성은 데이터의 값을 기억하는 단위로 사용되는데, 위의 환자(Patient_info) 테이블에서 등록번호, 이름, 성별, 담당의사코드 등이 각각 속성이 된다. 또한 하나의 테이블에 존재하는 속성(혹은 필드)의 개수를 차수(degree)라고 하는데, 위의 환자 테이블에서는 속성이 4개이므로 차수 'degree=4'의 값을 갖는다고 할 수 있다.

속성은 ERD(Entity-Relationship Diagram)에서는 타원으로 표시된다. 속성이란 용어보다는 필드란 이름을 더 많이 사용하는 추세이다. 위의 환자 테이블에서 4개의 속성 중에서 절대로 중복이 있지 않는 유일한 값을 갖는 속성(필드)을 식별자(identifier) 혹은 키(key), 혹은 유일키 혹은 기본키(primary key)라고 하는데, 하나의 테이블에는 반드시 하나의 식별자(key)가 반드시 존재해야만 한다. 이러한 식별자(identifier)는 필요에 따라서 반드시 속성의 값을 갖는 mandatory이거나 어떠한 값도 가지지 않는 optional의 특성 값을 선택적으로 가질 수 있다.

예를 들면, '환자' 테이블의 [차트번호] 속성 값인 '211006002'란 값은 mandatory의 특성을 가져야만 한다. 즉 반드시 값을 가지고 있어야지만 해당 환자의 치료, 처방, 초진, 재진 등의 다양한 테이블과의 연관관계를 맺을 수 있게 된다.

**DEFINITION 2–15**

▶ 속성(Attribute)

- 필드(field)라고도 하며 테이블의 열(column)의 정보를 의미함
- 차수(degree) : 속성의 개수

## 2.5.3 레코드(record)

**레코드**(record)란 **튜플**(tuple)이라고도 칭하며 **테이블의 행**(row)**을 의미**한다. 다시 말해, **레코드는 필드(field)의 집합이며, 데이터베이스 내에 저장된 내용을 데이터로 처리되는 단위**를 의미한다. 1개의 행은 1개의 레코드가 되는데, '환자' 테이블에서 '211006002/한예원/여/12345/3-5102'의 1행은 하나의 레코드가 된다.

예를 들어, 아래 [표 2-7]과 같이 환자 테이블에 레코드 정보가 존재한다면 **레코드(행, row)**의 수는 5개이며, 이때 레코드의 수를 칭하는 용어가 **카디낼러티(cardinality)**이다. 즉, 환자 테이블의 카디낼러티는 테이블의 포함된 레코드의 개수를 의미하는 용어이다.

**표 2-7 관계형 데이터베이스의 환자Patient_info 레코드 저장의 예**

| 차트번호 | 이름 | 성별 | 담당의사코드 | 병실번호 |
|---|---|---|---|---|
| 211006002 | 한예원 | 여 | 12345 | 3-5102 |
| 211006006 | 맹태영 | 남 | 14003 | 3-6302 |
| 211006007 | 최태식 | 남 | 14004 | 3-7501 |
| 211006009 | 홍다정 | 여 | 14004 | 3-7502 |
| 211006010 | 김규빈 | 여 | 15005 | 3-8601 |

DEFINITION 2-16

▶ 레코드(record)
- 레코드는 필드(field)의 집합이며, 데이터베이스 내에 저장된 내용을 데이터로 처리되는 단위를 의미함
- 튜플(tuple)이라고도 함
- 테이블의 행(row)을 의미

## 2.5.4 도메인(Domain)

**도메인(Domain)**은 **속성(필드, field)이 가질 수 있는 값들의 집합**을 의미하는데, 속성을 생성할 때 데이터 형식(data type)을 정의하여 입력해야 한다. 도메인은 이러한 데이터의 형식에 맞는 값들의 집합을 의미하며, 한글로 풀이하자면 입력 값의 영역이나 범위로 해석할 수 있다. 위의 '환자' 테이블에서 **[차트번호]** 속성(필드, field)의 자리수를 9자리의 문자로 정의하였다면, 반드시 등록번호 속성(필드, field)은 이러한 규칙을 벗어난 값의 입력이 불가능하다. 예를 들면, '2021800777'과 같이 9자리를 초과해서는 안 된다는 의미이다.

**DEFINITION 2-17**

▶ 도메인(Domain)
- 속성(필드, field)이 가질 수 있는 값들의 집합을 의미
- 속성이 가질 수 있는 값의 범위

## 2.5.5 키(key)

키(key)는 앞서 **속성(필드)에서 언급한 바와 같이 테이블 내에 존재하는 레코드들을 구별하는데 사용할 수 있는 필드의 집합**을 의미한다. 따라서 키 값은 반드시 유일(unique)한 값을 가져야 한다. 최근 몇 년 전부터 전국 동사무소나 읍사무소 등에서는 주민등록등본이나 주민등록초본 등을 쉽게 발급받을 수 있도록 하고 있다. 4천 7백만여 명의 한국인은 태어날 때부터 13자리의 주민등록번호를 남들과 다른 유일한 번호로 발급받는다. 이러한 주민등록번호가 키의 가장 확실한 예가 될 것이다.

**DEFINITION 2-18**

▶ 키(key)
- 테이블 내에 존재하는 레코드들을 구별하는데 사용할 수 있는 필드의 집합
- 키 값은 언제나 유일(unique)한 값을 가져야 함

키에도 다양한 종류의 키로 **분류**할 수 있는데, **가장 기본이 되는 키를 기본키**(primary key), **기본키가 될 가능성이 있는 키를 후보키**(candidate key), **수퍼키**(super key) **혹은 복합키**(compound key), **외래키**(foreign key), **대체키**(alternate key) 등이 있다.

### (1) 후보키(candidate key)

후보키(candidate key)는 **레코드의 속성들 중에서 유일하게 레코드를 식별하기 위해 사용하는 속성(필드)들의 부분집합**이라고 할 수 있으며, 이는 기본키로 사용할 수 있는 속성(필드)들을 의미한다.

### (2) 기본키(primary key)

기본키(primary key)는 후보키들 중에서 선택한 주요키를 의미하는데 **특정 레코드를 유일하게 구별할 수 있는 속성(필드)**으로서 아무 값도 없는 상태인 **널(Null)을 가질 수 없으며, 중복되어서도 안 된다는 제약조건**을 갖는다.

### (3) 외래키(foreign key)

외래키(foreign key)는 테이블들 간에 관계(relationship)를 맺고 있을 때 자신의 개체(entity, 테이블) 내에서 키의 역할을 하지는 않지만 다른 개체(entity, 테이블)의 기본키와 동일한 값을 가지고 있어서 **다른 개체(entity, 테이블)를 참조할 때 사용하는 속성(필드)**을 외래키라고 한다.

### (4) 수퍼키(super key)

수퍼키(super key)는 테이블 내에 있는 속성(필드)에서 하나 이상을 골라 조합을 만드는 것 중에 테이블의 실제값(instance)을 구분할 수 있는 속성으로 이루어진 sub set을 수퍼키라고 한다. **수퍼키는 외래키(foreign key)를 제외한 모든 키의 개념을 총칭하는 의미**이기도 하다.

### (5) 대체키(alternate key)

대체키(alternate key)란 **후보키가 둘 이상일 때 기본키를 제외한 나머지 후보키들을 의미**하는데 대체키는 보조키라고도 칭한다.

DEFINITION 2-19

▶ 키(key)

- 후보키(candidate key) : 레코드의 속성들 중에서 유일하게 레코드를 식별하기 위해 사용하는 속성(필드)들의 부분집합
- 기본키(primary key) : 후보키들 중에서 선택한 주요키를 의미하는데 특정 레코드를 유일하게 구별할 수 있는 속성(필드)
- 외래키(foreign key) : 테이블들 간에 관계(relationship)를 맺고 있을 때 자신의 개체(entity, 테이블) 내에서 키의 역할을 하지는 않지만 다른 개체(entity, 테이블)의 기본키와 동일한 값을 가지고 있어서 다른 개체(entity, 테이블)를 참조할 때 사용하는 속성(필드)
- 수퍼키(super key) : 테이블 내에 있는 속성(필드)에서 하나 이상을 골라 조합을 만드는 것 중에 테이블의 실제값(instance)을 구분할 수 있는 속성으로 이루어진 sub set
- 대체키(alternate key) : 후보키가 둘 이상일 때 기본키를 제외한 나머지 후보키들을 의미

## 2.5.6 관계(relationship)

**관계**(relationship)란 **엔터티 사이의 연관성을 의미**한다. 즉, 두 엔터티 사이에 발생할 수 밖에 없는 연관관계를 표현한 것으로 ERD(Entity Relationship Diagram)에서는 앞에서 언급한 바와 같이 마름모로 표현한다.

관계는 위의 [그림 2-5]에서 보는 바와 같이 엔터티 간의 관계를 다이어그램화 하여 표시하면 다음과 같이 표현할 수 있다. 병상 엔터티는 환자 엔터티와 서로 해당 병원에 '입원'여부에 관한 관계를 맺고 있다. 이러한 관계를 ERD로 표현한 것이 아래 그림이다. 엔터티는 직사각형으로 표현하고, 엔터티간은 실선으로 표시하며 마름모를 사용하여 관계를 표시한다.

앞서 언급한 엔터티를 다시 상기시키자면 엔터티(entity), 개체, 테이블(table)은 모두 같은 의미로 해석하면 된다. 이를 부를 때에는 '이알디', '이알다이어그램'이라고 호칭한다.

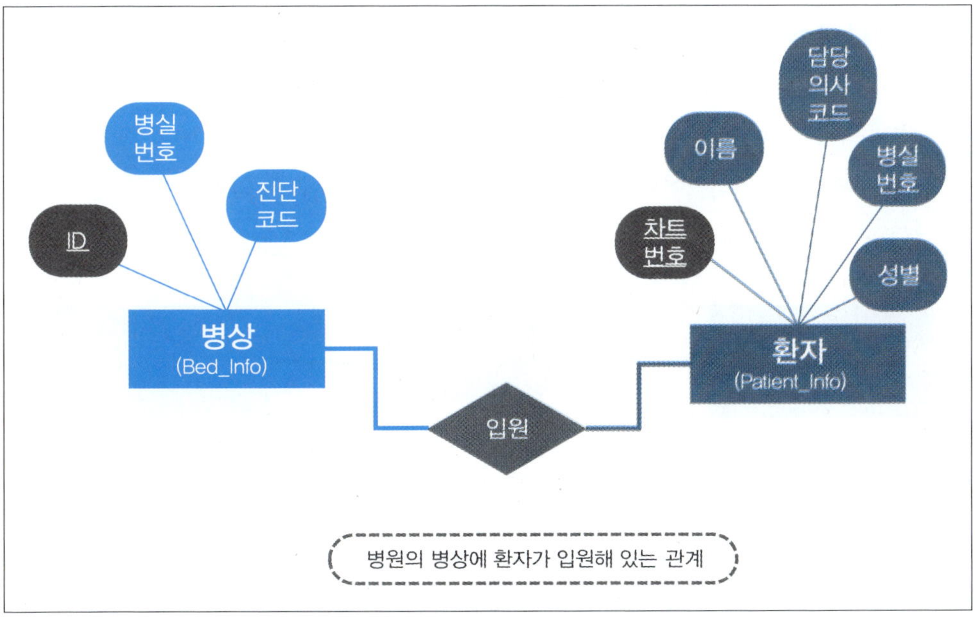


그림 2-6 '병상'엔터티와 '환자'엔터티의 '입원'여부 관계 ERD

또한 **엔터티 간의 관계**는 크게 **일대일(1:1)**, **일대다(1:N)**, **다대다(M:N)** 등의 3가지 관계적 표현으로 구분할 수 있다.

### (1) 일대일관계(1:1 Relationship)

이는 **엔터티 간에 일대일 관계가 성립하는 경우**를 의미하는데, 이는 외래에서 진료를 받은 후 환자가 입원이 필요하여 병원에 입원하게 될 때, 환자가 입원하면 1명의 환자는 1개의 병상을 점유하게 된다. 이러한 환자와 병상간의 관계를 일대일관계라고 한다.

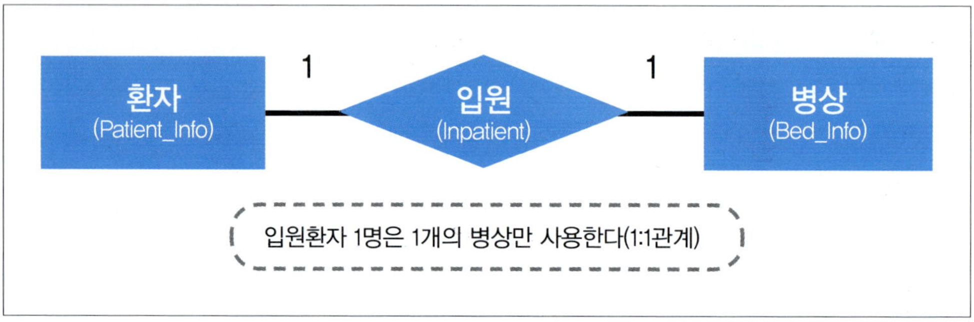


그림 2-7 일대일(1:1) 관계의 예

### (2) 일대다관계(1:N Relationship)

이는 하나의 **엔터티가 여러 개의 엔터티와 관계**를 의미하는데, 일반 의원(clinic)에서 1명의 의사가 여러 환자를 치료하게 된다면, 1명의 의사가 여러 명의 환자와의 처방 관계를 맺을 수 있다. 이때의 관계를 일대다관계라고 할 수 있다.

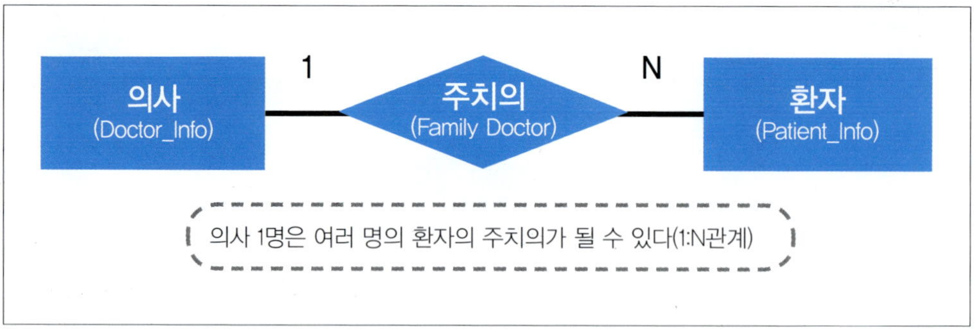


그림 2-8 일대다(1:N) 관계의 예

### (3) 다대다관계(M:N Relationship)

다대다관계란 가장 많이 사용되는 관계설정의 형태인데, **여러 환자가 여러 의사와의 연관관계를 맺고 있는 종합병원(general hospital)에서의 환자와 의사와의 관계**

로 이해하면 좋을 것이다. 1명의 환자가 감기(common cold)에 걸렸을 경우에는 종합병원의 내과의사(physician)와 관계를 맺고 있지만, 교통사고로 골절(fracture)을 입었다면 외과의사(surgeon)와 치료의 관계를 맺어야만 할 것이다. 또한 의사는 하루에도 여러 명의 환자를 치료하기 때문에 N의 관계를 맺는다.

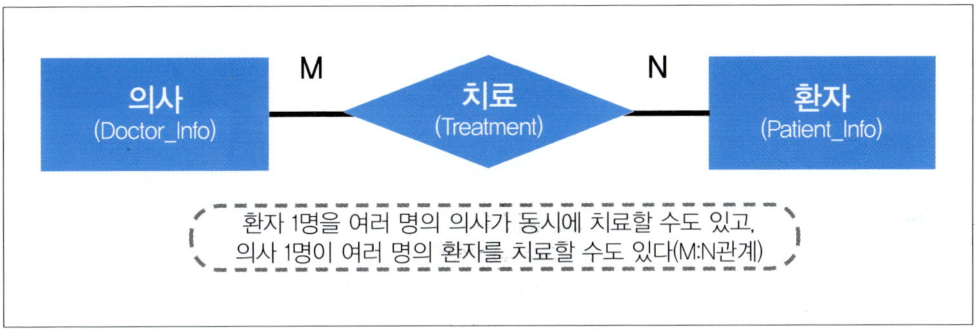


그림 2-9 **다대다(M:N) 관계의 예**

DEFINITION 2-20

▶ 관계(relationship)

- 엔터티 사이의 연관성을 의미
- 데이터 모델에서의 관계란 엔터티 간 논리적인 연관성을 의미함
- 일대일관계(1:1 Relationship) : 엔터티 간에 일대일 관계가 성립하는 경우
- 일대다관계(1:N Relationship) : 하나의 엔터티가 여러 개의 엔터티와 관계
- 다대다관계(M:N Relationship) : 여러 개의 엔터티가 다른 여러 개의 엔터티와 관계하는 경우

CHAPTER

# 3

# 관계형 데이터베이스의 이해

**3.1** 관계 데이터 모델

**3.2** 관계 데이터 모델의 프리미티브

**3.3** 색인을 위한 프리미티브

**3.4** 정규화(Normalization)

## 3장 | 마인드맵(Mindmap)

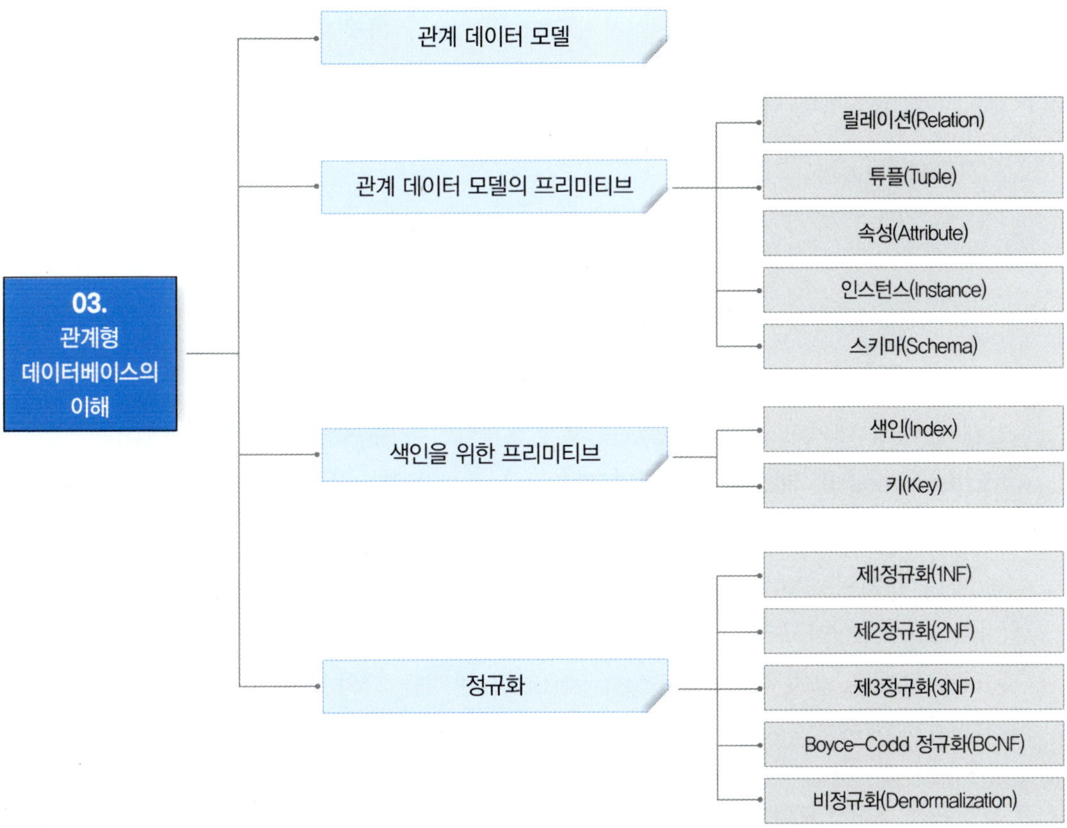

# 3.1 관계 데이터 모델

**관계 데이터 모델**(relational data model)이란 **현실 세계를 개체**(entity)**와 관계**(relationship)**의 다이어그램으로 표현한 모델링 방법**이다. 이를 ER Model이라고 하는데 사람이 이해하기 위해 개념적 구조를 논리적 구조로 변환하여 DBMS에 매핑(저장)시키게 된다. 이 때 필요한 논리적 구조가 바로 논리적 데이터 모델이다.

DEFINITION 3-1

▶ 관계 데이터 모델

- 관계 데이터 모델은 1970년 에드가 코드(E.F. Codd)에 의해 제안된 모델
- 실세계의 동일한 구조인 릴레이션(relation)의 관점에서 모든 데이터를 논리적으로 구성하며 선언적인 질의어(query)를 통한 데이터 접근을 제공
- 현실 세계를 개체(entity)와 관계(relationship)의 다이어그램으로 표현한 모델링 방법

원래 **논리적 데이터 모델의 종류**는 크게 3가지인데 **네트워크 데이터 모델**(network data model), **계층형 데이터 모델**(hierarchical data model), **관계 데이터 모델**(relational data model) 등이 해당한다. 그러나 거의 대부분의 오늘날 데이터베이스는 논리적 데이터 모델을 사용하기 때문에 관계 데이터 모델을 줄여서 데이터 모델(data model)이라고 하기도 한다.

논리적 모델은 크게 데이터 구조(structure), 관계들 간의 연산(operation), 연산에서 필요한 제약조건(constraint)의 **3가지 구성요소**를 갖는다.

**표 3-1 관계 데이터 모델의 3가지 구성요소**

| 구성요소 | 내용 | 세부내용 |
|---|---|---|
| 데이터구조<br>structure | 릴레이션(relation) | 튜플집합<br>속성집합 |
| 관계연산<br>operation | 집합연산 | UNION/INTERSECTION<br>/DIFFERENCE/PRODUCT |
| | 관계연산 | RESTRICTION/PROJECTION<br>/DIVIDE/JOIN |
| 제약조건<br>constraint | 무결성 조건 | 엔티티 무결성 제약조건<br>참조 무결성 제약조건<br>도메인 무결성 제약조건 |

관계 데이터 모델의 연산(관계연산)은 1970년 6월에 IBM의 코드(E. F. Codd) 박사에 의해 ACM 저널의 Communication Session에 게재된 'A Relational Model of Data for Large Shared Data Banks'에서 처음 제안되었다. 코드 박사가 제안한 관계 데이터 모델은 집합이론과 관계대수에 근거한 수학적 개념을 활성화 시킨 형태라고 할 수 있다.

## 3.2 관계 데이터 모델의 프리미티브

앞서 2장에서 언급한 바와 같이 데이터베이스에서는 엔터티, 속성, 튜플 등의 용어를 살펴보았다. **프리미티브(primitive)**는 기초정보, 기본정보 정도로 해석하면 좋을 듯하다. 이러한 용어를 관계형 데이터베이스(RDB)에서는 테이블(table), 레코드(record), 필드(field)라는 용어로 표준화하여 부른다. 이 책에서는 4장에서 본격적으로 배우게 된 **오피스365** 내에 포함된 **'액세스'**의 프로그램 형태와 함께 개략적으로 알아보자.

### 3.2.1 릴레이션(relation)

**관계 데이터 모델에서는 데이터베이스 내에 존재하는 하나의 테이블(table)을 릴레이션(relation)**이라 칭한다. 또한 릴레이션 내에 존재하는 열(column)을 속성(attribute)이라고 하며 행(row)은 튜플(tuple)이라고 명명하여 사용한다.

아래 그림은 관계 데이터 모델의 프리미티브를 보여주는 액세스 화면이다. 릴레이션 명은 **"심평원약가목록"**이고, 튜플은 그림 맨 아래 보이는 54,399개가 존재하고, 속성열,(column)은 13개가 존재한다.

> **DEFINITION 3-2**
>
> ▶ 릴레이션(relation)
> • 관계형 데이터베이스 내에 존재하는 하나의 테이블(table)

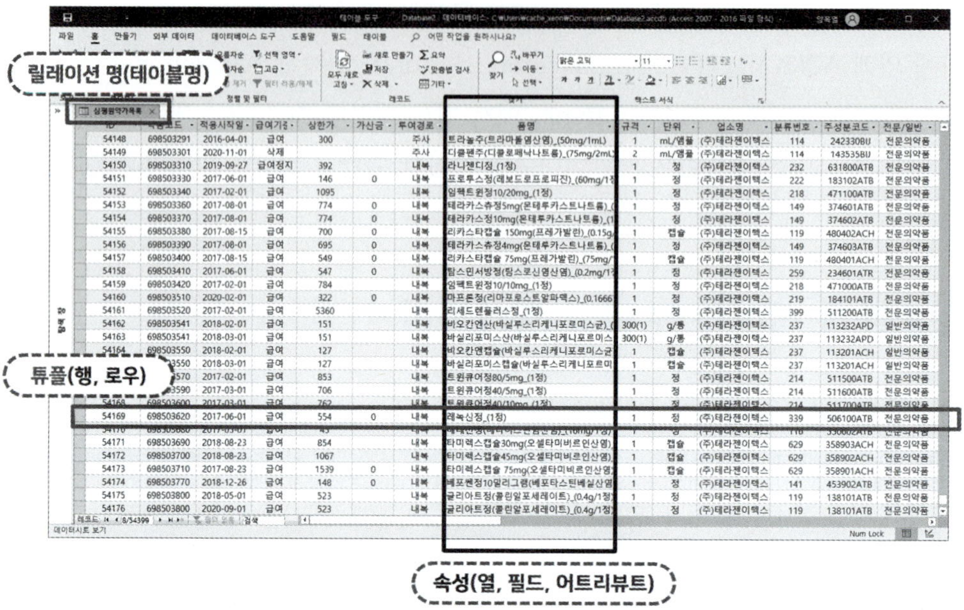


그림 3-1 관계 데이터 모델의 프리미티브

## 3.2.2 튜플(tuple)

**튜플**(tuple)은 **관계형 데이터베이스에서는 행**(row), 혹은 **레코드**(record)라고 부르는데, 위의 그림에서 보면 “54169 /698503620 /2017-06-01 /급여 /554 /0 /내복 /레녹신정_(1정) /1 /정 /(주)테라젠이텍스 /339 /506100ATB /전문의약품 ...” 등으로 이루어진 1개 행이 관계 데이터 모델에서는 1개의 튜플(tuple)이 된다.

> **DEFINITION 3-3**
>
> ▶ 튜플(tuple)
>
> • 관계형 데이터베이스에서는 가로 값의 정보인 행(row), 혹은 레코드(record)

## 3.2.3 속성(attribute)

**속성**(attribute)이란 **관계형 데이터베이스에서는 열**(column), 혹은 **필드**(filed)라고 칭하며, 위의 그림에서 보면 테이블 내에 제목에 해당하는 [ID], [약품코드], [적용시작일], [급여기준], [상한가], [가산금], [투여경로], [품명], [규격], [단위], [업소명], [분류번호], [주성분코드], [전문/일반], ... 등이 속성들에 해당된다.

DEFINITION 3-4

▶ 속성(attribute)
- 관계형 데이터베이스에서는 세로 값의 정보인 열(column), 혹은 필드(filed)

## 3.2.4 인스턴스(Instance)

**하나의 릴레이션은 릴레이션 스키마와 릴레이션 인스턴스로 구성되는데, 이는 어느 한 시점에서 포함되어진 내용이나 상태**를 의미하는데, 익스텐션(extension)이라고도 부른다. [그림 3-1]에서 보면, 5개 튜플 전체가 릴레이션 인스턴스라고 할 수 있다.

DEFINITION 3-5

▶ 인스턴스(Instance)
- 하나의 릴레이션은 릴레이션 스키마와 릴레이션 인스턴스로 구성되는데, 이는 어느 한 시점에서 포함되어진 내용이나 상태를 의미
- 익스텐션(extension)

## 3.2.5 스키마(Schema)

릴레이션 **스키마는 논리적 구조 정보를 갖는 릴레이션의 이름과 속성들의 집합**을 의미하는데, 이를 **인텐션(intension)**이라도 부른다. [그림 3-1]에서 보면 [ID], [약품코드], [적용시작일], [급여기준], [상한가], [가산금], [투여경로], [품명], [규격], [단위], [업소명], [분류번호], [주성분코드], [전문/일반], ... 등으로 열거된 항목 전체를 '심평원약가목록'이라는 릴레이션이 갖는 스키마라고 할 수 있다. 관계형 데이터베이스에서 릴레이션을 표현할 때에는 아래 [Syntax 3-1]과 같이 표현한다.

SYNTAX 3-1

- 릴레이션 명(속성명_1, 속성명_2, 속성명_3,...속성명_n)
  - (ex) 원외처방(명칭, 총투, 횟수, 일수, 급여구분, 금액)

이러한 관계 데이터 모델들의 용어와 관계DBMS 및 파일 시스템의 용어별 대응 관계를 다시 한 번 정리하면 다음과 같다.

**표 3-2 형식별 대응되는 용어 표현**

| Relational Data Model | R-DBMS | File System |
|---|---|---|
| **관계**(Relation) | 테이블(Table) | 파일(File) |
| **튜플**(Tuple) | 행(Row) | 레코드(Record) |
| **속성**(Attribute) | 열(Column) | 필드(Filed) |

DEFINITION 3-6

▶ 스키마(Schema)

- 논리적 구조 정보를 갖는 릴레이션의 이름과 속성들의 집합을 의미한다.
- 인텐션(intension)

# 3.3 색인을 위한 프리미티브

## 3.3.1 색인(Index)

**색인**(Index)은 '**인덱스**'라는 말과 병행하여 자주 사용하는 용어인데, 쉽게 이해하자면 책 뒤에 존재하는 부록의 키워드와 페이지 수가 매칭되어 있는 것도 인덱스라고 한다. 인덱스는 **찾고자 하는 정보를 쉽고, 빠르고, 정확하고, 간편하게 검색하고자 하는데 그 목적**이 있다. 보통 관계형 데이터베이스의 테이블에 존재하는 필드(열, 속성)에 인덱스를 부여한다.

인덱스는 또한 서로 다른 테이블이 관계(relation)를 설정하게 될 때 중요한 필드(열, 속성)에도 인덱스가 부여된다. 그러나 자주 사용되는 필드(열, 속성)에 색인을 만들어 놓게 되면 데이터의 갱신이나 삭제가 이루어질 때 반드시 인덱스의 값들도 변경해야 하는 번거로움을 갖기도 한다. 아래 그림은 액세스에서 인덱스 설정 항목으로 인덱스를 설정할 것인지의 여부와 중복하여 인덱스를 설정할 것인지의 여부를 세팅할 수 있다.

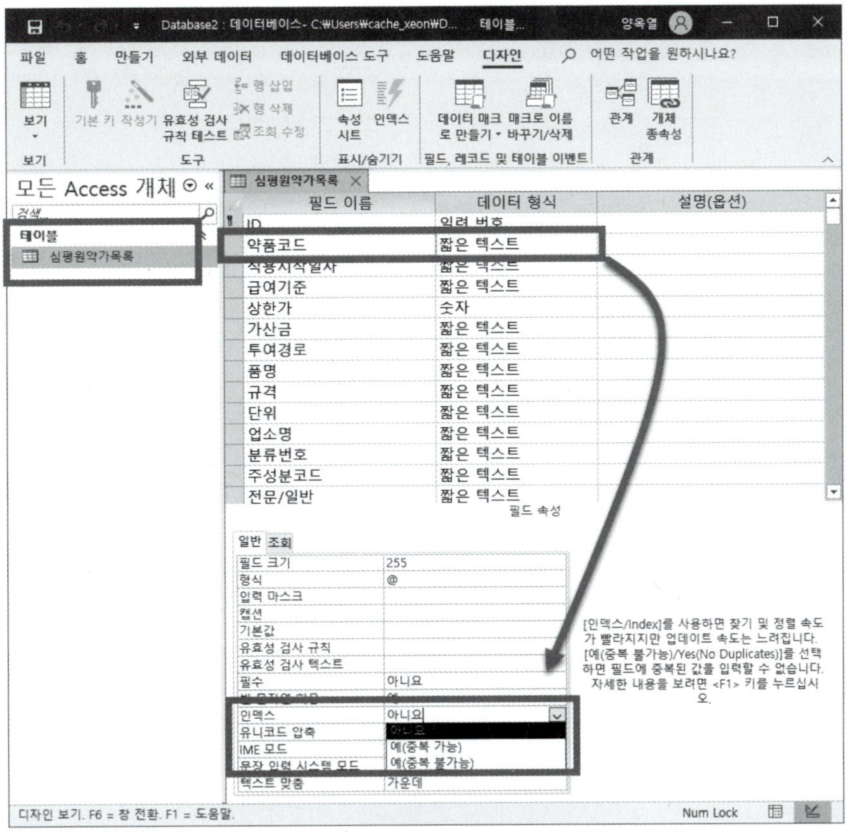


그림 3-2 액세스에서의 인덱스 설정

> **DEFINITION 3-7**
>
> ▶ 색인(Index)
> - '인덱스'라고도 칭함
> - 찾고자하는 정보를 쉽고, 빠르고, 정확하고, 간편하게 검색하고자 하는데 표식

## 3.3.2 키(Key)

키(Key)는 **하나의 행(레코드)을 다른 행과 유일하게 구별할 수 있도록 해주는 하나 이상의 필드(열, 속성)를** 의미한다. 액세스에서는 이러한 키를 표현하는데 아래 그림과 같이 열쇠모양의 아이콘이 열(속성, 필드) 정보 옆에 표시된다.

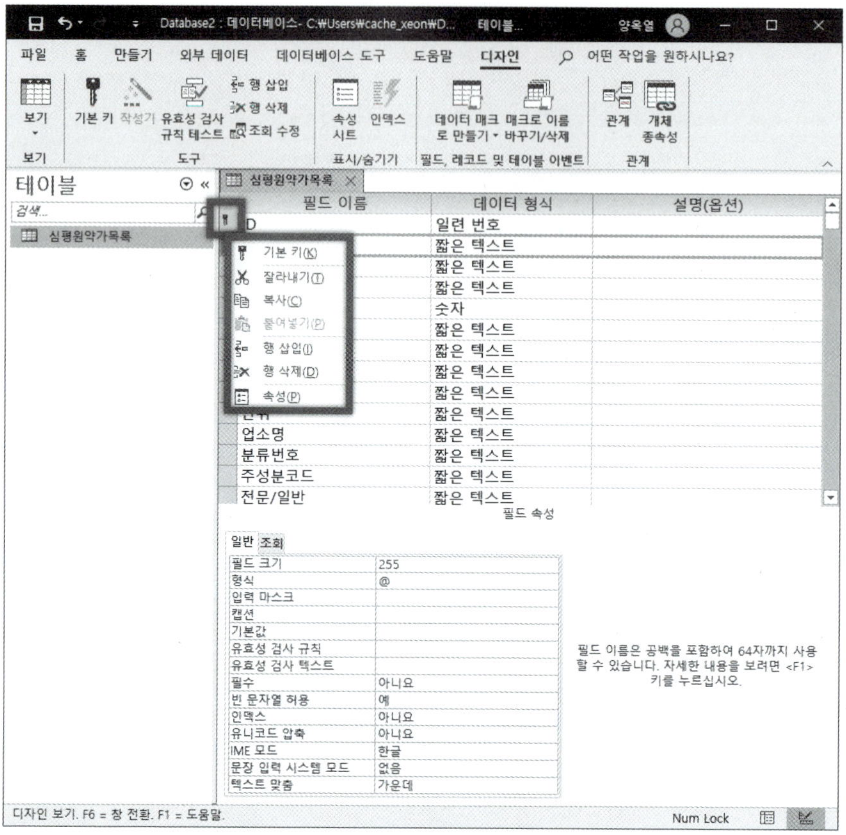

그림 3-3 액세스에서의 기본키 설정

DEFINITION 3-8

▶ 키(Key)

- 하나의 행(레코드)을 다른 행과 유일하게 구별할 수 있도록 해주는 하나 이상의 필드(열, 속성)의 특성

# 3.4 정규화(Normalization)

관계 데이터베이스에서 **정규화(Normalization)**란 데이터베이스에 저장된 **테이블의 구조를 보다 완벽하고 철저하게 구성하여 중복되거나, 데이터 무결성의 보장을 유지하도록 데이터베이스를 조정하는 단계를 의미**하며, 반드시 정규화의 단계를 거쳐야만 한다.

NF(Normal Form)는 '엔에프' 혹은 '노멀폼'으로 읽는다. 여기서 데이터의 정규화된 모델을 정규형 혹은 NF(Normal Form)이라고 하는데, 이러한 NF에는 크게 다음과 같은 7개의 형태로 정규화 모델이 존재한다.

**표 3-3 정규형(NF, Normal Form)의 종류**

| NF(Normal Form) | 약어 및 풀이 |
|---|---|
| 제 1 정규형 | 1NF (First Normal Form) |
| 제 2 정규형 | 2NF (Second Normal Form) |
| 제 3 정규형 | 3NF (Third Normal Form) |
| Boyce-Codd 정규형 | BCNF (Boyce_Codd Normal Form) |
| 제 4 정규형 | 4NF (Fourth Normal Form) |
| 제 5 정규형 | 5NF (Fifth Normal Form) |
| 비정규형 | De-Normalization |

**DEFINITION 3-9**

▶ 정규화(Normalization)
- 데이터베이스를 구축하기 위해 저장되는 데이터의 중복이나 결함을 제거하여 표준화하는 단계
- 정보의 중복 제거 및 데이터 무결성의 보장을 유지하도록 데이터베이스를 조정하는 단계

정규형은 무조건 모두 수행해야 하는 것은 아니다. 테이블의 형태에 따라 정규화 작업을 수행하게 되며, 일반적으로 제3정규형까지를 수행하면 테이블 내에 존재하는 데이터의 중복성이나 무결성을 보장할 수 있다. 각각의 정규형은 그 특징을 가지고 있는데, 이러한 특징은 아래와 같다.

## 3.4.1 제1정규화(1NF)

1NF는 **모든 필드의 값이 분해되지 않는 단일한 값만을 갖도록 중복성을 제거해야 하는 단계**를 의미한다. 이는 모든 테이블의 셀이 하나씩의 값만을 가져야 한다는 의미이다.

DEFINITION 3-10

▶ 제1정규화(1NF)

• 모든 필드의 값이 분해되지 않는 단일한 값만을 갖도록 중복성을 제거해야 하는 단계

아래 [표 3-4]와 같이 정규화 되지 않은 셀 정보를 여러 개의 값으로 분리하여 열의 값이 반드시 1개씩의 셀 정보로 구성되도록 [표 3-5]와 같은 상태로 변환하는 것이 1NF라고 할 수 있다.

**표 3-4 정규화가 되지 않은 테이블**

| 순번 | 차트번호 | 이름 | 성별 | 나이 | 시간 | 담당의 | 진료과 | 초재진 | 보험 |
|---|---|---|---|---|---|---|---|---|---|
| 1 | 20210102 | 곽수아 | M<br>M | 80<br>80 | 15:53<br>19:00 | 내과<br>내과 | 제1진료실<br>제1진료실 | 90일초진<br>재진 | 국민건강<br>국민건강 |
| 2 | 20210203 | 김규빈 | F | 30 | 15:54 | 외과 | 제2진료실 | 신환 | 국민건강 |
| 3 | 20210303 | 김혜연 | F | 49 | 15:57 | 정형외과 | 제3진료실 | 90일초진 | 국민건강 |
| 4 | 20211112 | 한예원 | F | 67 | 15:57 | 정형외과 | 제3진료실 | 90일초진 | 국민건강 |
| 5 | 20211224 | 홍다정 | M | 51 | 15:58 | 외과 | 제2진료실 | 신환 | 국민건강 |

**표 3-5 제1정규화(1NF) 완료된 테이블**

| 순번 | 차트번호 | 이름 | 성별 | 나이 | 시간 | 담당의 | 진료과 | 초재진 | 보험 |
|---|---|---|---|---|---|---|---|---|---|
| 1 | 20210102 | 곽수아 | M | 80 | 15:53 | 내과 | 제1진료실 | 90일초진 | 국민건강 |
| 2 | 20210102 | 곽수아 | M | 80 | 19:00 | 내과 | 제1진료실 | 재진 | 국민건강 |
| 3 | 20210203 | 김규빈 | F | 30 | 15:54 | 외과 | 제2진료실 | 신환 | 국민건강 |
| 4 | 20210303 | 김혜연 | F | 49 | 15:57 | 정형외과 | 제3진료실 | 90일초진 | 국민건강 |
| 5 | 20211112 | 한예원 | F | 67 | 15:57 | 정형외과 | 제3진료실 | 90일초진 | 국민건강 |
| 6 | 20211224 | 홍다정 | M | 51 | 15:58 | 외과 | 제2진료실 | 신환 | 국민건강 |

## 3.4.2 제2정규화(2NF)

2NF는 **어떠한 테이블의 형태가 제1정규화(1NF) 되어 있으면서 키(Key)에 속하지 않는 모든 필드가 기본키에 완전 함수 속성일 때 이를 제2정규화(2NF)**라고 한다.

DEFINITION 3-11

▶ 제2정규화(2NF)

- 테이블의 형태가 제1정규화(1NF) 되어 있으면서 키(Key)에 속하지 않는 모든 필드가 기본키에 완전 함수 속성이어야 함
- 중복을 없애고 테이블을 쪼개어 종속관계를 만들어 놓은 정규화 과정

즉, 2NF란 1NF를 완료한 이후에 기본키에 해당하는 필드와 기본키가 아닌 필드 간의 종속관계가 있을 경우에 이를 별도의 테이블로 분리하는 작업을 의미하는데, 2NF의 가장 큰 이유는 데이터 중복의 제거이다.

그러나 실제 데이터베이스 설계에서 2NF는 거의 사용되지 않고, 3NF나 BCNF에 속하는 스키마를 사용하는 경우가 일반적이다.

예를 들어, 100병상 미만의 병원에서 주로 사용되는 병원관리 시스템에서 사용되는 표 3-5에서와 같은 1NF가 완성된 테이블을 **'환자'**, **'환자-주치의'** 등으로 아래 표와 같이 **종속관계의 테이블로 분리**할 수 있다.

**표 3-6 제2정규화(2NF)된 '환자' 테이블**

| 차트번호 | 이름 | 성별 | 나이 |
|---|---|---|---|
| 20210102 | 곽수아 | M | 80 |
| 20210203 | 김규빈 | F | 30 |
| 20210303 | 김혜연 | F | 49 |
| 20211112 | 한예원 | F | 67 |
| 20211224 | 홍다정 | M | 51 |

**표 3-7 제2정규화(2NF)된 '환자-주치의' 테이블**

| 차트번호 | 이름 | 담당의 | 진료과 |
|---|---|---|---|
| 20210102 | 곽수아 | 내과 | 제1진료실 |
| 20210203 | 김규빈 | 외과 | 제2진료실 |
| 20210303 | 김혜연 | 정형외과 | 제3진료실 |
| 20211112 | 한예원 | 정형외과 | 제3진료실 |
| 20211224 | 홍다정 | 외과 | 제2진료실 |

### 3.4.3 제3정규화(3NF)

3NF란 **제2정규화(2NF) 되어 있으면서 키에 속하지 않는 모든 필드들이 기본키가 아닌 필드끼리 종속 관계가 있을 경우에 이를 별도로 분리한 것을 의미**한다.

DEFINITION 3-12

▶ 제3정규화(3NF)
- 제2정규화(2NF) 되어 있으면서 키에 속하지 않는 모든 필드들이 기본키가 아닌 필드끼리 종속 관계가 있을 경우에 이를 별도로 분리한 것

이는 모든 키들이 완전히 독립적이어야만 하는데 병상을 갖춘 병원의 경우, 각 과별로 병상을 구분하여 사용할 때 매우 효과적으로 구분하는 테이블 설계 시 상호간 완전 독립적으로 설계하는데 3NF가 필요하다.

위의 [표 3-7]과 같은 2NF에서 담당의와 진료과는 서로 종속적인데 이를 구분하여 다음과 같이 2개의 테이블로 구분하면 이것이 3NF 형태의 스키마로 완성된 예가 된다. 즉, 환자가 담당의 이름만 보고는 진료받을 진료실을 알 수 없는데, 이러한 상태가 필드별 독립성이 보장된 상태라고 할 수 있기 때문이다. 3NF가 완료된 환자-담당의, 진료과-담당의 테이블은 아래 표와 같다.

**표 3-8 제3정규화(3NF)된 환자-담당의 테이블**

| 차트번호 | 이름 | 담당의 |
|---|---|---|
| 20210102 | 곽수아 | 내과 |
| 20210203 | 김규빈 | 외과 |
| 20210303 | 김혜연 | 정형외과 |
| 20211112 | 한예원 | 정형외과 |
| 20211224 | 홍다정 | 외과 |

**표 3-9 제3정규화(3NF)된 진료과-담당의 테이블**

| 담당의 | 진료과 |
|---|---|
| 내과 | 제1진료실 |
| 외과 | 제2진료실 |
| 정형외과 | 제3진료실 |

### 3.4.4 Boyce–Codd 정규화(BCNF)

BCNF란 **하나의 테이블에서 어느 필드의 값을 알 수 있게 하는 필드는 반드시 후보키(candidate key)가 되어야 한다는 정규화 규칙**이다. 다시 말해, 모든 결정자(determinant)는 후보키가 되어야 하는데 결정자란 하나의 테이블의 필드들 사이에서 X란 필드를 알면 Y의 필드값을 알 수 있는 유일한 필드 X를 결정자라고 한다. BCNF는 '비씨엔에프', 혹은 '보이스코드노멀폼'으로 읽는다.

DEFINITION 3–13

▶ Boyce–Codd 정규화(BCNF)

- 하나의 테이블에서 어느 필드의 값을 알 수 있게 하는 필드는 반드시 후보키(candidate key)가 되어야 한다는 정규화 규칙

아래 [표 3–10]은 100병상 내외의 병원에서 사용하는 병원관리 프로그램의 입원환자 검색 정보이다. 이 테이블에서 환자의 차트번호와 주민등록번호는 모두 중복된 정보를 가지고 있다면, 후보키(candidate key)가 아니다. 이러한 테이블은 3NF를 만족하지만 각 필드의 독립성을 제공하지 않는데 이를 개선하여 각각의 독립성을 유지하도록 변형한 BCNF 정규화가 [표 3–11]과 같다.

**표 3–10 입원환자 테이블**

| 차트번호 | 수진자명 | 주민등록번호 | 보험유형 | 진료과 | 입원일 | 퇴원일 | 초/재 | 담당의 |
|---|---|---|---|---|---|---|---|---|
| 202100001 | 김도윤 | 000718–3* | 자보 | 3 | 2021–04–06 | 2021–04–20 | 재진 | 정형외과 |
| 202100001 | 김도윤 | 000718–3* | 자보 | 3 | 2021–06–07 | 2021–06–10 | 재진 | 정형외과 |
| 202100002 | 송윤지 | 731211–2* | 자보 | 3 | 2021–04–06 | 2021–12–31 | 재진 | 정형외과 |
| 202100003 | 김희은 | 660315–2* | 국민공단 | 4 | 2021–04–21 | 2021–04–25 | 신환 | 산부인과 |
| 202100004 | 송희연 | 751105–2* | 국민공단 | 4 | 2021–04–07 | 2021–04–19 | 재진 | 산부인과 |
| 202100005 | 박주환 | 870406–1* | 국민공단 | 1 | 2021–04–10 | 2021–04–11 | 신환 | 내과 |
| 202100006 | 박준규 | 791022–1* | 국민공단 | 1 | 2021–04–13 | 2021–04–20 | 재진 | 내과 |
| 202100006 | 박준규 | 791022–1* | 국민공단 | 1 | 2021–07–07 | 2021–07–15 | 재진 | 내과 |
| 202100007 | 신민경 | 830603–2* | 국민공단 | 2 | 2021–04–13 | 2021–04–14 | 신환 | 외과 |
| 202100008 | 조유정 | 761121–2* | 국민공단 | 2 | 2021–04–16 | 2021–04–22 | 재진 | 외과 |
| 202100009 | 유혜림 | 690707–2* | 국민공단 | 2 | 2021–04–15 | 2021–04–29 | 신환 | 외과 |
| 202100010 | 김혜연 | 031114–4* | 자보 | 2 | 2021–04–06 | 2021–12–31 | 재진 | 정형외과 |

**표 3-11 입원환자의 BCNF 정규화 테이블**

| 차트번호 | 수진자명 | 주민등록번호 | 보험유형 | 진료과 | 초/재 | 담당의 |
|---|---|---|---|---|---|---|
| 202100001 | 김도윤 | 000718-3* | 자보 | 3 | 재진 | 정형외과 |
| 202100001 | 김도윤 | 000718-3* | 자보 | 3 | 재진 | 정형외과 |
| 202100002 | 송윤지 | 731211-2* | 자보 | 3 | 재진 | 정형외과 |
| 202100003 | 김희은 | 660315-2* | 국민공단 | 4 | 신환 | 산부인과 |
| 202100004 | 송희연 | 751105-2* | 국민공단 | 4 | 재진 | 산부인과 |
| 202100005 | 박주환 | 870406-1* | 국민공단 | 1 | 신환 | 내과 |
| 202100006 | 박준규 | 791022-1* | 국민공단 | 1 | 재진 | 내과 |
| 202100006 | 박준규 | 791022-1* | 국민공단 | 1 | 재진 | 내과 |
| 202100007 | 신민경 | 830603-2* | 국민공단 | 2 | 신환 | 외과 |
| 202100008 | 조유정 | 761121-2* | 국민공단 | 2 | 재진 | 외과 |
| 202100009 | 유혜림 | 690707-2* | 국민공단 | 2 | 신환 | 외과 |
| 202100010 | 김혜연 | 031114-4* | 자보 | 2 | 재진 | 정형외과 |

| 차트번호 | 수진자명 | 입원일 | 퇴원일 |
|---|---|---|---|
| 202100001 | 김도윤 | 2021-04-06 | 2021-04-20 |
| 202100001 | 김도윤 | 2021-06-07 | 2021-06-10 |
| 202100002 | 송윤지 | 2021-04-06 | 2021-12-31 |
| 202100003 | 김희은 | 2021-04-21 | 2021-04-25 |
| 202100004 | 송희연 | 2021-04-07 | 2021-04-19 |
| 202100005 | 박주환 | 2021-04-10 | 2021-04-11 |
| 202100006 | 박준규 | 2021-04-13 | 2021-04-20 |
| 202100006 | 박준규 | 2021-07-07 | 2021-07-15 |
| 202100007 | 신민경 | 2021-04-13 | 2021-04-14 |
| 202100008 | 조유정 | 2021-04-16 | 2021-04-22 |
| 202100009 | 유혜림 | 2021-04-15 | 2021-04-29 |
| 202100010 | 김혜연 | 2021-04-06 | 2021-12-31 |

이와 같이, 일반적으로 3NF 혹은 BCNF를 완료한 관계형 데이터베이스의 정규화 과정이 끝나면 데이터베이스의 스키마는 대부분의 중복성이 제거된 상태가 되었다고 볼 수 있다. 또한 중복된 데이터를 종속관계 형태의 테이블로 쪼개어 저장하게 된다. 최종적으로 종속관계를 제거하면 정규화 과정은 대부분 완료되었다고 볼 수 있다.

이러한 정규화 과정 및 주요 실행내용을 살펴보면 아래 그림과 같다.

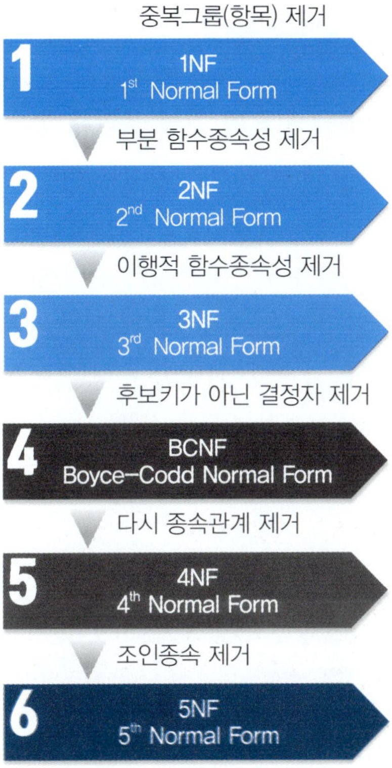


**그림 3-4 정규화 단계**

또한, 관계형 데이터베이스의 정규화의 포함관계는 아래 그림과 같은 포함관계를 갖는다.

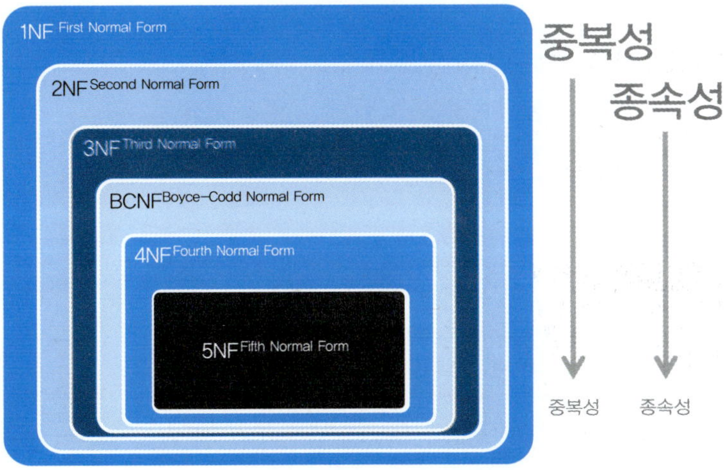


**그림 3-5 정규화의 포함관계**

## 3.4.5 비정규화(Denormalization)

비정규화(Denormalization)란 **필요에 의해 분리해 놓은 테이블들을 검색 성능을 개선하기 위한 목적 등을 위해 다시 합치는 과정**을 의미한다. 분리한 테이블을 합치기 위해서는 관계형 데이터베이스의 SQL 명령인 조인(JOIN)을 통해 합치게 되며, 이러한 조인 과정에서는 데이터베이스에 부하가 걸리게 된다. 부하란 데이터베이스가 작업을 수행하는데 시간과 비용을 초래하는 일이기 때문에 신중하게 사용해야 하는 작업이다. 보통 비정규화는 정규화 과정이 수행된 이후에 필요에 의해 사용되는 작업임을 명심해야 한다.

DEFINITION 3-14

▶ 비정규화(Denormalization)

- 필요에 의해 분리해 놓은 테이블들을 검색 성능을 개선하기 위한 목적 등을 위해 다시 합치는 과정

PART 2

# 액세스 사용법 기초

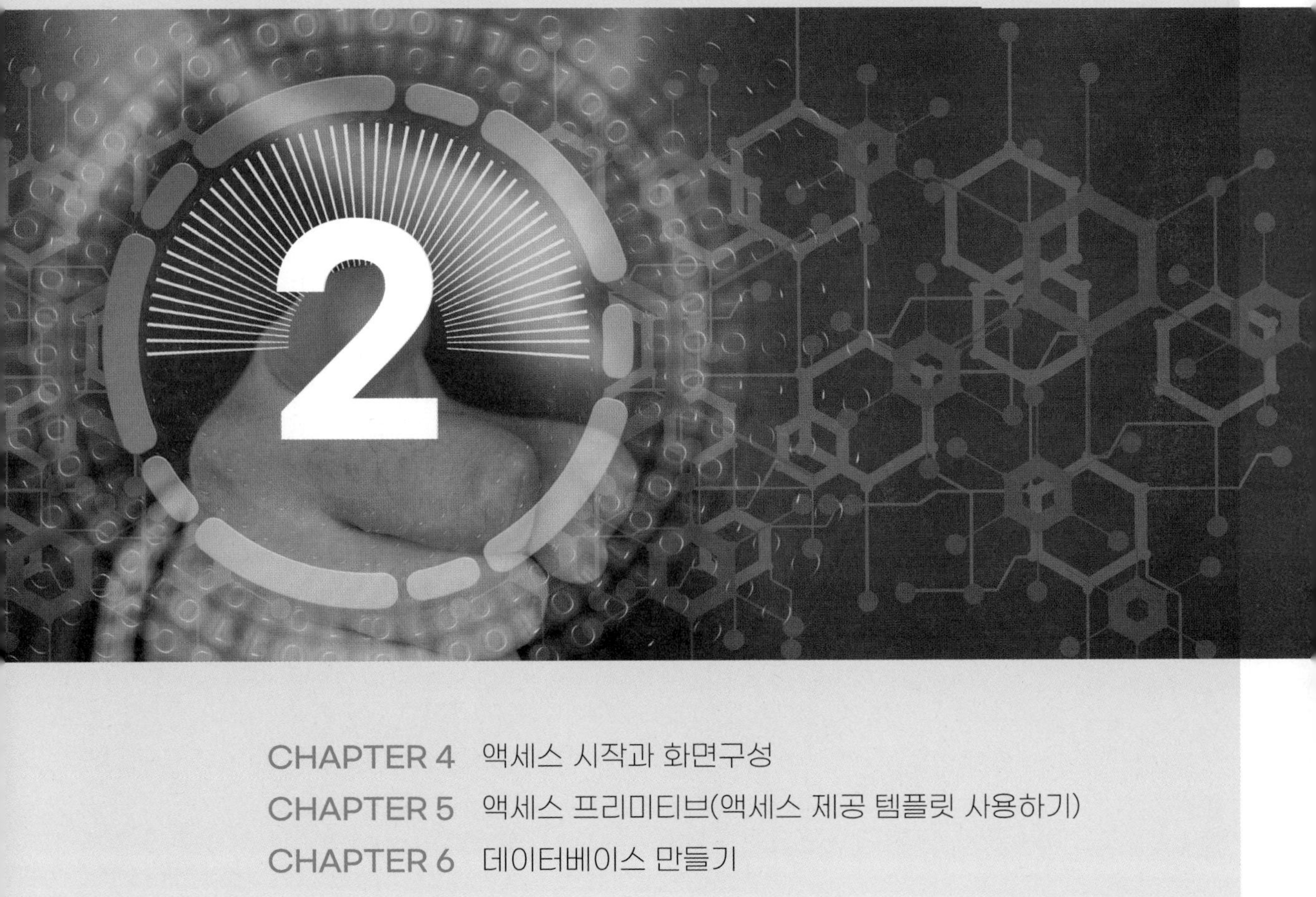

CHAPTER

# 4

# 액세스 시작과 화면구성

# 4장 | 마인드맵(Mindmap)

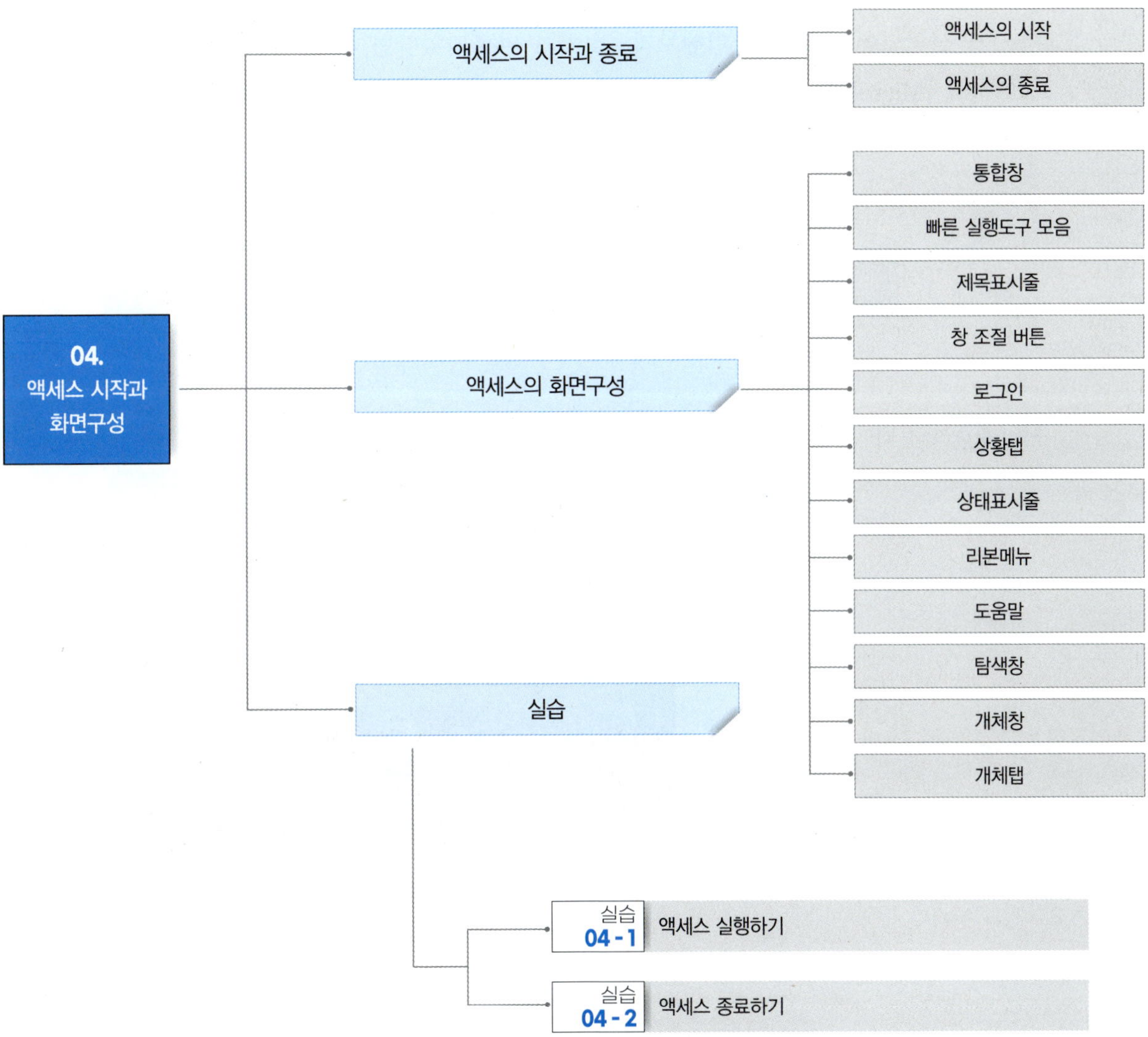

# 4.1 액세스의 시작과 종료

## 4.1.1 액세스의 시작

우선, 자신이 사용하고 있는 컴퓨터에 마이크로소프트사의 **오피스365**(MS-Office 365)가 설치되어 있는지 확인해보자. 설치가 완료되었다면, 윈도우 **[시작]** 메뉴를 선택하고 [Microsoft Office] 그룹 폴더를 확인하거나 시작메뉴에서 알파벳 순서로 나열된 'A'항목에서 [Access]를 선택하여 프로그램이 실행되는지 확인한다.

**실습 4-1 액세스 실행하기**

step 01 설치되어 있다면, [시작] → [모든 프로그램] → [Access] **선택**

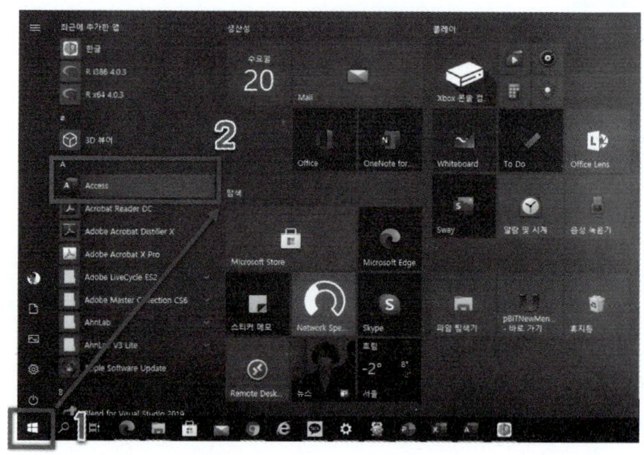

step 02 설치되어 있지 않다면, **[시작] → [단축 아이콘] → [Offices] 선택**

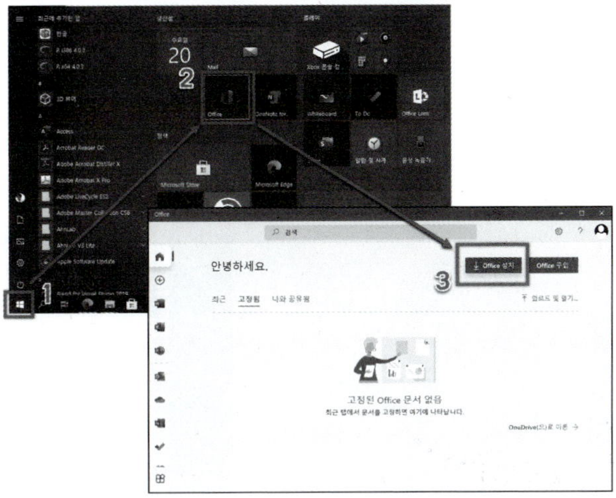


step 03 **액세스 시작화면이 다음과 같이 스플래쉬 화면이 실행되고, 초기화면이 나타난다.** 이 화면은 액세스의 백스테이지(Backstage)기능인데, 여기서 새로운 액세스 데이터베이스를 만들거나 저장된 액세스 데이터베이스를 열기, 저장, 인쇄, 데이터베이스의 작업 종료, 액세스 종료 등의 기본 기능 및 옵션 기능을 모두 포함하고 있는 화면이다. 또한 오피스365에서 구동되는 액세스의 사용자 계정을 설정할 수도 있다.

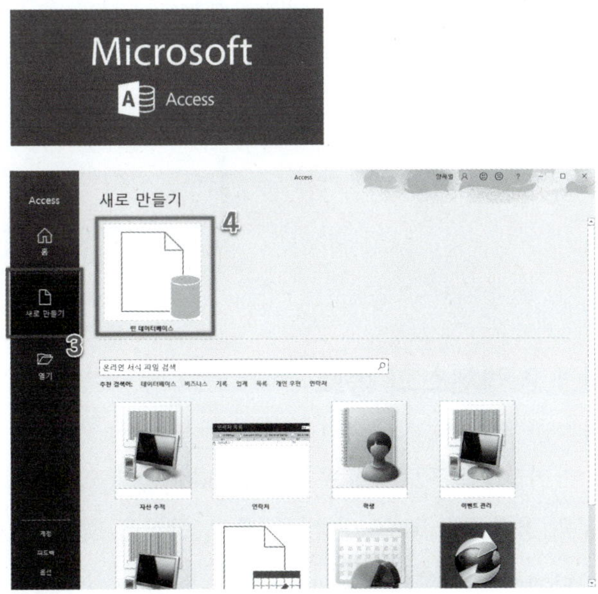

step 04 화면 위쪽에 **[빈 데이터베이스]** 아이콘을 클릭하여 새로운 액세스 데이터베이스를 만들 수 있는 오른쪽 메뉴가 나타난다. 여기서 [만들기] 버튼을 누르면 액세스 데이터베이스 프로그램이 시작된다. 이때 액세스에서는 확장자가 "*.accdb"로 만들어진다.

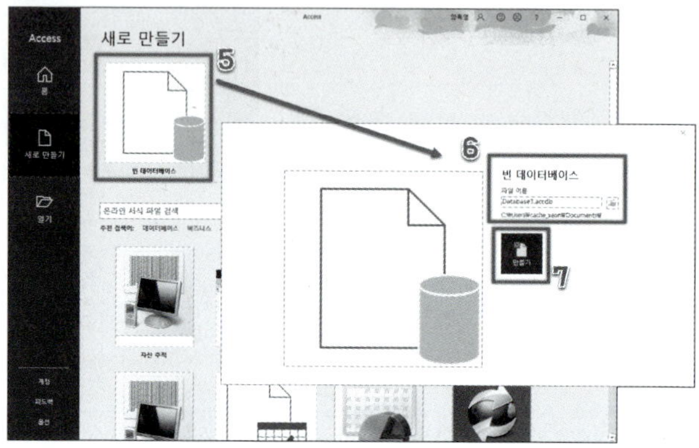


step 05 액세스의 작업을 위한 화면은 아래와 같다.

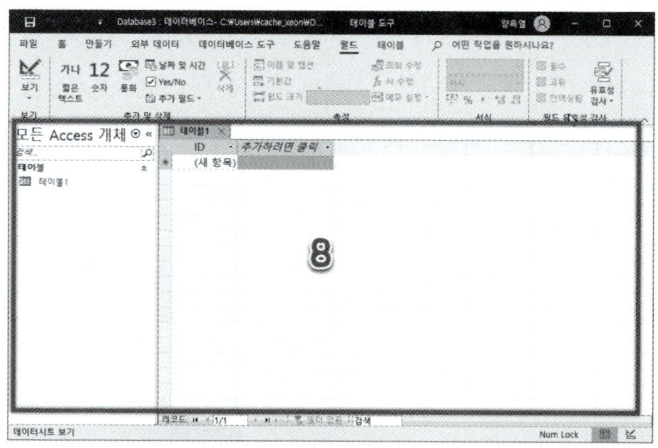


## 4.1.2 액세스의 종료

마이크로소프트 **윈도우(MS Windows)** 운영체제(Operating System)의 경우 대부분의 응용프로그램이 동일한 종료 방식을 갖는다. 응용프로그램의 화면 왼쪽 위에 **창닫기아이콘**( × )을 선택하여 [닫기(C) ALT+F4, Alt + F4 ]를 선택하면 쉽게 프로그램 종료가 가능하다.

**실습 4-2 액세스 종료하기**

step 01 액세스 창의 오른쪽 위에 제목표시줄(Title Bar)[**창닫기** ]를 **선택**한다.

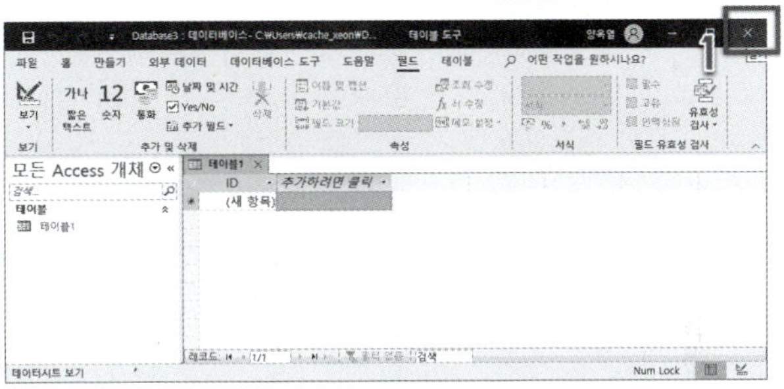

step 02 또 다른 방법으로는 **단축키(Hot Key)**로는 [ALT+F4, Alt + F4 ]를 눌러 현재의 활성창(Active Window)을 닫음으로써 액세스 프로그램을 종료할 수 있다.

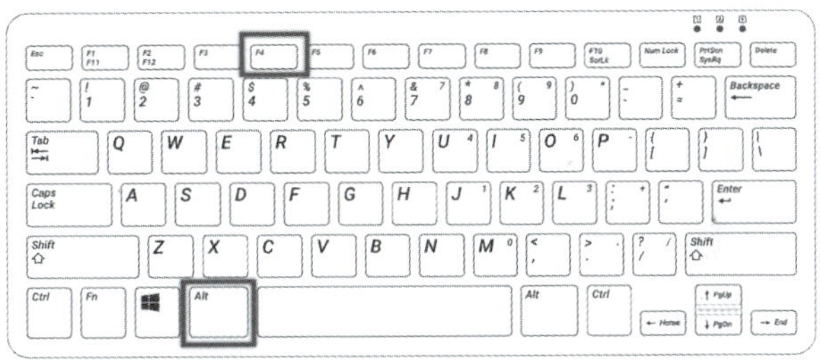

# 4.2 액세스의 화면구성

## 4.2.1 통합창

액세스의 실행 시 나타나는 통합창 혹은 기본화면은 아래 그림과 같으며, **[빠른실행도구모음]**, **[상황탭]**, **[제목표시줄]**, **[창조절버튼]**, **[리본메뉴]**, **[개체탭]**, **[탐색창]**, **[개체창]**, **[상태표시줄]**, **[로그인]** 등의 10가지 영역의 메뉴들을 확인할 수 있다.

여기서, 앞으로 우리가 자주 사용하게 될 영역은 **[리본메뉴]**, **[탐색창]**, **[개체창]**, **[개체탭]** 등 4가지이다. 나머지 영역은 4가지 영역을 선택할 때 자동으로 나타나는 정보라고 할 수 있다.

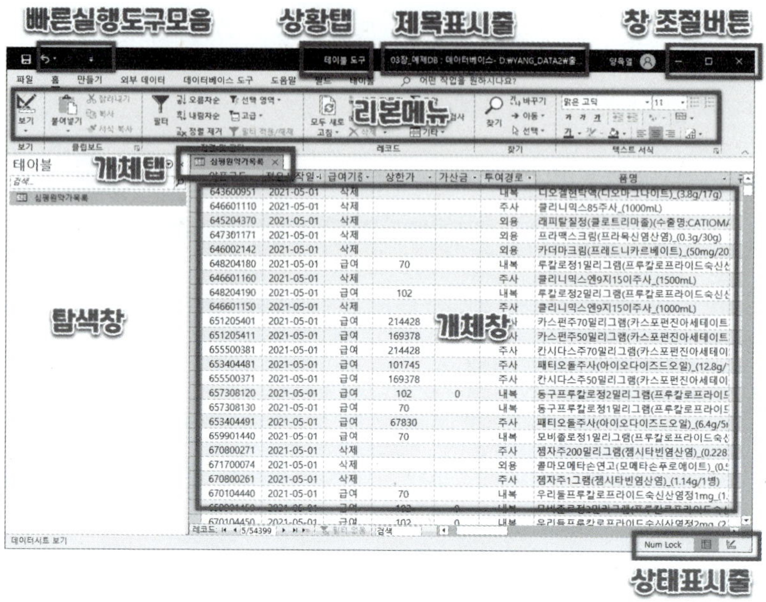


**그림 4-1 액세스의 통합창 화면구성**

위 [그림 4-1]은 액세스를 처음 실행하면 나타나는 통합창이라고 할 수 있는데, 만일 데이터베이스 작업을 통해 테이블을 만들거나 속성을 변경하는 등의 편집작업을 액세스에서는 **[디자인보기]**라는 메뉴에서 자주 사용한다. 아래 [그림 4-2]는 이러한 액세스의 편집모드에서 볼 수 있는 일반적인 화면 구성이다. 통합창과 거의 비슷하지만 두드러진 영역은 **[작업공간]**, **[속성시트]**라고 할 수 있는데, 이는 편집모드가 어떤 개체에 대한 작업인가에 따라 조금씩 다르게 보일 것이다.

편집모드에서도 자주 사용되는 영역은 **[리본메뉴]**, **[탐색창]**, **[개체탭]**, **[작업공간]**, **[속성시트]** 등 5개의 영역이 될 것이다.

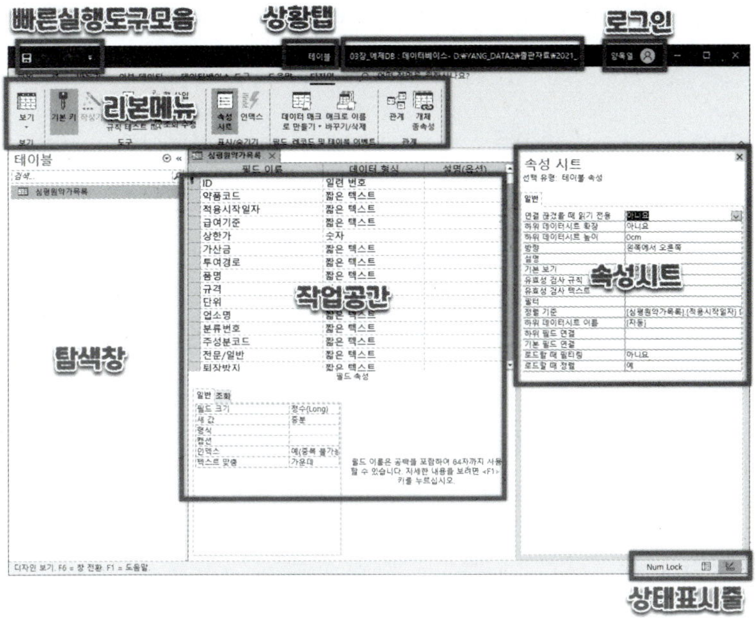


그림 4-2 액세스의 편집모드(디자인보기) 화면구성

## 4.2.2 빠른 실행도구 모음

자주 사용되는 액세스의 기능을 마우스 한 번의 클릭으로 찾을 수 있도록 마이크로소프트 오피스365에서 공통적으로 사용되는 기능이다. 빠른 실행도구 모음에는 **[새로만들기]**, **[열기]**, **[저장]**, **[전자메일]**, **[빠른인쇄]**, **[인쇄미리보기]**, **[맞춤법 검사]**, **[실행취소]**, **[다시 실행]**, **[모드]**, **[모두 새로고침]**, **[모두 동기화]**, **[터치/마우스 모드]**, **[기타 명령]**, **[리본메뉴아래 표시]** 등으로 구성된다. 여기서 [모두 새로고침], [모두 동기화], [터치/마우스 모드] 등의 기능은 오피스365가 OneDrive라는 클라우드를 기반으로 동작할 때 사용되는 기능이라고 생각하면 된다.

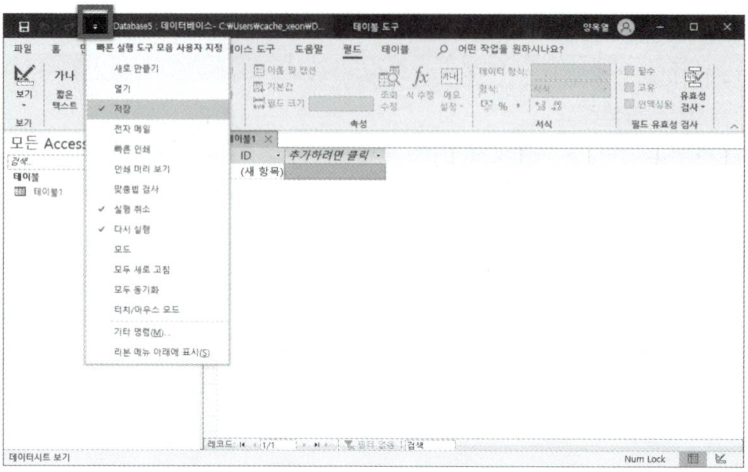

그림 4-3 빠른 실행도구 모음

### 4.2.3 제목표시줄

제목표시줄(Title Bar)은 현재 작업 중인 액세스 데이터베이스 파일의 이름과 경로명을 표시한다.

### 4.2.4 창 조절 버튼

액세스의 창을 최소화/최대화 할 때 사용한다. 혹은 원래 창으로 복원시키거나 창을 닫을 때에도 사용한다.

### 4.2.5 로그인

현재 사용 중인 액세스 사용자 정보를 보여준다. 주기적으로 로그인 상태에 따라 업데이트가 자동으로 동작하게 된다.

### 4.2.6 상황탭

현재 작업 중인 개체의 상황을 보여주는 것이 [상황탭]이다. 액세스 사용자가 테이블 생성이나 수정작업을 할 때 [상황탭]에서는 지금 수행중인 개체의 내용을 보여준다.

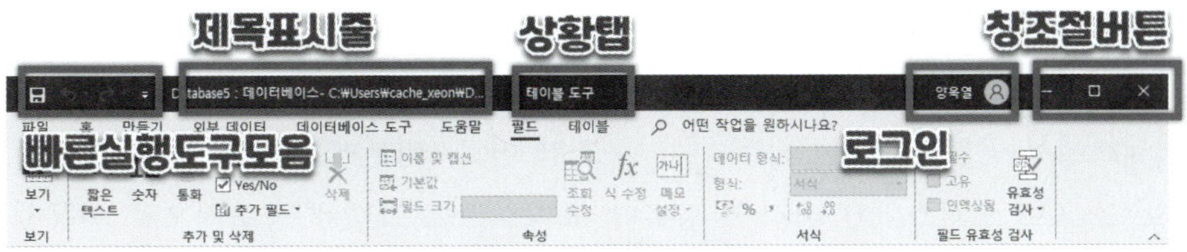


그림 4-4 제목표시줄

## 4.2.7 상태표시줄

액세스 창의 오른쪽 맨아래에 위치한 상태표시줄은 탐색창 중에 **'테이블 선택'** 시에는 **[데이터시트보기]**, **[디자인보기]** 등 4개 종류의 내용이 개체창에 빠르게 창 전환이 가능하다.

또한, 탐색창 중에 **'쿼리 선택'** 시에는 **[데이터시트보기]**, [SQL보기], **[디자인보기]** 등 5개 종류의 내용이 개체창에 빠르게 창 전환이 가능하다.

마지막으로 탐색창 중에 **'폼 선택'** 시에는 **[폼보기]**, **[레이아웃보기]**, **[디자인보기]** 등 5개 종류의 내용이 개체창에 빠르게 창 전환이 가능하다.

그밖에도 숫자키(NumLock), 대소문자키(CapsLock)의 상태를 보여준다.

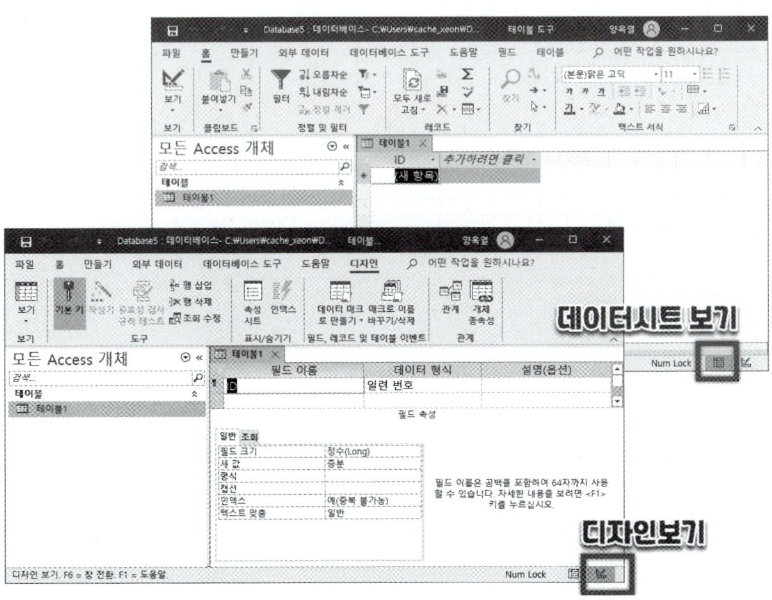


그림 4-5 상태표시줄

## 4.2.8 리본메뉴

액세스에서 공통으로 제공되는 메뉴 구조가 바로 **[리본메뉴]**이다. 리본메뉴는 마이크로소프트 오피스2007버전 이후부터 오피스 프로그램에 공통적으로 사용되는 메뉴구조이다.

리본 메뉴는 풀다운 메뉴와 도구상자의 특징을 결합한 메뉴이며, 리본메뉴의 서브메뉴로는 **[홈]**, **[만들기]**, **[외부 데이터]**, **[데이터베이스 도구]** 등 5가지의 특징별 카테고리로 묶어 구성되어 있다. 여기서 **[필드]**, **[테이블]**, **[디자인]**은 테이블의 디자인 보기나 테이블 편집을 선택하였을 때 나타나는 서브카테고리이다.

즉 메인메뉴 하단에 나타나는 리본메뉴는 어떤 메뉴나 개체를 선택하는가에 따라 아래와 같이 그 내부에 다양한 속성의 기능에 맞추어 서로 다르게 보여준다.

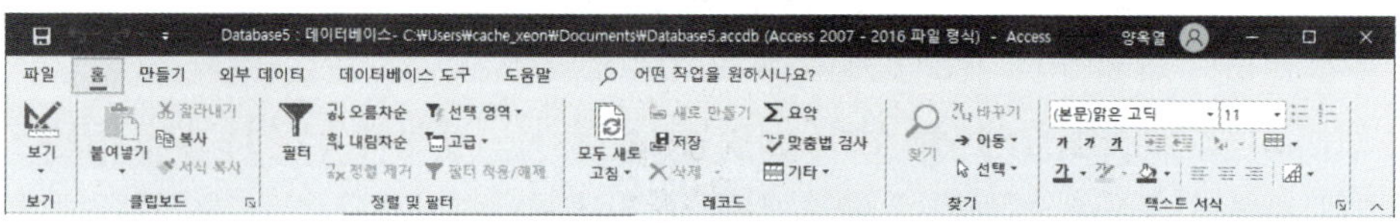

그림 4-6 [홈]의 리본메뉴

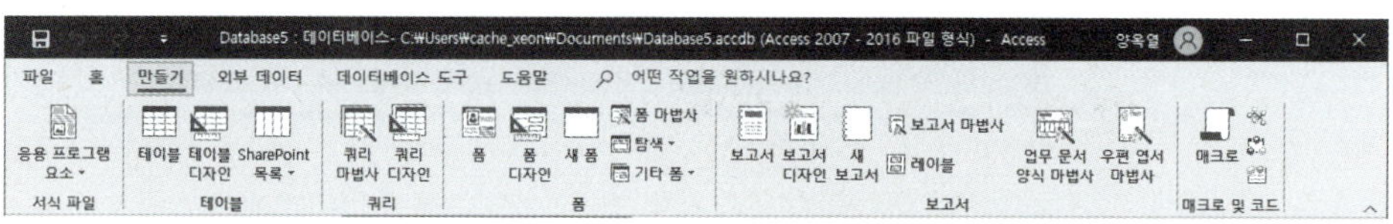

그림 4-7 [만들기]의 리본메뉴

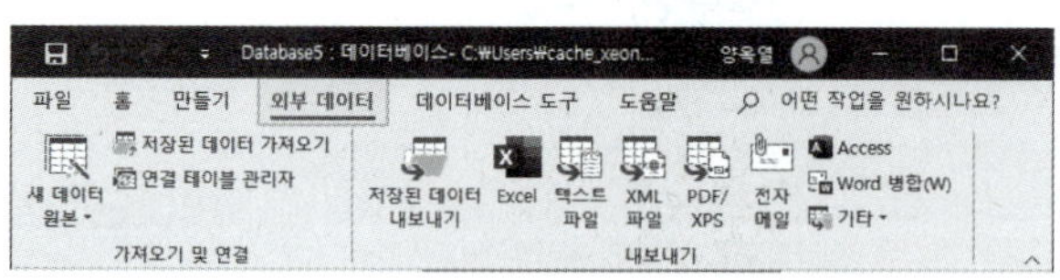

그림 4-8 [외부 데이터]의 리본메뉴

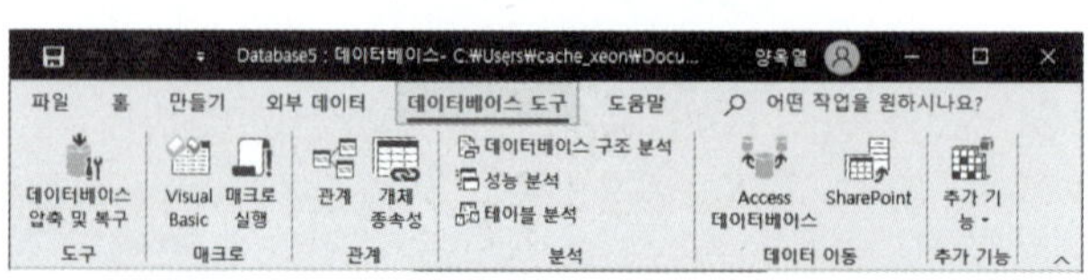

그림 4-9 [데이터베이스 도구]의 리본메뉴

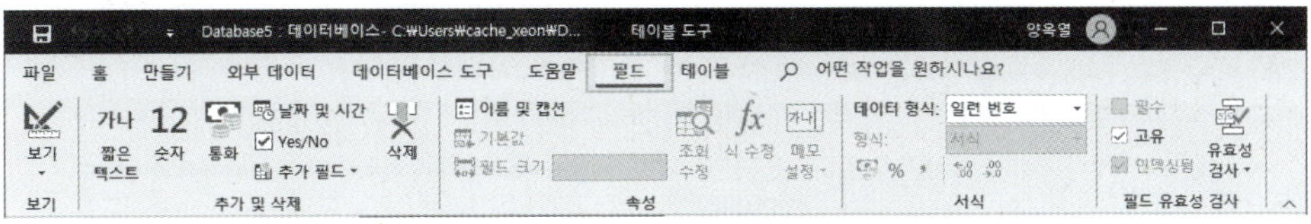


그림 4-10 서브카테고리 [필드]의 리본메뉴

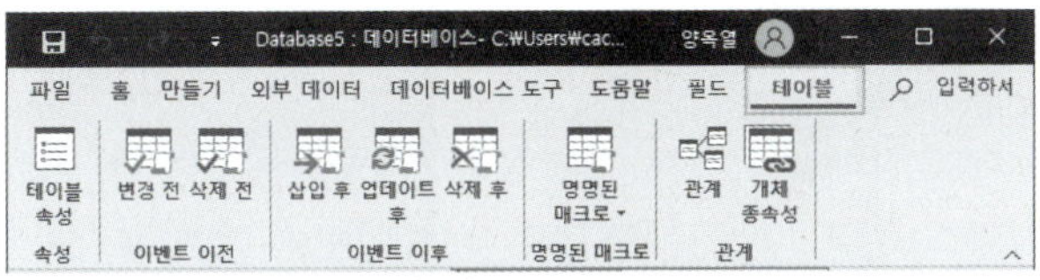


그림 4-11 서브카테고리 [테이블]의 리본메뉴

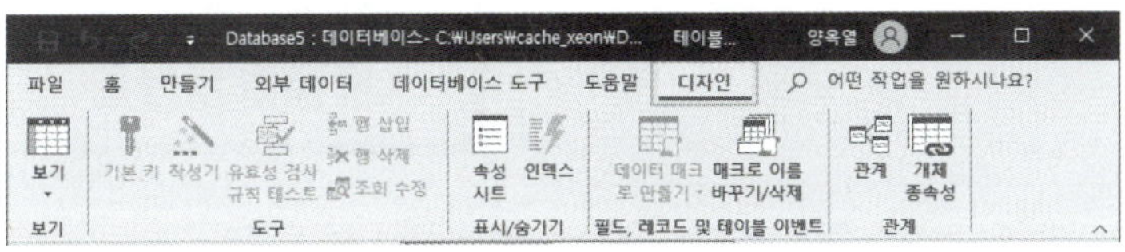


그림 4-12 서브카테고리 [디자인]의 리본메뉴

## 4.2.9 도움말

'도와주세요~~'. 도움말 기능이다. 그러나 윈도우에 도움말 기능이 정말 도움이 되는지는 잘 모르겠다. 이 기능을 사용하기보다는 유튜브에서 해당 검색키워드로 검색해보는 것을 더 추천한다. 액세스에서 선택한 개체에 대한 속성정보, 사용정보를 실시간으로 검색하는 창이다.

아래 그림과 같이 액세스의 특정 개체를 선택하고 **기능키** [F1, F1 ]을 누르면 액세스 창의 오른쪽에 [도움말] 창이 나타난다. 여기에서 원하는 액세스의 기능을 키워드로 검색하거나 카테고리별로 검색하여 도움을 받을 수도 있다.

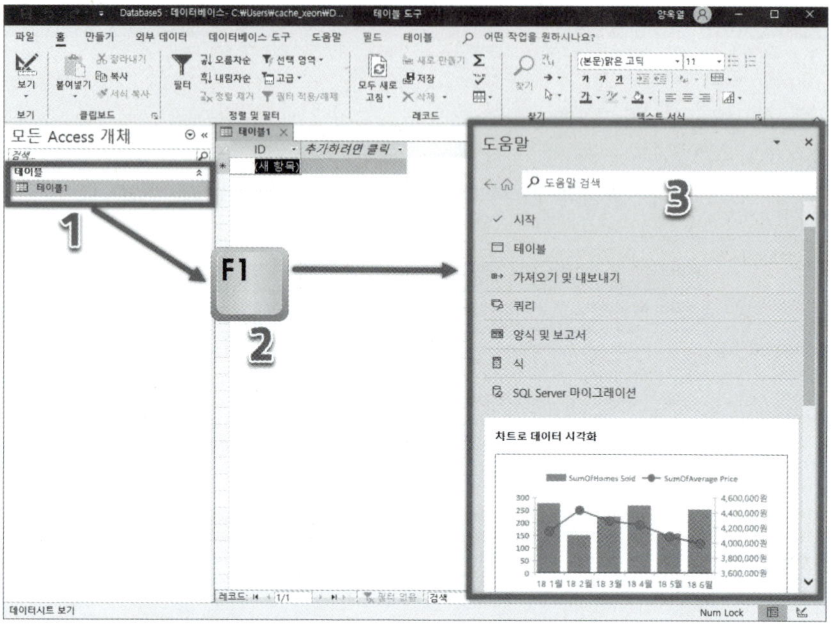


그림 4-13 도움말 창의 실행 예

## 4.2.10 탐색창

액세스에서 작업 중인 액세스 개체들을 그룹화하여 표시한다. 가장 많이 사용하는 개체는 **[테이블]**과 **[쿼리]** 개체이다. 전체 카테고리별 그룹에는 [사용자지정], [개체 유형], [테이블 및 관련보기], [만든 날짜], [수정한 날짜], [테이블], [쿼리], [폼], [보고서] 등으로 구분하여 표시할 수 있다. 액세스 개체는 탐색창에서 **[범주탐색]**과 **[그룹기준필터]**의 두 가지 방법으로 개체를 정렬하여 볼 수 있다. 탐색창 영역의 맨 위쪽에는 **[모든 Access 개체]**라는 메뉴탭이 보인다. 여기서 동그란 아이콘을 선택하면 선택된 유형에는 체크표시가 되어 있다.

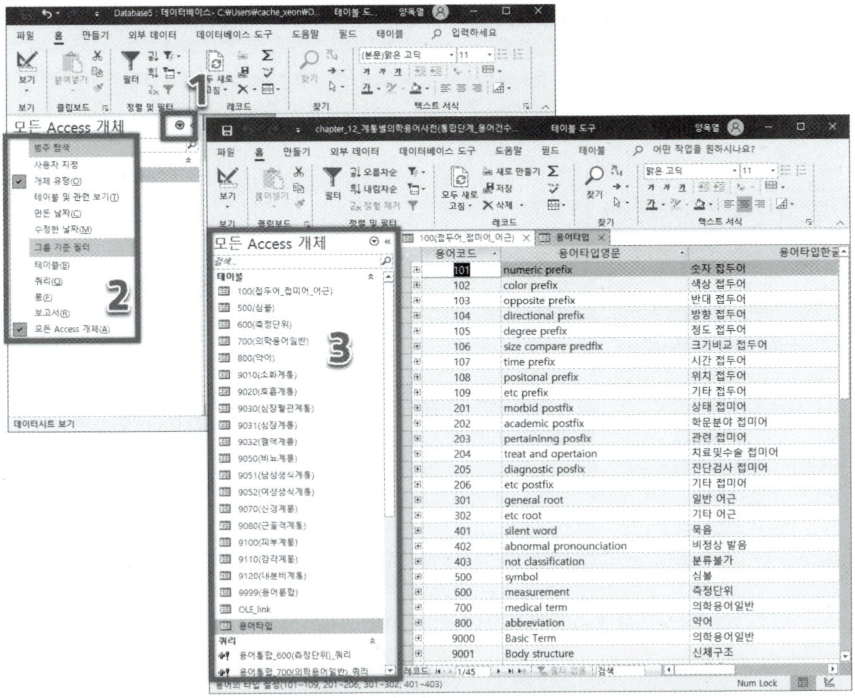

그림 4-14 탐색창 유형보기

## 4.2.11 개체창

**개체창**은 탐색창에서 선택한 테이블이나 쿼리, 폼 등의 **실제 정보를 보여주는 작업창**이라고 할 수 있다. 여러 개의 개체가 열릴 경우에는 탭 형태로 표시되기 때문에 창을 간편하게 사용할 수 있다.

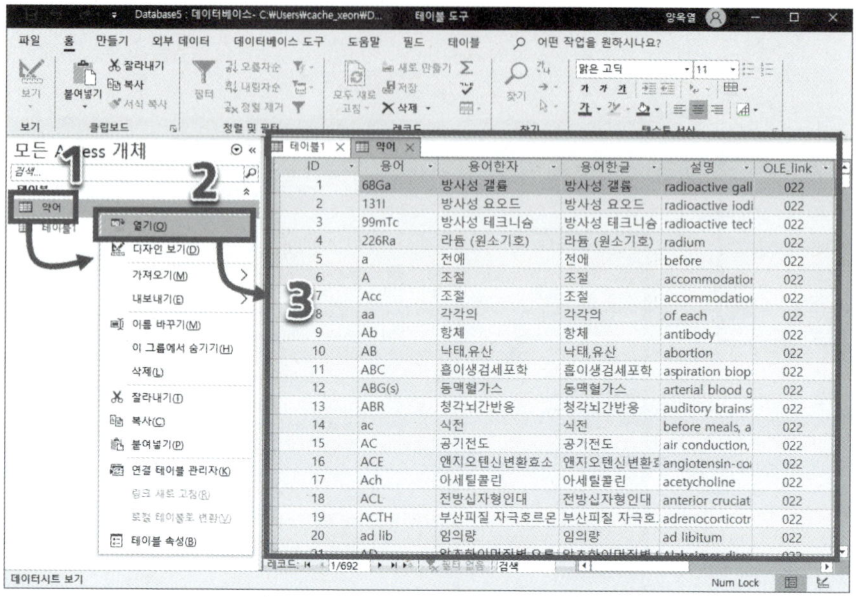


그림 4-15 개체창1 (테이블 [열기]를 선택한 예)

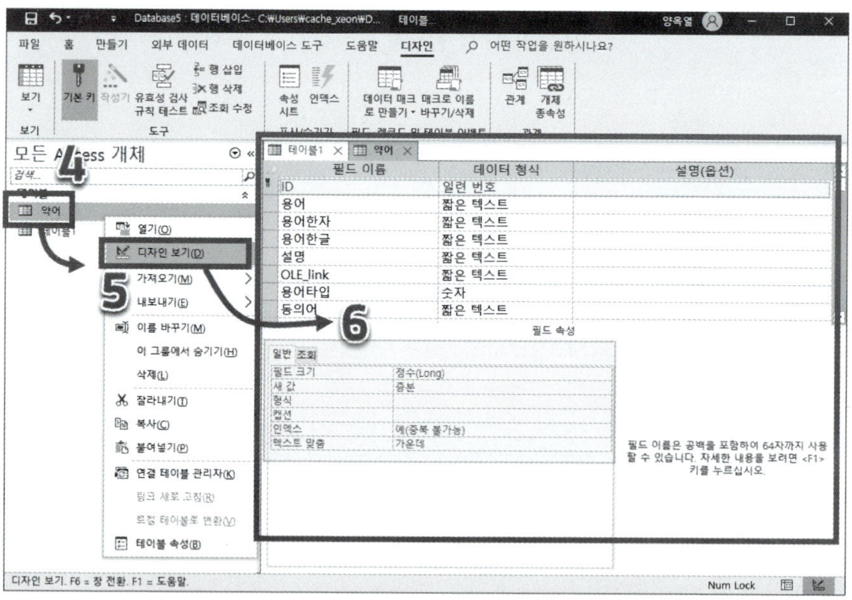


그림 4-16 개체창2 (테이블 [디자인보기]의 실행 예)

## 4.2.12 개체탭

여러 개의 개체가 열려있는 개체창의 열리는 테이블이나 쿼리 등의 내용을 손쉽게 선택할 수 있도록 만들어진 탭이다.

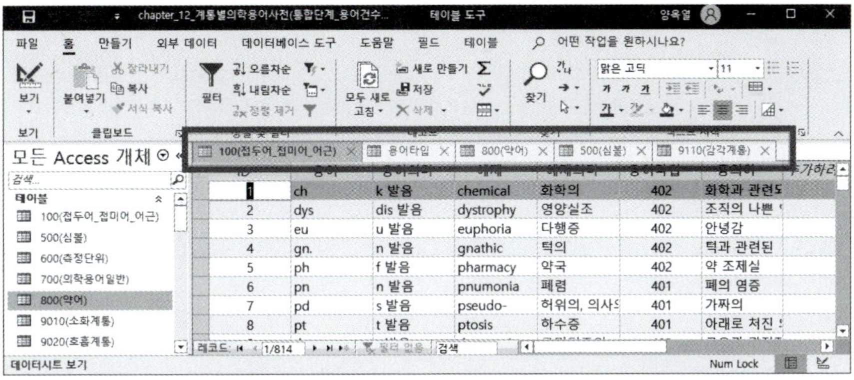


**그림 4-17 개체탭의 실행 예 (여러 개의 테이블 개체가 열려있는 상태)**

CHAPTER

# 5

# 액세스 프리미티브

# 5장 | 마인드맵(Mindmap)

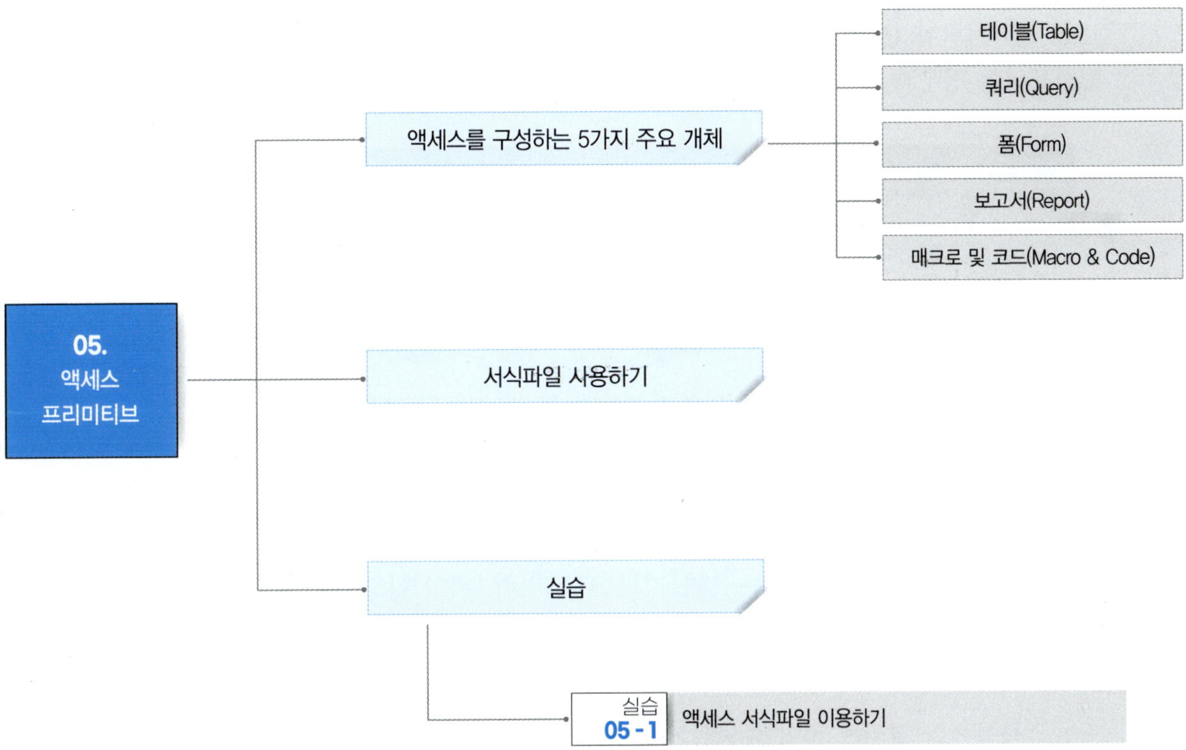

액세스에서는 데이터베이스 구축을 위해 기본적인 6가지 구성요소를 갖고 있다. 이들을 개체라고도 하고, 구성요소라고도 불리는데 **[서식파일]**, **[테이블(Table)]**, **[쿼리(Query)]**, **[폼(Form)]**, **[보고서(Report)]**, **[매크로 및 코드(Macro & Code)]** 등의 6가지이다.

그러나 실제로 사용하는 개체는 액세스 실행창의 리본메뉴에 있는 [만들기] 카테고리에 나타난 **[테이블]**, **[쿼리]**, **[폼]**, **[보고서]**, **[매크로 및 코드]**의 5가지를 주로 사용하는 경우가 많다.

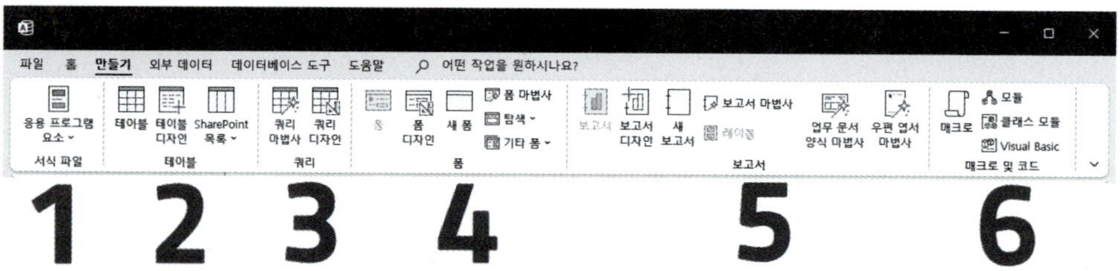


**그림 5-1 [만들기] 리본메뉴의 6개 서브카테고리**

① [서식파일] 그룹 : 데이터베이스 작업 시 여러 가지 형식의 **테이블, 폼 등을 보다 쉽게 삽입하거나 수정**할 수 있는 일정한 형식을 제공한다.

② [테이블] 그룹 : 리본메뉴 [만들기] 카테고리의 [테이블]그룹은 액세스에서 **실제 데이터베이스의 데이터가 생성되는데 사용되는 명령**을 모아놓은 곳이다. 또한 SharePoint사이트에 목록을 만들고 현재 작업 중인 데이터베이스에 새로 만든 목록에 연결되는 테이블 생성도 가능하다.

③ [쿼리] 그룹 : 테이블에 정보 중에 필요한 정보를 꺼내기 위해 사용하는 질의어, 즉 "쿼리"에 관련된 "쿼리마법사", "쿼리디자인"을 통해 **검색 조건을 설정**한다.

④ [폼] 그룹 : [만들기] 카테고리의 [폼]그룹은 데이터시트와 연결되는 **폼을 생성하거나, 피벗테이블과 피벗차트를 작성**할 수 있는 명령을 모아 놓은 곳이다.

⑤ [보고서] 그룹 : [만들기] 카테고리의 [보고서]그룹은 테이블과 연결된 **보고서를 생성하고 출력하는데 필요한 기능**을 모아 놓은 곳이다.

⑥ [매크로 및 코드] 그룹 : 마법사나 디자인을 이용한 **쿼리를 작성하거나 매크로, 비주얼베이직과 연동한 모듈 등을 작성**하는 곳이다.

액세스로 저장된 데이터베이스는 실제로는 파일형태로 저장되는데, 과거 액세스

2003이전 버전까지는 '*.mdb'라는 확장자를 사용하였으나, 액세스2007 버전 이후부터는 기존 확장자 대신에 '*.accdb'라는 이름으로 확장자가 변경되었다. 이는 데이터베이스의 크기를 최소화하여 저장할 뿐만 아니라 보안강화 및 안정적인 데이터 복구를 위해서이다. 물론 '*.mdb'로 저장된 과거 액세스 데이터베이스 파일은 현재의 오피스365 버전의 액세스에서 불러오기가 가능하며, 이를 다시 '*.accdb'라는 확장자로 저장이 가능하다.

단, 동일한 확장자인 '*.accdb' 형태의 액세스파일도 액세스2007, 액세스2010, 액세스2016, 오피스365 액세스에 따라 복잡한 테이블의 경우 오류가 발생하기도 하니 주의해서 사용하기 바란다.

## 5.1 액세스를 구성하는 5가지 주요 개체

액세스를 구성하는 5가지 주요 개체를 설명해보자. 액세스의 기본 프리미티브라고 할 수 있는 [**테이블**(Table)], [**쿼리**(Query)], [**폼**(Form)], [**보고서**(Report)], [**매크로 및 코드**(Macro & Code)] 등 5개의 개체그룹들에 대하여 좀 더 자세히 살펴보면 다음과 같다.

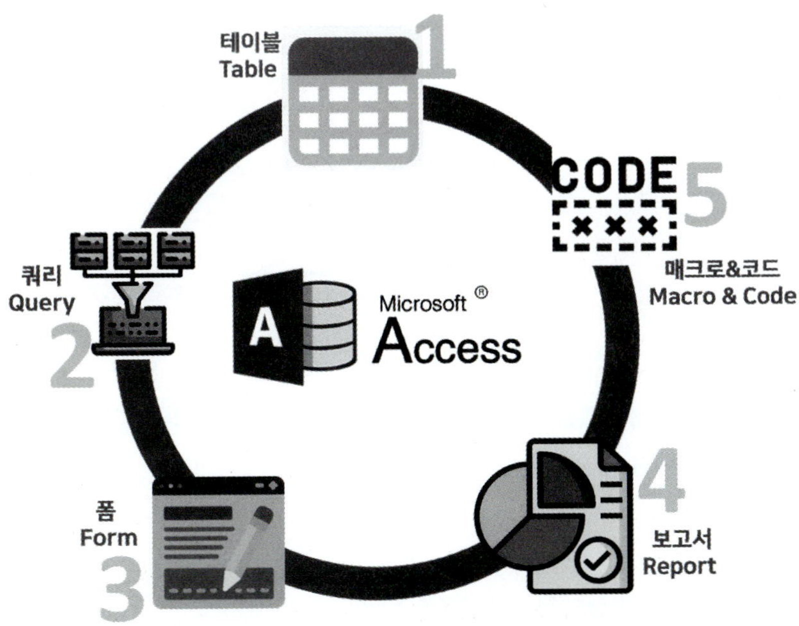


그림 5-2 액세스 [만들기]의 5가지 주요 개체

## 5.1.1 테이블(Table)

첫 번째, 액세스의 [만들기]의 주요 구성 개체는 테이블이다. 테이블은 액세스의 기본이 되는 개체 구성요소이다. **테이블은 데이터가 들어갈 장소인 속성(필드/Field)을 만들어 데이터를 입력하거나 수정하는 작업**을 즉각적으로 수행할 수 있다.

아래 그림은 “환자(Patient_Info)”라는 이름의 테이블 예이다.

(파일참조 : ₩예제파일₩chapter_05_환자_주치의_병상(2021).accdb)

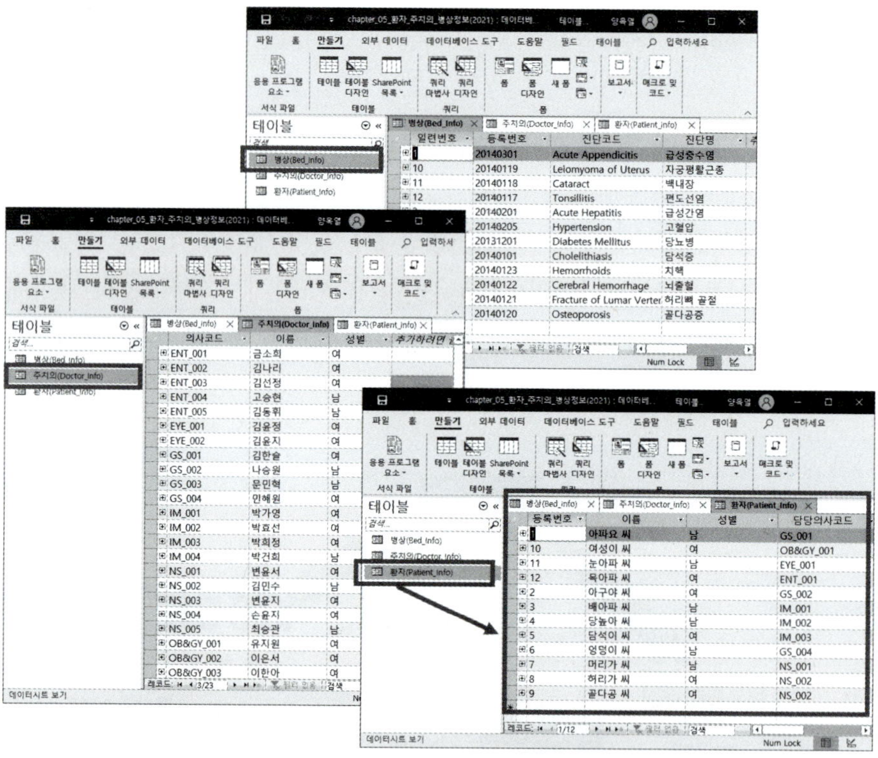


그림 5-3 액세스의 테이블 예

**TIPS 5-1**

**테이블 개체에서의 단축키 사용법**

(1) Tab : 테이블에서 탭 키를 누르면 다음 셀로 이동한다.

(2) Shift + Tab : 이전 셀로 이동한다.

(3) Home : 테이블의 첫 번째 행의 첫 번째 셀로 이동한다.

(4) End : 테이블의 마지막 행의 마지막 셀로 이동한다.

## 5.1.2 쿼리(Query)

두 번째는 '질의', 혹은 '질의어', '쿼리'이다. 쿼리(Query)는 테이블에 저장된 데이터를 조건에 맞추어 필요한 정보만을 꺼내올 때 사용한다. **쿼리(Query)**는 데이터에 대하여 여러 가지 방법을 이용하여 데이터를 변경하고 분석하여 **원하는 데이터만을 콕 찍어 뽑아내어 볼 수 있다.**

다시 말해, **쿼리(Query)**는 **데이터베이스에 저장된 다양한 데이터를 사용자가 원하는 조건에 맞춰진 형식으로 변경시켜 보여주는 기능**을 한다고 할 수 있다.

쿼리(Query)는 보고 싶은 것만 보는 기능이다. 액세스에서 쿼리는 크게 2가지 방법으로 보고 싶은 것만 볼 수 있는데, 첫째로 아래 그림과 같이 테이블간의 관계를 각 필드(속성)를 **'드래그앤드롭(Drag & Drop)'**하여 조건을 만들어내는 방법이 있고, 두 번째로 'SELECT * FROM 환자(Patient_Info) ;'와 같이 질의어 문장으로 뽑아낼 수 있다.

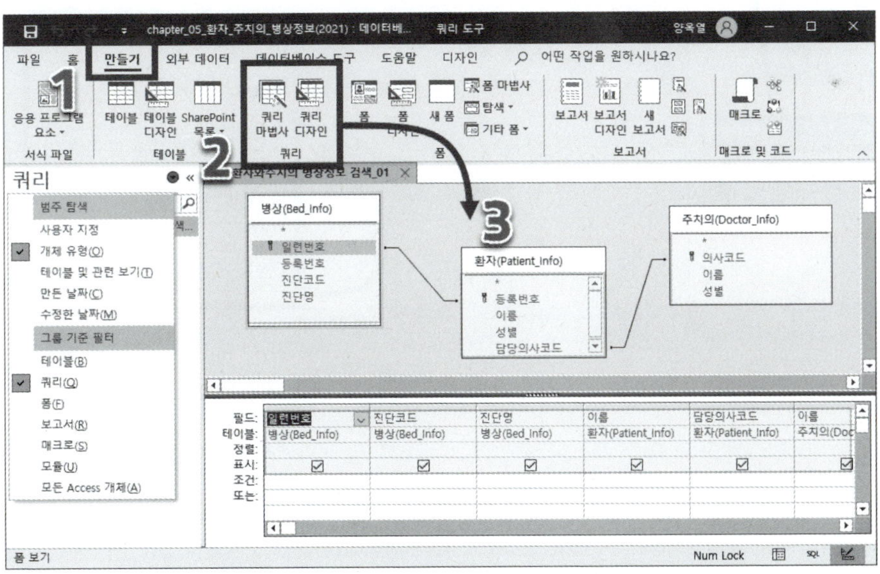

그림 5-4 액세스의 쿼리 화면( [만들기] ➡ [쿼리디자인] 실행 예)

## 5.1.3 폼(Form)

세 번째는 저장된 데이터베이스를 **보기 좋게 만들어 주는 폼(Form)**이다. 테이블이나 쿼리가 액세스에서 기본적으로 제공하는 양식이지만, **폼(Form)은 사용자가 임의의 화면을 디자인하여 생성한 데이터베이스를 원하는 형식으로 보기 좋게 출력**하고자 할 때 사용하는 개체이다.

폼(Form)은 테이블 내에 존재하는 속성(필드/Field)의 배열뿐만 아니라 다양한 오디오, 동영상, 이미지 등의 파일도 포함시킬 수 있으며 하나의 폼 안에는 추가적으로 서브 폼을 넣을 수 있다.

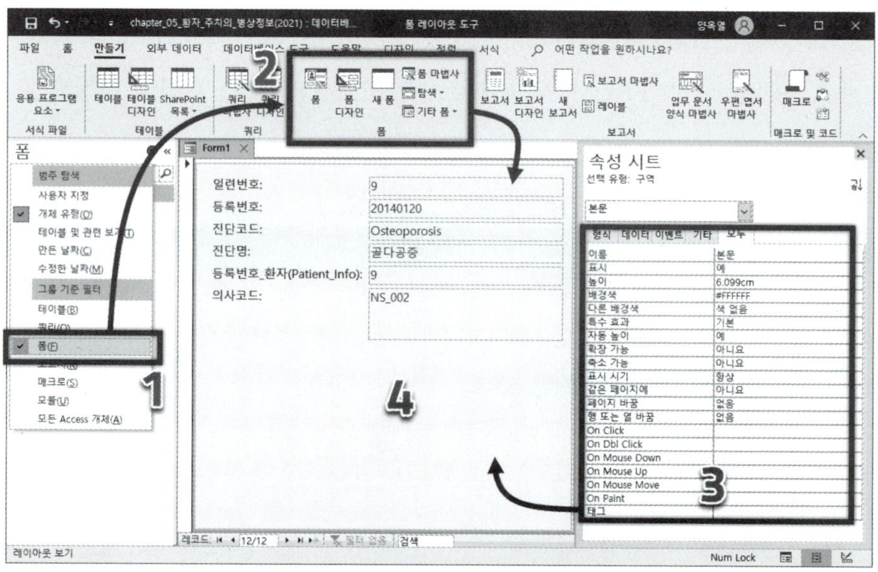

그림 5-5 액세스의 폼 ([만들기] ➡ [폼] 실행 예)

## 5.1.4 보고서(Report)

네 번째는 저장된 데이터베이스를 보고하기 위한 보고서 서식을 만드는 방법이다. **보고서(Report)** 개체는 **사용자가 직접 디자인한 양식을 사용하여 테이블이나, 폼, 쿼리 등을 화면에 나타내는 기능**이다. 이는 실제 보고를 위한 출력물을 만들기 위한 용지(A4용지) 서식이라고 할 수 있다.

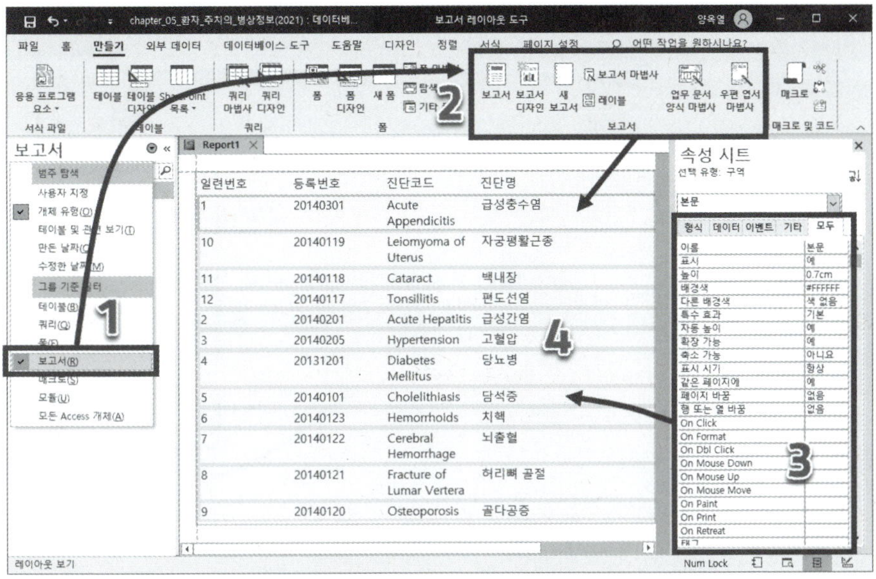


그림 5-6 액세스의 보고서 실행 ( [만들기] ➡ [보고서] 실행 예)

## 5.1.5 매크로 및 코드(Macro & Code)

### (1) 매크로(Macro)

매크로(Macro)는 원래 여러 가지 명령을 하나의 묶음으로 묶어 사용하는 컴퓨터 프로그래밍 기법이다. 다시 말해, 액세스에서 **매크로(Macro)는 특정 조건에 대한 간단한 수준의 함수를 이용한 프로그래밍 기능**이라고 할 수 있다. 이 기능을 이용하면 반복되는 일련의 작업을 동시에 자동으로 실행할 수 있다는 장점을 갖는다.

매크로는 매크로 자체로만 사용하는 것이 아니라, 테이블이나 폼, 보고서 등의 개체들 안에서 활용할 수 있는데, 주로 입력과 출력에 관련된 명령들이 중요 기능으로 만들어져 사용된다.

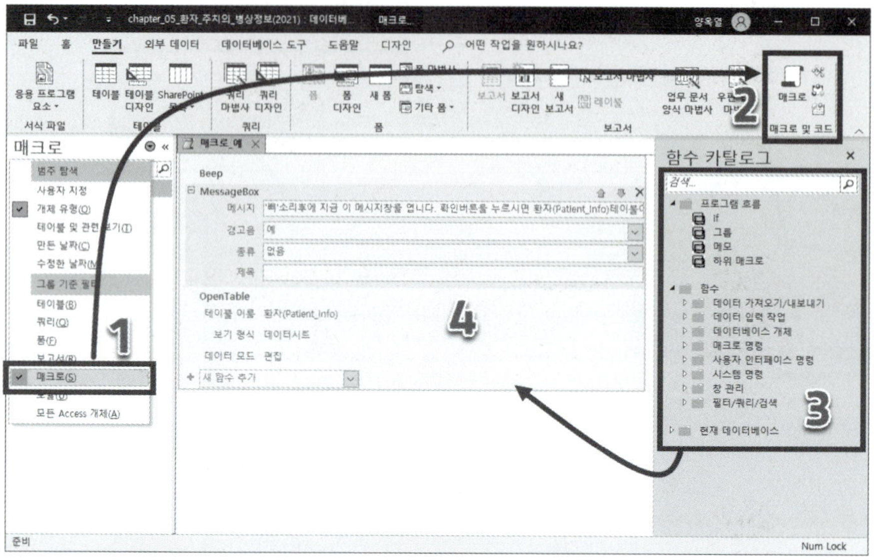


그림 5-7 액세스의 매크로의 실행 예

## (2) 모듈(Module)

**모듈(Module)**은 **프로그램 개발자가 외부언어인 비주얼베이직 언어와 연동**되어 액세스 데이터베이스를 활용하여 처음부터 끝까지 **완전한 프로그램을 수동으로 개발하는데 사용되는 개체**이다. 여기서 코드(Code)는 비주얼베이직 코드작성으로 이해하면 용이할 것이다.

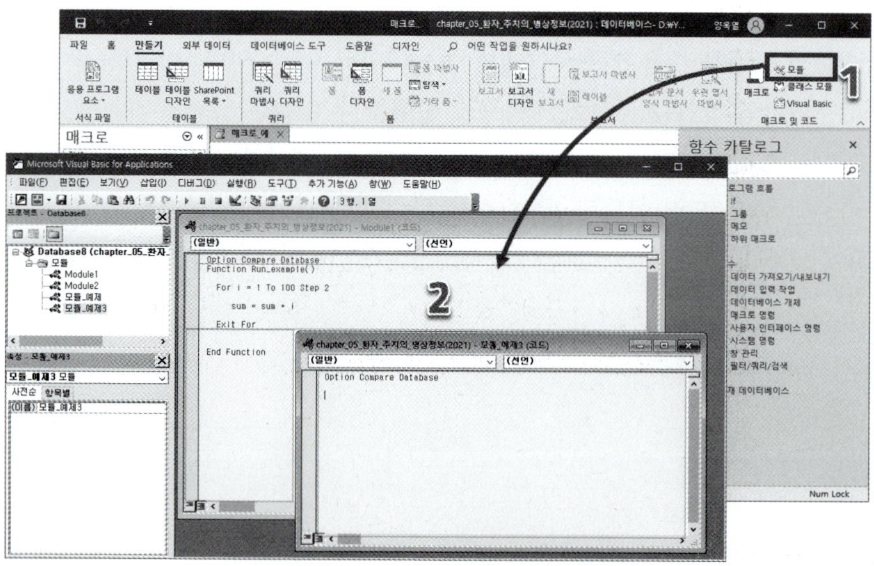


그림 5-8 액세스의 모듈의 실행 화면 예

따라서 모듈은 실질적으로 비주얼베이직과 연동되어 있다고 할 수 있다. 이는 액세스 자체가 완전한 기능의 프로그래밍 언어를 제공하는 개발환경이기 때문이다. 즉, 모듈 개체를 선택하면 [그림 5-8]과 같이 마이크로소프트사의 비주얼베이직(Microsoft Visual Basic)이 실행된다.

## 5.2 서식파일 사용하기

액세스에서는 초기 화면 혹은 **[파일]탭**을 선택하면 아래와 같이 작업창에서 새로운 데이터베이스 작업을 실행할 수 있는데, 아무것도 없는 새 데이터베이스뿐만 아니라 데이터베이스 서식을 이용하여 새 데이터베이스 작업을 수행할 수 도 있다.

아래와 같이 [1]번 항목은 데이터베이스에 저장된 예제 그룹이며, [2]번 항목은 별도로 온라인을 통해 서식을 검색하여 사용하고자 할 때 사용하는 키워드 검색 영역이다.

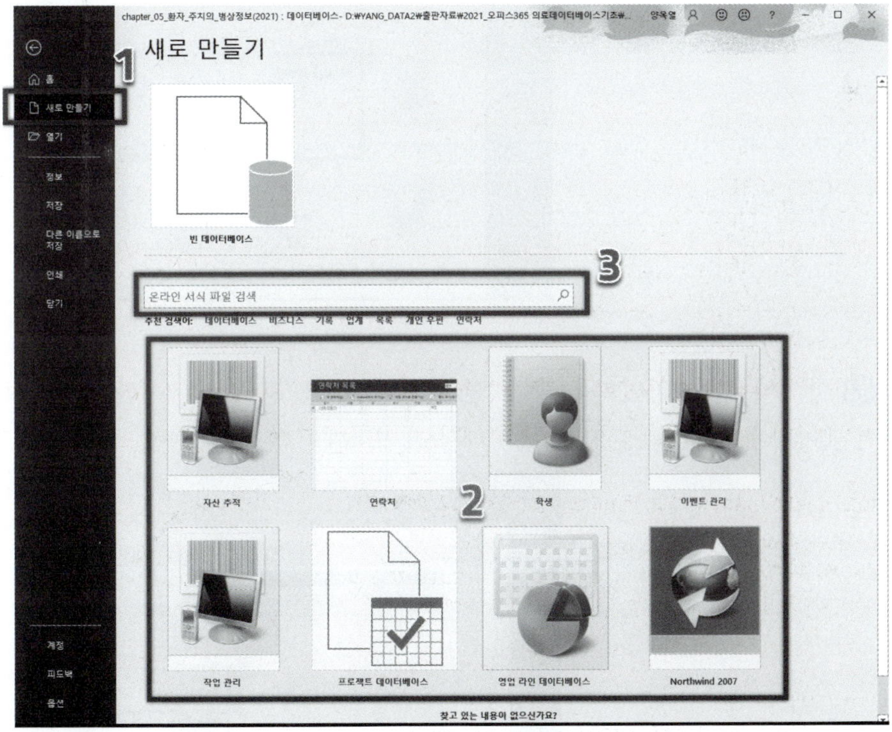


그림 5-9 액세스의 [파일] ➡ [시작화면]의 '서식파일' 및 '온라인서식파일' 검색

## 실습 5-1 액세스 서식파일을 이용하기

우리는 액세스를 사용하면서 최초로 만들어 볼 데이터베이스의 이름을 [환자CRM]라는 이름으로 하고 여기에 필요한 데이터베이스 내의 테이블들은 다음과 같다. 이 데이터베이스는 액세스에서 기본적으로 제공하는 데이터베이스 서식파일을 다운로드하여 활용하는 예제이다.

step 01 우선 액세스를 실행한다. **[연락처] 서식파일** 선택한다. 화면 중앙의 주요 서식파일 중에 **[연락처] 서식파일**을 선택한다.

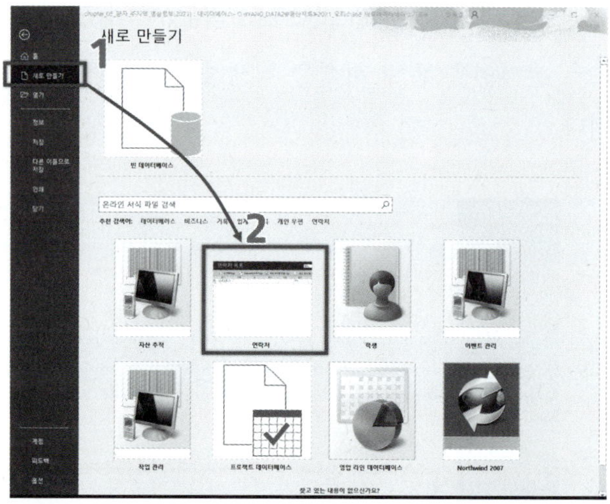

step 02 아래와 같이 **[파일이름]**에는 **"환자CRM.accdb"**로 입력 후 **[만들기] 버튼**을 누르면 데이터베이스를 온라인 상에서 해당 데이터베이스 서식을 다운로드한다.

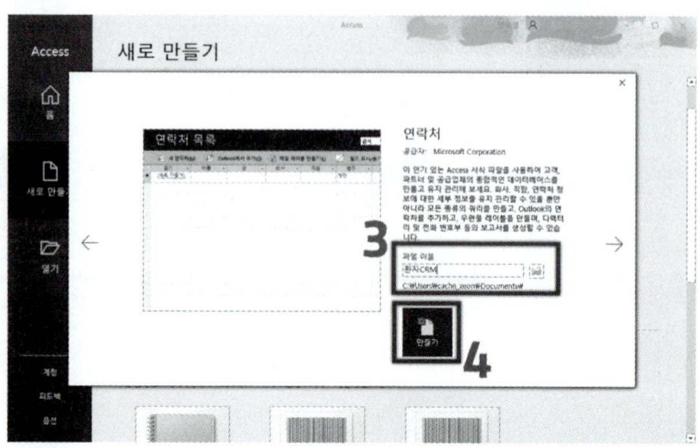

**step 03** 서식파일의 다운로드가 진행되고, 다운로드가 완료되면 액세스 화면 중간에 노란색으로 보안경고 메시지가 나타난다. 여기서 **[콘텐츠 사용] 버튼**을 눌러 보안경고 메시지를 제거한다. 그 다음으로 [6]번 아이콘을 눌러 해당 데이터베이스 서식파일 내의 테이블, 폼, 보고서 등을 확인한다.

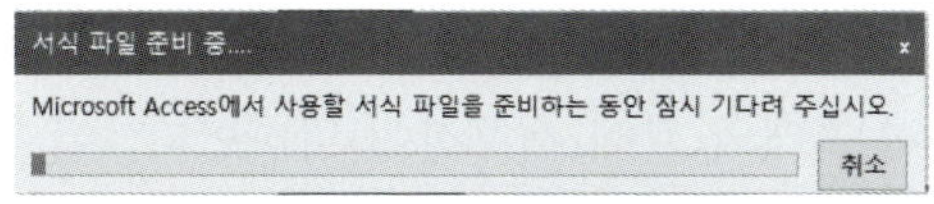
서식 파일 준비 중....
Microsoft Access에서 사용할 서식 파일을 준비하는 동안 잠시 기다려 주십시오.
취소

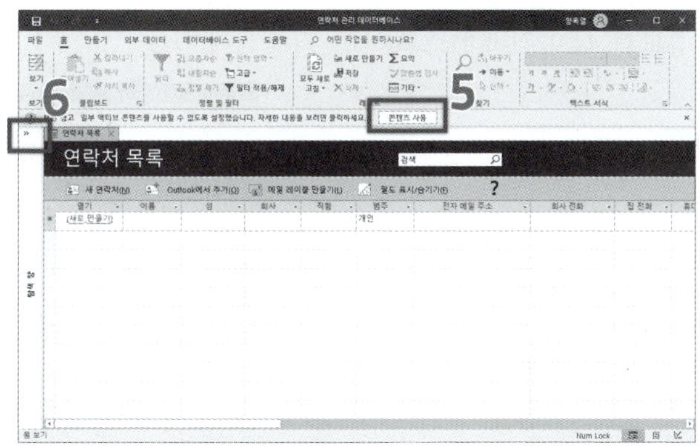


**step 04** 열린 데이터베이스에서 화면 왼쪽의 **[탐색창]**에서 [탐색창] → [폼] → [시작] 개체를 선택하면 아래와 같이 **'도움말' 창**이 나타난다. 해당 액세스의 기능에 대한 도움말은 마이크로소프트 사 사이트에 접속되어 도움말을 확인할 수 있다. 물론 내용은 영어로 서비스된다. 여기서 아래와 같이 '도움말' 창에서 [7]과 같이 **'시작하기' 버튼**을 누르면 본격적인 연락처 관리 데이터베이스를 사용할 수 있는 창이 보이게 될 것이다.

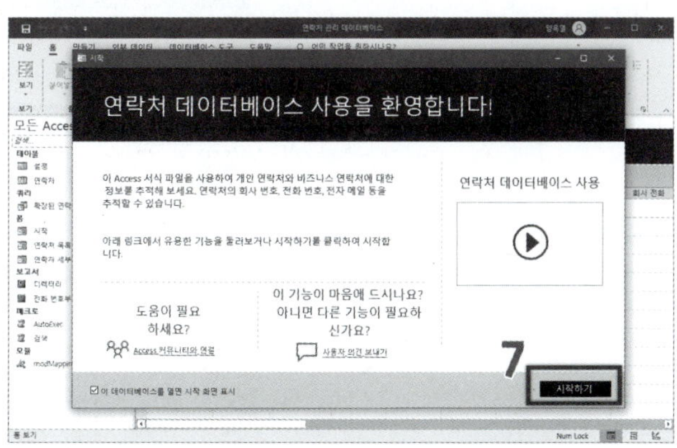

step 05 아래와 같이 액세스 창에서 왼쪽에 **[탐색창]**을 보면 '설정', '연락처' 등의 2개의 테이블 개체와 '확장된 연락처'라는 이름의 쿼리, 그리고 **'시작'**, **'연락처목록'** **'연락처 세부 정보'** 등 3가지 폼이 있다. 마지막으로 **'디렉터리'**, **'전화 번호부'** 등의 보고서 목록도 화면에서 볼 수 있다.

이번 단계에서는 폼 개체 중에 **'연락처 세부정보'를 더블클릭하여 선택**한다. 그러면 아래와 같이 서브창이 나타난다. 이 창에서 저장할 연락처 명부에 해당하는 사진, 이름, 회사명, 직함, 주소 전화번호 등을 입력하고 저장하면 간단히 액세스로 연락처 정보를 데이터베이스화하여 저장하게 되는 것이다.

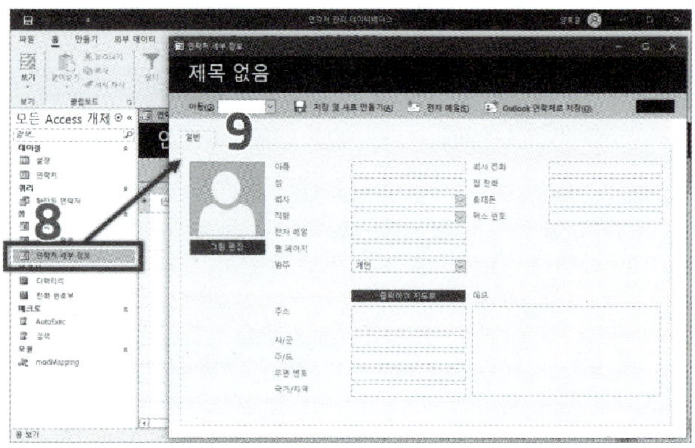


step 06 이제, **'연락처 세부정보'** 창에서 [10]과 같이 그림편집 버튼을 누르고 저장된 연락처 사진을 선택한다. **'첨부파일'** 창이 나타나면 **'추가(A)'**버튼을 누르고 파일을 탐색하여 원하는 사진파일을 선택한다(여기에서는 'cache_yang.jpg'파일을 선택하였다).

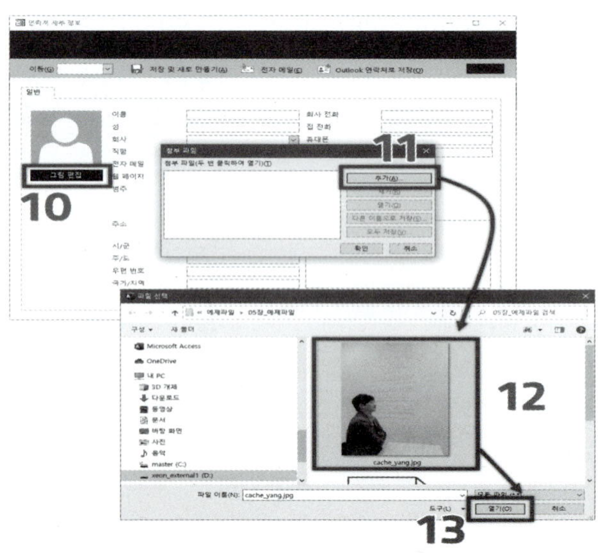

step 07 사진파일이 선택되었다면 **'첨부파일'** 창에서 **[확인]**버튼을 눌러 사진을 확정한다.

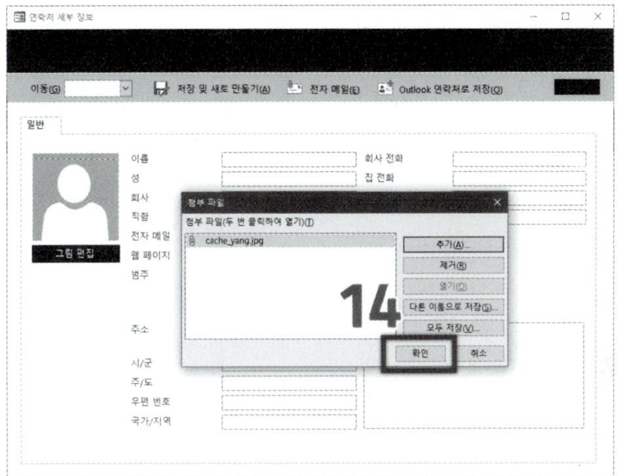


step 08 아래 [15]와 같이 입력된 사진을 확인한다. 다음으로 [16]번 영역에서와 같이 개인정보에 해당하는 이름, 회사명, 직함, 이메일, 주소, 연락처 등을 입력한다. 입력이 완료되면 [17]과 같이 **'저장 및 새로 만들기'** 버튼을 눌러 해당 **정보의 입력을 완료**한다.

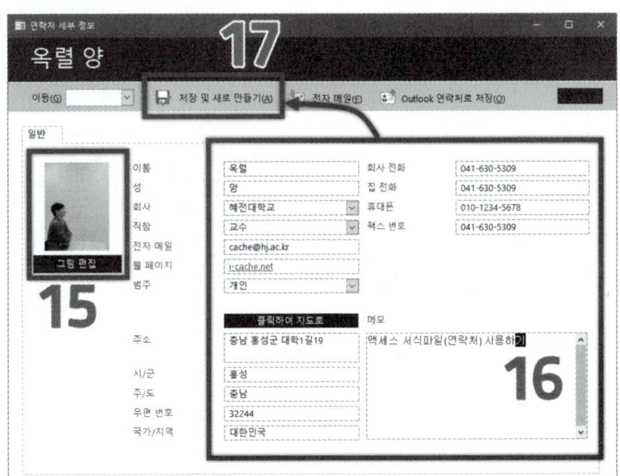

step 09 아래 [18]과 같이 '나의사'라는 이름으로 사진정보와 연락처 세부정보를 추가하여 입력해보자. 입력이 완료되면 [19]의 **'저장 및 새로 만들기'** 버튼을 눌러 두 번째 자료의 **정보의 입력을 완료**한다.

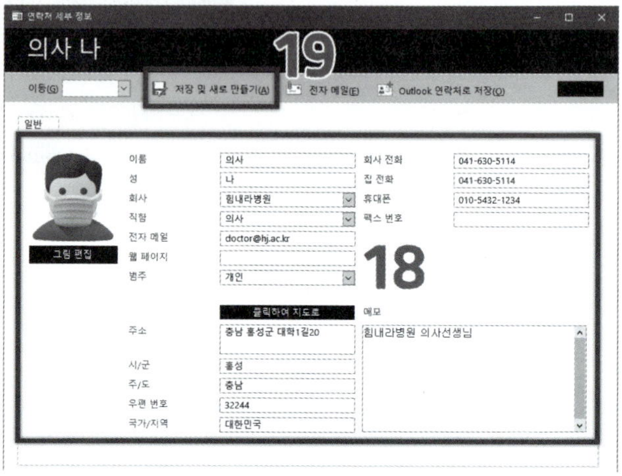

step 10 아래 [20]과 같이 '김환자'라는 이름으로 사진정보와 연락처 세부정보를 추가하여 입력해보자. 입력이 완료되면 [21]의 **'저장 및 새로 만들기'** 버튼을 눌러 세 번째 자료의 **정보의 입력을 완료**한다.

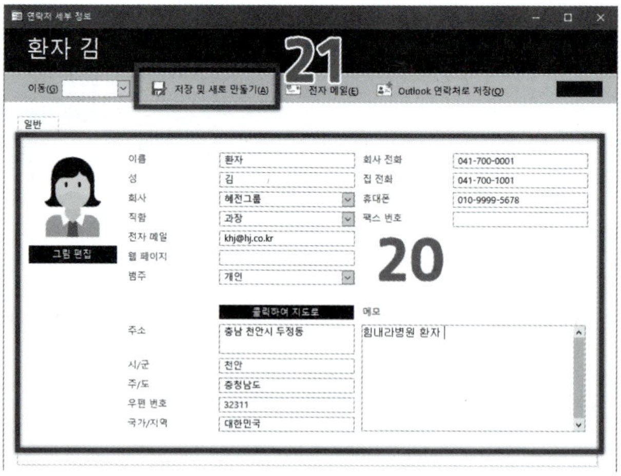

step ⑪ 아래와 같이 **'연락처 세부정보'** 창에 [22]번의 '이동(G)' 콤보박스를 누르면 지금까지 입력한 3명의 입력된 연락처 정보를 '이름, 회사명, 이메일' 등 3가지 항목으로 나열되고 해당 연락처로 '바로가기(이동)'이 가능하다.

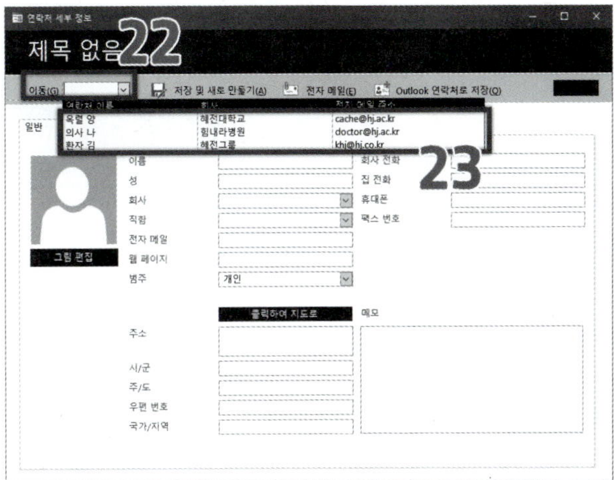


step ⑫ **'연락처 세부정보'** 창에서의 연락처 입력이 완료되었다면, [24]번과 같이 창의 오른쪽 위에 **[닫기(C)]** 버튼을 눌러 창을 **종료**한다. 이렇게 액세스에서 '폼'은 만들어진 데이터베이스 테이블 내에 데이터를 쉽고 간편하며 직관적으로 입력할 수 있도록 도와주는 역할을 담당한다.

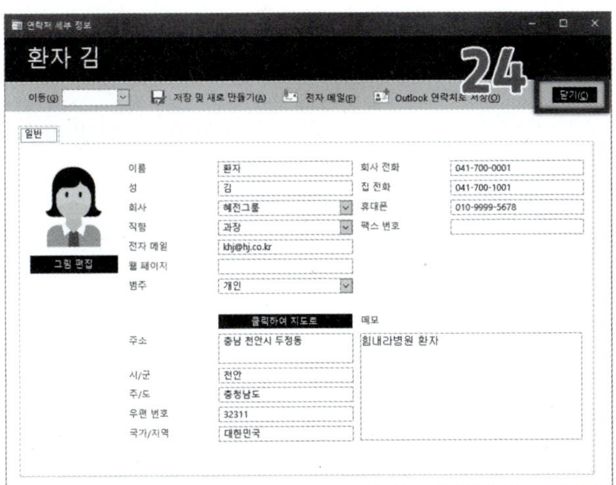

step 13 이번에는 액세스에서 테이블에 입력된 내용을 누구에겐가 보고하기 위한 '보고서' 서식을 출력해보자. 액세스 창의 왼쪽 **[탐색창] → [보고서]** 영역에서 '디렉터리'라는 보고서 서식을 [25]와 같이 더블클릭한다. 그러면 [26]과 같이 모든 연락처 정보를 정해진 레이아웃에 따라 보고서 형태로 화면에 출력된다. 물론, 이 내용은 프린터 A4용지로도 그대로 출력이 가능하다.

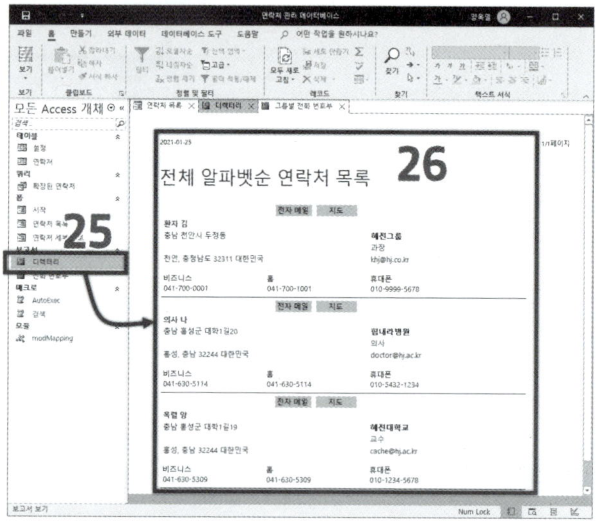


step 14 두 번째 보고서를 확인해보자. 이번에는 액세스 창의 왼쪽 [탐색창] → [보고서] 영역에서 '전화번호부'라는 보고서 서식을 [27]과 같이 더블클릭한다. 그러면, 이미 정해진 [28]과 같은 입력된 연락처 정보 중에서 '이름, 집전화, 사무실전화, 휴대폰번호' 등의 4가지 속성만을 요약하여 화면에 출력해준다. 역시 이 내용은 그대로 프린터로 출력이 가능하다.

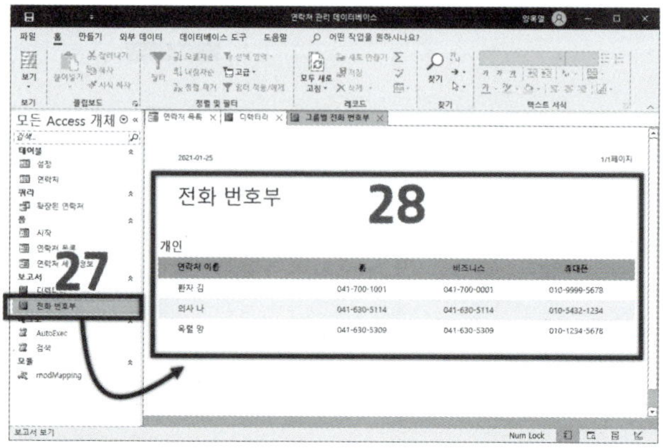

step 15 실제 프린터로 출력하려면 [29]과 같이 **[탐색창] 영역**에서 마우스 오른쪽 버튼을 눌러 팝업창이 나타나면 [팝업] → [인쇄 미리 보기(V)]를 눌러 인쇄화면이 나타난다. 이때 [인쇄 미리보기] → [인쇄] 버튼을 누르면 A4용지로 출력이 가능하다.

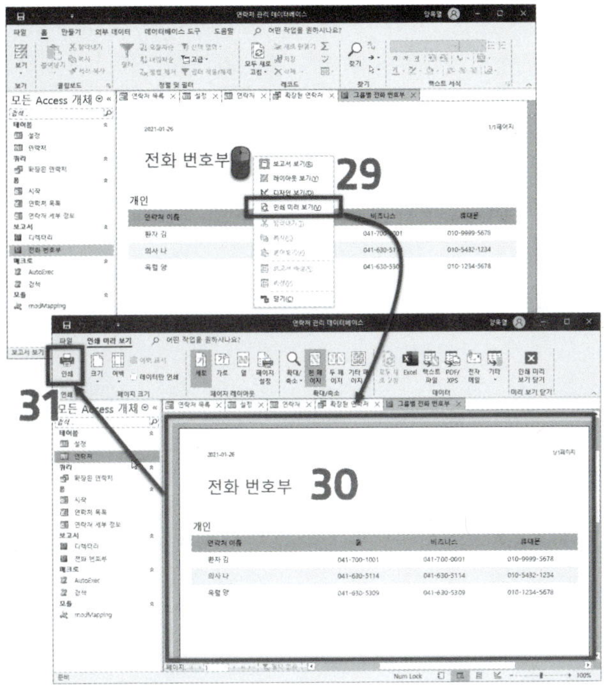


step 16 이상으로 액세스의 예제데이터베이스인 서식파일인 **'연락처'**를 활용하여 액세스의 주요 개체인 **[테이블], [폼], [보고서]의 구조**를 살펴보는 대한 간단한 실습이 완료되었다.

CHAPTER

# 6

# 데이터베이스 만들기

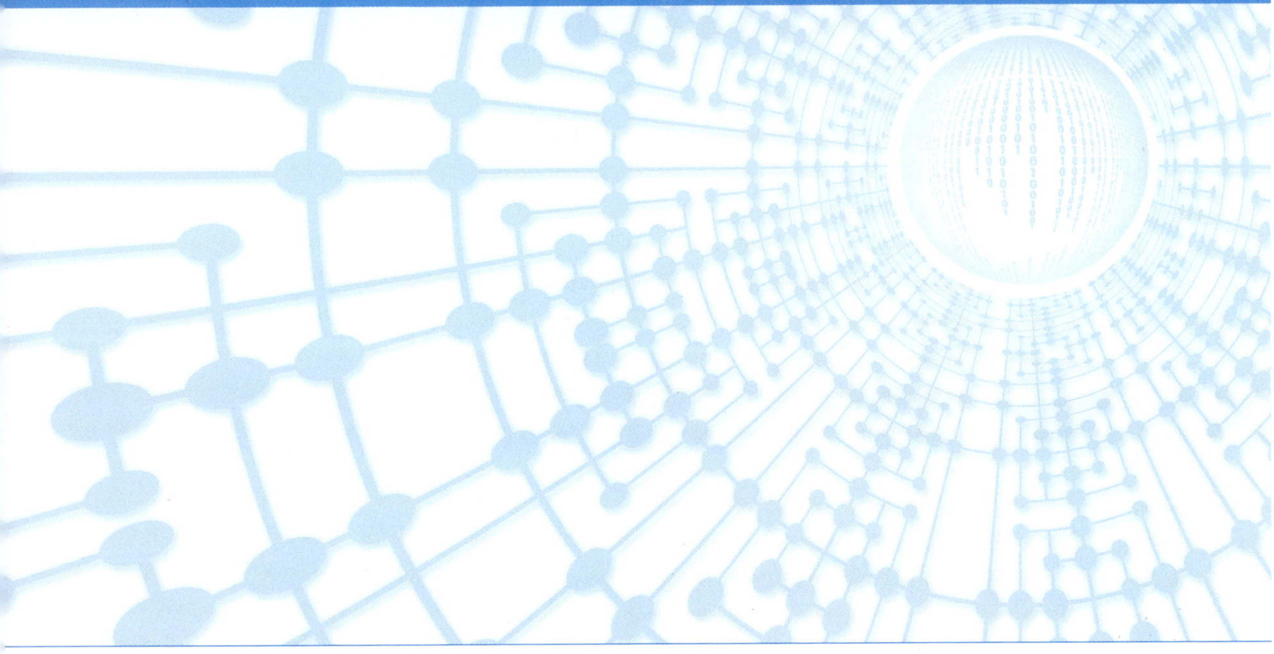

**6.1** 액세스에서의 DB생성

**6.2** 액세스에서의 테이블 생성

**6.3** 데이터 입력을 먼저하고 테이블 구조 만들기

**6.4** 기본키 상세 정보 보기

**6.5** 외부 데이터 가져오기 및 내보내기

**6.6** 테이블 관계 설정하기

# 6장 | 마인드맵(Mindmap)

- **06. 데이터베이스 만들기**
  - 액세스에서 DB생성
    - 온라인 서식파일 검색으로 데이터베이스 생성
    - 사용자가 직접 데이터페이스 생성
    - 사용할 샘플 데이터페이스 생성
  - 액세스에서의 테이블 생성
    - 테이블 생성 및 구조
    - 생성된 테이블에 데이터 입력하기
    - 테이블 간 관계설정
  - 데이터 입력을 먼저하고 테이블 구조 만들기
    - 테이블 이름 없이 데이터 먼저 입력하기
  - 기본키 상세 정보 보기
  - 외부 데이터 가져오기 및 내보내기
    - 외부 데이터 가져오기
    - 외부 데이터 연결하기
    - 데이터 내보내기
  - 테이블 관계 설정하기
  - 실습
    - 실습 06-1 새로운 데이터베이스와 테이블 만들기
    - 실습 06-2 만들어진 '병원DB'에 데이터 넣기
    - 실습 06-3 만든 DB 테이블에 관계설정하기
    - 실습 06-4 데이터 먼저 입력하고 구조를 나중에 만들기
    - 실습 06-5 기본키 설정 및 변경하기(1)
    - 실습 06-6 기본키 설정 및 변경하기(2)
    - 실습 06-7 외부테이터 가져오기(1) – 텍스트파일
    - 실습 06-8 외부테이터 가져오기(2) – 엑셀파일
    - 실습 06-9 외부테이터 연결하기(3) – ODBC연결
    - 실습 06-10 데이터 내보내기(1) – 다른 액세스DB로 저장하기
    - 실습 06-11 데이터 내보내기(2) – 엑셀 파일로 저장하기
    - 실습 06-12 테이블 관계 설정하기

# 6.1 액세스에서의 DB생성

액세스를 이용하여 데이터베이스를 만드는 방법은 다양하다. 우선 액세스를 실행시키고 난 후, 액세스 실행 창 왼쪽메뉴에서 **[새로 만들기]**를 선택하면 화면 중간에 사용가능한 서식파일이 **[빈 데이터베이스]**, **[온라인 서식파일 검색]** 등으로 생성할 수 있다.

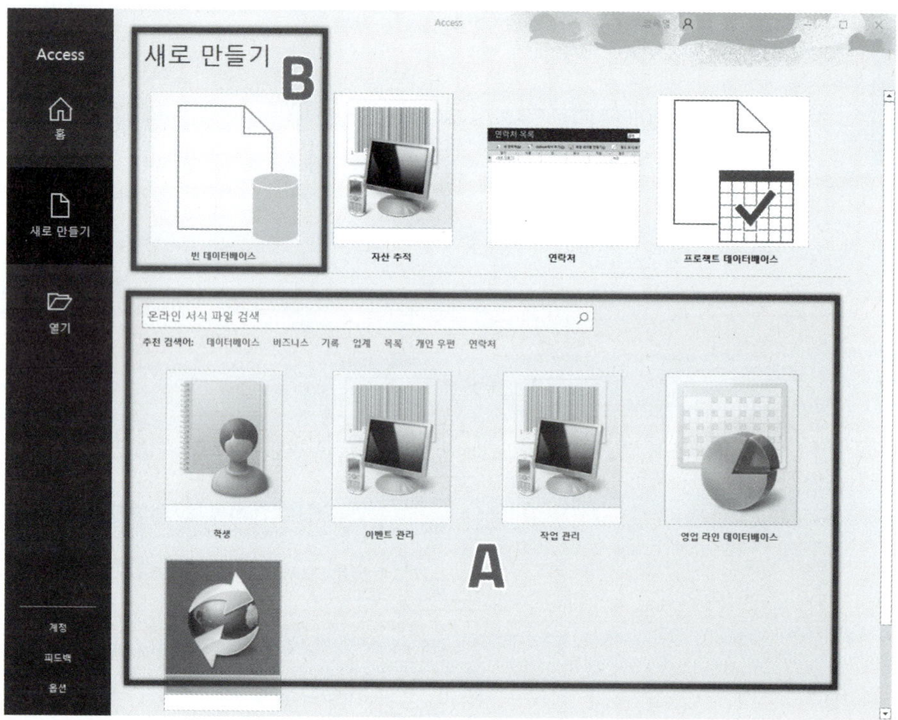


**그림 6-1** 액세스의 데이터베이스 생성 시작화면

## 6.1.1 온라인 서식파일 검색으로 데이터베이스 생성

첫 번째 방법은 [그림 6-1]의 (A)영역은 **[Office.com 서식파일]**로 앞서 5장의 [실습 5-1]에서와 같이 액세스가 설치된 이후, 마이크로소프트사에서 제공하는 서식 데이터베이스를 의미한다. 이는 일종의 마법사(wizard) 기능을 활용하는 것이라고 할 수 있는데, 저장된 서식 데이터베이스를 온라인으로 다운로드하여 활용하는 것이라고 이해하면 좋을 것이다.

## 6.1.2 사용자가 직접 데이터베이스 생성

두 번째 방법으로는 [그림 6-1]의 (B)영역에서는 [빈 데이터베이스]를 이용하는 방법인데, 이는 사용자가 직접 데이터베이스를 생성하고 여기에 필요한 테이블이나 쿼리를 수동으로 일일이 만들어주는 작업이다. 서식파일을 사용할 때와는 달리 모든 개체가 자동으로 생성되지 않지만 본격적으로 데이터베이스 생성을 위해서는 이 방법을 사용해야 한다.

우리가 진행할 실습은 가능한 (B)영역의 [빈 데이터베이스]를 이용하여 사용자가 직접 DB를 만들어보는 방법을 주로 사용해볼 것이다.

## 6.1.3 사용할 샘플 데이터베이스 생성

액세스를 이용하여 데이터베이스를 직접 만들어보자. 액세스의 이해를 위해 **'병원DB'**라는 데이터베이스를 생성하고 여기에 병원에서 가장 핵심이 되는 **'환자'**, **'의사'**, **'병상'**이라는 3가지 테이블을 생성하여 다양한 실습을 실행해보자.

아래 [그림 6-2]는 실습을 위해 생성할 **'병원DB'**의 테이블, 필드, 관계를 보여주는 E-R다이어그램(ERD, Entity-Relationship Diagram)이다.

**DEFINITION 6-1**

▶ E-R다이어그램(ERD)

데이터 모델에 대한 표기법으로 1976년 피터첸(Peter Chen)에 의해 Entity-Relationship Model(E-R Model)이라는 표기법을 처음 만들었다.
ERD는 엔터티를 사각형으로 표현하고 관계를 마름모 속성을 타원형으로 표현하는 이 표기법은 데이터 모델링에 대한 이론을 배울 때 많이 활용되고 있다.

관계설정(Relationship Setting)이나 쿼리(query)에 대한 자세한 실습은 7장에서 다루도록 하고 본 장에서는 데이터베이스 생성(DB create), 테이블생성(TABLE create), 필드생성(FIELD create), 데이터입력(DATA input) 등의 기본사항에 대한 실습을 위주로 실행해 보자.

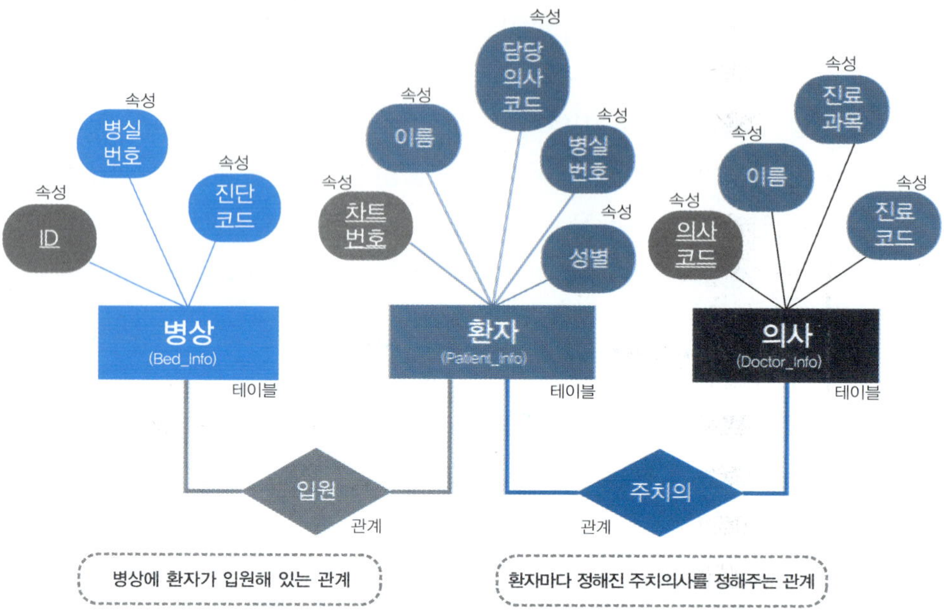


그림 6-2 데이터베이스 이름이 '병원DB'의 속성, 테이블 및 관계 ERD

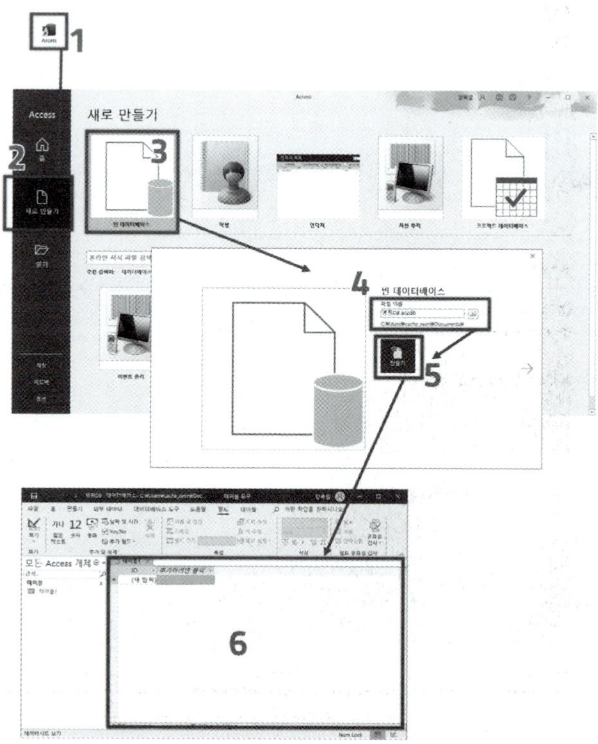


그림 6-3 액세스에서 실제로 '병원DB'를 생성하는 순서

# 6.2 액세스에서의 테이블 생성

## 6.2.1 테이블 생성 및 구조

위의 [그림 6-1]을 통해 데이터베이스의 생성은 쉽게 완성되었다. 생성된 액세스의 데이터베이스는 하나의 파일처럼 생성되는데 그 내부에는 아무런 데이터가 존재하지 않는다. 생성된 데이터베이스에 실제로 테이블을 만들고, 테이블에는 다시 필드를 생성하여 실제 데이터베이스에 저장할 데이터를 넣는 작업이 필요하다.

다시 말해, 테이블 구조를 먼저 정의하지 않고서 실제 데이터(값, value)를 입력하는 것이 가능하다. 본 절에서는 이러한 테이블 생성과 필드를 정의하여 실제 데이터를 입력하는 실습을 진행하도록 하겠다.

### 실습 6-1 새로운 데이터베이스(DB)와 테이블(TABLE) 만들기

■ 사용파일 : ₩실습파일₩06_병원DB.accdb

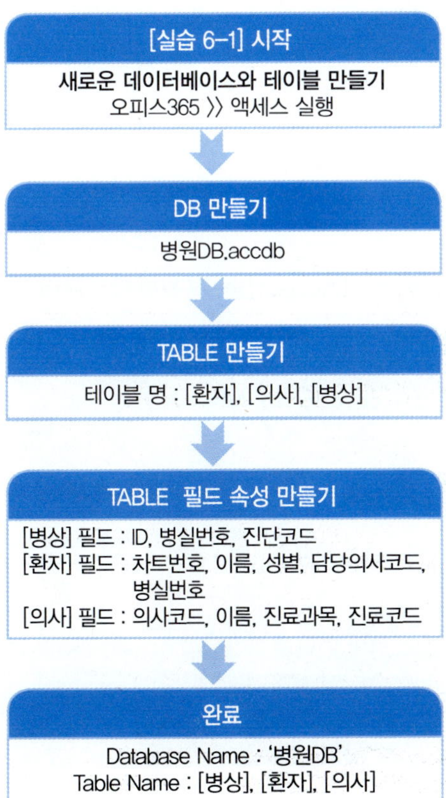

step 01 아래와 같은 조건의 데이터베이스를 생성하시오.

**CONDITION**

조건①–액세스를 사용하여 [그림 6–2]와 같은 구조의 데이터베이스를 생성해보자.
조건②–데이터베이스의 이름은 **[병원DB.accdb]**로 생성한다.
조건③–**[병원DB]**내의 테이블과 각 테이블 내에 속성들을 [표 6–1]과 같이 생성한다.
조건④–**'환자', '의사', '병상' 테이블**의 데이터를 입력하여 DB를 완성한다.

### 표 6–1 [병원DB]의 데이터베이스 테이블, 필드 구성

| DB명 | 병원DB.accdb | | 비고 |
|---|---|---|---|
| 테이블명 | 필드명 | 필드속성 | |
| 병상 | ID | 일련번호 | 기본키(Primary Key) |
| | 병실번호 | 짧은 텍스트(6) | |
| | 진단코드 | 짧은 텍스트(10) | |
| 환자 | 차트번호 | 짧은 텍스트(9) | 기본키(Primary Key) |
| | 이름 | 짧은 텍스트(10) | |
| | 성별 | 짧은 텍스트(2) | |
| | 담당의사코드 | 짧은 텍스트(5) | |
| | 병실번호 | 짧은 텍스트(6) | |
| 의사 | 의사코드 | 짧은 텍스트(5) | 기본키(Primary Key) |
| | 이름 | 짧은 텍스트(10) | |
| | 진료과목 | 짧은 텍스트(20) | |
| | 진료코드 | 짧은 텍스트(10) | |

step 02 [시작] → [앱목록] → [Access]를 실행한다. 그러면 아래와 같이 액세스 시작화면이 나타난다.

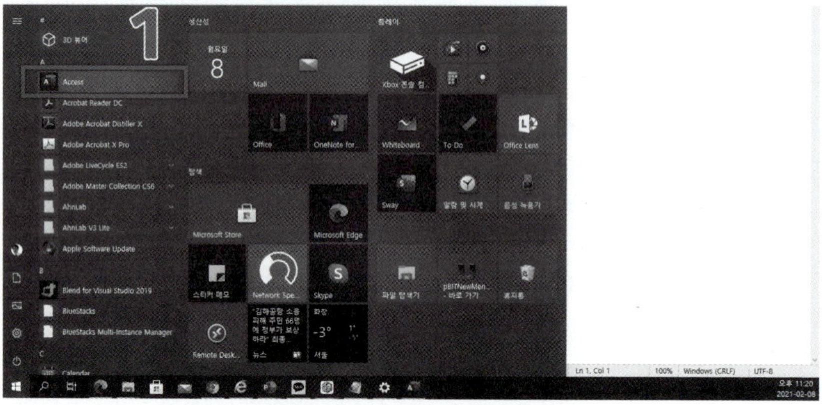

**step 03** 혹은, **[시작] → [시작화면]** → [Office] 아이콘을 선택한다. 그러면 아래와 같이 오피스365 통합검색창이 나타나는데 여기서 왼쪽 아이콘 중에 [Access]아이콘을 선택해도 된다.

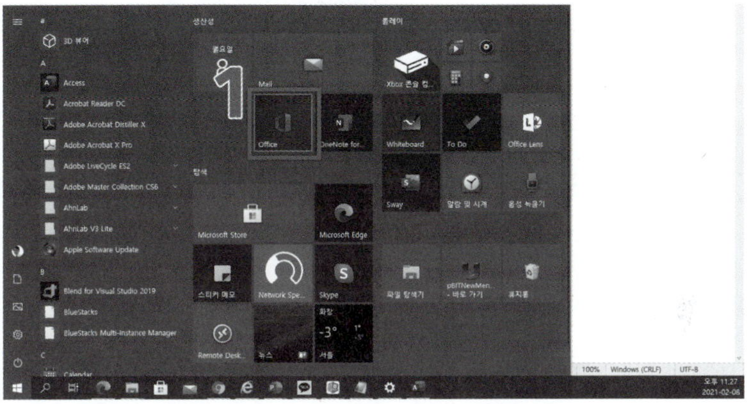

**step 04** 또 다른 방법으로, 대부분은 **[시작] → [앱목록]** → [Access] 메뉴에서 마우스 오른쪽 버튼을 눌러 팝업창이 나오면 **[자세히] → [파일위치열기]**를 눌러 단축아이콘의 위치를 찾아 해당 [Access]아이콘을 복사하여 바탕화면에 두고 사용하자. 그러면 앞으로 모든 액세스 실습 때마다 바탕화면에서 바로 [Access] 프로그램을 실행할 수 있을 것이다.

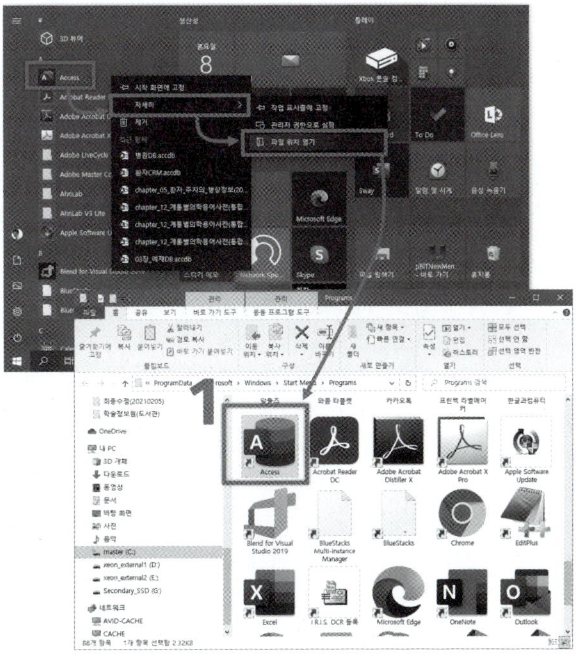

step 05 여기서 [**빈 데이터베이스**]를 선택한 후, 파일이름을 [**병원**DB.accdb]로 입력하고 [**만들기**(C)] 버튼을 선택한다.

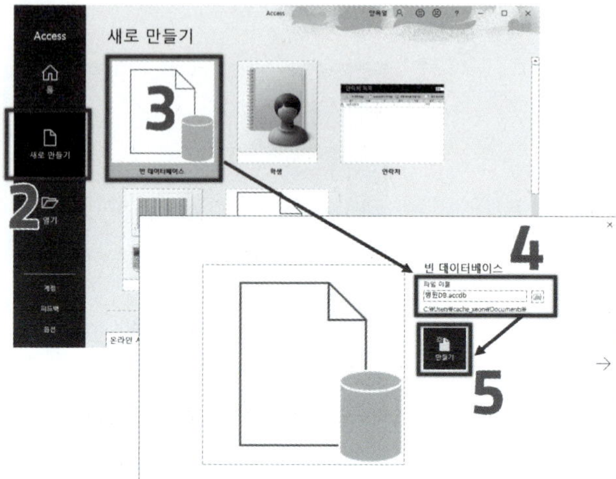


step 06 테이블 생성을 위해 액세스 화면 왼쪽 [**탐색창**] 영역에서 **'테이블1'**이라는 기본 테이블이 하나 만들어져 있는 것을 확인할 수 있다. **'테이블1'** 이름 위에서 마우스 오른쪽 버튼을 눌러 팝업창이 나타나면 **'다자인보기'**를 선택한다. 그러면 저장할 테이블의 이름을 묻는 입력창이 나타난다. 여기에 '병상'이라는 이름을 입력하고 [**확인**]버튼을 선택하면 테이블의 이름이 **'병상'으로 변경**될 것이다.

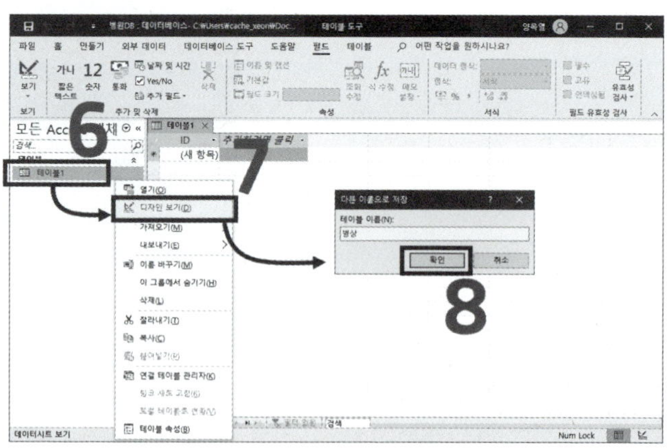

step 07 액세스의 화면 왼편 **[탐색창] 영역**에 **'병상'**으로 변경된 테이블이름을 확인할 수 있다. 또한 화면 가운데 [개체창] 영역은 2개의 영역으로 구분할 수 있는데, **(9)영역은 필드이름과 데이터형식을 선택**하는 영역이며, **(10)영역은 선택된 필드의 세부 속성을 보여주거나 변경**하기 위한 영역이다.

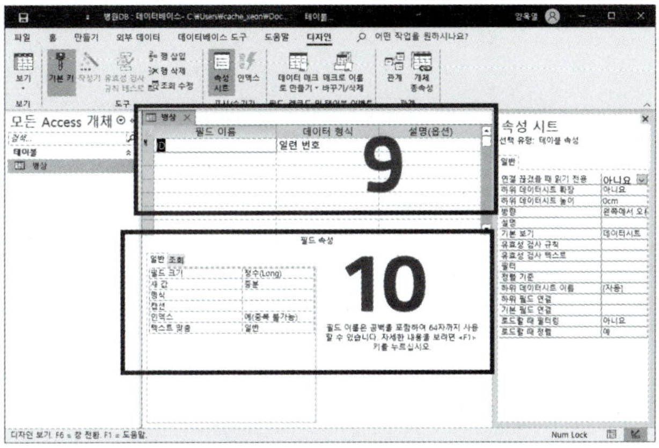


step 08 [표 6-1]을 참고하여 **'병상'** 테이블 내에 [ID], **[병실번호]**, **[진단코드]** 등 3개의 **필드 이름을 추가**하고, 데이터형식을 변경한다. 우선 [ID]**필드의 데이터형식**은 아래와 같이 **'일련번호'** 형식을 선택한다. **'일련번호' 속성은 정수형 값**[정수(Long)]을 가지며, 사용자가 입력하지 않아도 자동으로 값이 부여된다.

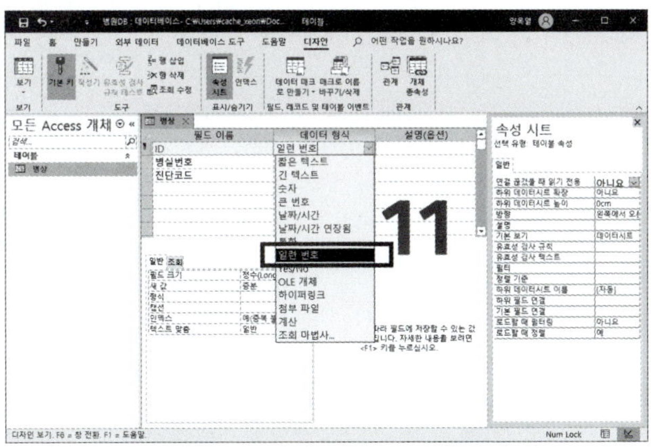

step 09 '병상' 테이블의 두 번째 필드인 **[병실번호]** 필드는 **데이터형식은 '짧은 텍스트'**로 선택하고 '필드크기' 값을 '6'으로 설정한다. 이 의미는 문자 6글자(6bytes)까지 입력이 가능한 필드가 된다는 의미이다(예를 들어, 3동 5024병실 표현은 '3-5024'로 병실번호를 입력한다).

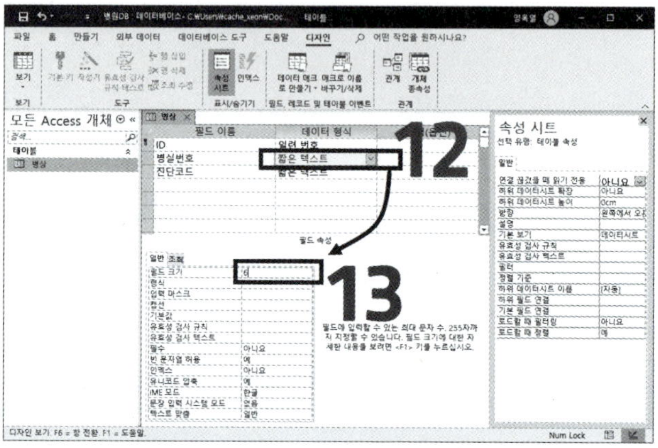


step 10 '병상' 테이블의 마지막 필드인 **[진단코드] 필드**는 데이터형식은 [병실번호] 필드와 마찬가지로 **데이터형식은 '짧은 텍스트'**로 선택하고 **'필드크기' 속성 값은 '10'**으로 설정한다.

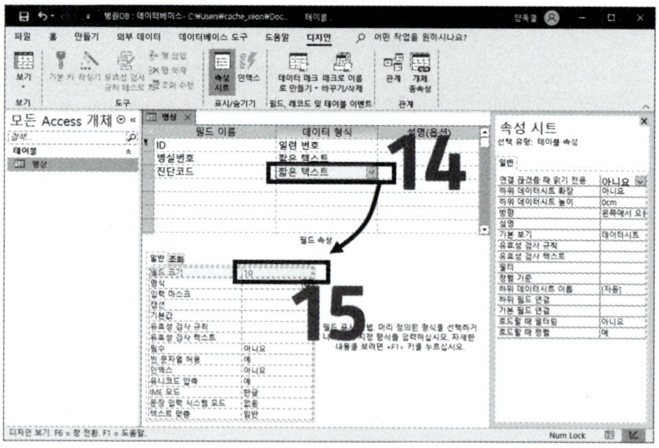

step 11 완성된 **'병상'** 테이블의 필드들을 아래와 같이 확인할 수 있다.

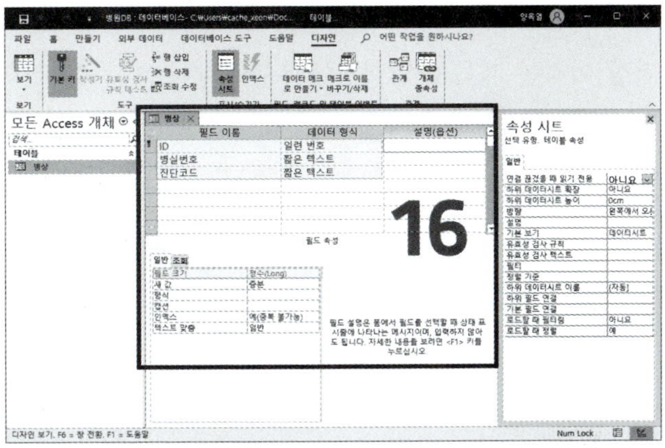


step 12 입력이 완료되었다면 단축키 CTRL + S 를 눌러 저장하거나, 액세스 창 왼쪽 위에 있는 저장() 아이콘을 눌러 저장을 완료한다.

step 13 나머지 2개의 테이블인 **'환자' 테이블, '의사' 테이블**을 생성하기 위해서는 액세스 화면 위쪽에 [**리본메뉴**] 중에서 [**만들기**] → [**테이블**]을 아래와 같이 선택한다.

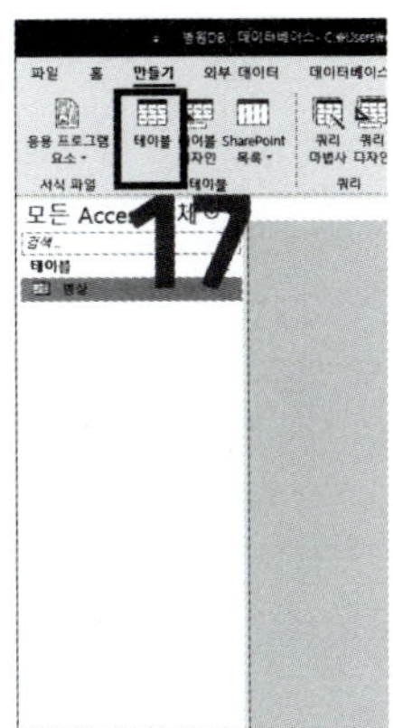

step 14 그러면 step 06과 같이 '테이블1'이라는 이름의 테이블이 생성된다. 역시 마우스 오른쪽 버튼을 눌러 팝업창이 나타나면 **'디자인보기'**를 선택한 후 **[다른 이름으로 저장]**이라는 제목의 입력창에서 **'환자'**라는 이름을 입력하고 **[확인]버튼**을 선택한다.

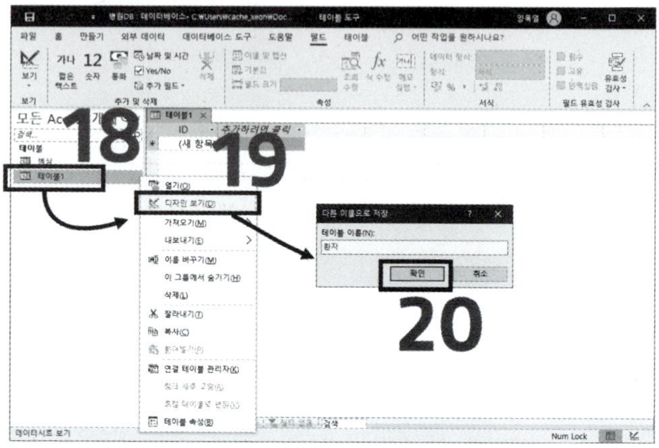


step 15 위의 step 14와 동일한 방법으로 **'의사' 테이블**도 생성한다.

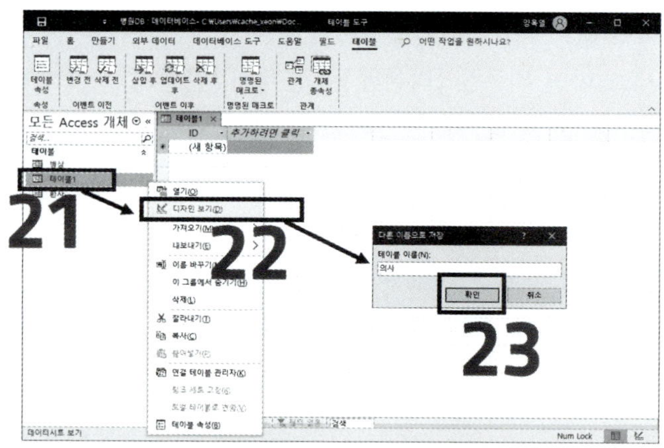

step 16 **'환자' 테이블**이라는 **[탐색창]**의 이름을 더블클릭하면 액세스 화면 가운데 [개체창]에 [표 6-1]을 참조하여 **'필드 이름'**과 **'데이터 형식'**을 아래와 같이 입력한다. 이때 [개체창] 영역의 속성정보에는 step 08에서 step 10의 단계와 같은 순서로 필드크기 속성값도 [표 6-1]을 참조하여 변경해주어야 한다. 아래 그림과 완성된 **'환자' 테이블**의 **[차트번호], [이름], [성별], [담당의사코드], [병실번호] 필드정보를 확인**할 수 있다.

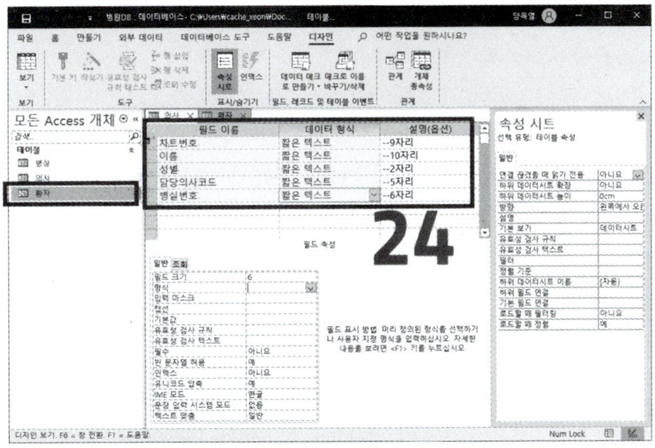


step 17 **'의사' 테이블**도 위의 단계와 마찬가지로 [탐색창]의 '의사' 테이블 이름을 더블클릭하면 액세스 화면 가운데 [개체창]에 [표 6-1]을 참조하여 '필드 이름'과 '데이터 형식'을 아래와 같이 입력한다. 이때 [개체창] 영역의 속성정보에는 step 08에서 step 10의 단계와 같은 순서로 필드크기 속성값도 [표 6-1]을 참조하여 변경해주어야 한다. 아래 그림과 같이 생성된 **'의사' 테이블**의 **[의사코드], [이름], [진료과목], [진료코드] 필드정보를 확인**할 수 있다.

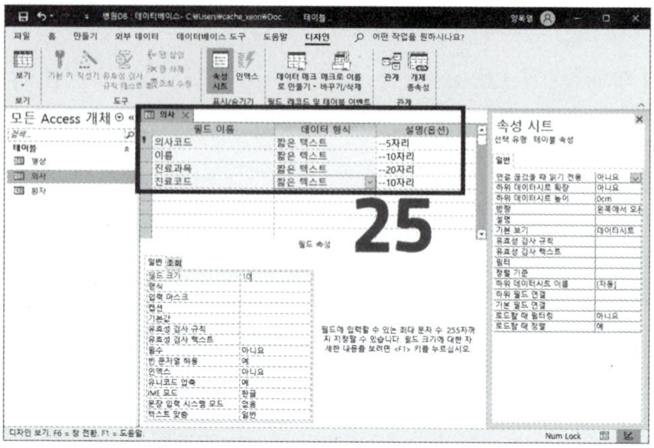

step 18 이로써 **'병상'**, **'환자'**, **'의사'**라는 3가지 테이블의 생성을 완성하고 각 테이블별로 필드를 추가하고, 데이터형식을 선택한 후 필드 속성까지 변경하는 작업을 완성하였다.

완료①–테이블 생성 : **'병상'**, **'환자'**, **'의사'**

완료②–필드 생성 : 병상(ID/병실번호/진단코드)

환자(차트번호/성별/담당의사코드/병실번호)

의사(의사코드/이름/진료과목/진료코드)

완료③–기본키 생성 : **[병상.ID]**, **[환자.차트번호]**, **[의사.의사코드]**

step 19 [실습 6–1] 끝~

## 6.2.2 생성된 테이블에 데이터 입력하기

지금까지의 작업은 데이터베이스를 만들고 그 안에 테이블을 생성한 후, 테이블 마다 필요한 필드를 정의하고 속성을 변경하는 작업을 수행하였다. 이 절에서는 생성된 테이블 내에 필드마다 속성에 맞는 실체(데이터, 값)를 입력하는 작업을 수행해보자.

## 실습 6-2 만들어진 '병원DB'에 데이터 넣기

■ 사용파일 : ₩실습파일₩06_병원DB1.accdb

**[실습 6-2] 시작**

**만들어진 '병원DB'에 데이터 넣기**
액세스 실행

**DB 불러오기**

06_병원DB1.accdb

**TABLE 데이터 넣기**

[환자] : 3개 필드, 14개 레코드
[의사] : 4개 필드, 13개 레코드
[병상] : 5개 필드, 13개 레코드

**TABLE 필드 데이터 입력**

[병상] : ID, 병실번호, 진단코드('1', '2-2101', 'IM')
[환자] : 차트번호, 이름, 성별, 담당의사코드, 병실번호
('191006001', '금소희', '여', '86001', '2-2101')
[의사] : 의사코드, 이름,진료과목,진료코드
('82345', '김한슬', '내과전문의', 'IM')

**완료**

만들어진 DB에 데이터입력 완료

**step 00** 아래와 같은 조건의 데이터베이스를 생성하시오.

**CONDITION**

조건①–**'병원DB'** 데이터베이스를 불러온다.
조건②–**'병상'** 테이블에 14개의 병실을 [표 6-2]와 같이 데이터를 입력하라.
조건③–**'환자'** 테이블에 13개의 환자명단을 [표 6-3]과 같이 데이터를 입력하라.
조건④–**'의사'** 테이블에 13개의 의사명단을 [표 6-4]와 같이 데이터를 입력하라.
조건⑤–모든 테이블의 데이터를 입력한 후 저장 완료하라.

**표 6-2 '병상' 테이블 데이터**

| ID | 병실번호 | 진단코드 |
|---|---|---|
| 1 | 2-2101 | IM |
| 2 | 2-2102 | IM |
| 3 | 3-3201 | GS |
| 4 | 3-3202 | GS |
| 5 | 5-5301 | OB&GY |
| 6 | 5-5302 | OB&GY |
| 7 | 7-7501 | OS |
| 8 | 7-7502 | EYE |
| 9 | 8-8601 | DER |
| 10 | 8-8602 | ENT |
| 11 | 3-5701 | PS |
| 12 | 2-3702 | UR |
| 13 | 4-1801 | NS |
| 14 | 1-1802 | NP |

**표 6-3 '환자' 테이블 데이터**

| 차트번호 | 이름 | 성별 | 담당의사코드 | 병실번호 |
|---|---|---|---|---|
| 191006001 | 금소희 | 여 | 86001 | 2-2101 |
| 191006002 | 고승현 | 남 | 82345 | 5-5302 |
| 191006003 | 김민수 | 남 | 84001 | 7-7501 |
| 191006004 | 김선정 | 여 | 84001 | 7-7502 |
| 191006005 | 김윤정 | 여 | 84002 | 8-8601 |
| 191006006 | 김윤지 | 남 | 84002 | 8-8602 |
| 201006007 | 김도윤 | 남 | 84003 | 7-7501 |
| 201006008 | 맹태영 | 남 | 84003 | 7-7502 |
| 201006009 | 곽수아 | 여 | 84004 | 8-8601 |
| 201006010 | 김규빈 | 여 | 84005 | 8-8602 |
| 201006011 | 김혜연 | 여 | 85001 | 3-5701 |
| 201006012 | 한예원 | 여 | 85002 | 2-3702 |
| 201006013 | 홍다정 | 여 | 85003 | 4-1801 |

**표 6-4 '의사' 테이블 데이터**

| 의사코드 | 이름 | 진료과목 | 진료코드 |
|---|---|---|---|
| 82345 | 김한슬 | 내과전문의 | IM |
| 84001 | 나승원 | 외과전문의 | GS |
| 84002 | 문민혁 | 산부인과전문의 | OB&GY |
| 84003 | 민혜원 | 정형외과 | OS |
| 84004 | 박가영 | 피부과전문의 | DER |
| 84005 | 박효선 | 성형외과 | PS |
| 85001 | 변윤서 | 내과전문의 | IM |
| 85002 | 변윤지 | 외과전문의 | GS |
| 85003 | 손윤지 | 산부인과전문의 | OB&GY |
| 85004 | 신예솔 | 비뇨기과전문의 | UR |
| 85006 | 유지원 | 안과전문의 | EYE |
| 85007 | 이은서 | 신경외과전문의 | NS |
| 86001 | 최승관 | 신경정신과전문의 | NP |

step 01 바탕화면에 단축아이콘 'ACCESS'를 실행시키거나, 혹은 [시작] → [앱목록] → [Access]를 실행한다. 그러면 아래와 같이 액세스 시작화면이 나타난다.

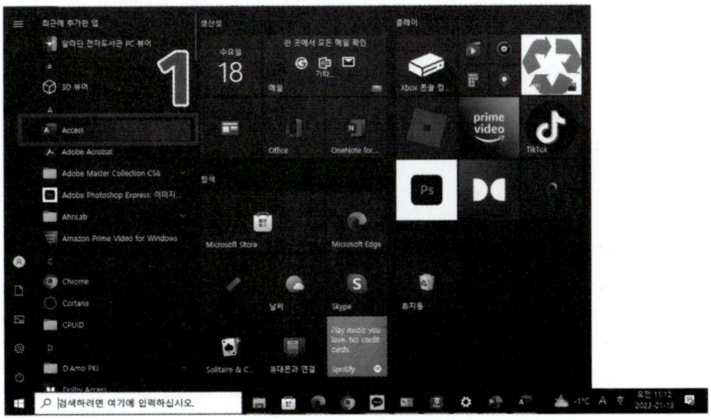

step 02 앞서 [실습 6-1]을 통해 생성된 [06_**병원**DB1.accdb]라는 데이터베이스와 **'병상'**, **'환자'**, **'의사'**라는 테이블 생성이 완료되었다면, 각 테이블에 **실체(데이터)**를 입력해보자.

첫 번째 데이터 입력은 아래 [표 6-2]와 같이 **'병상' 테이블**에 데이터를 입력해보자. '병상' 테이블에는 [ID], **[병실번호]**, **[진단코드]** 등 3개의 필드로 구성되어 있다. 여기서 [ID]는 다른 레코드와 구별되는 유일한 값을 갖는 **기본키**(Primary Key)로 설정되어있다. 기본키에 대한 표시를 일반적으로 해당 필드 명에 밑줄을 그어 구분해준다.

**표 6-2 '병상' 테이블 데이터**

| ID | 병실번호 | 진단코드 |
|---|---|---|
| 1 | 2-2101 | IM |
| 2 | 2-2102 | IM |
| 3 | 3-3201 | GS |
| 4 | 3-3202 | GS |
| 5 | 5-5301 | OB&GY |
| 6 | 5-5302 | OB&GY |
| 7 | 7-7501 | OS |
| 8 | 7-7502 | EYE |
| 9 | 8-8601 | DER |
| 10 | 8-8602 | ENT |
| 11 | 3-5701 | PS |
| 12 | 2-3702 | UR |
| 13 | 4-1801 | NS |
| 14 | 1-1802 | NP |

step 03 입력방법은 액세스의 화면 왼쪽 **[탐색창]** 영역에서 **'병상' 테이블**을 더블클릭하면 화면 중앙의 [개체창] 영역에 테이블 보기가 나타나고 여기에 [표 6-2]와 같이 각 셀에 정확히 값을 입력한다. 여기서 [ID]필드는 자동으로 생성되므로 **[병실번호]와 [진단코드] 값만 입력**하면 된다.

| ID | 병실번호 | 진단코드 |
|---|---|---|
| 1 | 2-2101 | IM |
| 2 | 2-2102 | IM |
| 3 | 3-3201 | GS |
| 4 | 3-3202 | GS |
| 5 | 5-5301 | OB&GY |
| 6 | 5-5302 | OB&GY |
| 7 | 7-7501 | OS |
| 8 | 7-7502 | EYE |
| 9 | 8-8601 | DER |
| 10 | 8-8602 | ENT |
| 11 | 3-5701 | PS |
| 12 | 2-3702 | UR |
| 13 | 4-1801 | NS |
| 14 | 1-1802 | NP |

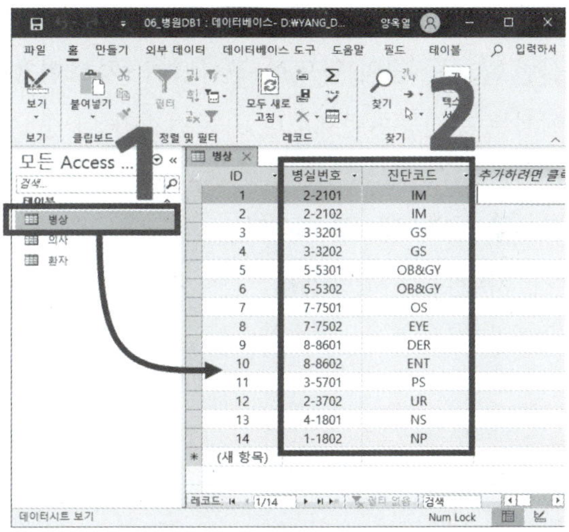


step 04 만일 잘 못 입력한 필드값이 있을 경우에는 해당 필드의 셀로 이동하여 단축키 F2 를 누르면 셀의 데이터값이 선택된다. 이때 필요한 값으로 변경할 수 있다.

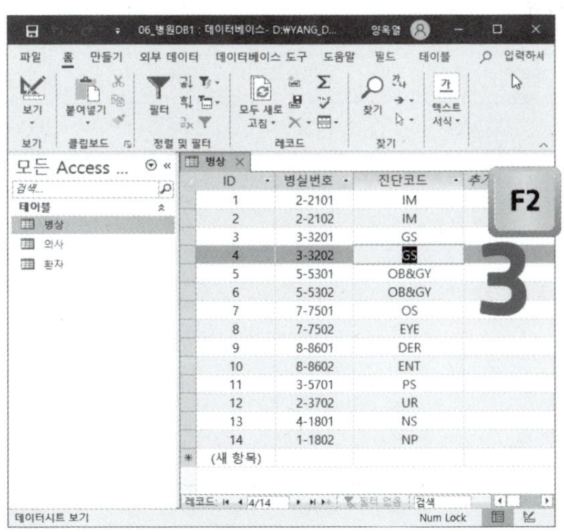

step 05 입력이 완료되었다면 단축키 CTRL + S 를 눌러 저장하거나, 액세스 창 왼쪽 위에 있는 저장( ) 아이콘을 눌러 저장을 완료한다.

step 06 위의 step 03과 같은 방법으로 **'환자' 테이블**에도 [표 6-3]을 참조하여 데이터 값을 입력한다.

두 번째 테이블인 '환자' 테이블은 [차트번호], [이름], [성별], [담당의사코드], [병실번호] 등 5개의 필드로 구성되며 **[차트번호] 필드가 기본키**이다. 일반적으로 병원에서는 주민등록번호보다 차트번호가 더 중요한 환자정보로 사용된다.

**표 6-3 '환자' 테이블 데이터**

| 차트번호 | 이름 | 성별 | 담당의사코드 | 병실번호 |
|---|---|---|---|---|
| 191006001 | 금소희 | 여 | 86001 | 2-2101 |
| 191006002 | 고승현 | 남 | 82345 | 5-5302 |
| 191006003 | 김민수 | 남 | 84001 | 7-7501 |
| 191006004 | 김선정 | 여 | 84001 | 7-7502 |
| 191006005 | 김윤정 | 여 | 84002 | 8-8601 |
| 191006006 | 김윤지 | 남 | 84002 | 8-8602 |
| 201006007 | 김도윤 | 남 | 84003 | 7-7501 |
| 201006008 | 맹태영 | 남 | 84003 | 7-7502 |
| 201006009 | 곽수아 | 여 | 84004 | 8-8601 |
| 201006010 | 김규빈 | 여 | 84005 | 8-8602 |
| 201006011 | 김혜연 | 여 | 85001 | 3-5701 |
| 201006012 | 한예원 | 여 | 85002 | 2-3702 |
| 201006013 | 홍다정 | 여 | 85003 | 4-1801 |

**step 07** 액세스의 화면 왼쪽의 [탐색창] 영역에서 **'환자' 테이블** 이름을 더블클릭하면 화면 중앙의 [개체창]에 '환자' 테이블의 정보가 보이는데 여기에 [표 6-3]을 참조하여 아래 그림과 같이 해당 값을 정확히 입력한다.

| 차트번호 | 이름 | 성별 | 담당의사코드 | 병실번호 |
|---|---|---|---|---|
| 191006001 | 금소희 | 여 | 86001 | 2-2101 |
| 191006002 | 고승현 | 남 | 82345 | 5-5302 |
| 191006003 | 김민수 | 남 | 84001 | 7-7501 |
| 191006004 | 김선정 | 여 | 84001 | 7-7502 |
| 191006005 | 김윤정 | 여 | 84002 | 8-8601 |
| 191006006 | 김윤지 | 남 | 84002 | 8-8602 |
| 201006007 | 김도윤 | 남 | 84003 | 7-7501 |
| 201006008 | 맹태영 | 남 | 84003 | 7-7502 |
| 201006009 | 곽수아 | 여 | 84004 | 8-8601 |
| 201006010 | 김규빈 | 여 | 84005 | 8-8602 |
| 201006011 | 김혜연 | 여 | 85001 | 3-5701 |
| 201006012 | 한예원 | 여 | 85002 | 2-3702 |
| 201006013 | 홍다정 | 여 | 85003 | 4-1801 |

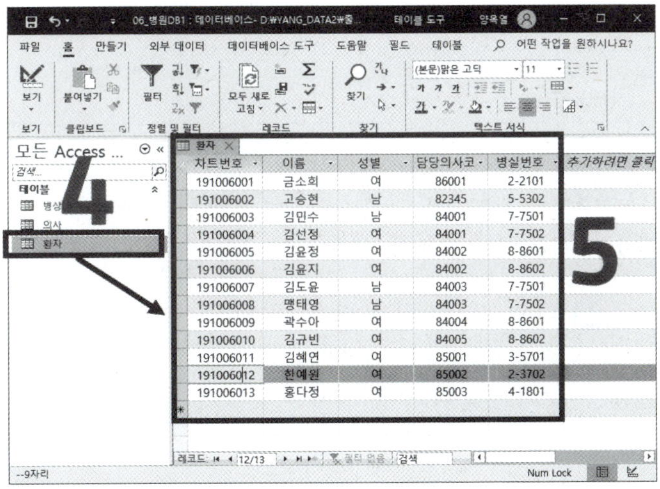

**step 08** 입력이 완료되었다면 단축키 CTRL + S 를 눌러 저장하거나, 액세스 창 왼쪽 위에 있는 저장(💾) 아이콘을 눌러 저장을 완료한다.

step 09 위의 step 03 이나 step 07과 같은 방법으로 **'의사' 테이블**에도 [표 6-4]를 참조하여 데이터 값을 입력한다.

세 번째 테이블인 **'의사' 테이블**은 [의사코드], [이름], [진료과목], [진료코드] 등 4개의 필드로 구성되며 **[의사코드] 필드가 기본키**(Primary Key)이다.

**표 6-4 '의사' 테이블 데이터**

| 의사코드 | 이름 | 진료과목 | 진료코드 |
|---|---|---|---|
| 82345 | 김한슬 | 내과전문의 | IM |
| 84001 | 나승원 | 외과전문의 | GS |
| 84002 | 문민혁 | 산부인과전문의 | OB&GY |
| 84003 | 민혜원 | 정형외과 | OS |
| 84004 | 박가영 | 피부과전문의 | DER |
| 84005 | 박효선 | 성형외과 | PS |
| 85001 | 변윤서 | 내과전문의 | IM |
| 85002 | 변윤지 | 외과전문의 | GS |
| 85003 | 손윤지 | 산부인과전문의 | OB&GY |
| 85004 | 신예솔 | 비뇨기과전문의 | UR |
| 85006 | 유지원 | 안과전문의 | EYE |
| 85007 | 이은서 | 신경외과전문의 | NS |
| 86001 | 최승관 | 신경정신과전문의 | NP |

step 10 액세스의 화면 왼쪽의 [탐색창] 영역에서 **'의사' 테이블** 이름을 더블클릭하면 화면 중앙의 [개체창]에 '의사' 테이블의 정보가 보이는데 여기에 [표 6-4]를 참조하여 아래 그림과 같이 해당 값을 정확히 입력한다.

| 의사코드 | 이름 | 진료과목 | 진료코드 |
|---|---|---|---|
| 82345 | 김한슬 | 내과전문의 | IM |
| 84001 | 나승원 | 외과전문의 | GS |
| 84002 | 문민혁 | 산부인과전문의 | OB&GY |
| 84003 | 민혜원 | 정형외과 | OS |
| 84004 | 박가영 | 피부과전문의 | DER |
| 84005 | 박효선 | 성형외과 | PS |
| 85001 | 변윤서 | 내과전문의 | IM |
| 85002 | 변윤지 | 외과전문의 | GS |
| 85003 | 손윤지 | 산부인과전문의 | OB&GY |
| 85004 | 신예솔 | 비뇨기과전문의 | UR |
| 85006 | 유지원 | 안과전문의 | EYE |
| 85007 | 이은서 | 신경외과전문의 | NS |
| 86001 | 최승관 | 신경정신과전문의 | NP |

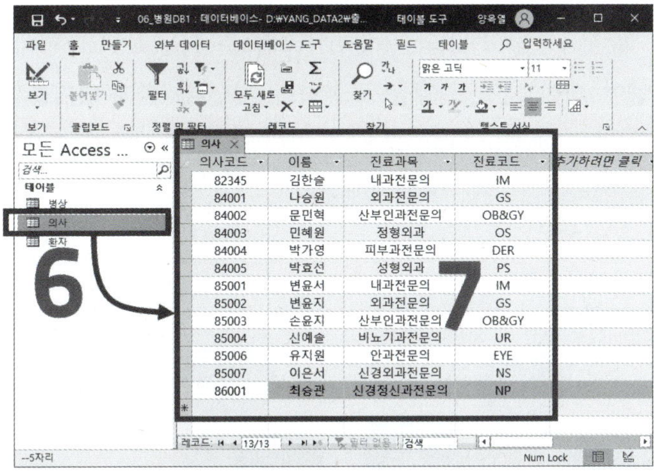

step 11 역시, 입력이 완료되었다면 단축키 CTRL + S 를 눌러 저장하거나, 액세스 창 왼쪽 위에 있는 저장(💾) 아이콘을 눌러 저장을 완료한다.

step 12 이로써 **'병상'**, **'환자'**, **'의사'**라는 3가지 테이블 데이터 입력 작업을 완성하였다.

완료①–사용 테이블 : **'병상'**, **'환자'**, **'의사'**

완료②–**'병상'** 테이블 입력 : 14개 행(레코드)

완료③–**'환자'** 테이블 입력 : 13개 행(레코드)

완료④–**'의사'** 테이블 입력 : 13개 행(레코드)

step 13 [실습 6-2] 끝~

## 6.2.3 테이블 간 관계설정

데이터베이스가 만들어지면 그 내부에는 여러 개의 테이블들이 존재하는데, 이들 개별 테이블은 관련있는 성격에 맞춰 필드들이 모여 구성된 독립적인 꾸러미라고 할 수 있다. 그런데 데이터베이스가 진짜 역할을 하기 위해서는 개별 테이블들이 서로 연결되어 활용되어야만 데이터베이스로서의 기능이 완성된다고 할 수 있다. 따라서 테이블 간의 연결을 만들어주는 작업이 관계이다. 다시 말해, 하나의 데이터베이스 내에 존재하는 **테이블 간에는 서로 연관성 있는 필드(field)들 끼리 연결하는 것을 관계(relationship)라고 정의**한다.

앞서 [그림 6-2]와 동일한 [그림 6-4]는 E-R다이어그램(ERD)에서 마름모꼴 모양이 테이블 간 관계를 표현하는 것인데 **'환자'테이블과 '의사'테이블 간에는 [주치의]라는 관계(relationship)**를 맺고 있으며, **'환자'테이블과 '병상'테이블 간에는 [입원]이라는 관계**를 맺고 있음을 알 수 있다.

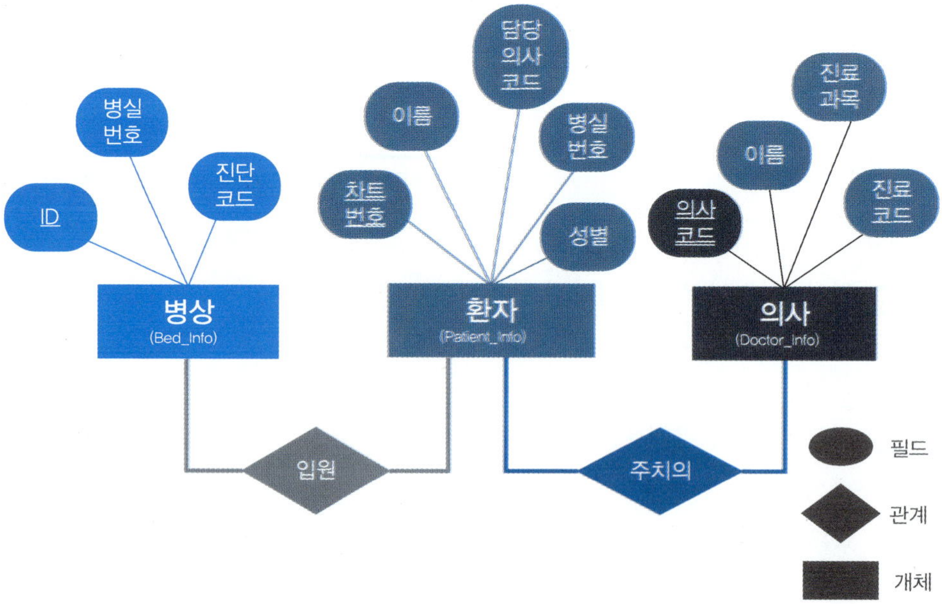


그림 6-4 '병원DB' 테이블 및 관계 ERD

이러한 관계는 각 테이블에서 서로 공통된 영역의 필드가 존재할 때 가능하다. '병상' 테이블의 [병실번호]와 '환자' 테이블의 [병실번호] 필드가 공통영역에 해당하며, **'환자'** 테이블과 **'의사'** 테이블 간에는 **[담당의사코드]**와 **[의사코드]**가 **이름은 다르지만 공통영역에 해당**한다. 이를 정리 요약하면 아래와 같다.

**SUMMARY 6-1 | 데이터베이스 내 테이블간의 관계설정**

[병상.병실번호] == [환자.병실번호]
[환자.담당의사코드] == [의사.의사코드]

관계(relationship)란 이러한 테이블 간에 공통영역(common reign)을 찾아 연결하는 과정을 의미한다. 관계가 잘 설정되면 데이터베이스 내의 정보의 중복성(redundancy)을 줄이면서 간략한 형태로 자료를 유지할 수 있게 된다.

아래 [실습 6-3]은 [실습 6-2]에서 만들어진 '병원DB' 내의 각 테이블 간의 관계를 설정하는 예이다.

## 실습 6-3 만든 DB 테이블에 관계설정하기

■ 사용파일 : ₩실습파일₩06_병원DB1.accdb

**[실습 6-3] 시작**

**만든 DB 테이블에 관계설정하기**
액세스 실행

↓

**DB 불러오기**

06_병원DB1.accdb

↓

**TABLE 확인하기**

[환자], [의사], [병상] 테이블 확인

↓

**관계설정 하기**

[병상]–[환자]–[의사] 순서로 관계 연결하기
[병상.병실번호] == [환자.병실번호] 연결
[환자.담당의사코드] == [의사.의사코드]
참조무결성 관계연결

↓

**완료**

관계설정 완료

**step 01** 아래와 같은 조건에 맞게 데이터를 입력하시오.

| CONDITION |
|---|
| 조건①–**'병원DB'** 데이터베이스를 불러온다.<br>조건②–'병상' 테이블의 **[병실번호]**와 '환자'테이블의 [병실번호]를 관계 설정하라.<br>조건③–'환자' 테이블의 **[담당의사코드]**와 '의사'테이블의 [의사코드]를 관계 설정하라.<br>조건④–'관계' 설정을 저장하라. |

step 02 앞서 [실습 6-1]과 [실습 6-2]에 의해 생성된 [06_병원DB1.accdb] 파일을 이용하여 관계설정을 실습해보자.

바탕화면에 단축아이콘 'ACCESS'를 실행시키거나, 혹은 **[시작]** → **[앱목록]** → **[Access]**를 실행한다. 그러면 아래와 같이 액세스 시작화면이 나타난다.

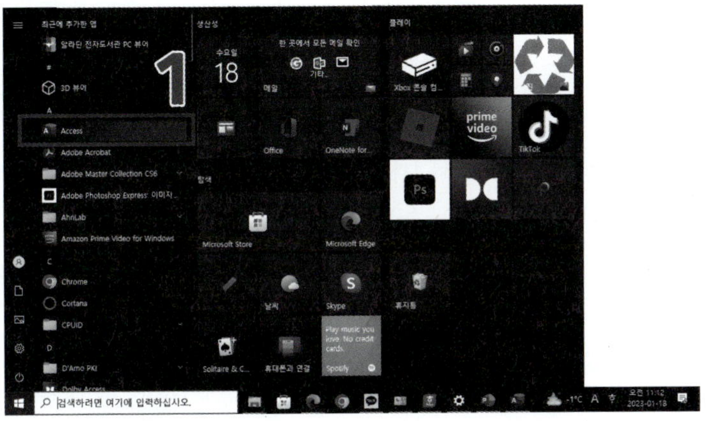

step 03 액세스가 실행되면 액세스 창의 왼쪽 맨 위에 **[파일]탭** → **[열기]**를 선택한다. 파일이름이 [06_병원DB2.accdb]인 액세스 파일을 선택하고 **[열기(O)] 버튼**을 선택한다.

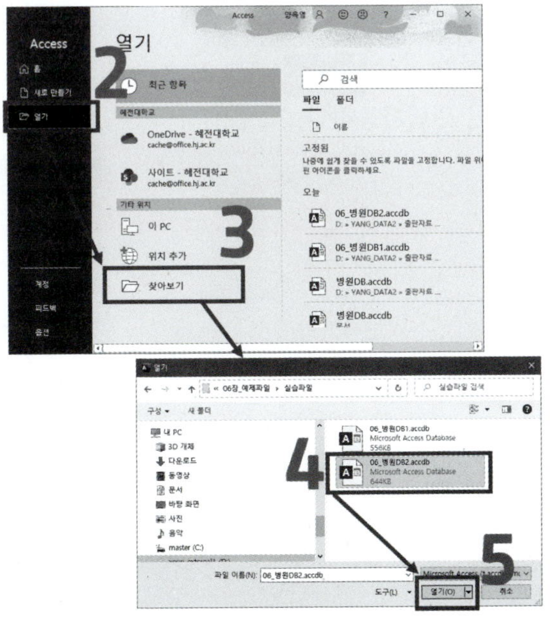

step 04 액세스 창에서 열린 데이터베이스의 **테이블을 확인**한다.

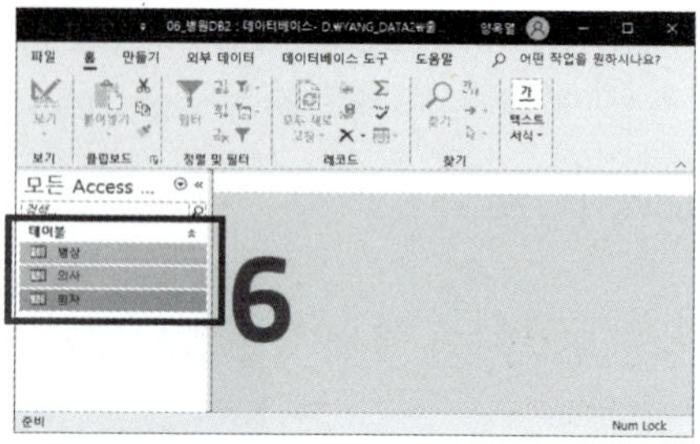

step 05 [리본메뉴]에서 **[데이터베이스 도구]**를 선택하고, 여기에 **[관계]**라는 단축아이콘을 선택한다.

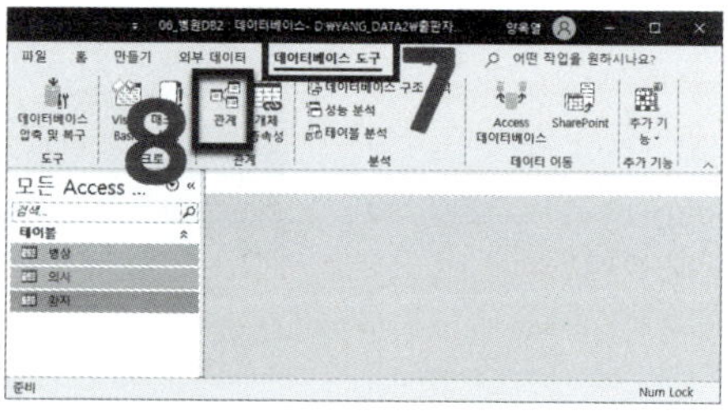

step 06 [개체창] 오른쪽에 **[테이블 추가] 선택창**에서 **'병상', '의사', '환자'** 테이블을 **모두 선택**한 후 [선택한 표 추가] 버튼을 선택한다. 이때 동시에 여러 개의 테이블을 선택할 때에는 Shift 키를 누른 상태에서 테이블이름을 동시에 선택하면 여러 테이블이 선택가능하다.

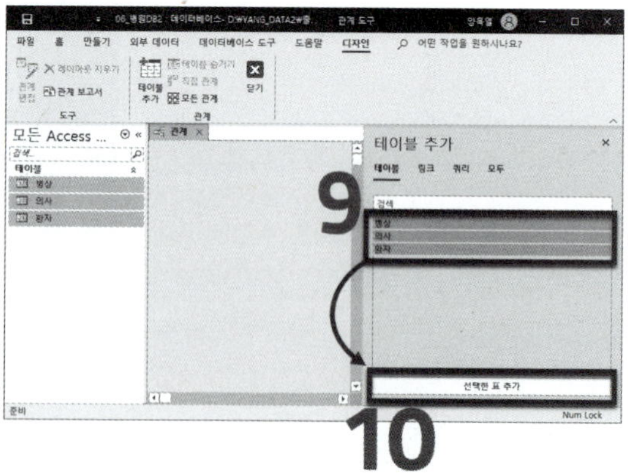

step 07 테이블 선택이 완료되었다면 [테이블 추가]창의 [닫기(Ⓒ)]버튼을 눌러 **[테이블 추가]창을 닫는다.**

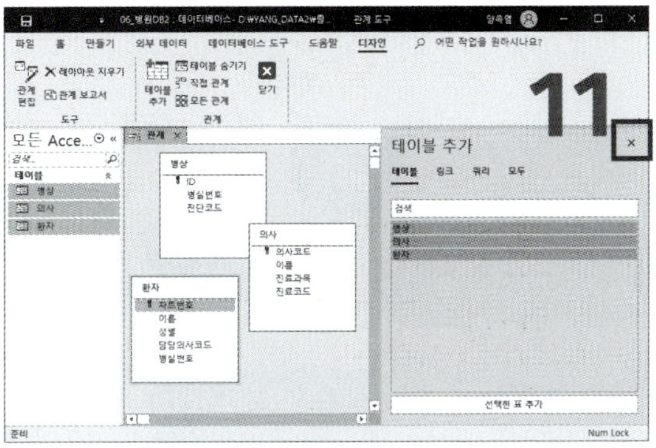

step 08 아래 그림과 같이 관계창에서 **'병상'–'환자'–'의사' 순서로 테이블을 마우스로 이동하여 배치**한다.

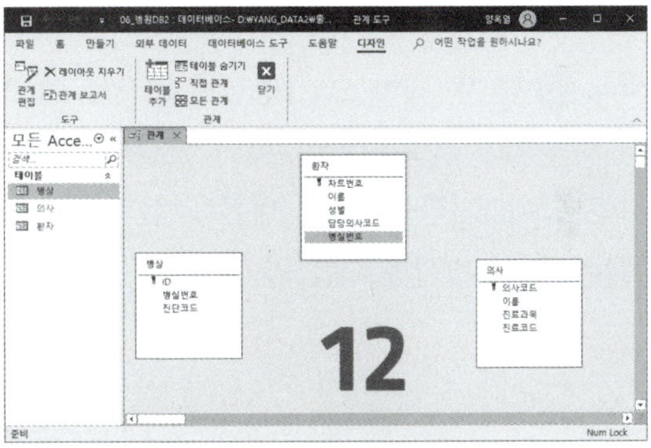

step 09 우선 아래 그림과 같이 **'병상'** 테이블과 **'환자'** 테이블 간에 [**입원**]이라는 관계를 설정하고자 한다.

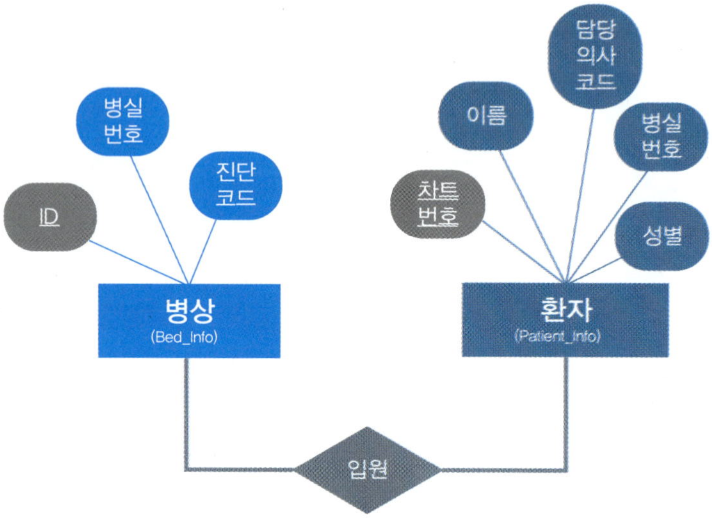


step 10 **'환자'** 테이블의 [**병실번호**] 필드를 **'병상'** 테이블의 [**병실번호**] 필드에 정확히 마우스로 드래그(drag)하여 연결한다. 그러면 아래와 같이 [**관계편집**]창이 나타나는데 이때 [**만들기(C)**] **버튼**을 선택하여 **관계설정을 완성**한다(이는 [환자.병실번호]==[병상.병실번호]를 의미함).

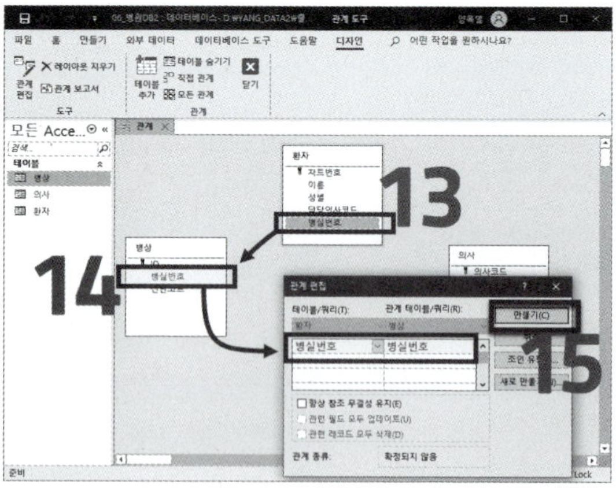

step ⑪ **'환자'-'병상' 테이블간의 관계 설정**이 완료되면 아래와 같이 선이 나타난다.

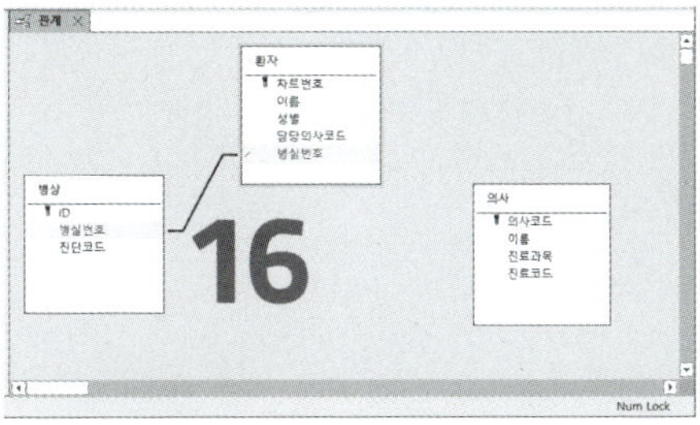


step ⑫ 이번에는 **'환자'** 테이블과 **'의사'** 테이블 간에 **[주치의]**라는 **관계**를 설정한다.

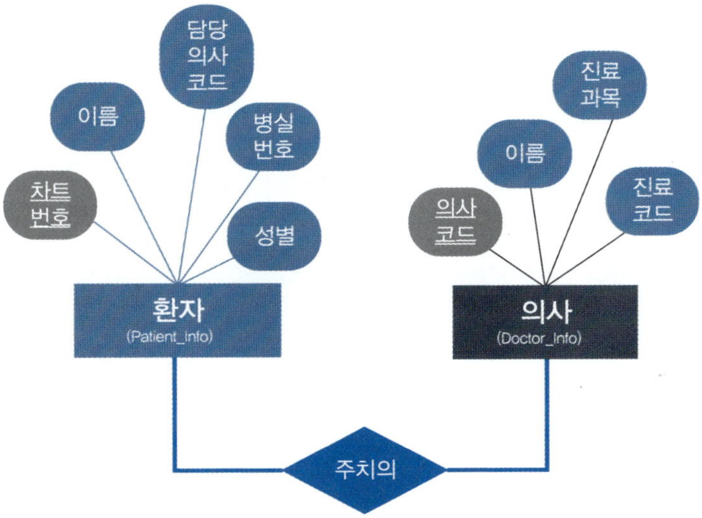


step ⑬ **'환자'** 테이블의 **[담당의사코드]** 필드를 **'의사'** 테이블의 **[의사코드]** 필드에 정확히 마우스로 드래그하여 **'연결'**한다. 그러면 아래와 같이 **[관계편집]** 창이 나타나는데 이때 **'항상 참조 무결성 유지(E)'** 체크박스를 선택한 후 **[만들기(C)]** 버튼을 선택하여 관계설정을 완성한다(※'항상 참조 무결성 유지(E)' 선택사항은 테이블의 기본키 정보가 변경되었을 경우에 관계 설정된 다른 테이블 필드에도 영향을 미치도록 설정하는 것이다).

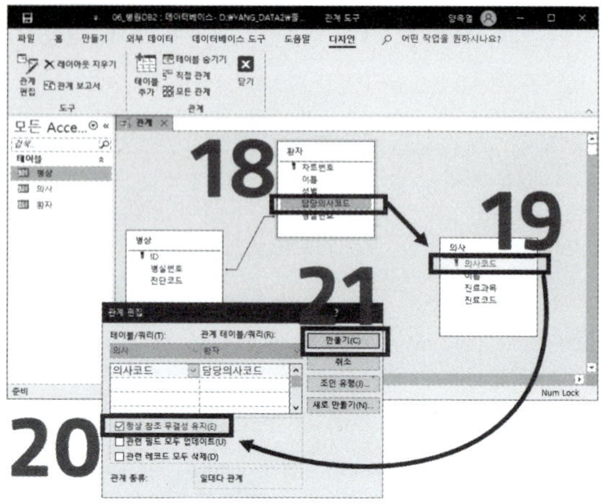


step ⑭ **'환자'–'의사' 테이블간의 관계설정**이 완료되면 아래와 같이 선이 나타난다. 이 관계에서는 **일대다 관계**를 표시하는 숫자 '1', 무한대 표시인 '∞'로 표현되며, 필드 중에 기본키와 연결된 필드일 경우에만 기호가 표시된다.

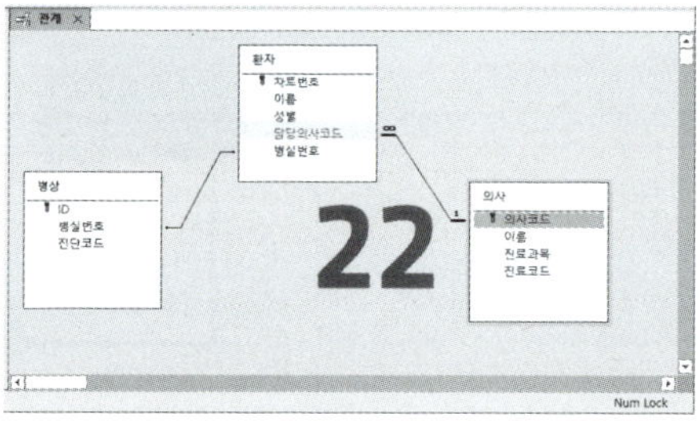


step ⑮ 이로써 3개의 테이블 간에 **관계설정**이 **완료**되었다.

step ⑯ 이로써 **'병상'**, **'환자'**, **'의사'**라는 3가지 테이블간 관계설정을 완성(完成)하였다.

완료①–사용 테이블 : **'병상', '환자', '의사'**

완료②–기본 관계설정 : **[병상.병실번호] == [환자.병실번호]**

완료③–참조무결성 관계설정 : **[환자.담당의사코드] == [의사.의사코드]**

step ⑰ [실습 6–3] 끝~

# 6.3 데이터 입력을 먼저하고 테이블 구조 만들기

## 6.3.1 테이블 이름 없이 데이터 먼저 입력하기

액세스에서의 테이블 생성을 위한 가장 기본적인 방법은 테이블을 먼저 만들고, 테이블 내에 필드의 구조를 설정한 후, 데이터를 입력하는 방법이다.

그러나 반대로 이름 없는 테이블에 데이터를 먼저 입력하고 그다음에 테이블의 이름이나 구조를 넣는 방법도 가능하다. 이를 **[선-데이터 입력(First Data Input) 후-테이블구조 만들기(Last Structure Output)]** 방법이다. 이 방법은 **테이블 내에 존재하는 필드들의 성격을 따로 정의하거나 설계하지 않고 데이터를 바로 입력하면 되는 방식**이다. 이때 액세스에서는 각 필드에 입력되는 데이터를 분석하여 그 필드의 형식을 자동으로 지정해준다. 만일, 자동으로 정의된 필드의 형식을 수정하고자 한다면, [디자인 보기]에서 재수정이 가능하다.

테이블의 이름이나 구조 없이 먼저 데이터를 입력하는 방법은 엑셀(xslx)파일이나 컴마로 구분된 텍스트파일(csv) 등 대량의 데이터를 가져올 때 사용하면 매우 편리하게 사용할 수 있다. 그럼 이러한 대량의 데이터를 가져와보자. 보건의료관련 데이터 중에는 '한국표준질병사인분류'나 '전국의료기관' 등의 대량의 데이터를 공용데이터 공유사이트에서 다운로드하여 활용할 수 있다.

### (1) 한국표준질병 · 사인분류(KCD-8) 자료획득

한국표준질병 · 사인분류(KCD, Korean Classification of Diseases)는 통계작성을 목적으로 1952년 제정된 이래 2020년 7월까지 8차례 개정이 이루어졌다. 각 개정 때마다 KCD에 번호를 부여하여 KCD-1, KCD-8 등으로 명명하고 있는데 표준분류는 5년을 주기로 개정하고 표준질병 사인분류는 끝자리 0년(2010년, 2020년 등)과 5년(2015년, 2025년 등)에 개정이 이루어진다.

또한, KCD는 세계보건기구(WHO)에서 권고하는 국제질병분류(ICD, International Statistical Classification of Diseases and Related Health Problems)와 종양학국제질병분류(ICD-O-3)의 내용을 신규 희귀질환 추가, 쉬운 한글 의학용어 채택, 우리나라에 맞게 세분화와 분류작업을 통해 반영하여 만들어 사용하고 있다. 현재 KCD-8은 제10차 국제질병분류(ICD-10)와 게임이용장애(Gaming Disorder)가 포함된 제11차 국제질병분류(ICD-11)가 반영된 것은 아니다.

2023년 현재, 사용할 데이터는 통계청(http://kostat.go.kr) 혹은 통계청 통계분류-한국표준질병 · 사인분류(http://kssc.kostat.go.kr/ksscNew_web/kssc/common/ClassificationContent. do?gubun=1&strCategoryNameCode=004&categoryMenu=007&addGubun=no)에서 발표한 8차 개정판 '한국표준질병 · 사인분류' 코드정보를 알파벳 별로 간단히 정의해 보는 테이블을 생성해보도록 하자.

통계청에서는 PDF파일과 엑셀파일 등으로도 정보를 제공받을 수 있다.

### (2) 한국표준질병 · 사인분류 자료 활용

다음 [표 6-5]는 통계청에서 제공하는 **'한국표준질병 · 사인분류'**를 DB화 할 수 있도록 안내하는 해당 열의 정보에 대한 사용지침이다.

**표 6-5 한국표준질병 · 사인분류 코드(대분류)**

<table>
<tr><th>필드항목</th><th>필드항목<br>세부명칭</th><th>설명</th></tr>
<tr><td rowspan="2">표제어</td><td>1. 표제어</td><td rowspan="2">질병사인분류는 하나씩 모든 질병에 대해 임상 및 병리학적 소견을 기재하거나 새로운 의학용어를 모두 포괄하는 의학용어집(Medical Nomenclature)과 달리 서로 유사한 질병을 집단으로 묶어주는 것을 목적으로 한다.<br>그러므로 해당집단을 대표하는 용어가 있어야 하는데, 이를 표제어라 한다.<br><br>〈예시〉<br>G44.0 군발두통증후군(←표제어)<br>만성 발작성 편두통<br>만성 군발두통<br>우발성 군발두통</td></tr>
<tr><td>2. 표제어(한국고유코드)</td></tr>
<tr><td rowspan="6">질병분류코드</td><td>대분류</td><td>대 : 대분류, 굵은 빨간색</td></tr>
<tr><td>중분류</td><td>중 : 중분류, 굵은 파란색</td></tr>
<tr><td>소분류</td><td>소 : 소분류, 굵은 검정색</td></tr>
<tr><td>세분류</td><td>세분류 : 검정색</td></tr>
<tr><td>세세분류</td><td>세세분류 : 검정색</td></tr>
<tr><td>세세세분류</td><td>세세세분류 : 검정색</td></tr>
</table>

| | | |
|---|---|---|
| 검별 | +.검표 | 원인이 되는 질환은 검표로, 해부학적 부위 또는 발현증세를 위한 것은 별표로 표기하며, 통계작성을 위해 둘 중 하나를 분류해야 한다면 검표번호가 주된 번호가 되며 항상 사용해야 한다는 것이 KCD의 원칙이다.<br>분류번호 부여를 위해 별표번호를 단독으로 사용하지는 않는다(한국표준질병 : 사인분류 코딩지침서에서 발췌). |
| | *.별표 | |
| 주석 | 포함 | 포함 : 표제어 외에 그 분류항목에 분류될 진단기재의 예이며, 다른 병태나 동의어를 의미하는 것이지 그 분류 항목의 하위분류는 아님 |
| | 제외 | 제외 : 분류항목명으로 보아 병태들이 이곳으로 분류되어야 할 것으로 생각되나, 사실은 다른 곳에 분류됨 |
| | 주 | 주 : 분류항목에 대해 참조해야 할 것들을 알려줌 |
| 최하위코드 | 0 : 최하위단위코드 | 코드별 세분화가 모두 적용된 코드를 알려준다.<br><br>〈예시〉<br>S36 복강내기관의 손상<br>S36.00 강내로 열린상처가 없는 비장의 손상<br>S36.000 강내로 열린상처가 없는 비장의 손상, 폭풍손상 (←최하위코드) |
| | 1 : 최하위코드임 | |
| 국내세분화 | 0 : 국내세분화 미적용 | 국내 세분화가 적용된 코드를 알려준다. |
| | 1 : 국내세분화 적용 | |
| 희귀질환 | 0 : 희귀질환 아님 | 희귀질환정비로 신규 생성된 코드를 알려준다. |
| | 1 : 희귀질환코드임 | |
| 한의병명 | 0 : 한의병명 아님 | A-Z코드에 통합된 한의코드를 알려준다. |
| | 1 : 한의병명임 | |
| 국내추가 진단명 | 0 : 국내추가 진단명아님 | WHO와 다른 국내에서 추가 반영된 한글용어를 알려준다. |
| | 1 : 국내추가진단명임 | |
| 신생물코드 | C00-D48 중 일부 코드 | 형태학적 진단과 함께 부여되는 C00-D48범주의 신생물 코드를 안내한다. |

다음 [표 6-6]은 '한국표준질병 · 사인분류' 코드를 알파벳 A에서 Z까지 분류한 개요표이다. 이를 기준으로 테이블을 작성해보도록 하자.

**표 6-6 한국표준질병 · 사인분류(KCD-8) 코드(대분류)**

| 표제어 | 분류 기준 | 코드 | | 한글명칭 | 영문명칭 |
|---|---|---|---|---|---|
| | | 시작 | 종료 | | |
| 1 | 대분류 | A00 | B99 | Ⅰ. 특정 감염성 및 기생충질환(A00–B99) | Certain infectious and parasitic diseases (A00–B99) |
| 1 | 대분류 | C00 | D48 | Ⅱ. 신생물(C00–D48) | Neoplasms(C00–D48) |
| 1 | 대분류 | D50 | D89 | Ⅲ. 혈액 및 조혈기관의 질환과 면역메커니즘을 침범한 특정 장애 (D50–D89) | Diseases of the blood and blood–forming organs and certain disorders involving the immune mechanism (D50–D89) |
| 1 | 대분류 | E00 | E90 | Ⅳ. 내분비, 영양 및 대사 질환(E00–E90) | Endocrine, nutritional and metabolic diseases (E00–E90) |
| 1 | 대분류 | F00 | F99 | Ⅴ. 정신 및 행동 장애(F00–F99) | Mental and behavioural disorders(F00–F99) |
| 1 | 대분류 | G00 | G99 | Ⅵ. 신경계통의 질환(G00–G99) | Diseases of the nervous system(G00–G99) |
| 1 | 대분류 | H00 | H59 | Ⅶ. 눈 및 눈 부속기의 질환(H00–H59) | Diseases of the eye and adnexa(H00–H59) |
| 1 | 대분류 | H60 | H95 | Ⅷ. 귀 및 유돌의 질환(H60–H95) | Diseases of the ear and mastoid process (H60–H95) |
| 1 | 대분류 | I00 | I99 | Ⅸ. 순환계통의 질환(I00–I99) | Diseases of the circulatory system(I00–I99) |
| 1 | 대분류 | J00 | J99 | Ⅹ. 호흡계통의 질환(J00–J99) | Diseases of the respiratory system(J00–J99) |
| 1 | 대분류 | K00 | K93 | XI. 소화계통의 질환(K00–K93) | Diseases of the digestive system(K00–K93) |
| 1 | 대분류 | L00 | L99 | XII. 피부 및 피하조직의 질환(L00–L99) | Diseases of the skin and subcutaneous tissue (L00–L99) |
| 1 | 대분류 | M00 | M99 | XIII. 근골격계통 및 결합조직의 질환 (M00–M99) | Diseases of the musculoskeletal system and connective tissue (M00–M99) |
| 1 | 대분류 | N00 | N99 | XIV. 비뇨생식계통의 질환(N00–N99) | Diseases of the genitourinary system (N00–N99) |
| 1 | 대분류 | O00 | O99 | XV. 임신, 출산 및 산후기(O00–O99) | Pregnancy, childbirth and the puerperium (O00–O99) |
| 1 | 대분류 | P00 | P96 | XVI 출생전후기에 기원한 특정 병태 (P00–P96) | Certain conditions originating in the perinatal period (P00–P96) |
| 1 | 대분류 | Q00 | Q99 | XVII. 선천기형, 변형 및 염색체 이상 (Q00–Q99) | Congenital malformations, deformations and chromosomal abnormalities (Q00–Q99) |
| 1 | 대분류 | R00 | R99 | XVIII. 달리 분류되지 않은 증상, 징후와 임상 및 검사의 이상소견 (R00–R99) | Symptoms, signs and abnormal clinical and laboratory findings, NEC (R00–R99) |
| 1 | 대분류 | S00 | T98 | XIX. 손상, 중독 및 외인에 의한 특정 기타 결과 (S00–T98) | Injury, poisoning and certain other consequences of external causes (S00–T98) |

| 1 | 대분류 | V01 | Y98 | XX.질병이환 및 사망의 외인 (V01–Y98) | External causes of morbidity and mortality (V01–Y98) |
|---|---|---|---|---|---|
| 1 | 대분류 | Z00 | Z99 | XXI. 건강상태 및 보건서비스 접촉에 영향을 주는 요인 (Z00–Z99) | Factors influencing health status and contact with health services (Z00–Z99) |
| 1 | 대분류 | U00 | U99 | XXII. 특수목적 코드(U00–U99) | Codes for special purposes(U00– U99) |

## 실습 6-4 데이터 먼저 입력하고 구조를 나중에 만들기

■ 사용파일 : ₩실습파일₩06_KCD8_1.accdb

**[실습 6-4] 시작**
데이터 먼저 입력하고 구조를 나중에 만들기
액세스 실행

↓

**DB 불러오기**
06_KCD8_1.accdb

↓

**데이터 가져오기**
[외부데이터]⇨[새 데이터 원본]⇨[파일에서(F)]⇨[Excel(x)]
'KCD8(대분류).xlsx'을 가져오기
스프레드시트 가져오기 마법사

↓

**필드명칭 변경하기**
변경 전 : [ID], [필드1], [필드2], [필드3], [필드4], [필드5], [필드6]
변경 후 : 표제어, 분류기준, 시작코드, 종료코드, 한글명칭, 영문명칭

↓

**테이블 속성변경하기**
테이블명 변경 : 'KCD(대분류)'
필드 이름 및 데이터형식, 필드크기, 속성 변경

→

**완료**
테이블 이름, 속성, 필드명, 필드크기 변경완료

step 01 아래와 같은 조건에 맞게 데이터를 입력하시오.

CONDITION

조건①–**'06_KCD8_1.accdb'**라는 새로운 DB를 생성하라.
조건②–[표 6-6]의 테이블 데이터를 모두 입력하라.
조건③–[표 6-6]을 대신하여 엑셀파일 **'KCD8(대분류).xlsx'**을 외부데이터 불러오기를 통해 입력해도 가능하다.
조건④–테이블의 각 필드이름을 [표 6-7]과 같이 변경하라.
조건⑤–테이블의 각 필드형식을 [표 6-8]과 같이 변경하라.
조건⑥–모든 테이블의 데이터를 입력한 후 저장 완료하라.

**표 6-7 필드명의 변경**

| No | 기존 필드명 | 변경 필드명 |
|---|---|---|
| 1 | ID | ID |
| 2 | [필드1] | 표제어 |
| 3 | [필드2] | 분류기준 |
| 4 | [필드3] | 시작코드 |
| 5 | [필드4] | 종료코드 |
| 6 | [필드5] | 한글명칭 |
| 7 | [필드6] | 영문명칭 |

**표 6-8 필드이름 및 데이터 형식 지정하기**

| No | 필드이름 | 데이터형식 | 필드크기 | 설명 |
|---|---|---|---|---|
| 1 | ID | 일련번호 | | |
| 2 | 표제어 | 텍스트 | 10 | "대표제목(표제어) 유무판단" |
| 3 | 분류기준 | 텍스트 | 10 | "대분류 연관코드" |
| 4 | 시작코드 | 텍스트 | 6 | "분류코드의 시작 코드입력" |
| 5 | 종료코드 | 텍스트 | 6 | "분류코드의 마지막 코드 입력" |
| 6 | 한글명칭 | 텍스트 | 100 | "영문의미입력 필드" |
| 7 | 영문명칭 | 텍스트 | 100 | "한글의미입력 필드" |

step 02 [시작] → [앱목록] → [Access]를 실행한다. 그러면 아래와 같이 액세스 시작화면이 나타난다. 여기서 **[빈 데이터베이스]**를 선택한 후, 파일이름을 [06_KCD8_1.accdb]로 입력하고 [만들기(C)] 버튼을 선택한다.

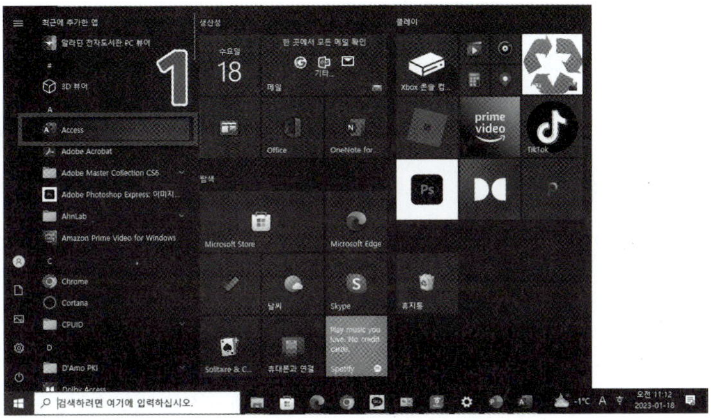

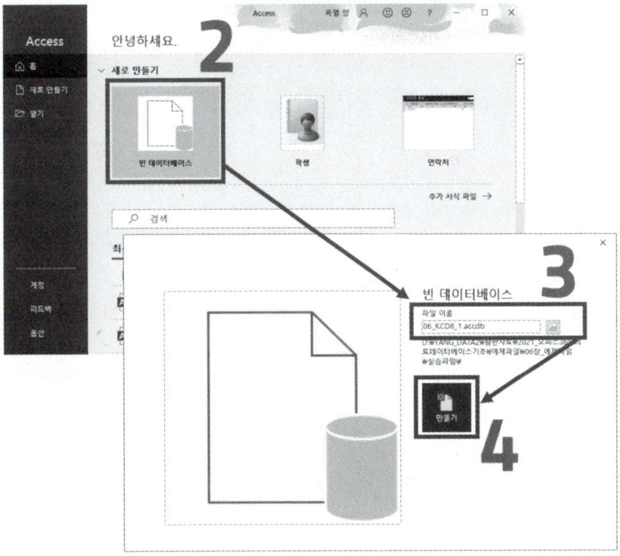

step 03 처음 만들어진 기본 테이블 **'테이블1'**을 선택한 후 테이블 [개체창]에 (새 항목)의 오른쪽 다음 셀을 클릭하고 [표 6-6]의 각 항목에 해당하는 데이터를 입력한다. 그런데 하나씩 입력하기가 귀찮을 것이다. 예제파일 폴더에서 **'KCD8(대분류).xlsx'** 파일을 불러오기로 가져오는 방법을 사용해보자. 원하는 파일을 가져오기 위해서 **[외부데이터]** → **[새 데이터 원본]** → **[파일에서(F)]** → **[Excel(x)]**를 선택한다.

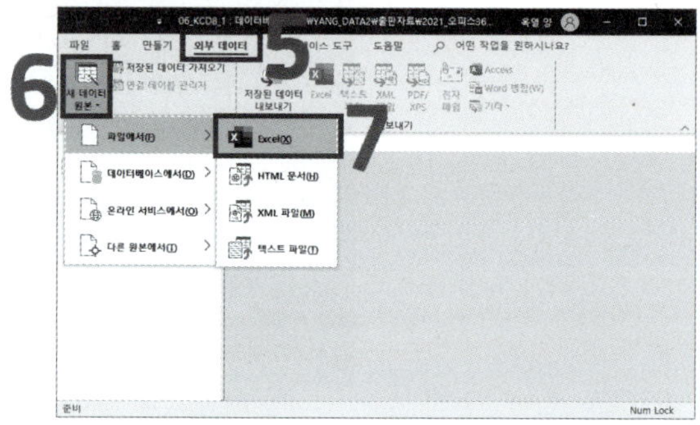


step 04 그러면, **[외부 데이터 가져오기]** 창이 나타난다. **[찾아보기]**버튼을 누르고 해당 파일인 **'KCD8(대분류).xlsx'** 파일을 선택(열기)한다. 그런 다음, [외부데이터 가져오기] 창에서 **[확인]**버튼을 누른다.

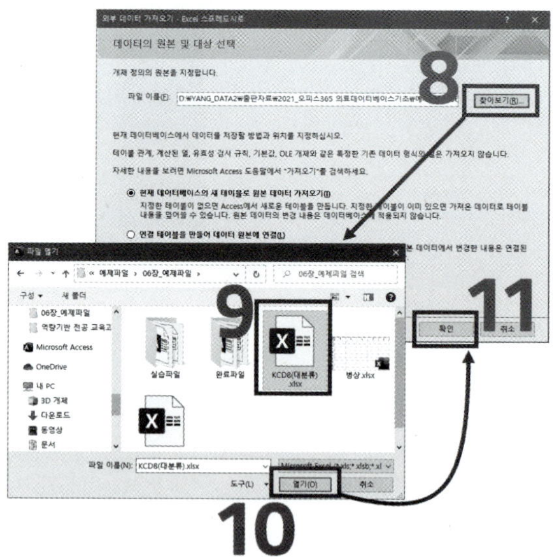

step 05 'KCD8(대분류).xlsx' 파일의 시트내용을 아래와 같이 **[스프레드시트 가져오기 마법사]** 창이 나타나고 데이터가 구분되어 불러들여 오는 것을 확인할 수 있다. 여기서 모든 선택 버튼을 누르지 않고, 실습을 위해 아래쪽에 **[마침]**버튼을 누른다.

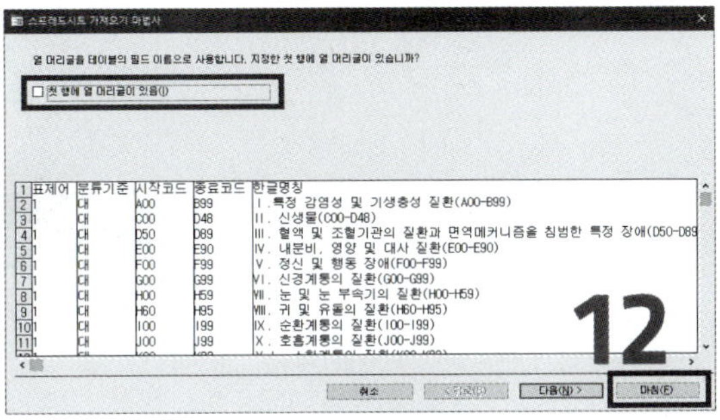


step 06 위의 step 05와 같은 외부데이터 불러오기의 과정을 반복하고자 할 때, 그 유/무를 선택하는 메뉴이다. 역시 선택 없이 화면 아래쪽에 **[마침]**버튼을 눌러 완료한다.

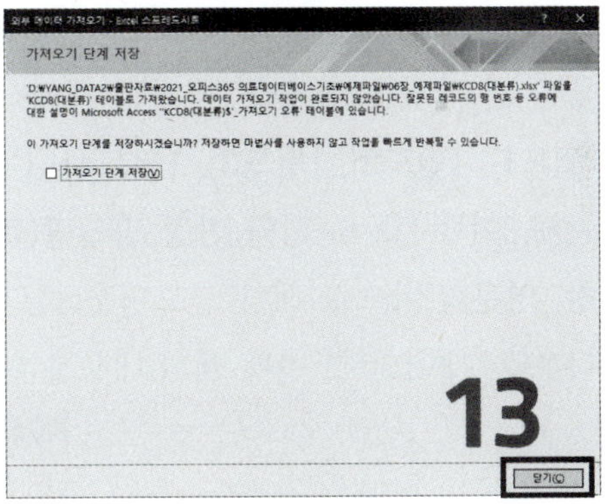

step 07 외부데이터 불러오기를 통해 만들어진 **[개체창]** 영역의 데이터가 [표 6-6]의 데이터와 일치하는지 확인한다. 참고로, 테이블의 이름은 자동으로 엑셀의 워크시트이름과 동일하게 생성된다.

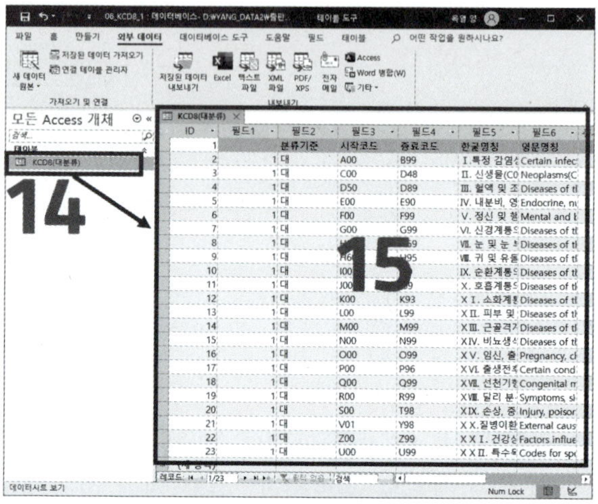

step 08 그런데, 이때 데이터 중에서 첫 번째 행은 **'제목'** 인 것을 확인할 수 있다. 이 행은 필요 없는 행이다. 하지만 개체창에 보이는 테이블의 내용의 필드제목이 **[ID]**, **[필드1]**, **[필드2]**, **[필드3]**, **[필드4]**, **[필드5]**, **[필드6]**으로 보이는 것을 확인할 수 있는데, 이를 [표 6-7]의 변경 필드명(**표제어, 분류기준, 시작코드, 종료코드, 한글명칭, 영문명칭**)으로 해당 필드명을 클릭하여 하나씩 수정한다(※표의 내용을 보기 어려우니, 데이터 첫 번째 행의 내용을 확인하면서 입력하면 편리하다)

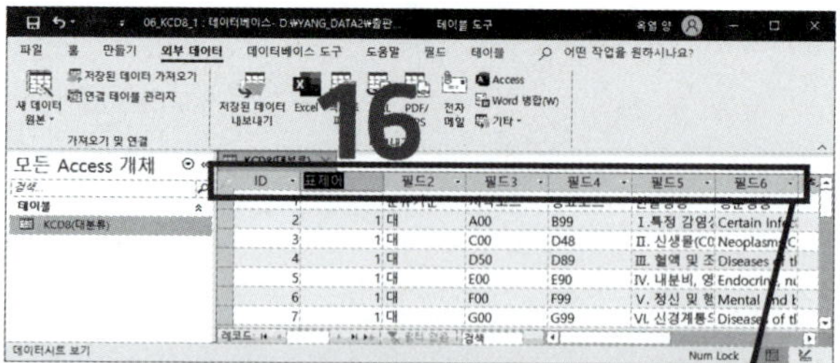

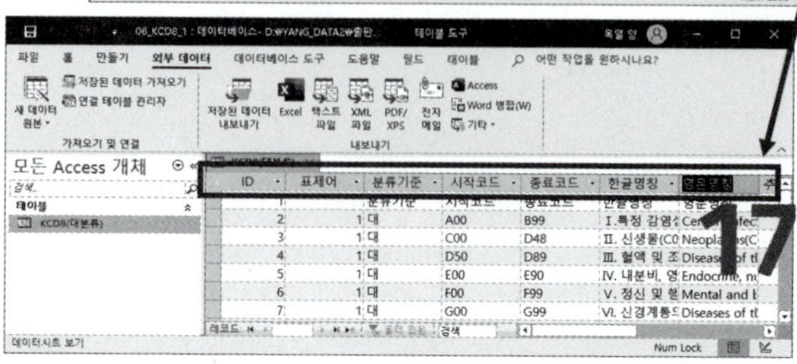

**step 09** 입력된 테이블의 행에서 첫 번째 행에 해당하는 내용은 엑셀에서 가져온 **'제목'**이다. 따라서, 이 레코드(행)은 삭제해준다. 삭제방법은 해당 행을 선택하고 마우스 오른쪽 버튼을 눌러 팝업에서 **[레코드 삭제(R)]**를 선택한다.

그런 다음, 진짜 삭제를 원하는지 묻는 메시지창에서 **[예(Y)]**를 누르면 완전히 해당 레코드(행)이 삭제된 것을 확인할 수 있을 것이다.

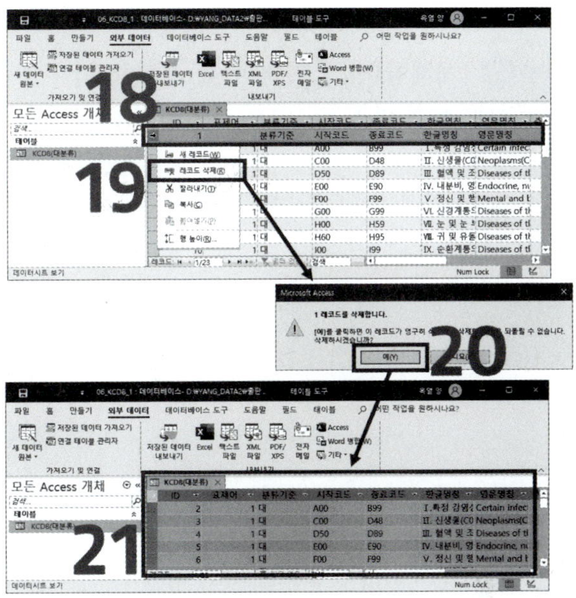


**step 10** 이제 테이블의 이름을 변경해보자. **테이블의 이름은 'KCD8(대분류)'**에서 **'KCD(대분류)'**로 변경해보자. 액세스창 왼쪽 [탐색창] 영역의 **'KCD8(대분류)'**이름에서 마우스 오른쪽 버튼을 눌러 팝업창이 나타나면 아래와 같이 **[이름 바꾸기(M)]**를 선택한다.

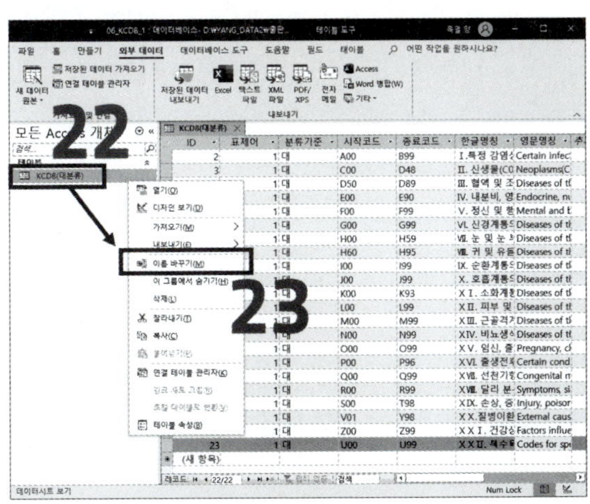

step⑪ 이때, 테이블 정보가 [개체창]에 step⑩과 같이 열려 있으면 아래와 같은 이름변경 불가 오류창이 나타날 것이다. 이때에는 [**개체창**]에 열림 정보를 닫은 후 이름바꾸기를 다시 실행해야 한다.

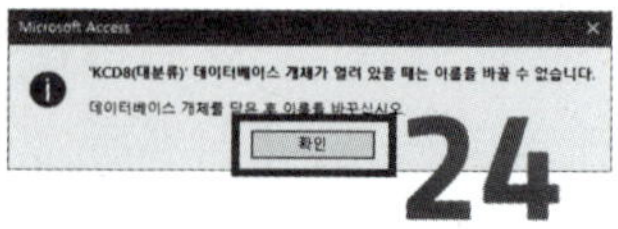

step⑫ [**개체창**]의 열린 테이블 개체를 닫은 후, **'KCD8(대분류)'** 이름 위에서 마우스 오른쪽 버튼을 눌러 [**이름 바꾸기(M)**]를 다시 선택한다.

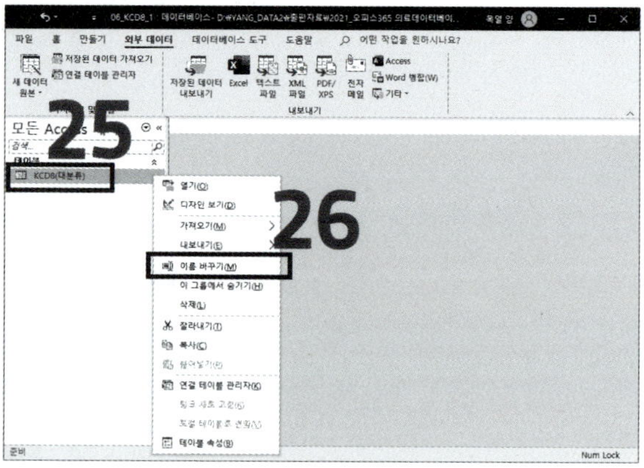

step⑬ 그러면 아래와 같이 테이블명을 변경할 수 있다. 테이블명은 **'KCD(대분류)'**로 입력한 후 엔터키를 입력하면 테이블명 변경이 완료된다.

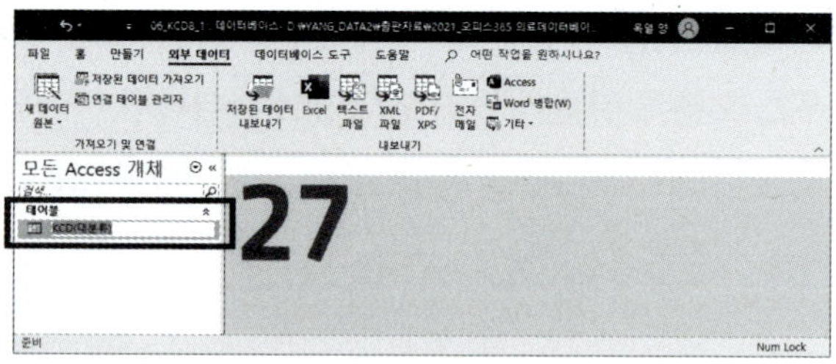

**step 14** 이전 단계까지의 실습을 통해 데이터입력, 필드명변경, 테이블명변경이 이루어졌다. 마지막으로 각 'KCD(**대분류**)'의 필드별 속성정보를 변경하기 위해 아래와 같이 마우스 오른쪽 버튼을 눌러 [**디자인 보기(D)**]를 선택한다.

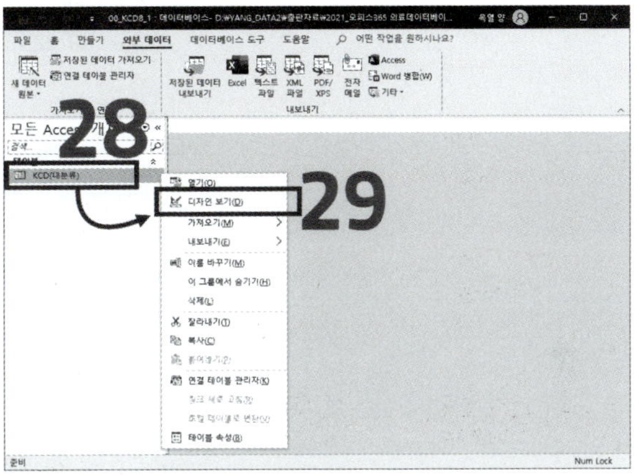


**step 15** 'KCD(**대분류**)' 테이블 내의 필드별 속성정보 변경은 아래와 같이 변경한다.

**표 6-8 'KCD(대분류)'의 필드이름 및 데이터 형식 지정하기**

| No | 필드이름 | 데이터형식 | 필드크기 | 속성 | 설명 |
|---|---|---|---|---|---|
| 1 | ID | 일련번호 | | | |
| 2 | 표제어 | 짧은 텍스트 | 10 | | "대표제목(표제어) 유무판단" |
| 3 | 분류기준 | 짧은 텍스트 | 10 | | "대분류 연관코드" |
| 4 | **시작코드** | 짧은 텍스트 | 6 | **기본키** | "분류코드의 시작 코드입력" |
| 5 | 종료코드 | 짧은 텍스트 | 6 | | "분류코드의 마지막 코드 입력" |
| 6 | 한글명칭 | 짧은 텍스트 | 100 | | "영문의미입력 필드" |
| 7 | 영문명칭 | 짧은 텍스트 | 100 | | "한글의미입력 필드" |

step **16** 필드별 속성정보 값을 [표 6-8]과 같이 변경하였다면, 저장( ) 버튼을 눌러 저장한다.

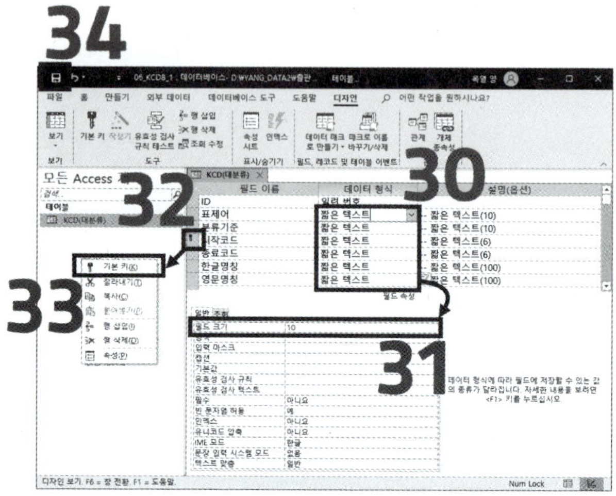


step **17** 저장 시 아래와 같은 필드속성 변경에 따른 **데이터 손상 가능성에 대한 메시지창**이 나타나는데 무시하고 **[확인]** 버튼을 눌러 저장한다.

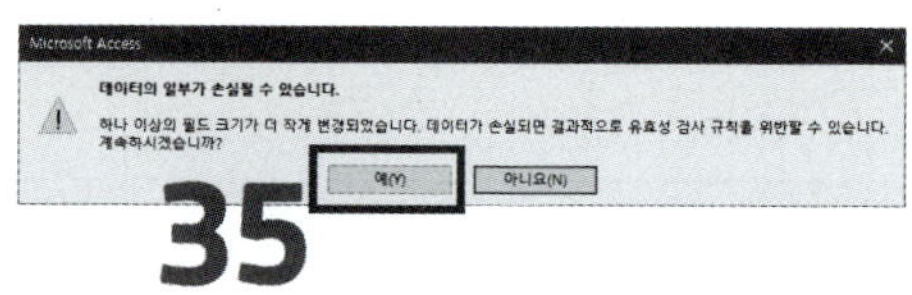
Microsoft Access
데이터의 일부가 손실될 수 있습니다.
하나 이상의 필드 크기가 더 작게 변경되었습니다. 데이터가 손실되면 결과적으로 유효성 검사 규칙을 위반할 수 있습니다.
계속하시겠습니까?
예(Y)
아니요(N)
35

step **18** 아래 그림은 완료된 'KCD(대분류)' 테이블이다.

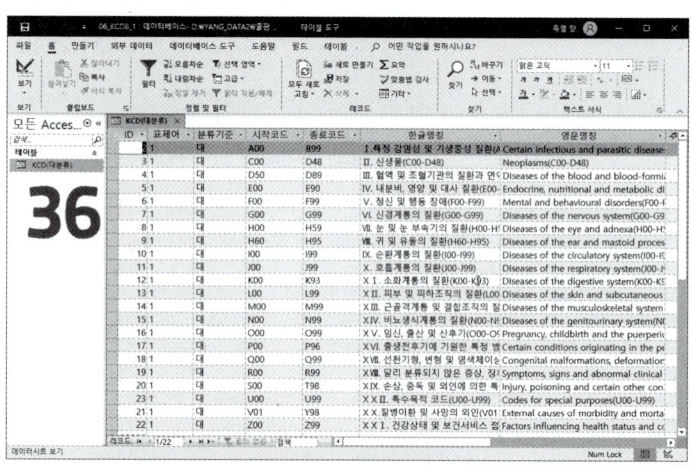

step ⑲ 실습 요약 정리

완료①–'06_KCD8_1.accdb'라는 새로운 DB를 생성하였다.

완료②–빈 '테이블1'에 데이터를 우선 입력하기 위해 **[외부데이터] → [새 데이터 원본] → [파일에서(F)] → [Excel(x)]을 선택**하여 엑셀 데이터를 가져왔다.

완료③–이름이 없는 각 필드의 이름을 변경하였다.

완료④–각 필드의 데이터형식을 변경하였다.

완료⑤–모든 테이블의 데이터를 입력한 후 저장 완료하였다.

step ⑳ [실습 6–4] 끝~

## 6.4 기본키 상세 정보 보기

액세스에서 기본키(primary key)에 대한 설명은 앞서 2장에서도 설명한 바 있다. 키(key)는 테이블에 존재하는 레코드(행, row)들을 구별하는데 사용되는 필드(혹은 속성)들의 집합을 의미한다.

**표 6–9 키(key)의 종류**

| No | 키 이름 | 설명 |
|---|---|---|
| 1 | 기본키<br>(Primary key) | • 후보키 중에서 특별히 선정된 키로 중복된 값을 가질 수 없음<br>• 유일성과 최소성을 가지며 레코드(행)를 유일하게 식별하는데 반드시 필요함<br>• Null 값을 가질 수 없음 |
| 2 | 후보키<br>(Candidate Key) | • 테이블을 구성하는 속성들 중에서 레코드(행)를 식별하기 위해 사용되는 속성들의 부분집합<br>• 유일성과 최소성을 모두 만족함 |
| 3 | 수퍼키<br>(Super Key) | • 하나의 테이블 내에 있는 속성들의 집합으로 구성된 키<br>• 테이블을 구성하는 모든 레코드(행)에 대한 유일성을 만족하지만 최소성은 만족하지 못함 |
| 4 | 외래키<br>(Foreign Key) | • 다른 테이블의 기본키를 참조하는 속성 혹은 속성들의 집합<br>• 하나의 테이블에 속한 속성 A와 참조 테이블의 기본키인 B가 동일한 도메인 상에서 정의되었을 때의 속성 A를 외래키라고 함<br>• 외래키는 참조 테이블의 기본키와 동일한 키 속성을 가짐 |
| 5 | 대체키<br>(Alternate Key) | • 후보키 중에서 선정된 기본키를 제외한 나머지의 후보키를 의미함 |

특히 기본키(primary key)는 이러한 키 들 중에서 반드시 유일(unique)한 값을 가져야만 하고, 아무 값도 없는 공백으로 있어서는 안 된다는 조건을 만족해야 한다.

키에도 다양한 종류의 키가 존재한다. 그 종류로는, 대표적인 키가 기본키(primary key)이며, 기본키가 될 가능성이 있는 키를 후보키(candidate key), 수퍼키(super key), 혹은 복합키(compound key), 외래키(foreign key), 대체키(alternate key) 등으로 구분한다.

이들 중에서 가장 중요한 키가 바로 기본키라고 할 수 있다. 따라서 액세스에서 기본키를 만드는 몇 가지 방법에 대하여 알아보도록 하자. 여기에서는 크게 수동으로 기본키를 정의하는 방법과 자동으로 기본키 필드를 생성하도록 하는 방법을 예로 들어 본다.

## 실습 6-5 기본키 설정 및 변경하기(1)

■ 사용파일 : ₩실습파일₩06_KCD8_2.accdb

**[실습 6-5] 시작**

**기본키 설정 및 변경하기(1)**
액세스 실행

↓

**DB 불러오기**

06_KCD8_2.accdb

↓

**테이블 확인**

KCD(대분류)

↓

**필드에 기본키 설정하기**

[시작코드] 필드에 기본키 설정
[테이블명]⇨[디자인보기]⇨[시작코드]필드
기본키 설정
[인덱스] 속성 '예(중복불가능)' 확인

↓

**완료**

기본키 설정 완료

**step 00** 아래와 같은 조건에 맞게 데이터를 입력하시오.

| CONDITION |
|---|
| 조건①–**'06_KCD8_2.accdb'**라는 DB를 불러온다.<br>조건②–필드 중에서 기본키를 **[시작코드]필드**로 변경하라.<br>조건③–**[시작코드]**필드의 속성에서 **'인덱스'** 필드속성을 **'예(중복 불가능)'**으로 변경하여 중복된 값이 입력되지 않도록 설정을 변경하라. |

**step 01** 앞서 [실습 6–4]에 의해 생성 완료된 **'06_KCD8_2.accdb'** 파일을 이용하여 기본키 설정 및 변경에 관한 실습을 실행해보자.

**step 02** 바탕화면에 단축아이콘 'ACCESS'를 실행시키거나, 혹은 **[시작] → [앱목록]** → [Access]를 실행한다. 그러면 아래와 같이 액세스 시작화면이 나타난다.

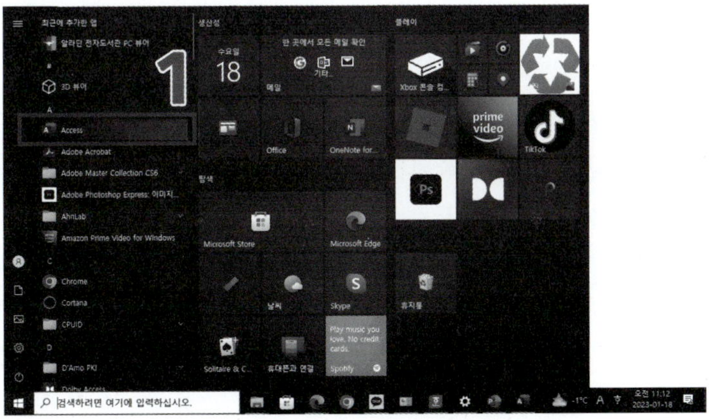


**step 03** 여기서 화면 왼쪽의 **[열기]**버튼을 선택한 후, 파일이름을 '06_KCD8_2.accdb' 파일을 선택한다. 혹은 액세스가 실행중이었다면, 실행창의 왼쪽 맨위 **[파일]탭** → **[열기]**를 선택한다. 그런 다음, 아래와 같이 '예제파일'폴더에서 '06_KCD8_2.accdb' 파일을 선택하고 [열기(O)]버튼을 클릭한다.

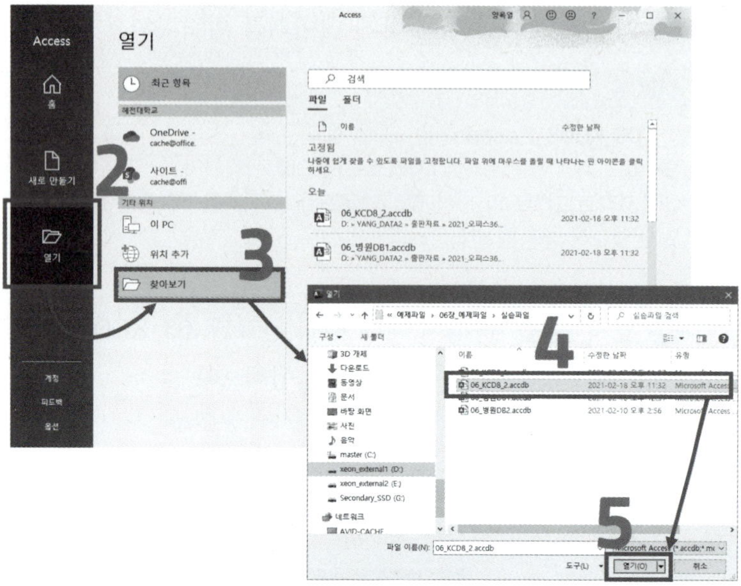

step 04 위의 step 03에서 파일열기를 자세히 반복해서 보자. 예제파일 목록에서 **[예제파일/실습파일] 폴더** 내에 파일이름이 '06_KCD8_2.accdb' 인 액세스 파일을 선택하고 [열기(O)] 버튼을 선택한다.

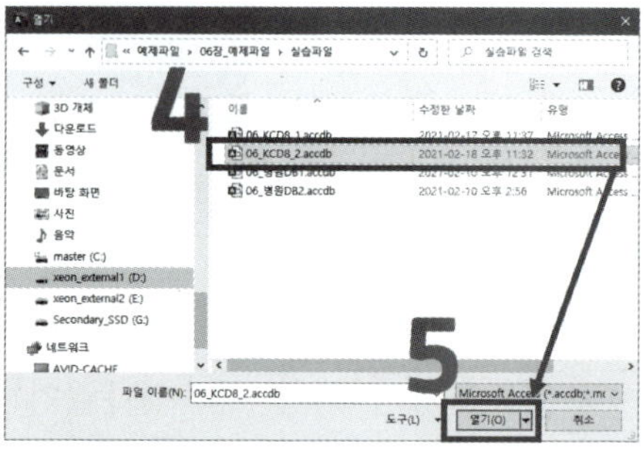

step 05 **[탐색창]**에 있는 'KCD(대분류)' **테이블을 선택**한 후 마우스 오른쪽 버튼을 눌러 팝업창이 나타나면 **[디자인보기(D)]**를 선택한다.

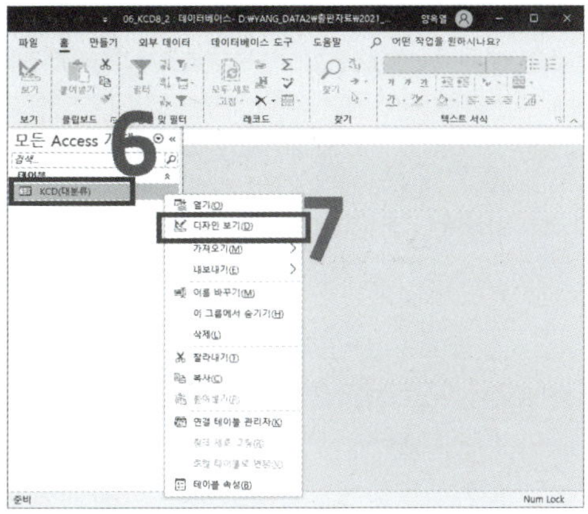

step 06 **[개체창]** 영역에 있는 테이블 디자인 정보 중에 기본키는 **노란 열쇠모양**의 아이콘이 필드명 앞에 나타나 있다. 'KCD(대분류)' 테이블에서는 현재 **[시작코드] 필드에 기본키가 설정되어 있음**을 알 수 있다.

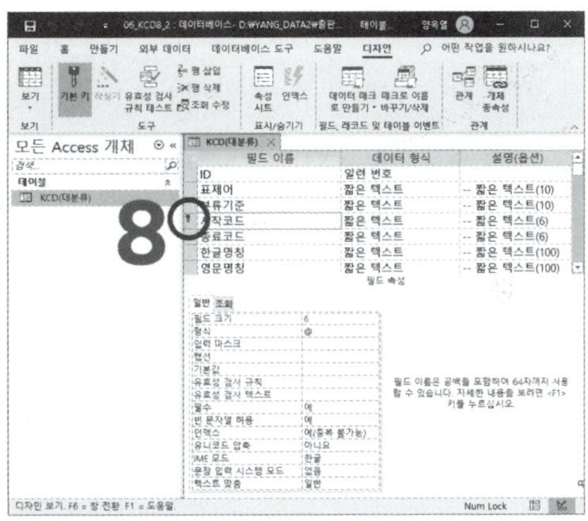

step 07 만일, 다른 필드가 기본키로 설정되어 있다면, 이제 **[시작코드]** 필드를 **기본키**로 변경해보자. 기본키 변경방법에는 2가지가 있다. 첫 번째 방법은 [개체창] 영역에서 [시작코드] 필드를 선택한 후, [리본메뉴] 영역에서 [기본키]라는 아이콘을 클릭한다. 두 번째 방법은 [개체창] 영역의 **[시작코드]** 필드명 위에서 마우스 오른쪽 버튼을 눌러 팝업창이 나타났을 때 **[디자인]** → **[기본키(K)]**를 **선택**하면 간단하게 기본키 변경이 가능하다.

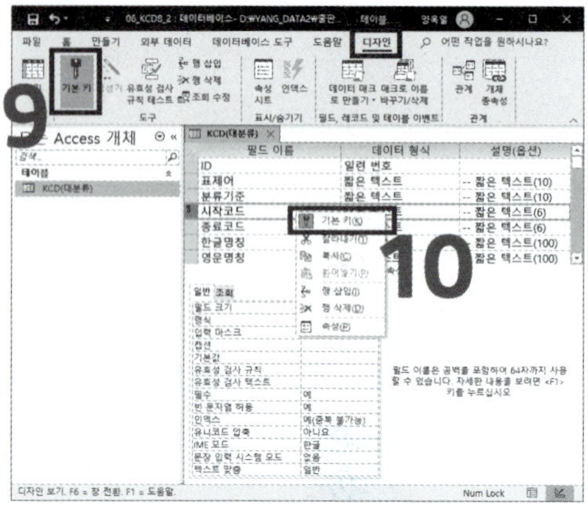

step 08 리본메뉴 상에 **[기본키]** 아이콘을 누를때마다 선택된 필드가 기본키설정과 기본키해제가 번갈아 시행된다. 이를 토글(toggle)된다고 한다. **[시작코드]** 필드명 앞에 노란색 열쇠모양이 아래와 같이 나타나면 기본키(oprimary key) 변경이 완료된 것이다. 이때 **[디자인보기]** 창에서 필드속성 값들을 확인해보면 **[인덱스]**라는 필드속성 값이 **'예(중복 불가능)'**으로 변경되어 있음을 확인할 수 있다. 기본키는 필드의 값이 중복되면 안 되기 때문에 자동으로 변경된다.

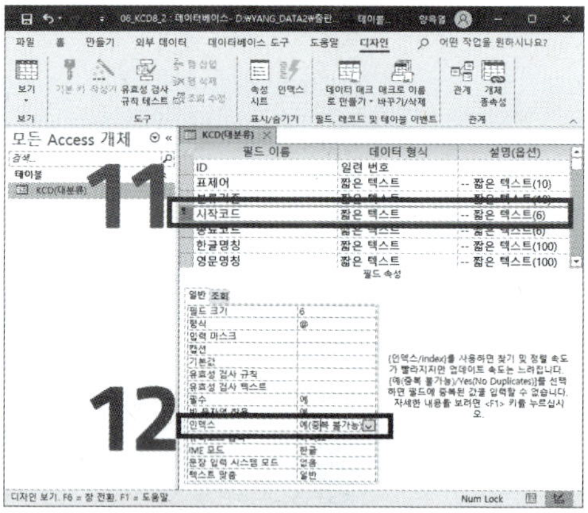

step 09 참고적으로, **하나의 테이블에는 1개의 기본키 만이 존재**할 수 있다. 따라서, 테이블 내에 존재하는 어떤 기본키라도 다른 필드가 기본키가 되면 기본키 값이 사라진다. 참고로, **[시작코드]** 필드를 기본키로 설정한 이유는 필드 값이 모두 다르기 때문에 유일한 값을 가지므로 **기본키로서 적합**하기 때문이다.

step ⑩ 실습 요약 정리

완료①–'06_KCD8_2.accdb'라는 DB를 불러왔다.

완료②–**기본키**를 **[시작코드]**필드로 설정(변경)하였다.

완료③–**[시작코드]**필드의 속성에서 **'인덱스' 필드속성**을 **'예(중복 불가능)'** 으로 변경하여 중복된 값이 입력되지 않도록 설정을 변경하였다.

step ⑪ [실습 6–5] 끝~

다음 [실습 6–6] 예제에서는 '한국표준질병 · 사인분류코드(KCD8)' 중에서 [실습 6–4]에서 작성한 대분류에 대한 '특정 감염성 및 기생충성 질환'의 분류코드 A00에서부터 B99까지의 코드를 보다 세부적으로 분류한 중분류 코드이다. 이번 예제에서는 [시작코드] 필드를 기본키로 생성하는 예제를 만들어보자.

중분류를 위한 코드는 다음 [표 6–10]과 같으며, 이는 중분류가 A00에서 B99까지의 분류코드만을 정리한 예이다.

**표 6–10 한국표준질병 · 사인분류(KCD8, 중분류 중에서 특정 감염성 및 기생충성 질환)**

| 코드 | 영문분류의미 | 한글분류의미 |
|---|---|---|
| A00–A09 | Intestinal infectious diseases | 창자 감염 질환 |
| A15–A19 | Tuberculosis | 결핵 |
| A20–A28 | Certain zoonotic bacterial diseases | 특정 동물매개의 세균성 질환 |
| A30–A49 | Other bacterial diseases | 기타 세균성 질환 |
| A50–A64 | Infections with a predominantly sexual mode of transmission | 주로 성행위로 전파되는 감염 |
| A65–A69 | Other spirochaetal diseases | 기타 스피로헤타 질환 |
| A70–A74 | Other diseases caused by chlamydia | 클라미디아에 의한 기타 질환 |
| A75–A79 | Rickettsioses | 리켓치아병–발진티푸스 |
| A80–A89 | Viral infections of the central nervous system | 중추신경계통의 바이러스 감염 |
| A90–A99 | Arthropod–borne viral fevers and viral hem–orrhagic fevers | 절지동물 매개의 바이러스 열 및 바이러스 출혈열 |
| B00–B09 | Viral infections characterized by skin and mucous membrane lesions | 피부 및 점막병터가 특징인 바이러스 감염 |
| B15–B19 | Viral hepatitis | 바이러스 간염 |
| B20–B24 | Human immunodeficiency virus[HIV] disease | 인체면역결핍바이러스병 |

| B25–B34 | Other viral diseases | 기타 바이러스 질환 |
|---|---|---|
| B35–B49 | Mycosis | 진균증 |
| B50–B64 | Protozoal diseases | 원충성 질환 |
| B65–B83 | Helminthiasis | 연충증 |
| B85–B89 | Pediculosis, acariasis and other infestations | 이감염증, 진드기증 및 기타 감염증 |
| B90–B94 | Sequela of infectious and parasitic diseases | 감염성 및 기생충성 질환의 후유증 |
| B95–B97 | Bacterial, viral and other infectious agents | 세균성, 바이러스성 및 기타 감염원 |
| B99 | Other infectious diseases | 기타 감염성 질환 |

## 실습 6-6 기본키 설정 및 변경하기(2)

■ 사용파일 : ₩실습파일₩06_KCD8_3.accdb

**[실습 6-6] 시작**

**기본키 설정 및 변경하기(2)**
액세스 실행

↓

**DB 불러오기**

06_KCD8_3.accdb

↓

**테이블 확인**

중분류(A00B99)

↓

**필드에 기본키 설정하기**

[시작코드] 필드에 기본키 설정
[ID], [상위코드], [시작코드], [종료코드], [영문명칭], [한글명칭] 등 6개 필드를 생성

↓

**완료**

기본키 설정 완료

**step 00** 아래와 같은 조건에 맞게 데이터를 입력하시오.

CONDITION

조건①–**'06_KCD8_3.accdb'**라는 DB를 불러온다.
조건②–새로운 테이블 **'중분류(A00B99)'**테이블을 생성한다.
조건③–생성된 '중분류(A00B99)' 테이블에 [표 6-11]과 같은 **[ID], [상위코드], [시작코드], [종료코드], [영문명칭], [한글명칭]** 등 6개 필드를 생성하고, **기본키는 [시작코드]**로 설정한다.
조건④–생성된 필드에 [표 6-11]과 같이 내용을 입력한다.
조건⑤–'중분류(A00–B99)' 테이블 생성 및 데이터입력, 기본키 변경을 완료한다.

**표 6-11 '중분류(A00B99)'테이블의 필드명/데이터형식 지정하기**

| No | 필드이름 | 데이터형식 | 필드크기 | 설명 |
|---|---|---|---|---|
| 1 | ID | 일련번호 | 정수(Long) | 자동부여되는 필드명 |
| 2 | 상위코드 | 숫자 | 정수(Long) | "대분류 연관코드" |
| 3 | 시작코드 | 짧은 텍스트 | 50 | "분류코드의 시작 코드입력 필드" |
| 4 | 종료코드 | 짧은 텍스트 | 50 | "분류코드의 마지막 코드 입력 필드" |
| 5 | 영문명칭 | 짧은 텍스트 | 50 | "영문명칭 필드" |
| 6 | 한글명칭 | 짧은 텍스트 | 50 | "한글명칭 필드" |

**step 01** 앞서 [실습 6-5]에 의해 생성된 '06_KCD8_3.accdb' 파일을 이용하여 기본키 설정 및 변경에 관한 실습을 실행해보자.

**step 02** 바탕화면에 단축아이콘 'ACCESS'를 실행시키거나, 혹은 **[시작]** → **[앱목록]** [Access]를 실행한다. 그러면 아래와 같이 액세스 시작화면이 나타난다.

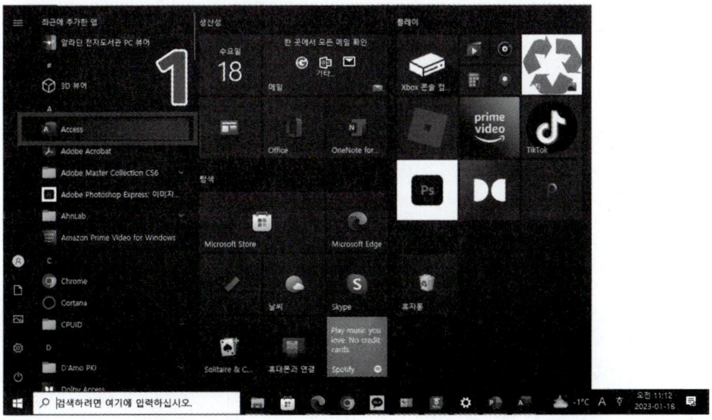

step 03 화면 왼쪽의 **[열기]**버튼을 선택한 후, 파일이름을 **'06_KCD8_3.accdb' 파일을 선택**한다. 혹은 액세스가 실행중이었다면, 실행창의 왼쪽 맨위 **[파일]탭 → [열기]**를 선택한다. 그런 다음, 아래와 같이 '예제파일'폴더에서 '06_KCD8_3.accdb' 파일을 선택하고 **[열기(O)]** 버튼을 선택한다.

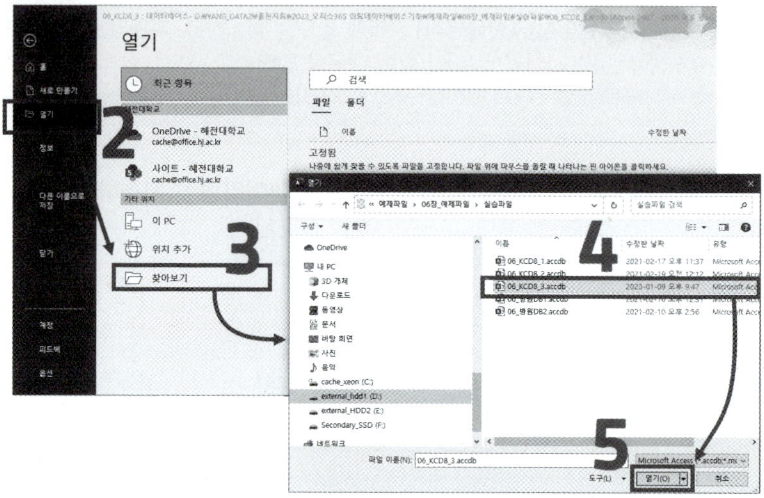


step 04 액세스 창의 위쪽 **[리본메뉴]** 중에서 [만들기]탭을 선택한 후 **[테이블]** 아이콘을 선택하여 새로운 테이블을 생성한다.

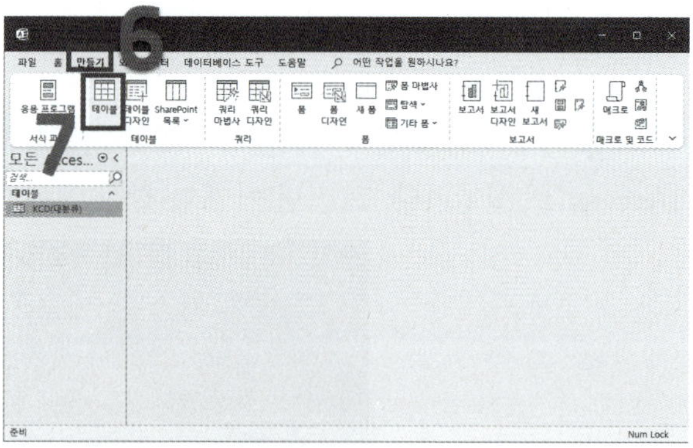


step 05 생성된 테이블에는 이름이 부여되지 않고 **'테이블1'**이라는 이름으로 생성된다. 여기서 마우스 오른쪽 버튼을 눌러 **[디자인 보기(D)]**를 선택한다. 그러면, 테이블 이름 저장 메시지창이 나타나면, **테이블의 이름**을 **'중분류(A00B99)'**으로 **입력**하고 [확인] 버튼을 누른다.

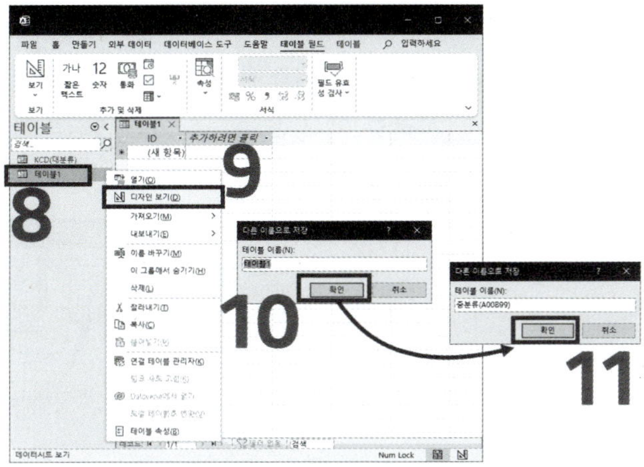


step 06 [개체창]에 **'중분류(A00B99)' 테이블 디자인 창**이 열려있으면, 다음 [표 6-11]과 같이 **[ID], [상위코드], [시작코드], [종료코드], [영문명칭], [한글명칭]** 등 6개의 필드를 작성한다.

| No | 필드이름 | 데이터형식 | 필드크기 | 설명 |
|---|---|---|---|---|
| 1 | ID | 일련번호 | 정수(Long) | 자동부여되는 필드명 |
| 2 | 상위코드 | 숫자 | 정수(Long) | "대분류 연관코드" |
| 3 | ***시작코드*** | 짧은 텍스트 | 50 | "분류코드의 시작 코드입력 필드" |
| 4 | 종료코드 | 짧은 텍스트 | 50 | "분류코드의 마지막 코드 입력 필드" |
| 5 | 영문명칭 | 짧은 텍스트 | 50 | "영문명칭 필드" |
| 6 | 한글명칭 | 짧은 텍스트 | 50 | "한글명칭 필드" |

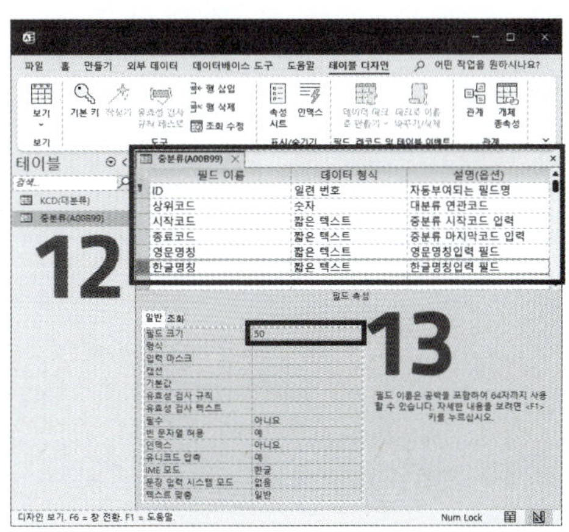

step 07 테이블 디자인창에서 필드에 대한 정보입력이 완료되었다면, 마지막으로 기본키 필드를 변경한다. 액세스에서는 기본적으로 [ID] 필드에 기본키가 설정되는데, 아래와 같이 **[시작코드]** 필드를 선택하고 [리본메뉴]에서 **[기본키]** 아이콘을 눌러 기본키를 변경한다.

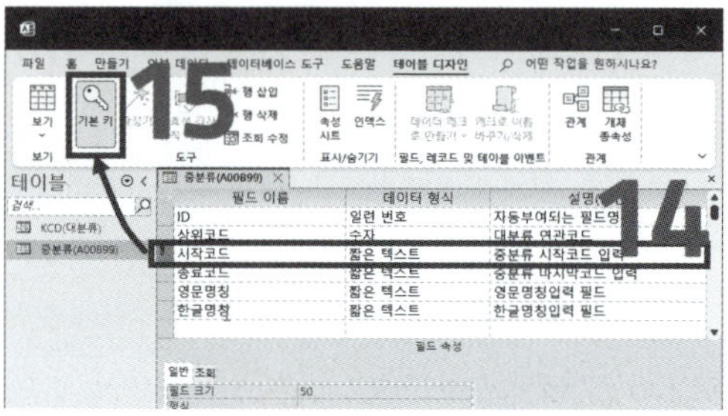


step 08 [시작코드] 필드가 기본키로 설정되면 아래와 같이 **[시작코드]** 필드이름 옆에 노란색 열쇠키 모양의 아이콘이 나타나며, **[인덱스] 필드속성**의 **'예(중복 불가능)'**으로 자동변경되어 있음을 확인할 수 있다.

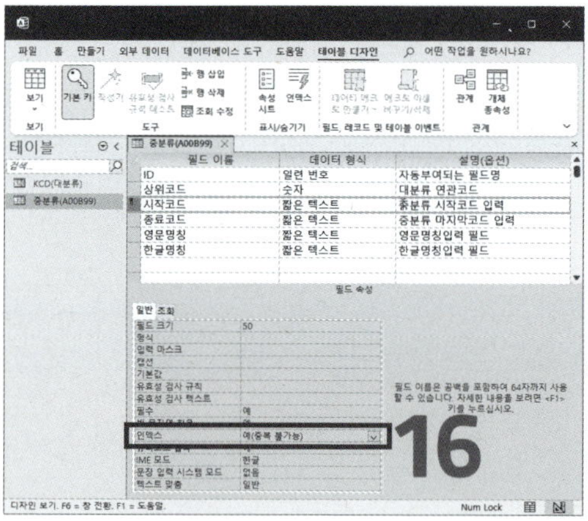

step 09 **'중분류(A00B99)' 테이블**의 디자인 입력이 완료되었다면, 액세스 창의 왼쪽 [탐색창]에서 해당 테이블이름을 선택한 후, 창의 위쪽 **[리본메뉴]에서 [보기] 단축 아이콘을 선택**한다. 그러면, 아래와 같이 테이블 저장 메시지창이 아래와 같이 나타난다. [예(Y)]를 눌러 입력된 데이터를 먼저 저장한다. 액세스의 **[개체창]**에 열린 **'중분류(A00B99)'** 테이블 보기에 [표 6-10]의 내용을 참조하여 아래와 같이 입력한다. 여기서 [ID]의 값은 자동으로 입력된다.

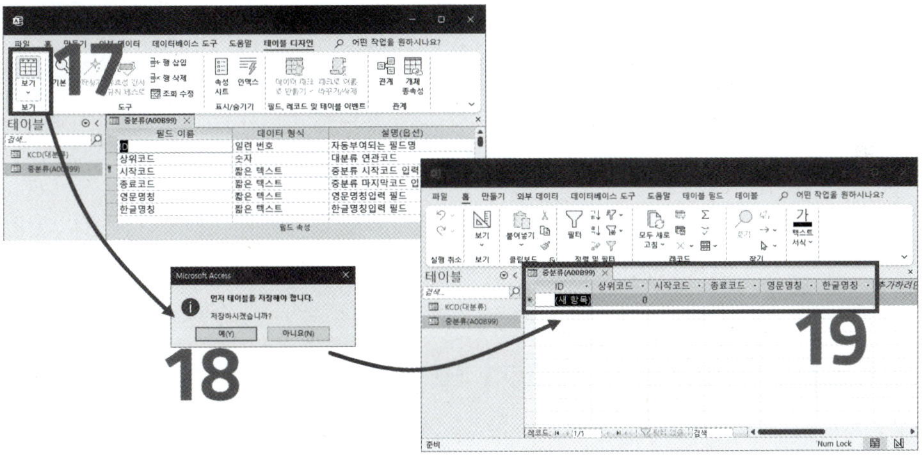


step 10 **[상위코드] 필드는 '1'로 입력**하는데 그 이유는 대분류 테이블인 'KCD(대분류)' 테이블의 [ID] 필드의 값(1)이 바로 "특정 감염성 및 기생충성 질환"에 해당하기 때문이다.

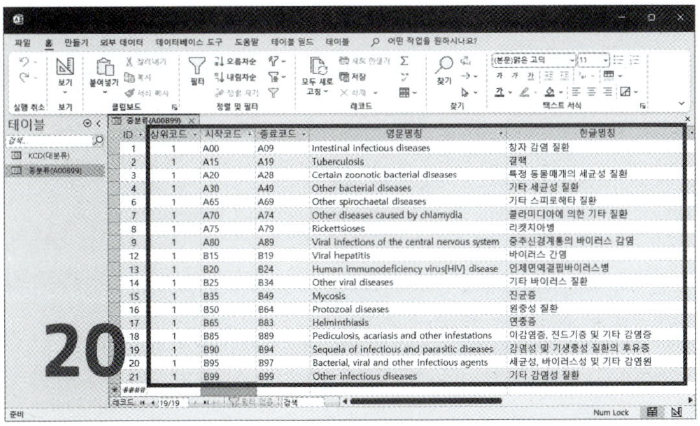

step 11 입력이 완료되었다면 단축키 CTRL + S 를 눌러 저장하거나, 액세스 창 왼쪽 위에 있는 저장( ) 아이콘을 눌러 저장을 완료한다.

step 12 실습 요약 정리

완료①–'06_KCD8_3.accdb'라는 DB를 불러온다.

완료②–새로운 테이블 **'중분류(A00B99)'테이블**을 생성하였다.

완료③–생성된 '중분류(A00B99)' 테이블에 **[ID]**, **[상위코드]**, **[시작코드]**, **[종료코드]**, **[영문명칭]**, **[한글명칭]** 등 6개 필드를 생성하고, **기본키는 [시작코드]**로 설정, 각 필드에 데이터를 [표 6-10]과 같이 내용을 입력하였다.

완료④–'중분류(A00-B99)' 테이블 생성 및 데이터입력, 기본키 변경을 완료하였다.

# 6.5 외부 데이터 가져오기 및 내보내기

## 6.5.1 외부 데이터 가져오기

외부 데이터 가져오기는 액세스가 아닌 윈도우의 다른 응용프로그램에서 생성된 파일을 액세스에서 불러들여 사용할 수 있는 기능을 의미한다. 예를 들어, 확장자가 'txt'인 텍스트파일이나 하이퍼텍스트문서인 'html' 파일, 다른 DBMS에서 생성된 'dBASE' 파일, MS 오피스 패키지 2007 이전에 만들어진 'xls' 파일, MS 오피스365 등에서 사용하는 엑셀 파일인 'xlsx' 확장자를 가진 파일들이 대표적이다. 액세스에서 가져올 수 있는 데이터 형식의 확장자에는 기본적으로 '*.accdb', '*.mdb', '*.txt', '*.xls', '*.xlsx', 'html', 'csv' 등이 가능하다.

액세스에서 다른 프로그램용 파일을 가져와도 원래 파일에는 영향을 미치지 않는다는 특징을 가지고 있다.

액세스에서 외부데이터 가져오기는 아래 [그림 6-5]와 같이 화면 위쪽 [리본메뉴]에서 [외부데이터] 탭을 누르면 나타난다.

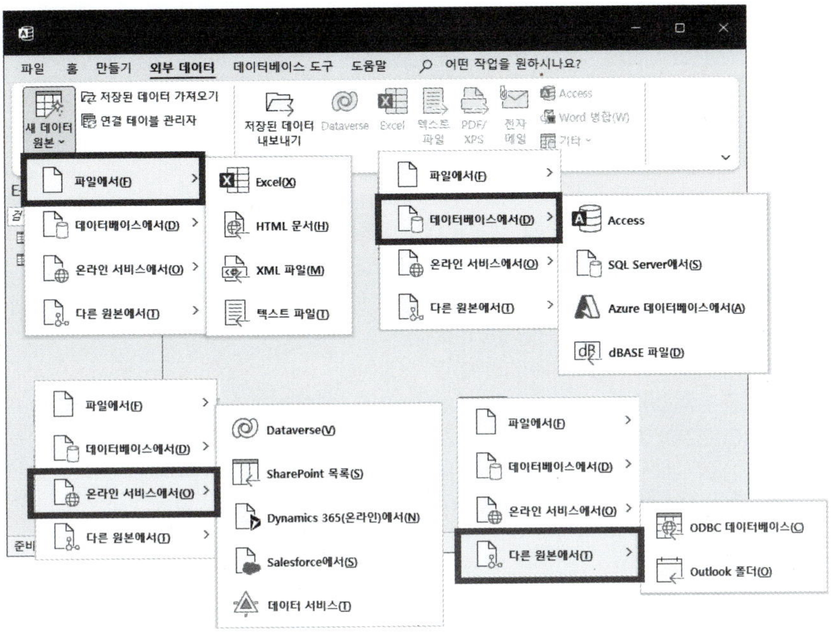


**그림 6-5** [외부데이터] 외부 데이터 원본 가져오기 및 연결테이블 메뉴

[**외부 데이터**]탭 내에서 데이터 원본을 가져오는 방법은 크게 4가지로 구분된다. 첫째, [**파일에서**]는 엑셀, HTML, XML, 텍스트 등의 파일에서 가져오는 방법이 해당된다. 둘째, [**데이터베이스에서**]는 액세스, MS-SQL Server의 DB에서 가져오기, 애저(Azure, 클라우드기반 데이터베이스) 데이터베이스에서 가져오기, dBASE 파일에서 가져오기 등이 해당된다. 셋째, [**온라인 서비스에서**]는 Dataverse(Dataverse는 조직이 모든 유형의 데이터 및 모든 유형의 앱으로 작업을 도와주는 기능), SharePoint(클라우드기반 데이터공유 서비스), Dynamics 365(클라우드기반 외부데이터 연결용 응용프로그램), Salesforce(고객관계관리용 소프트웨어), 데이터서비스(외부데이터 연결기능) 등이 해당된다. 넷째, [**다른 원본에서**]는 원격의 외부 DBMS에 연결하는 ODBC데이터베이스, 아웃룩(Outlook) 폴더에서 파일로 찾아 연결하는 방법 등이 해당된다.

우선 텍스트 형식의 데이터의 가져오기를 실행해보자.

## 실습 6-7 외부데이터 가져오기(1) –텍스트파일

■ 사용파일1 : ₩실습파일₩06_KCD8_4.accdb
■ 사용파일2 : ₩실습파일₩06_KCD8_4_중분류(C00D48).txt

step 00 아래와 같은 조건에 맞게 데이터를 입력하시오.

CONDITION

조건①–**'06_KCD8_4.accdb'**라는 DB를 불러온다.
조건②–새로운 테이블 '중분류(C00D48)'테이블을 생성한다.
조건③–생성할 **'중분류(C00D48)'** 테이블은 텍스트파일을 **'가져오기'**를 통해 신생 테이블로 만들다.
조건④–'중분류(C00D48)' 테이블에 들어갈 텍스트 필드의 구분은 '하이픈(–)'으로 구성되었으며, 이는 구분자로만 사용하고 데이터 필드에 입력 시에는 생략한다.
조건⑤–**[상위코드]**값은 **'2'**로 설정하고, **[시작코드]**를 **기본키**로 변경한다.

step 01 바탕화면에 단축아이콘 'ACCESS'를 실행시키거나, 혹은 **[시작] → [앱목록]** [Access]를 실행한다. 액세스 시작화면이 나타나면, 액세스의 왼쪽 맨 위에 [파일] 탭 [열기]를 선택한다. 아래와 같이 '예제파일' 폴더에서 **'06_KCD8_4.accdb'**인 액세스 파일을 선택하고 [열기(O)] 버튼을 선택한다.

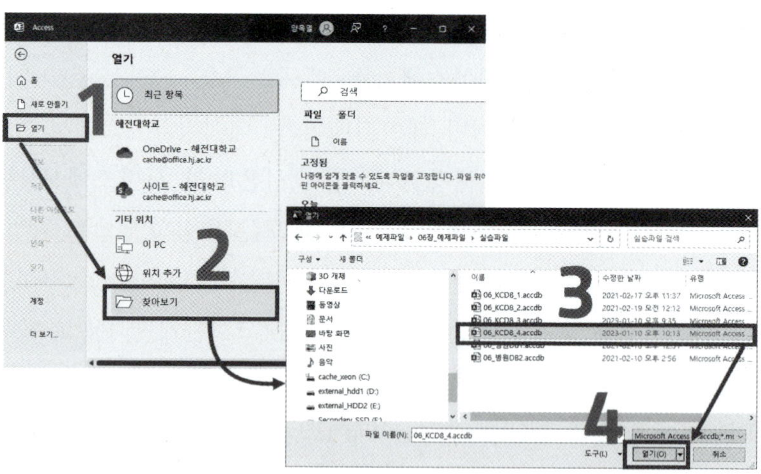

step 02 텍스트(txt) 파일로 존재하는 파일을 액세스의 테이블로 가져오는 예제를 실행해보자. 우선 [리본메뉴] 중에서 **[외부데이터] → [텍스트파일]** 아이콘을 선택한다.

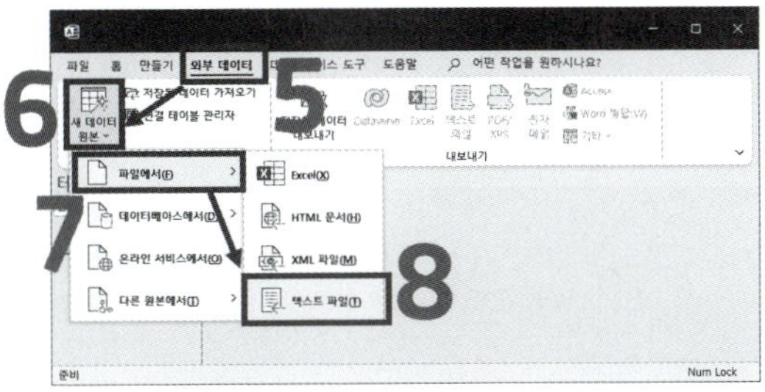

step 03 여기서 **(A)는 현재 열려진 데이터베이스 내에 새로운 테이블로 데이터를 가져오는 옵션**이고, (B)는 기존에 존재하는 테이블 내에 데이터를 가져오는 옵션이다. 마지막으로 (C)는 원본과 연결을 갖는 방식의 데이터베이스 가져오기 방법의 옵션이다. **[찾아보기] 버튼을 눌러 해당 텍스트파일의 위치를 선택**한다.

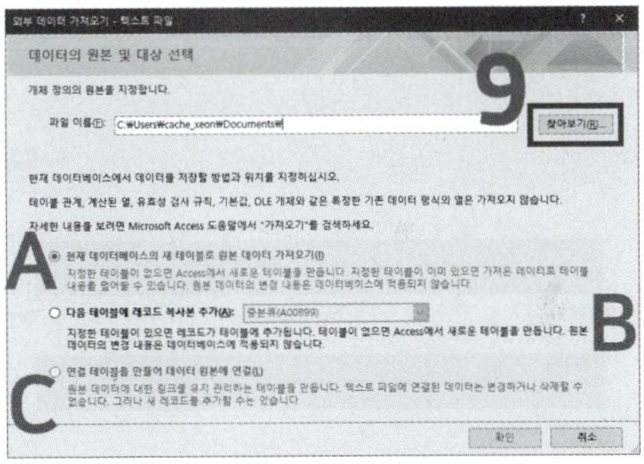

step 04 아래와 같이 [파일열기] 창에서 CD내에 있는 **[예제_실습용DB]** 폴더 내에 파일이름이 **'06_KCD8_4_중분류(C00D48).txt'** 파일을 선택하고 **[열기(O)]** 버튼을 클릭한다.

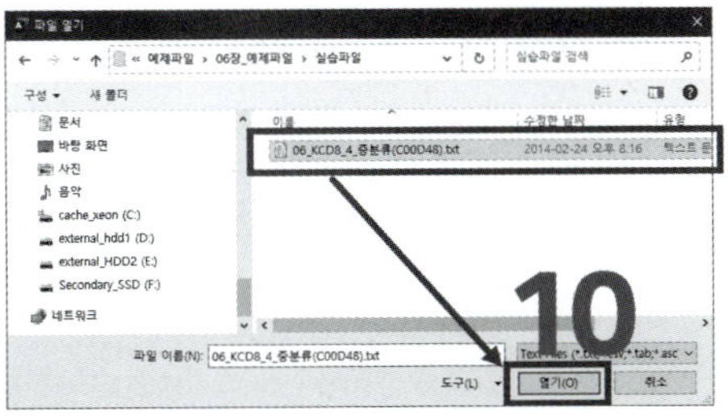

**step 05** 파일 선택이 완료되었다면, **'현재 데이터베이스의 새 테이블로 원본 데이터 가져오기(I)'** 옵션을 선택한 후, **[확인]** 버튼을 누른다.

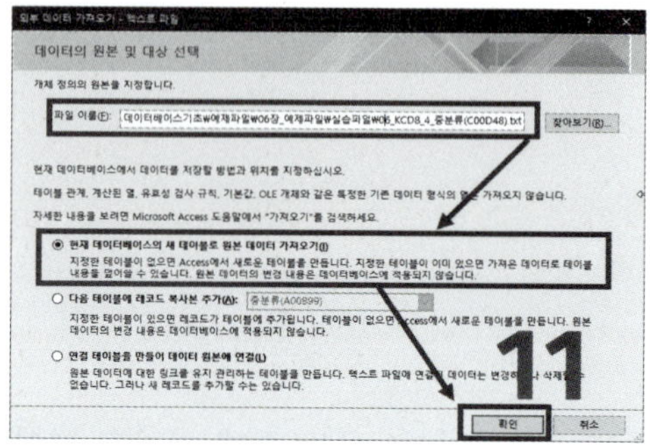


**step 06** 다음과 같이 **[텍스트 가져오기 마법사]**가 실행된다. 여기에서 **[구분(D)-각 필드를 구분하는 쉼표나 탭 등의 문자를 사용]** 옵션버튼을 선택하고 **[다음(N)] 버튼**을 선택한다(만일, 한글 텍스트가 깨져 보인다면 텍스트문서의 한글포맷이 'ANSI'일 경우이므로, '다른 이름으로 저장하기'를 통해 'UTF-8'이나 '유니코드'로 저장하여 가져오기를 수행한다).

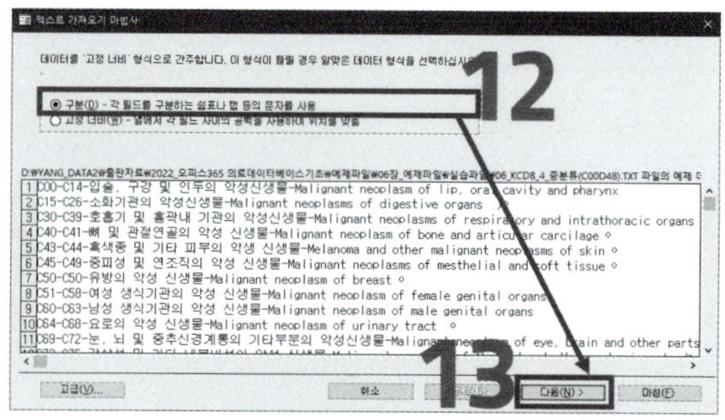


**step 07** 다음 창에서 **[필드를 나눌 구분 기호 선택]-[기타(O)]** 옵션버튼을 선택하고 하이픈(–)을 구분기호로 입력한다. 이렇게 하면 가져온 텍스트 데이터를 **하이픈(–) 단위로 구분**지어 준다. 그다음 단계로 **[다음(N)]**을 선택한다.

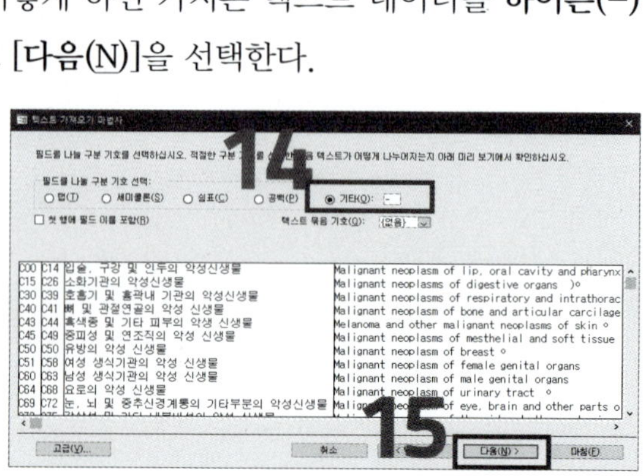

step 08 각 필드를 [실습 6-5]에서 작성한 **'중분류(A00B99)'테이블** 내의 필드와 동일하게 필드이름으로 바꾼다. **[필드1]**을 **[시작코드]로 필드이름을 변경**한다.

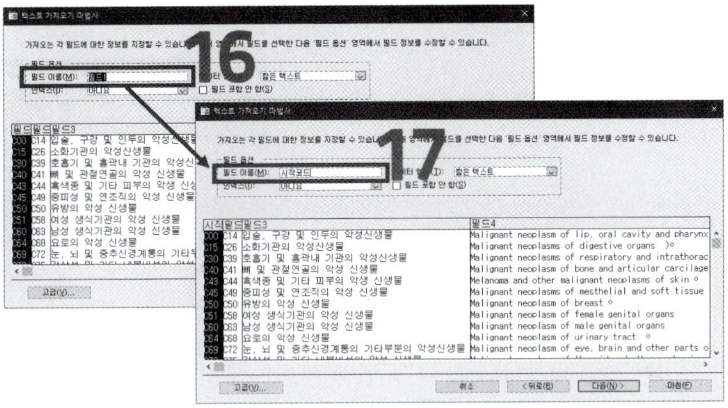


step 09 [필드2]를 **[종료코드]**로 필드이름을 **변경**한다.

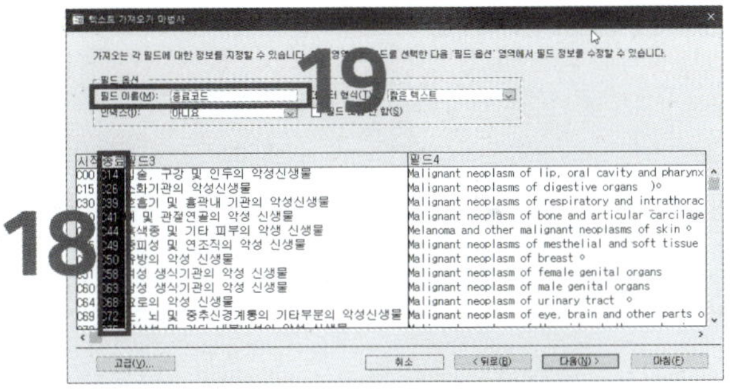


step 10 [필드3]을 **[한글명칭]**으로 필드이름을 **변경**한다.

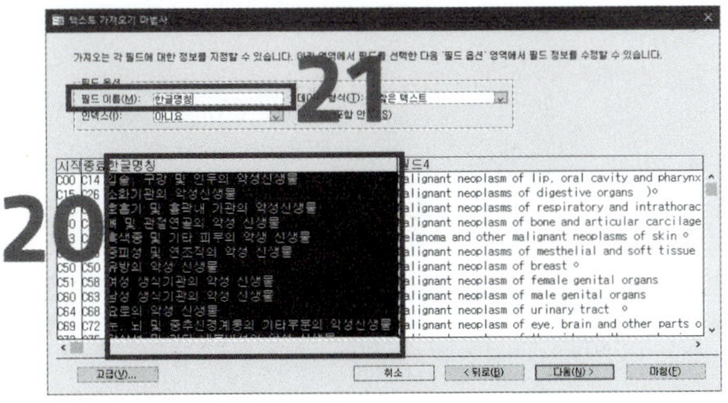

step ⑪ [**필드4**]를 [**영문명칭**]으로 필드이름을 **변경**한다. 가져온 4개의 필드이름을 모두 바꾸었다면, 창 왼쪽 아래에 있는 [**고급(V)**]**버튼**을 눌러 가져올 필드들의 상태를 최종적으로 확인한다.

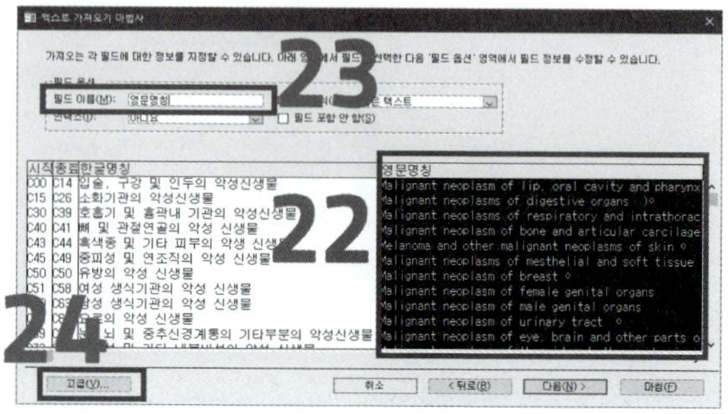


step ⑫ [고급]설정에서 가져올 텍스트파일의 **'필드구분기호'**, **'필드정보'** 등을 확인한 후 [**확인**] 버튼을 클릭한다(만일, 불필요한 필드(필드5)와 같은 필드를 선택하지 않으려면 [무시] 속성을 체크한다).

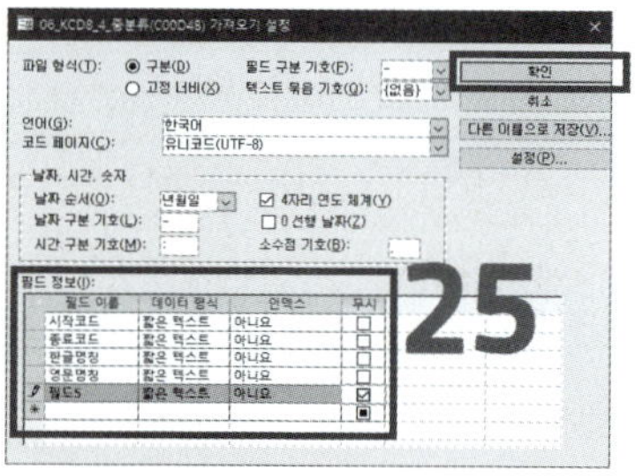


step ⑬ 아래와 같이 [**다음(N)**] 버튼을 누른다.

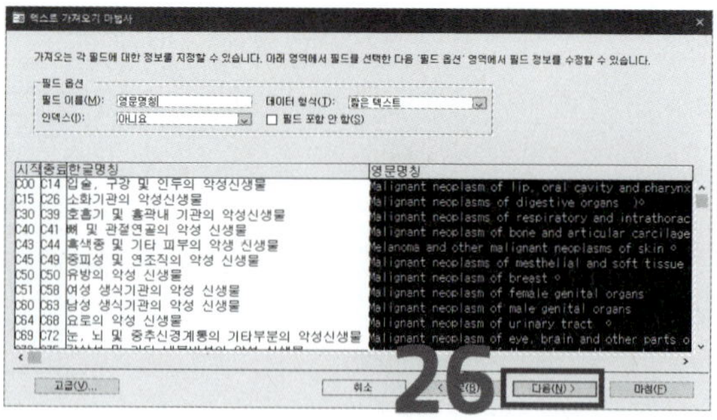

**step 14** 다음 창은 가져온 텍스트 데이터의 필드를 수정하는 마지막 단계로서 기본키를 설정하기 위한 창이다. 여기서 [Access**에서 기본 키 추가**(A)] 옵션버튼을 선택하면 [ID]라는 필드가 **자동 생성**되고 레코드들에 순차적으로 숫자(번호)가 적용된다.

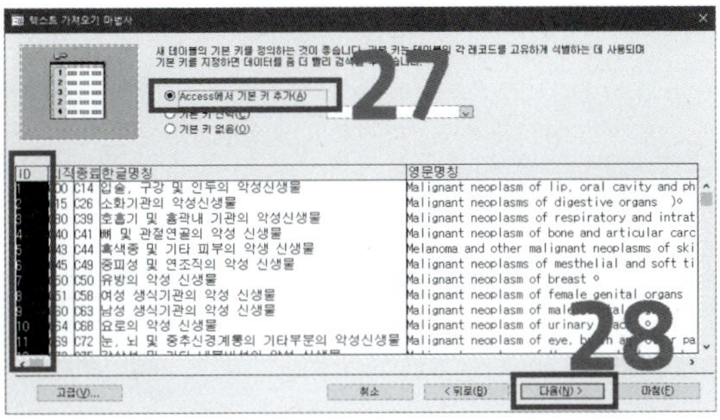

**step 15** 마지막으로 가져올 텍스트 데이터를 저장할 테이블 이름을 입력한다. 본 예제에서는 테이블 명을 텍스트 파일의 이름과 동일하게 **'중분류(C00D48)'**이란 이름으로 **가져오기를 수행**한다. 마지막으로 [**마침**(F)] 버튼을 선택한다.

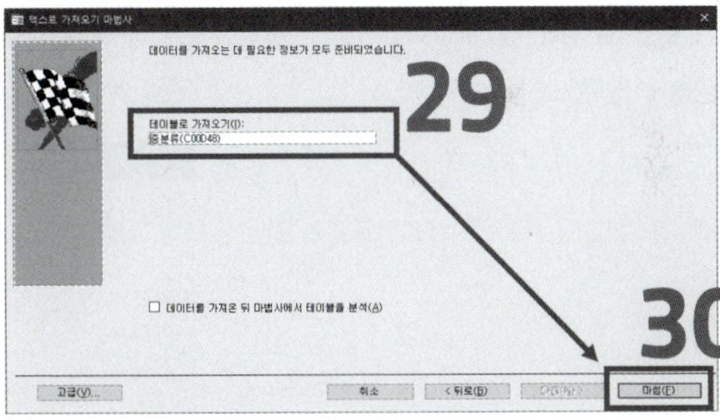

**step 16** 외부에서 텍스트 데이터 가져오기가 성공적으로 진행되었다면, 다음과 같은 메시지창을 확인할 수 있다. [**닫기**(C)] **버튼**을 눌러 가져오기를 종료한다.

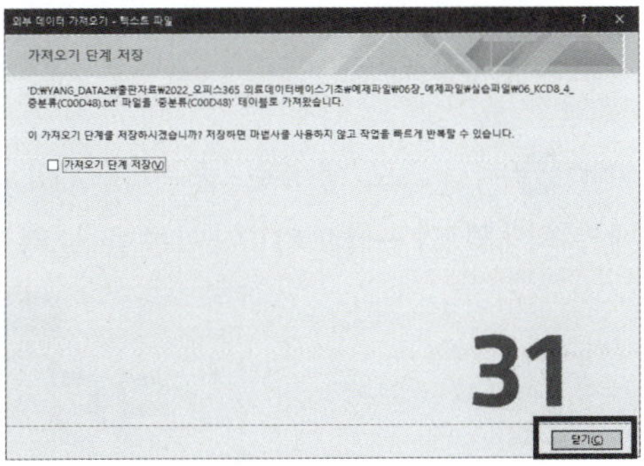

step 17 생성된 테이블에는 [실습 6-5]에서와 같이 **[상위코드]** 정보가 없으므로, '한국표준질병 · 사인분류'테이블에서와 같이 **'신생물'**에 해당하는 **[상위코드]** 값으로 **'2'**를 입력할 수 있는 필드를 삽입(열삽입)한다. 필드 삽입은 [리본메뉴]에서 **[필드] → [추가필드]**를 선택하거나, 혹은 삽입될 필드의 다음 필드에 해당하는 [시작코드] 필드 제목에서 마우스 오른쪽 버튼을 눌러 팝업창이 나타나면 **[필드 삽입(F)]**을 선택한다.

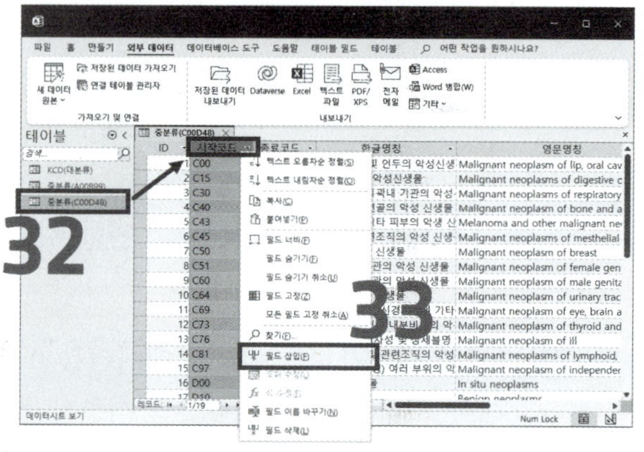

step 18 삽입된 [Field1]이란 필드 이름을 아래와 같이 **[상위코드]로 변경**하고, [상위코드]에 '2'를 입력한다.

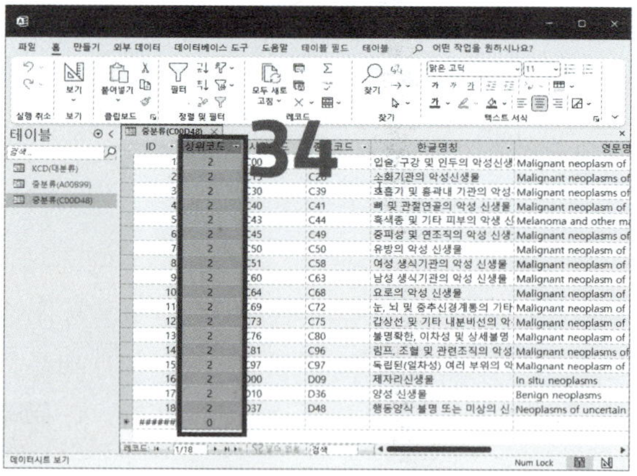

step 19 다음으로 생성된 **'중분류(C00D48)'** 테이블의 디자인을 수정하기 위해 [리본메뉴]의 **[필드] → [보기]** 아이콘을 눌러 디자인 보기창으로 이동한다.

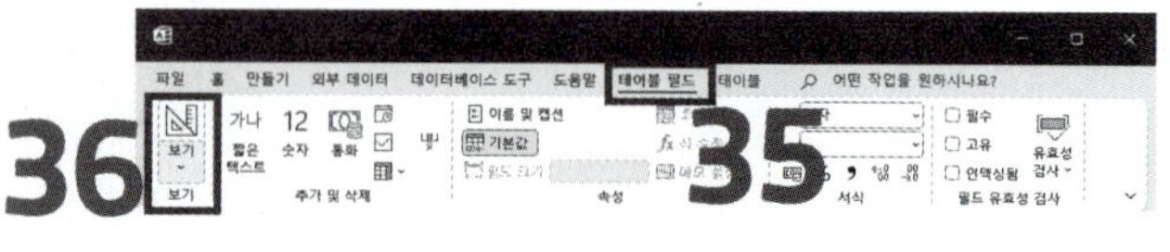

step 20 **'중분류(C00D48)'** 테이블의 필드이름 중에 [**시작코드**]와 [**종료코드**]의 필드 속성 중 필드크기를 **'50'바이트**로 변경하고, **기본키** 역시 [ID]필드에서 [**시작코드]필드로 변경**한다(만일, 아래와 같이 텍스트파일을 '가져오기' 중에 들어온 불필요한 [필드5]와 같은 필드가 남아있다면, [행 삭제(D)] 팝업메뉴를 통해 삭제한다).

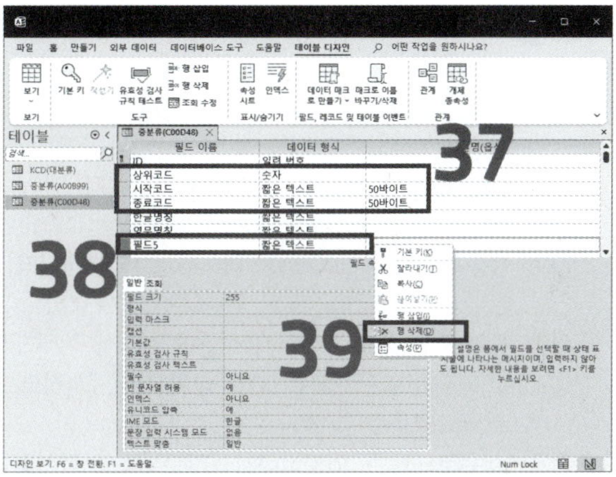


step 21 입력이 완료되었다면 단축키 CTRL + S 를 눌러 저장하거나, 액세스 창 왼쪽 위에 있는 저장( ) 아이콘을 눌러 저장을 완료한다.

step 22 실습 요약 정리

완료①–'06_KCD8_4.accdb'라는 DB를 불러온다.

완료②–새로운 테이블 **'중분류(C00D48)'**테이블을 **생성**하였다.

완료③–생성할 '중분류(C00D48)' 테이블은 **텍스트파일(06_KCD8_4_중분류(C00D48).txt)을 '가져오기'**를 통해 신생 테이블로 만들었다.

완료④–'중분류(C00D48)' 테이블에 들어갈 텍스트 필드의 **구분**은 **'하이픈(–)'**으로 구성되어 설정하였다.

완료⑤–생성된 필드 중에 [**상위코드**]는 **'숫자형'**, [**시작코드**]와 [**종료코드**]는 **'텍스트(50바이트)'**로 설정하였다.

완료⑥–[**상위코드**]값은 **'2'**로 설정하고, [**시작코드**]를 **기본키**로 변경하였다.

## 실습 6-8 외부데이터 가져오기(2) –엑셀파일

■ 사용파일1 : ₩실습파일₩06_KCD8_5.accdb
■ 사용파일2 : ₩실습파일₩06_KCD8_5_중분류(E00F99).xlsx

**step 00** 아래와 같은 조건에 맞게 데이터를 입력하시오.

**CONDITION**

조건①–외부 **엑셀파일**로 저장된 데이터를 액세스DB의 테이블로 생성하라.
조건②–**'06_KCD8_5.accdb'**라는 DB를 불러온다.
조건③–새로운 테이블은 내분비대사 및 정신행동장애에 해당하는 **'중분류(E00F99)'**테이블을 생성한다.
조건④–생성할 '중분류(E00F99)' 테이블은 **[외부데이터]→[새 데이터 원본]→[파일에서]→[Excel]** 메뉴에서 파일(06_KCD8_5_중분류(E00F99).xlsx) **'가져오기'**를 통해 신생 테이블로 만든다.
조건⑤–**'중분류(E00F99)'** 테이블에 들어갈 엑셀은 워크시트 내에 각 열별로 자동으로 구분되며, 이전 예제와 마찬가지로 **[ID]**, **[상위코드]**, **[시작코드]**, **[종료코드]**, **[영문명칭]**, **[한글명칭]** 등으로 필드명을 변경한다.
조건⑥–**[상위코드]**값은 **내분비대사**의 경우 **'4'**로 **정신및행동장애**의 경우 **'5'**로 설정하고, [시작코드]를 기본키로 변경한다.

**step 01** 바탕화면에 단축아이콘 'ACCESS'를 실행시키거나, 혹은 **[시작]** → **[앱목록]** → [Access]를 실행한다. 액세스 시작화면이 나타나면, 액세스의 왼쪽 맨 위에 **[파일]탭** → **[열기]**를 선택한다. 아래와 같이 '예제파일' 폴더에서 **'06_KCD8_5.accdb'**인 액세스 파일을 선택하고 [열기(O)] 버튼을 선택한다.

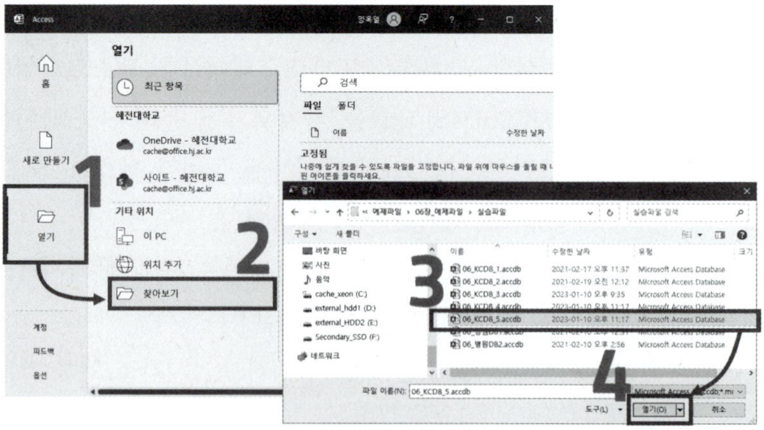

step 02 엑셀(*.xls, *.xlsx) 파일로 존재하는 파일을 액세스의 테이블로 가져오는 예제를 실행해보자. 우선 [리본메뉴] 중에서 **[외부데이터] → [새 데이터 원본] →** **[파일에서]** → [Excel] 메뉴를 선택한다.

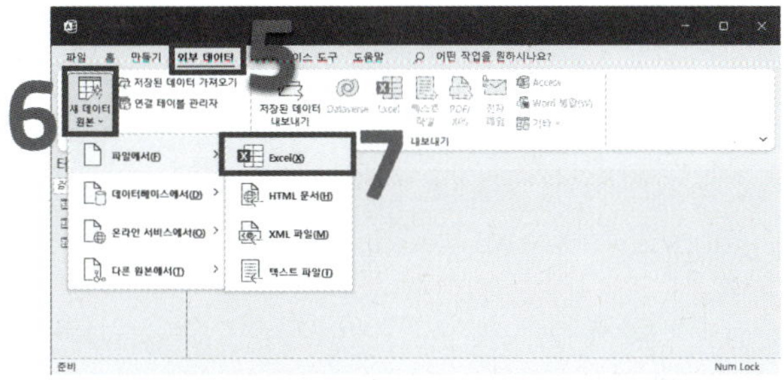


step 03 여기서 **(A)는 현재 열려진 데이터베이스 내에 새로운 테이블로 데이터를 가져오는 옵션**이고, (B)는 기존에 존재하는 테이블 내에 데이터를 가져오는 옵션이다. 마지막으로 (C)는 원본과 연결을 갖는 방식의 데이터베이스 가져오기 방법의 옵션이다. **[찾아보기] 버튼을 눌러 해당 텍스트파일의 위치를 선택**한다.

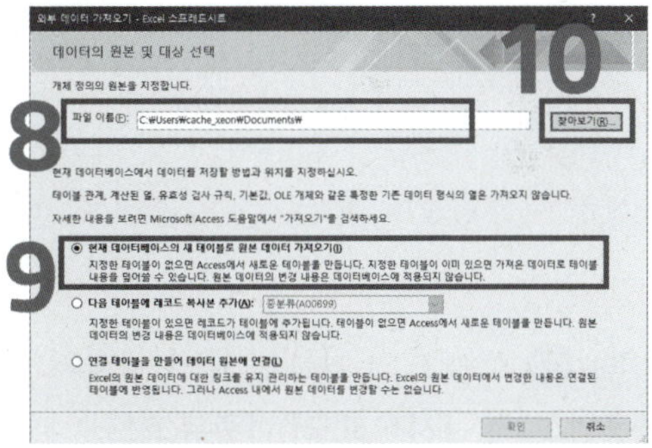


step 04 [파일열기] 창에서 배포된 파일 중 [예제폴더] 내에 파일이름이 '06_KCD8_5_중분류(E00F99).xlsx' 파일을 선택하고 **[열기(O)]** 버튼을 클릭한다.

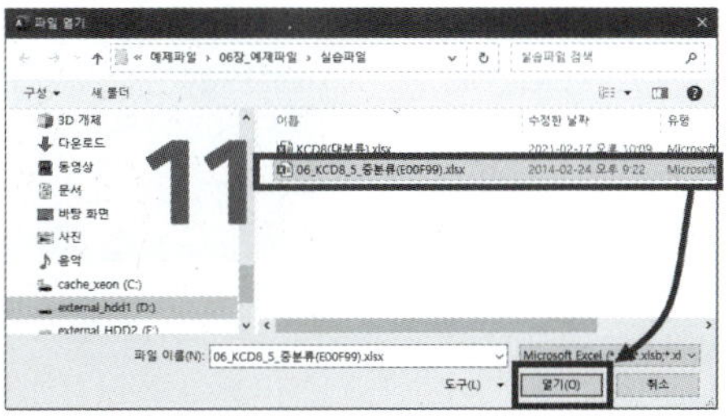

step 05 파일 선택이 완료되었다면, **'현재 데이터베이스의 새 테이블로 원본 데이터 가져오기(I)'** 옵션을 선택한 후, [확인] 버튼을 누른다.

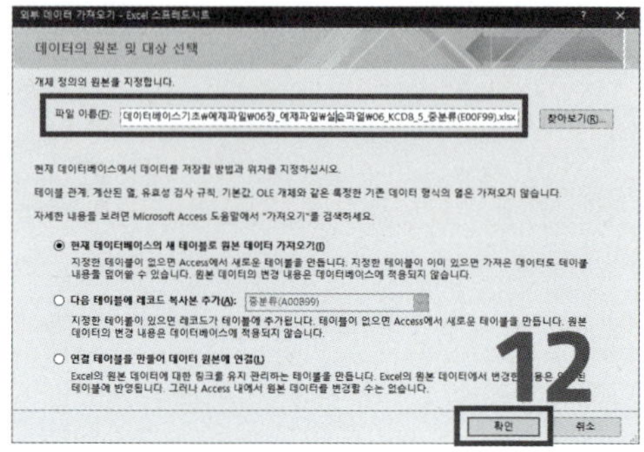


step 06 아래와 같이 **[스프레드시트 가져오기 마법사]** 창이 나타나면 **'첫 행에 열 머리글이 있음(I)'** 선택버튼을 선택하고, [다음(N)] 버튼을 선택한다.

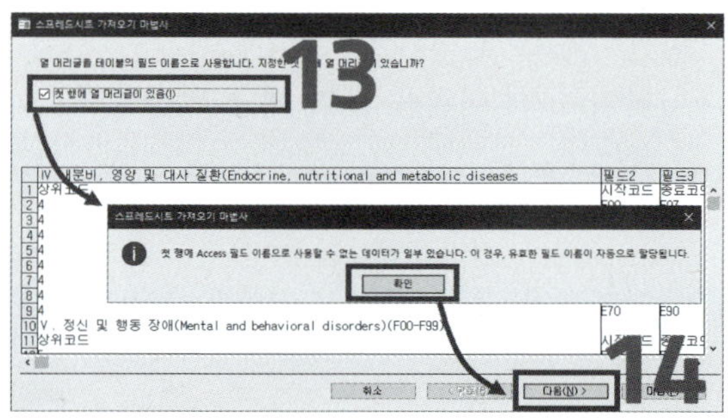


step 07 각 필드의 이름을 앞에 예제의 **'중분류(C00D48)'**테이블 내의 필드와 똑같이 **[상위코드]**, **[시작코드]**, **[종료코드]**, **[영문의미]**, **[한글의미]**로 필드이름을 변경한다. 아래와 같이 **첫 번째 '필드이름(M)'**은 **[상위코드]**로 변경한다.

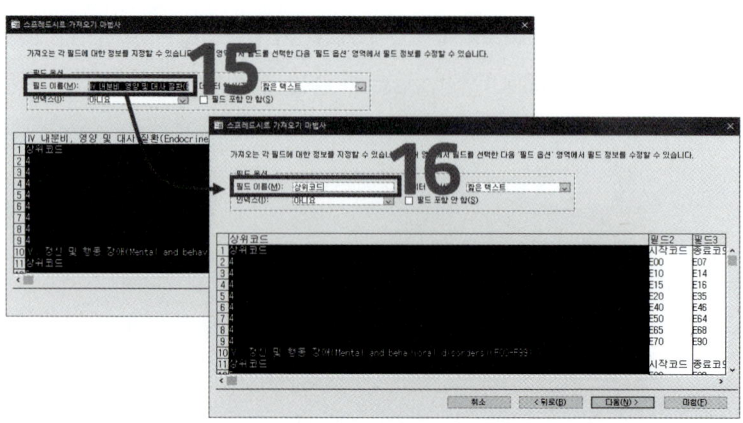

step 08 두 번째 필드이름은 [**필드2**]를 [**시작코드**]로 필드이름을 변경한다.

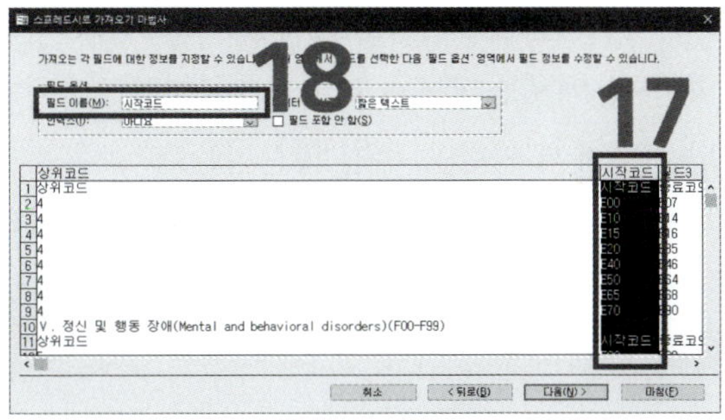


step 09 세 번째 필드이름은 [**필드3**]을 [**종료코드**]로 필드이름을 변경한다.

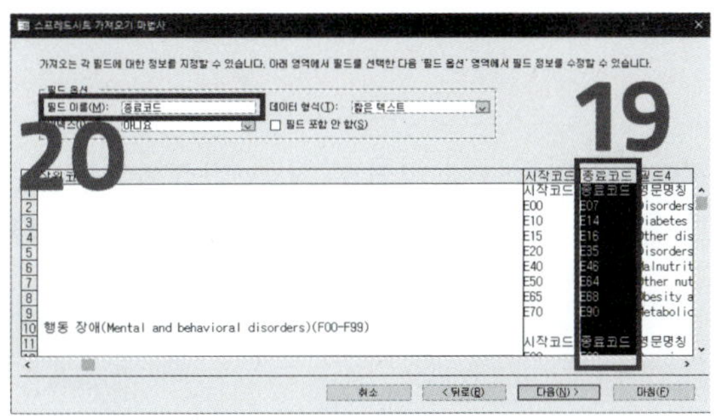


step 10 네 번째 필드이름은 [**필드4**]를 [**영문명칭**]으로 필드이름을 변경한다.

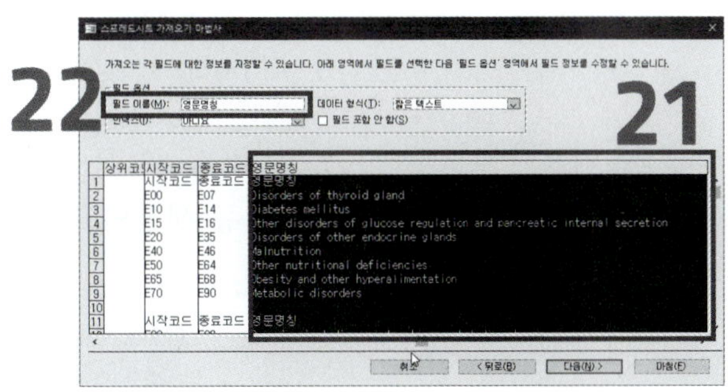

step ⑪ 다섯 번째 필드이름은 **[필드5]**를 **[한글명칭]**으로 **필드이름을 변경**한다(참고로, 여기서는 [영문명칭]과 [한글명칭] 필드의 순서가 [실습 6-7]과는 반대로 되어 있는데, 액세스에서는 테이블 내의 필드의 순서는 바뀌어도 관계설정이나 테이블간의 작업에서 영향을 주진 않는다).

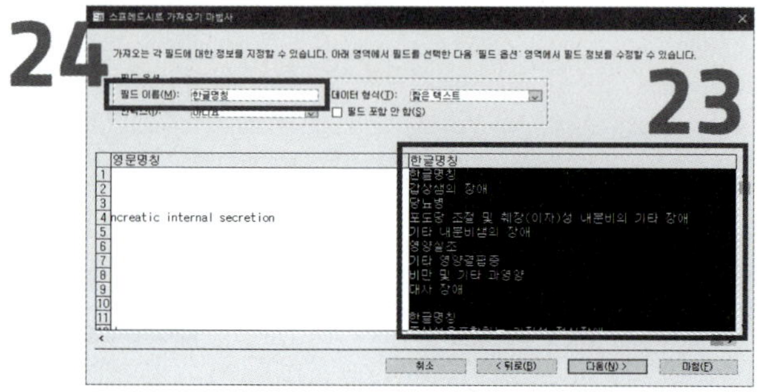


step ⑫ 필드들의 이름을 모두 변경하였다면, **[다음(N)]** 버튼을 누른다.

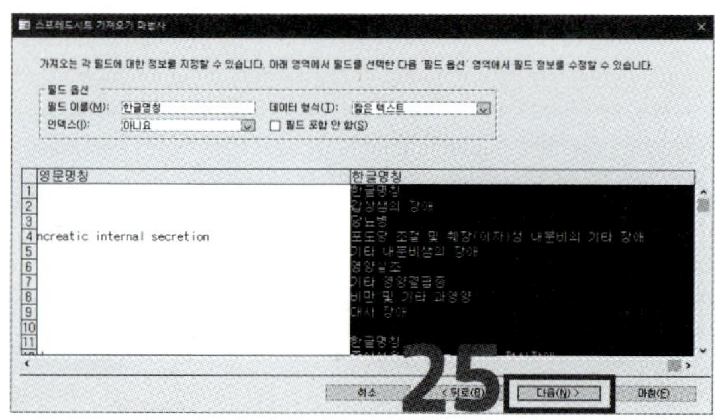


step ⑬ 기본키 필드를 자동으로 선택하도록 [**Access에서 기본 키 추가(A)**] 옵션버튼을 선택하면 [ID]**라는 필드가 자동 생성**되고 레코드들에 순차적으로 숫자(번호)가 적용된다.

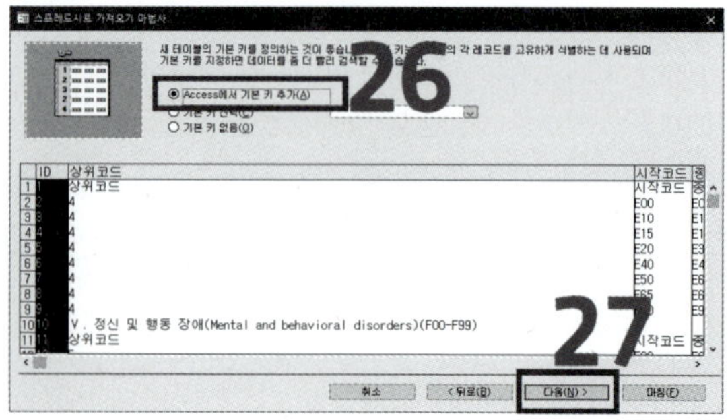

step ⑭ 마지막으로 데이터베이스 내에 저장될 테이블의 이름을 입력한다. 여기에서는 **'중분류(E00F99)'**라는 이름으로 **테이블 이름을 변경**한다. [마침(F)] 버튼을 선택한다.

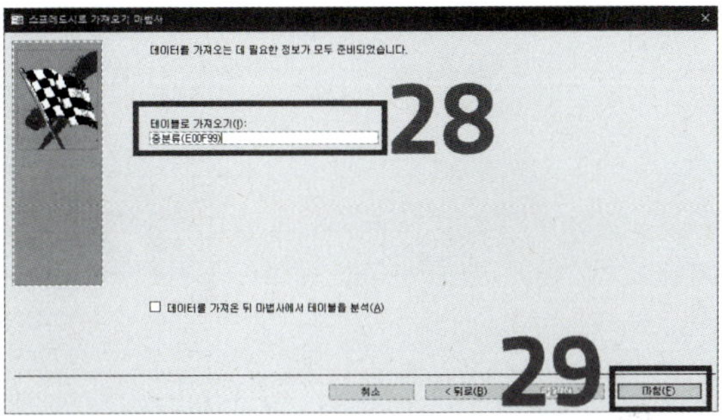


step ⑮ 지금까지 수행한 가져오기 단계를 저장할 것인지 유/무를 선택하는 창이다. 무시하고 **[닫기(C)]** 버튼을 선택한다.

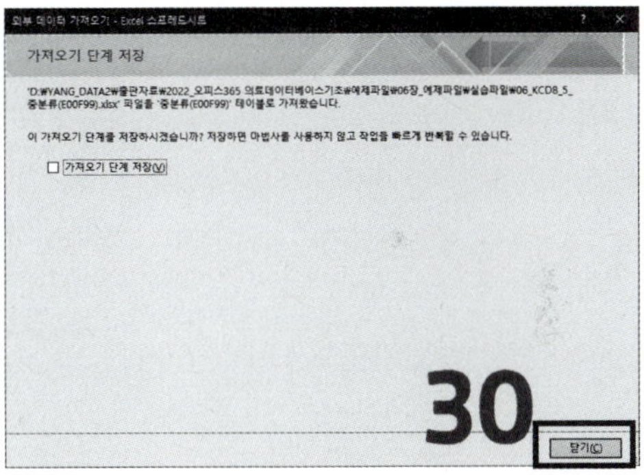


step ⑯ 액세스 창의 왼쪽 [탐색창]에 생성된 **'중분류(E00F99)'** 테이블을 아래와 같이 **확인**할 수 있다.

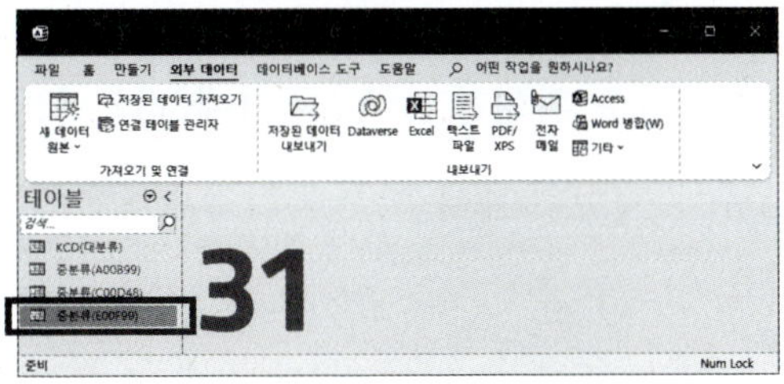

step 17 레코드들 중에서 다음 박스 안에 해당하는 레코드들과 같이 **불필요한 레코드를 확인**한다.

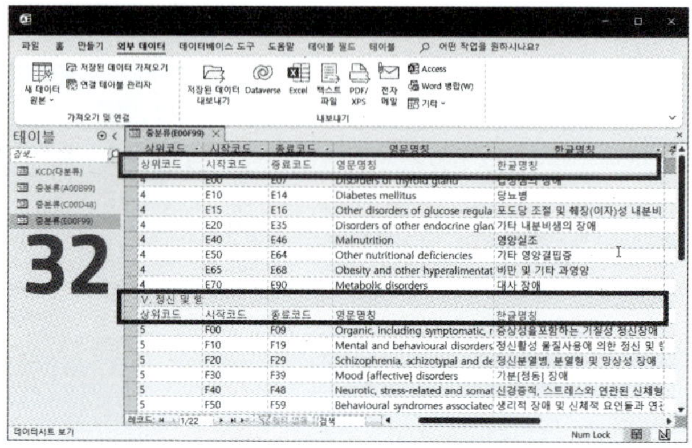


step 18 확인된 불필요한 레코드 삭제를 위하여, 해당 레코드에서 **[마우스 오른쪽 버튼] → [레코드 삭제(R)]**를 선택한다.

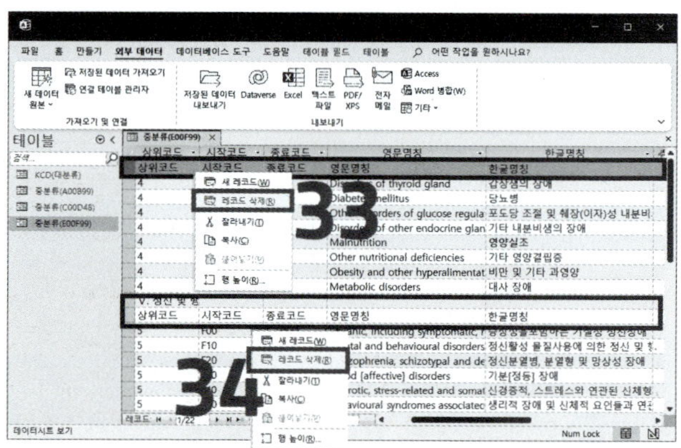


step 19 **[레코드 삭제(R)]**를 선택하면, 다음과 같은 레코드 삭제 실행여부를 묻는 메시지 창을 확인할 수 있다. **[예(Y)] 버튼을 선택**하여 불필요한 레코드를 삭제한다(단, 연속되지 않은 레코드 삭제는 1개 행씩만 삭제됨을 유의하기 바란다).

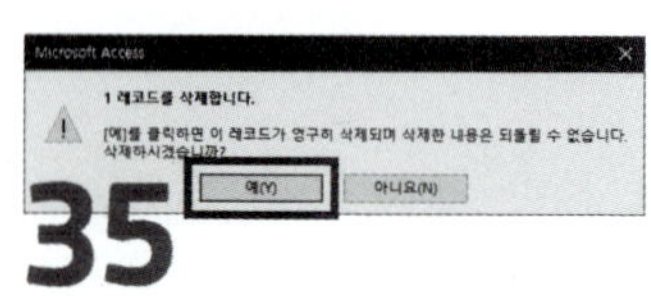

step 20 완성된 테이블 내의 행들을 확인한다.

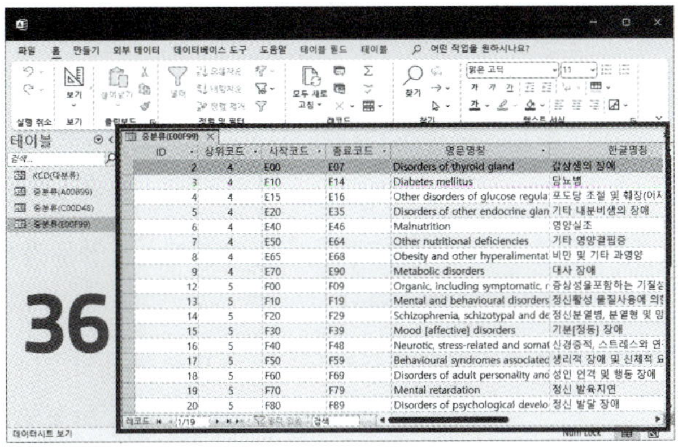


step 21 **[리본메뉴]의 [홈] → [보기]** 아이콘을 선택한 후, [실습 6-7]의 step 20에서와 마찬가지로 **'중분류(E00F99)'** 테이블의 필드이름 중에 **[시작코드]와 [종료코드]**의 필드속성 중 필드크기를 **'50'바이트로 변경**하고, **기본키** 역시 [ID]필드에서 **[시작코드]**필드로 **변경**한다.

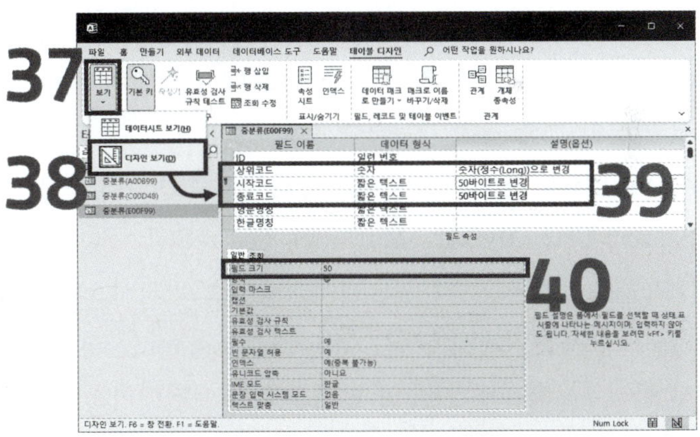


step 22 입력이 완료되었다면 단축키 CTRL + S 를 눌러 저장하거나, 액세스 창 왼쪽 위에 있는 저장( ) 아이콘을 눌러 저장을 완료한다.

step 23 실습 요약 정리

완료①–'06_KCD8_5.accdb'라는 DB를 불러온다.

완료②–새로운 테이블은 내분비대사 및 정신행동장애에 해당하는 **'중분류(E00F99)'**테이블을 생성하였다.

완료③-생성할 '중분류(E00F99)' 테이블은 **[파일에서]** → **[Excel]** 메뉴에서 파일(06_KCD8_5_중분류(E00F99).xlsx) **'가져오기'**를 통해 신생 테이블로 만들었다.

완료④-'중분류(E00F99)' 테이블에 들어갈 엑셀은 워크시트 내에 각 열별로 자동으로 구분되며, 이전 예제와 마찬가지로 [ID], **[상위코드]**, **[시작코드]**, **[종료코드]**, **[영문명칭]**, **[한글명칭]** 등으로 필드명을 변경했다.

완료⑤-**[상위코드]**값은 **내분비대사**의 경우 '4'로 **정신및행동장애**의 경우 '5'로 설정하고, **[시작코드]를 기본키**로 변경하였다.

## 6.5.2 외부 데이터 연결하기

외부 데이터 연결하기란, 정확히 설명하자면 액세스 프로그램에 인터넷을 통해 외부 데이터베이스와의 연결(혹은 연동)한 후 외부 데이터베이스의 테이블을 불러와서 활용하는 방법을 의미한다. 액세스 이외의 대표적인 데이터베이스로는 MS-SQL Server가 있다. 같은 마이크로소프트에서 개발된 프로그램이라는 이유로 외부 데이터 연결이 가장 쉽게 가능하다고 할 수 있다.

가장 일반적인 **데이터베이스 관리시스템(DBMS)**으로는 **오라클(Oracle)**, **MS-SQL Server**, **DB2**, **MySQL**, **MariaDB**, **PostreSQL**, **SQLite** 등이 존재한다. 이 중에서도 오라클은 일반적인 기업용 데이터베이스 관리시스템으로 가장 많이 사용되고 있으며, 윈도우 운영체제에서는 MS-SQL Server를 많이 사용한다. 최근에는 빅데이터 및 클라우드컴퓨팅 기술의 발전으로 데이터베이스의 지형도 매우 다양하게 변화하고 있다.

또한, 개별 DBMS는 해당 데이터베이스에 최적화된 고유의 SQL을 사용하는데, 오라클의 경우에는 PL/SQL, MS-SQL Server의 경우 T-SQL 등의 표준 SQL을 지원하면서도 독특한 자사의 엔진에 적합한 SQL로 최적화하여 사용하는 것이다.

TIPS 6-1

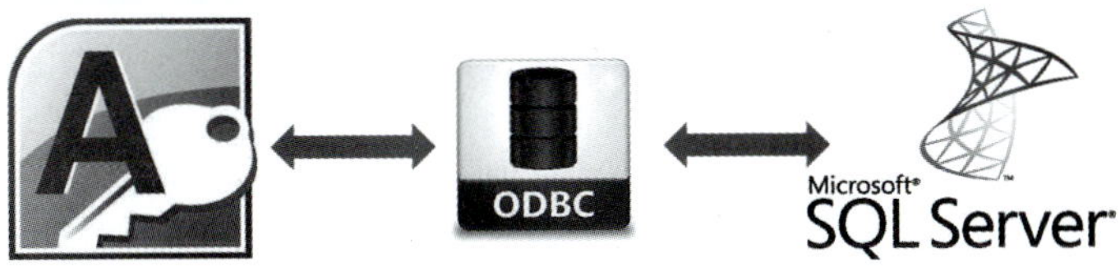


액세스와 ODBC 연결

① ODBC : Open Database Convection
② 단, 액세스 프로젝트가 원격 컴퓨터의 SQL Server 데이터베이스에 연결되어 있을 경우, 액세스 프로젝트가 SQL Server 버전 7.0 이상의 데이터베이스나 로컬 컴퓨터에서 실행되고 있는 SQL Server 2000 Desktop Engine에 연결되어 있을 때만 테이블에 연결할 수 있다.
③ 본 예제는 MS-SQL Server 2019 버전의 DB와 연결을 예로 하고 있다.

따라서 본 장에서는 MS-SQL Server의 데이터베이스에 연결해보는 예제를 수행할 것이다. 여기서 연결할 데이터베이스는 처방전달시스템(OCS : Order Communication System)으로 유명한 (주)비트컴퓨터의 '비트U차트'에서 사용하는 데이터베이스에 연결해보도록 하겠다.

## 실습 6-9 외부데이터 연결하기(3) – ODBC연결

■ 사용파일 : ₩실습파일₩06_6_외부데이터연결.accdb

**[실습 6-9] 시작**

**외부데이터 연결하기(ODBC연결)**
액세스 실행

↓

**DB 불러오기**

06_6_외부데이터연결.accdb

↓

**ODBC 연결**

[외부데이터]⇨[새 데이터 원본]⇨[다른 원본에서]⇨[ODBC 데이터베이스]

↓

**외부데이터베이스 로그인**

ID/PWD를 이용한
MS-SQL Server DB 로그인

↓

**가져올 테이블 선택**

테이블 가져오기 설정

↓

**완료**

외부 DB에서 테이블 가져오기 완료

**step 00** 아래와 같은 조건에 맞게 외부데이터베이스와 연결(ODBC)하여 테이블 가져오기를 수행하시오.

| CONDITION |
|---|
| 조건①–**'ODBC 데이터베이스'**를 이용하여 외부데이터베이스(MS-SQL Server) 엔진에 접속한다.<br>조건②–데이터원본을 **'SQL Server'드라이버로 설정**한다.<br>조건③–외부 컴퓨터에 존재하는 MS-SQL Server DBMS의 특정 **DB에 접속**을 설정한다.<br>조건④–외부 MS-SQL Server 접속에 필요한 로그인을 수행하고, 데이터베이스 접속을 테스트한다.<br>조건⑤–접속 후, 필요한 특정 데이터베이스 내의 테이블을 **'가져오기'** 한다.<br>조건⑥–가져오기한 **테이블의 정보를 확인**한다. |

**step 01** 바탕화면에 단축아이콘 'ACCESS'를 실행시키거나, 혹은 **[시작] → [앱목록]** → [Access]를 실행한다. 액세스 시작화면이 나타나면, 액세스의 왼쪽 맨 위에 **[파일]탭 → [열기]**를 선택한다. 아래와 같이 '예제파일' 폴더에서 '06_6_외부데이터연결.accdb'인 액세스 파일을 선택하고 [열기(O)] 버튼을 선택한다.

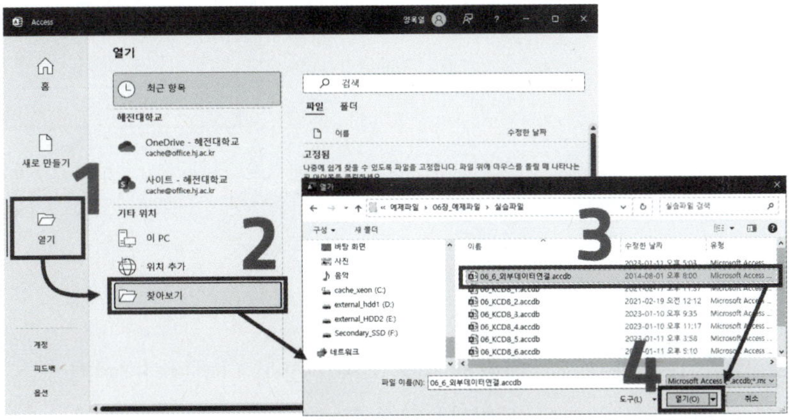

step 02 액세스 화면 위쪽에 [리본메뉴] 중에서 **[외부데이터] → [새 데이터 원본] → [다른 원본에서] → [ODBC 데이터베이스(C)]**를 선택한다.

(만일, 외부데이터베이스 접속의 여의치 않다면, step 02부터 실습을 스킵하고 이미 예제에 포함된 '(sample)db_BedMst', '(sample)db_IcdMst' 테이블이 외부에서 가져온 예제 테이블이므로 이를 참조하고 이해하기 바란다.)

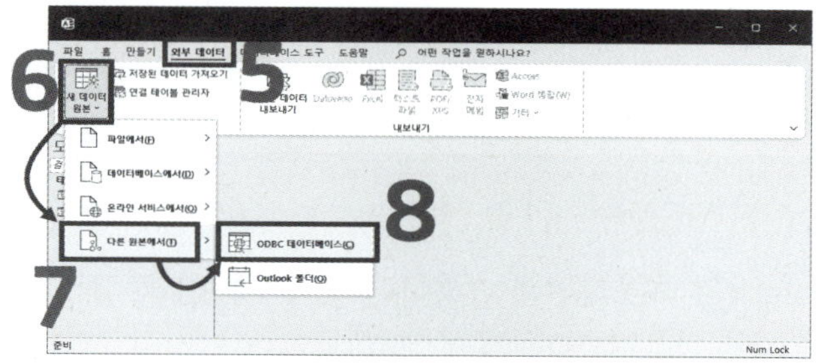


step 03 파일 선택이 완료되었다면, **'현재 데이터베이스의 새 테이블로 원본 데이터 가져오기(I)'** 옵션을 선택한 후, **[확인]** 버튼을 누른다.

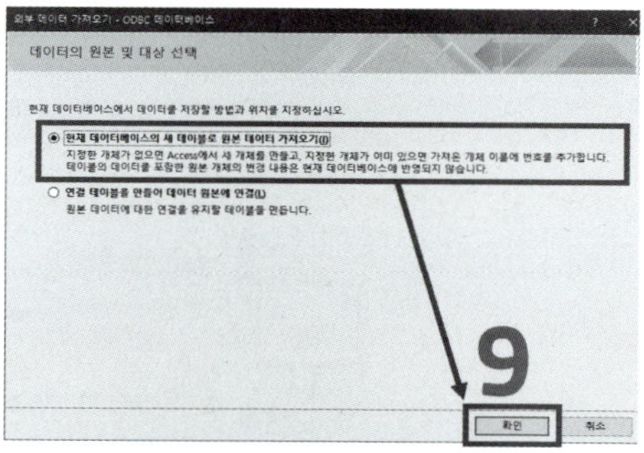


step 04 다음과 같은 **[데이터 원본 선택]** 창이 나타난다. 여기에는 [파일 데이터 원본] 탭과 [컴퓨터 데이터 원본] 탭이 존재한다. 우선 데이터베이스와의 연결을 위해 **[컴퓨터 데이터 원본]** 탭을 선택하고, 새로운 데이터베이스 연결을 위해 **[새로 만들기(N)]** 버튼을 선택한다.

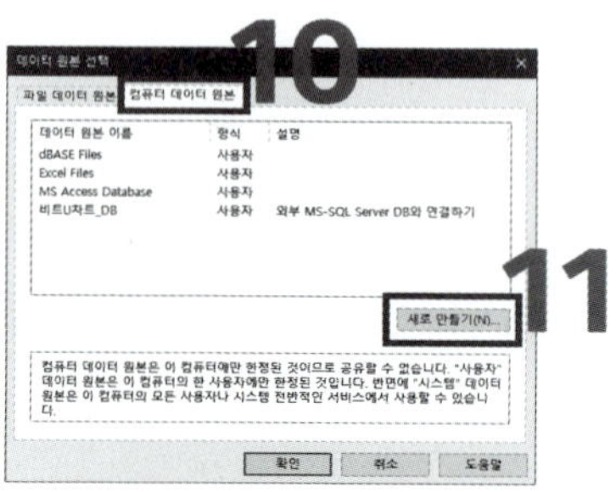

step 05 다음과 같이 **[새 데이터 원본 만들기]** 창이 나타나면 기본 옵션버튼을 그대로 둔 채, [다음(N)] 버튼을 선택한다.

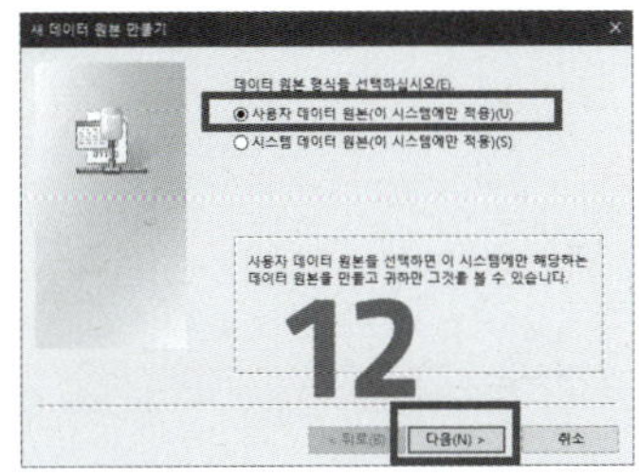


step 06 데이터 원본 설정할 드라이버 항목의 맨 밑줄에 있는 [SQL Server] **드라이버**를 선택하고, [다음(N)] 버튼을 선택한다. [MS SQL Server] 드라이버 설정을 완료하기 위해 **[마침]** 버튼을 선택한다.

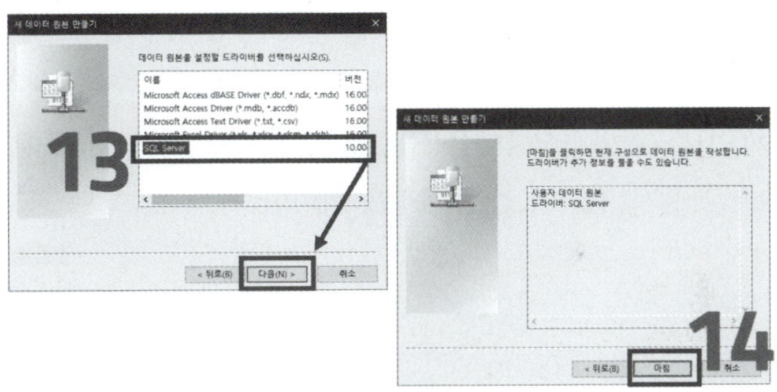


step 07 [MS SQL Server] 드라이버 설정이 완료되면, 다음과 같이 **[SQL Server에 새로운 데이터 원본 만들기]** 창이 나타난다. 여기에 **[이름(M)]**, **[설명(D)]**을 다음과 같이 각각 '비트U차트_DB', '외부의 MS_SQL Server DB와 연결하기'로 입력하고, 연결할 SQL Server를 지정하기 위해 **[서버(S)]**를 선택한다(단, (C)영역의 서버들은 로컬컴퓨터에 연결되어 있는 데이터베이스 서버들의 목록이 나타난다. 데이터베이스 연결이 없다면 목록이 나타나지 않을 수도 있다).

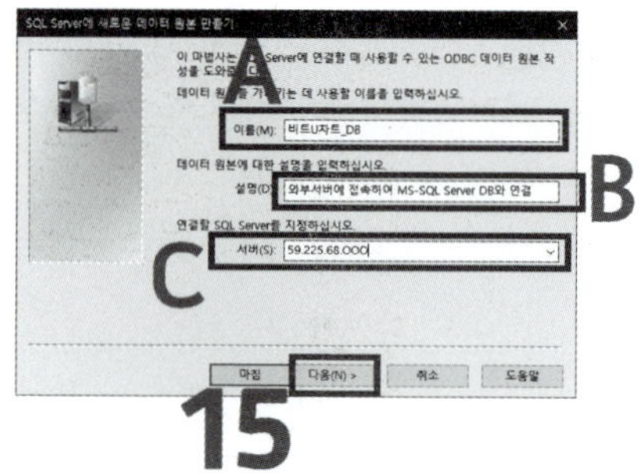


step 08 선택 완료된 **[이름(M)]**, **[설명(D)]**, **[서버(S)]**를 확인하였다면 [다음(N)] 버튼을 선택한다.

step 09 다음 창은 SQL Server가 로그인 ID의 신뢰성을 확인하는 방법을 선택하는 항목이다. 옵션버튼을 두 번째 항목인 **'사용자가 입력한 로그인 ID 및 암호를 사용하는 SQL Server인증 사용자(S)'**를 선택하고, SQL Server 접속용 **[로그인 ID(L)]**, **[암호(P)]**를 입력하고 **[다음(N)]** 버튼을 선택한다(단, 이때 로그인ID와 암호는 SQL Server에 설정되어 있는 계정을 의미한다).

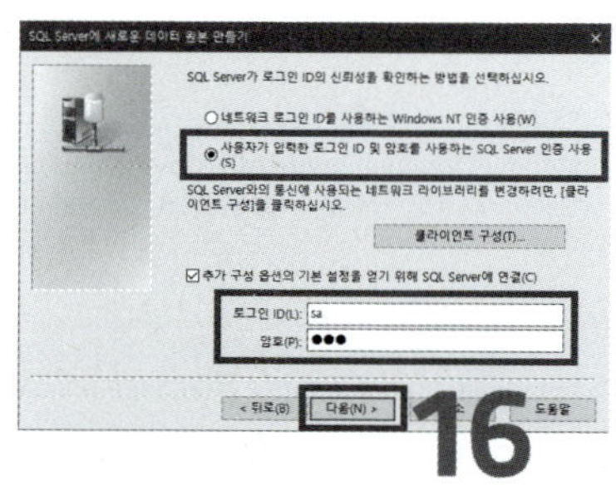


step 10 연결된 SQL Server 내에 존재하는 데이터베이스 중에서 기본으로 연결할 데이터베이스를 선택한다. 여기에서는 (주)비트컴퓨터의 '비트U차트'용 데이터베이스인 **'drbitpack'**이란 이름의 데이터베이스를 선택하고, **[다음(N)]** 버튼을 선택한다(단, 여러분은 위 데이터베이스가 없다면 MS SQL Server의 기본으로 들어있는 'Northwind'라는 데이터베이스 이름을 선택하여 사용하기 바란다).

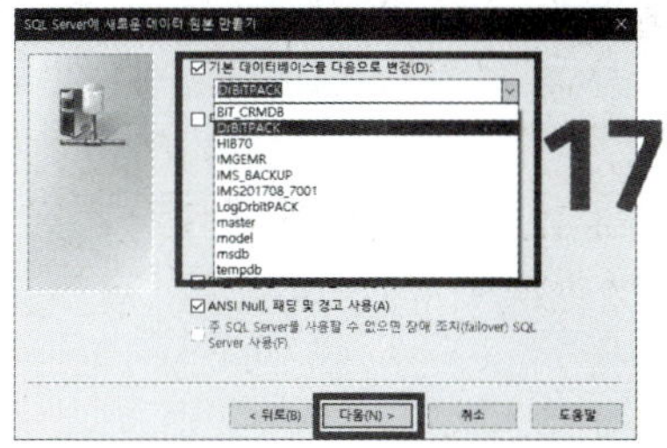


step 11 다음 선택 항목은 그대로 두고 **[마침]** 버튼을 선택한다.

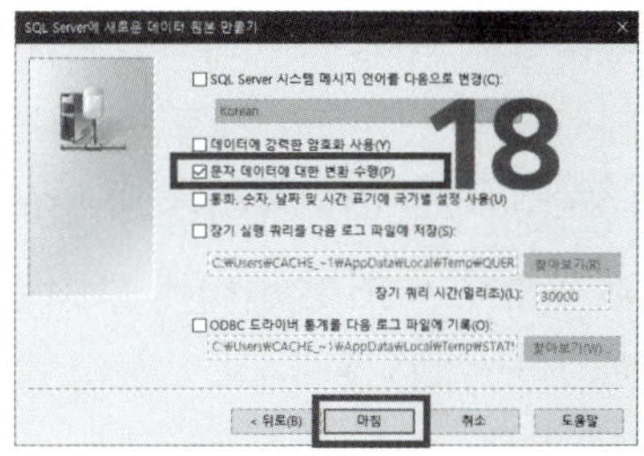


step 12 외부 데이터베이스(MS SQL Server)와의 연결 설정이 완료되었다면, 다음과 같은 [ODBC Microsoft SQL Server **설정**]이라는 창이 나타난다. 여기에서 지금까지의 설정 값을 모두 확인할 수 있다. 또한 창 하단에 있는 **[데이터 원본 테스트(T)]** 버튼을 클릭하면 연결이 제대로 되는지도 확인할 수 있다.

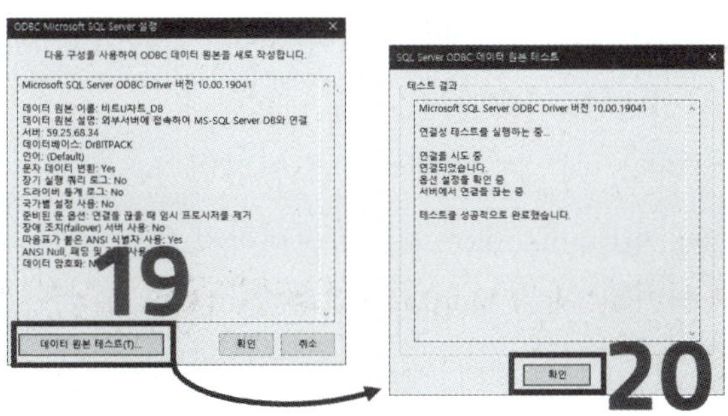


step 13 연결 테스트까지 완료되었다면, 다음 **[데이터 원본 선택]** 창에 우리가 새롭게 만든 데이터베이스 원본이름, 형식, 설명을 확인할 수 있을 것이다. **해당 데이터베이스 원본의 이름을 더블클릭** 한다(반드시 데이터원본 이름 위에서 더블클릭해야 함).

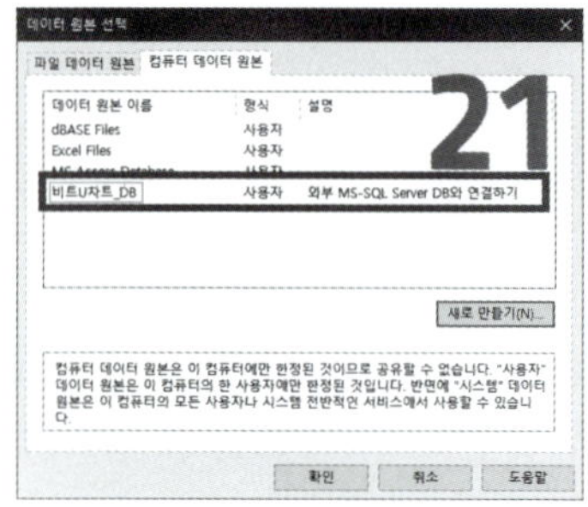


step⑭ SQL Server의 접속에 필요한 **[로그인 ID(L)]**, **[암호(P)]**를 입력하면 step⑩에서 선택한 **'비트U차트'용 데이터베이스인 'DRBITPACK' 에 연결**하게 된다.
(만일, 이 데이터베이스가 없다면 MS SQL Server의 기본으로 들어있는 'Northwind'라는 데이터베이스를 선택하여 사용하기 바란다.)

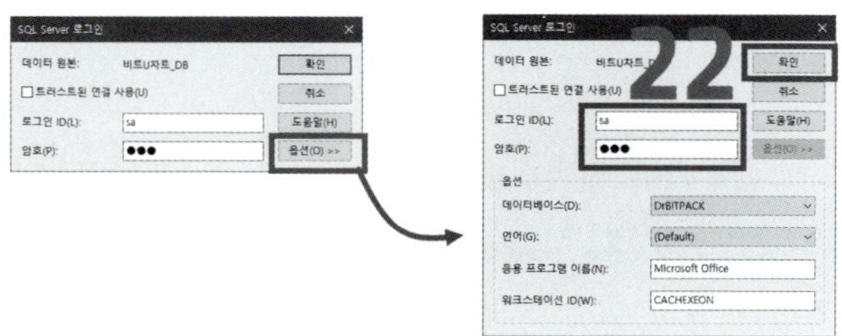


step⑮ 연결된 데이터베이스에서 **[dbo.BedMst]**, **[dbo.IcdMst]**라는 2개의 테이블을 선택하고 **[확인]** 버튼을 선택한다.
(만일, 이 데이터베이스가 없다면 'Northwind' 데이터베이스에서 [dbo.Customers], [dbo.Employees]를 선택하기 바란다.)
여기서 [dbo.MedMst]에서 테이블 이름인 'MedMst'는 병상정보를 저장하고 있으며, [dbo.IcdMst]에서 테이블 이름인 'IcdMst'는 한국표준질병 · 사인분류코드(KCD) 정보를 의미한다.

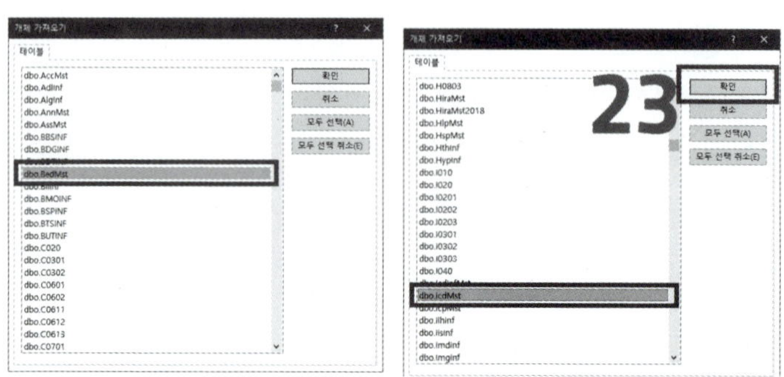

step 16 아래와 같이 **[외부데이터 가져오기]** 마법사 창에서 **[가져오기 단계저장(V)]** 선택버튼을 선택하고 **파일이름을 저장**하면, 이후 동일 작업을 반복할 때 편리하게 사용할 수 있다.

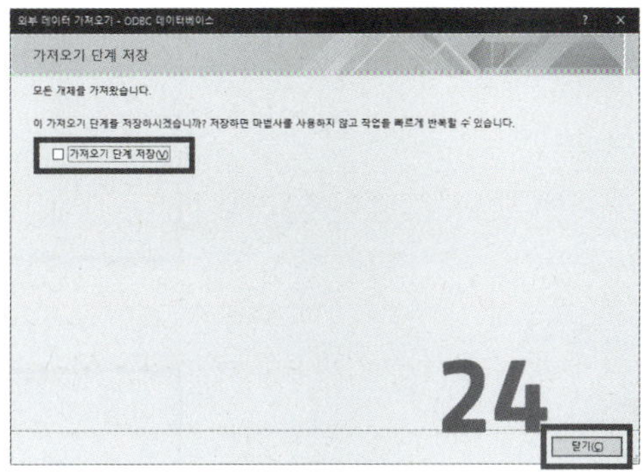


step 17 해당 테이블이 다음과 같이 연결되어 생성된 것을 확인할 수 있을 것이다. (이때, 테이블이름 앞에 아이콘이 테이블모양이면 외부 연결 데이터베이스로부터 테이블을 완전히 가져온 것이며, 지구모양이면 외부 연결데이터베이스와 연결상태임을 의미한다.)

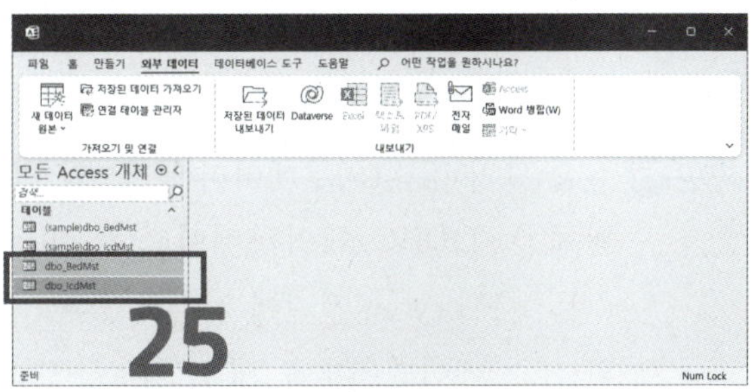


step 18 여기서 MS-SQL Server DB의 [dbo.BedMst], [dbo.IcdMst] 테이블로부터 가져온 **'dbo_BedMst'와 'dbo_IcdMSt'** 테이블을 더블클릭하면 아래와 같이 테이블과 데이터가 모두 연결되어 액세스로 들어온 것을 확인할 수 있다.

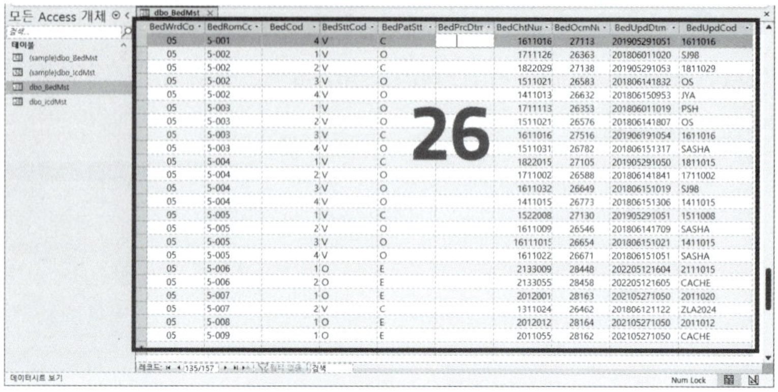

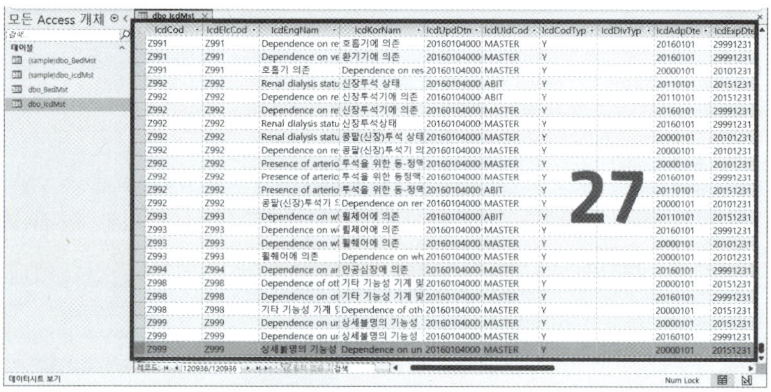

step 19 실습 요약 정리(**외부데이터베이스와 연결(ODBC)하여 테이블 가져오기**)

완료①–'**ODBC 데이터베이스**'를 이용하여 외부데이터베이스(MS–SQL Server) 엔진에 접속하였다.

완료②–데이터원본을 **'SQL Server'드라이버로 설정**하였다.

완료③–외부 컴퓨터에 존재하는 MS–SQL Server DBMS의 특정 **DB에 접속**을 설정하였다(예제에서는 'DRBITPACK' 이라는 이름의 DB에 접속함).

완료④–외부 MS–SQL Server 접속에 필요한 **로그인을 수행**하고, 데이터베이스 **접속을 테스트**한다(일반적으로 DBMS의 접속 로그인 아이디와 패스워드는 sa/sql로 설정하는 경우가 많음).

완료⑤–접속 후, 필요한 특정 데이터베이스 내의 테이블을 **'가져오기'** 한다(예제에서는 [dbo.BedMst], [dbo.IcdMst]라는 이름의 테이블을 가져오기함).

완료⑥-'가져오기'한 테이블의 정보를 확인한다.

### 6.5.3 데이터 내보내기

앞 절에서는 외부 데이터(MS)-(SQL Server)를 액세스에 연결하여 외부 데이터베이스의 데이터를 가져오는 것이었다면, 이 절에서는 **액세스에서 생성된 데이터**를 **다른 응용프로그램**이나, **다른 액세스 DB로 보낼 수 있는 기능**을 의미한다. 다른 응용프로그램 파일로는 엑셀, 일반 텍스트, PDF, XPS, HTML, XML, ODBC 데이터파일 등의 형식을 의미한다.

액세스에서 외부데이터 내보내기는 아래 [그림 6-6]과 같이 화면 위쪽 [리본메뉴]에서 [외부데이터] 탭을 누르면 나타난다.

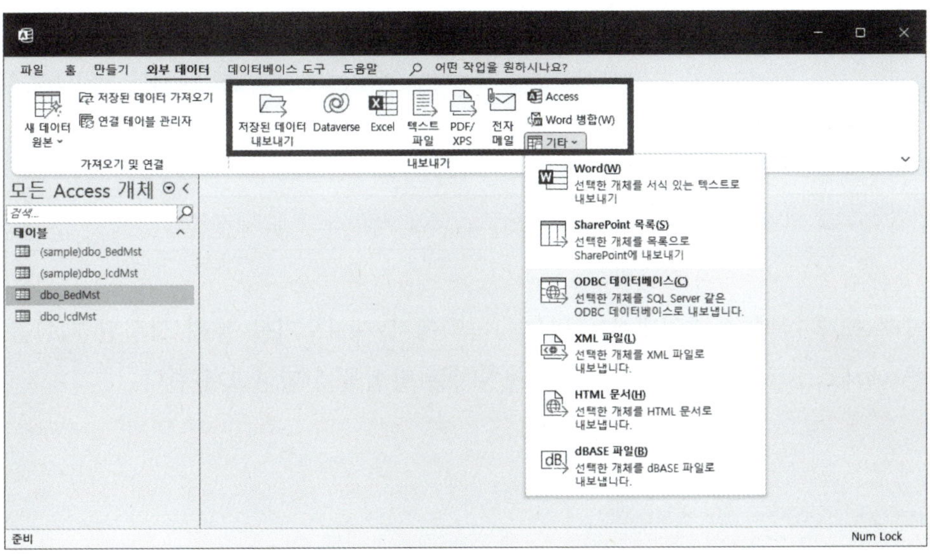


그림 6-6 [외부데이터]➡[내보내기] 연결 메뉴

액세스에서 생성된 테이블 정보를 내보낼 수 있는 종류에는 크게 **13가지 종류의 내보내기**로 구분할 수 있다. 이는 아래 [표 6-12]와 같다.

**표 6-12 액세스에서 데이터 내보내기의 종류**

| No | 파일형식 | 설명 |
|---|---|---|
| 1 | Dataverse | MS에서 개발한 비즈니스 응용 프로그램에서 사용한 데이터를 안전하게 저장하고 관리할 수 있다. |
| 2 | Excel(X) | 엑셀파일로 내보내기 수행 |
| 3 | 텍스트 파일(T) | 일반텍스트 파일로 내보내기 수행 |
| 4 | XML 파일(L) | XML 웹 문서파일로 내보내기 수행 |
| 5 | PDF 또는 XPS | 읽기전용 PDF/XPS 파일로 내보내기 수행 |
| 6 | 전자메일 | 데이터를 다양한 포맷으로 전환 후 아웃룩 전자메일 프로그램과 연동하여 내보내기 수행 |
| 7 | Access 데이터베이스(A) | 다른 액세스 데이터베이스로 내보내기 수행 |
| 8 | Word 병합(W) | 기존의 MS 워드파일과 병합하는 내보내기 수행 |
| 9 | Word(W) | 새로운 Word파일로 내보내기 수행 |
| 10 | Snapshot Viewer(V) | MS Snapshot 뷰어 프로그램으로 내보내기 수행 |
| 11 | ODBC 데이터베이스(C) | ODBC(Open Database Connection)로 연결된 데이터베이스로 내보내기 수행 |
| 12 | HTML 문서(H) | HTML 웹 문서파일로 내보내기 수행 |
| 13 | dBASE 파일(B) | dBASE라는 옛날 데이터베이스로 내보내기 수행 |

아래 예제 [실습 6-10]에서는 [실습 6-9]에서 가져오기를 통해 생성된 테이블을 다른 액세스 DB 파일 내에 테이블로 저장하는 방법을 설명하고자 한다.

## 실습 6-10 데이터 내보내기(1)-다른 액세스DB로 저장하기

■ 사용파일 : ₩실습파일₩06_7_데이터 내보내기.accdb

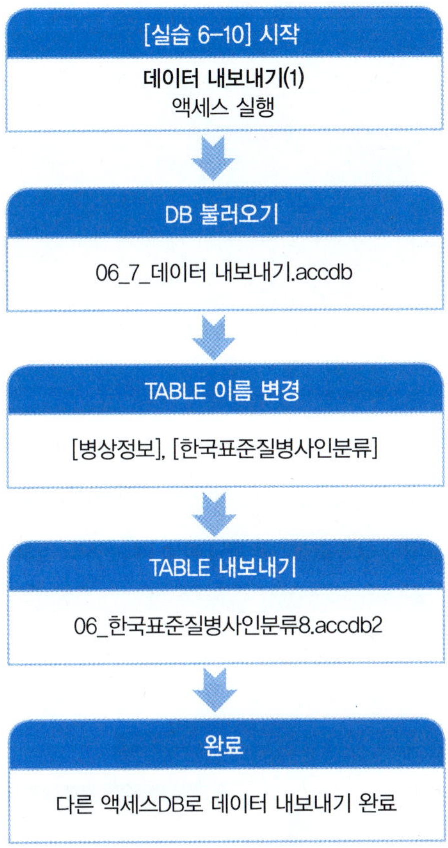


**step 00** 아래와 같은 조건에 맞게 데이터 내보내기를 수행하시오.

**CONDITION**

조건①–액세스를 실행하라.

조건②–**'06_7_데이터 내보내기.accdb'**이라는 DB를 불러온다.

조건③–**[dbo.BedMst], [dbo.IcdMst]**라는 2개의 테이블 이름을 각각 **[병상정보], [한국표준질병사인분류코드]**로 변경하라.

조건④–2개의 [병상정보], [한국표준질병사인분류코드] 테이블을 **'06_7_한국표준질병사인분류8.accdb'**라는 액세스 데이터베이스에 '내보내기'를 수행하라.

step 01 바탕화면에 단축아이콘 'ACCESS'를 실행시키거나, 혹은 [**시작**] → [**앱목록**] → [Access]를 실행한다. 그러면 아래와 같이 액세스 시작화면이 나타난다.

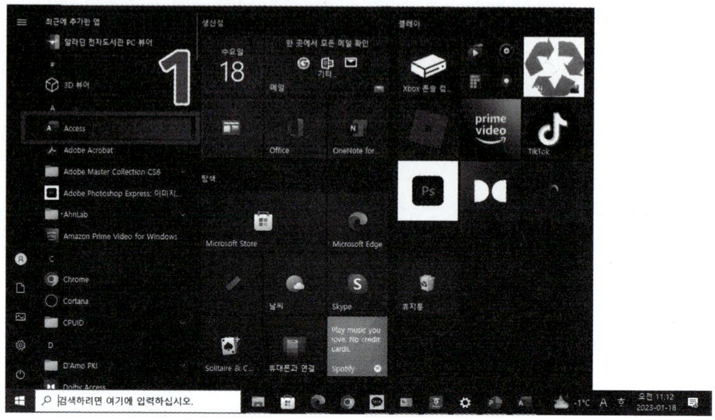


step 02 액세스 시작화면이 나타나면, 액세스의 왼쪽 맨 위에 [**파일]탭** → [**열기**]를 선택한다. 아래와 같이 '예제파일' 폴더에서 '06_7_**데이터 내보내기**.accdb'인 액세스 파일을 선택하고 [**열기**(O)] 버튼을 선택한다.

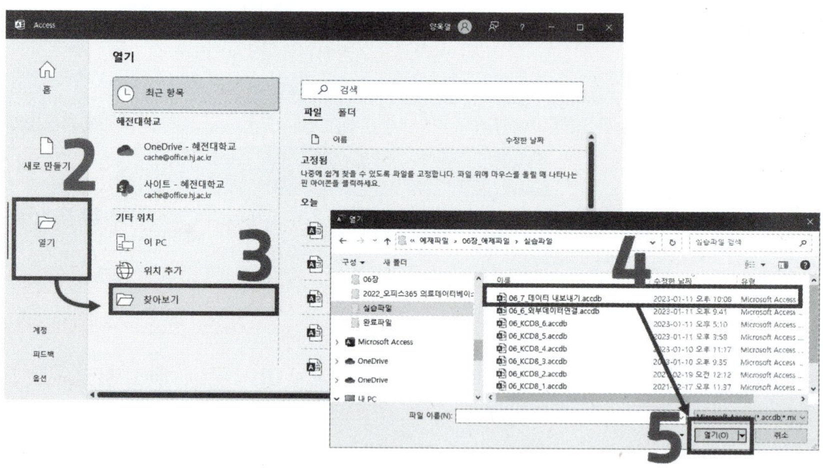

step 03 개체창에 있는 2개의 테이블 이름 위에서 마우스 오른쪽 버튼을 눌러 팝업 메뉴에서 각각 [dbo.BedMst] → [**병상정보**], [dbo.IcdMst] → [**한국표준질병사인분류코드**]로 이름바꾸기를 수행한다.

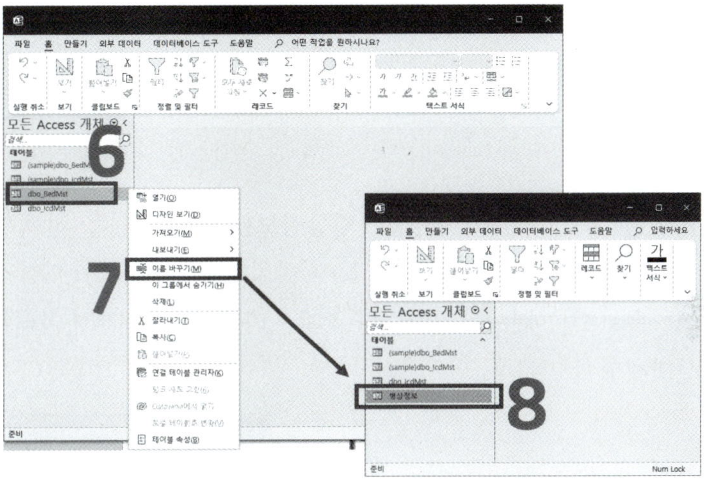


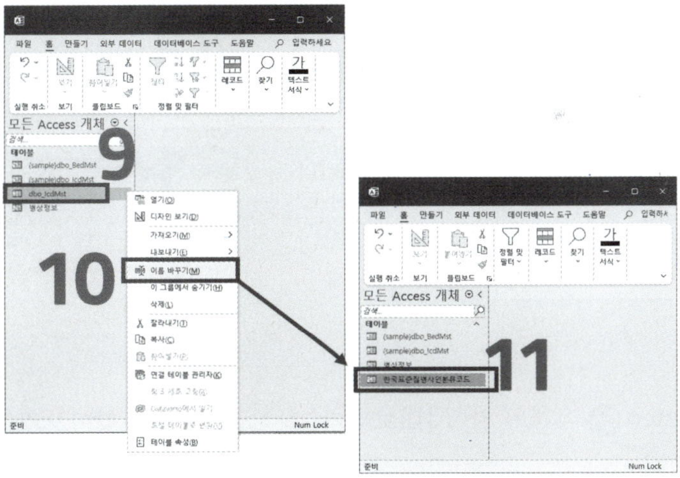

step 04 변경된 테이블 이름을 확인한다.

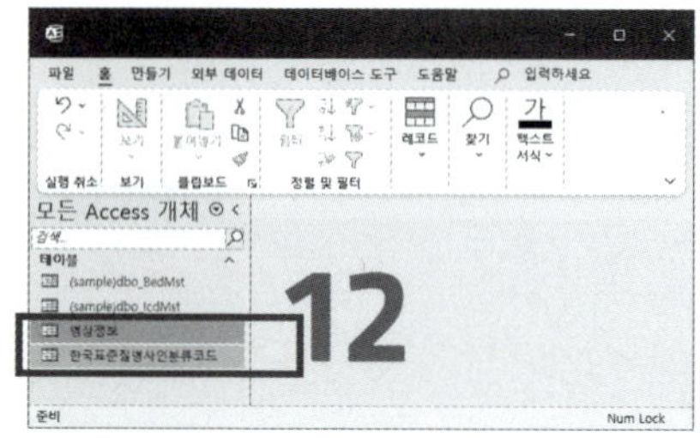

step 05 우선 이름을 변경한 **[병상정보]**라는 테이블을 선택하고 마우스 오른쪽 버튼을 클릭한다. 그러면 다음과 같이 팝업창이 나타나는데 여기에서 **[내보내기(E)]** → [Access(A)] 메뉴를 선택한다(혹은, 리본메뉴 [외부데이터]에서 [Access]아이콘을 선택해도 동일하다).

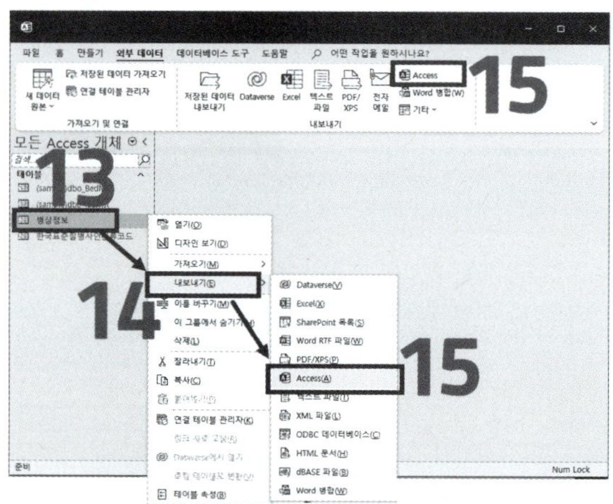

step 06 아래와 같이 **[내보내기]** 창이 나타나면 **[찾아보기(R)]** 버튼을 선택한다.

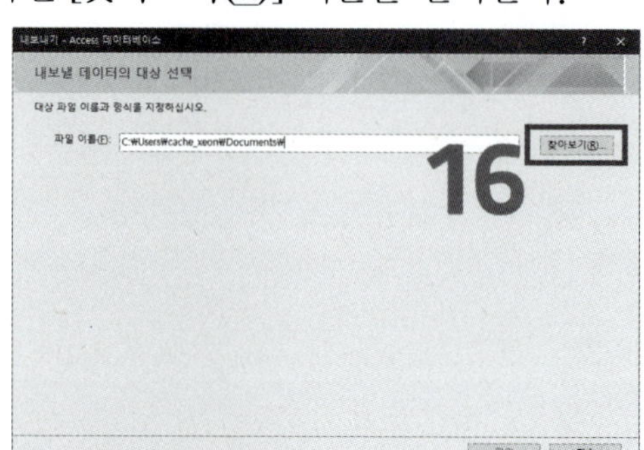

**step 07** [예제_실습용DB] 폴더 내에 파일이름이 [06_7_**한국표준질병사인분류8.accdb**]인 파일을 선택하고 [**저장(S)**] 버튼을 선택한다.

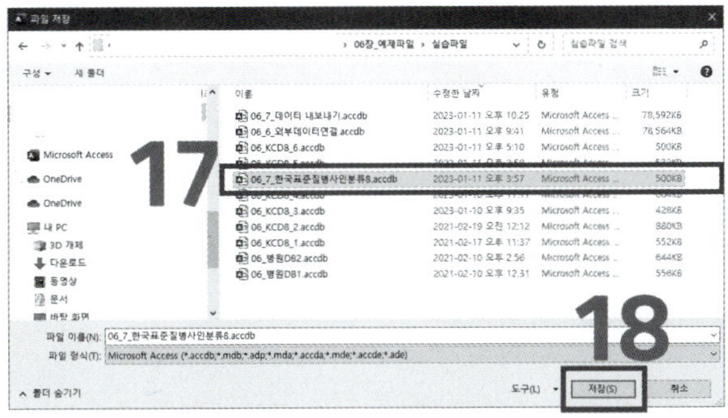


**step 08** 아래와 같이 [내보내기] 창이 나타나면 [**확인**] 버튼을 누른다.

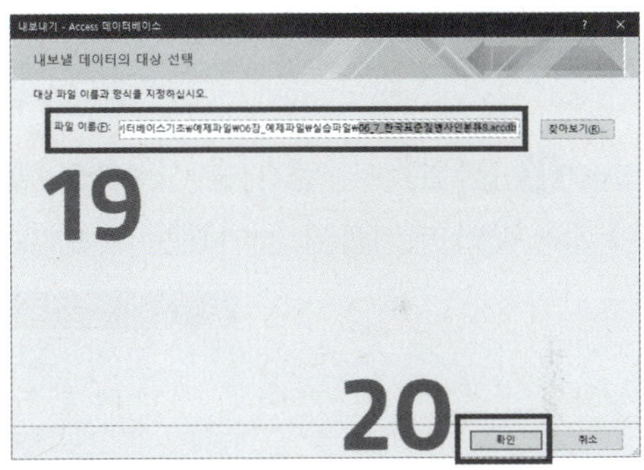


**step 09** 다음과 같이 내보내게 될 액세스 데이터베이스 내에 테이블 이름을 설정하는 창이다. **동일한 이름으로 테이블을 만들려면** [**확인**] 버튼만 선택한다.

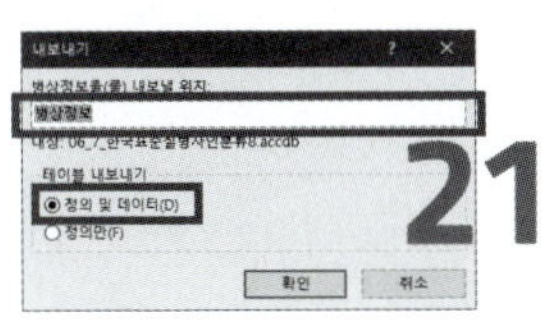

step ⑩ 아래와 같이 **[내보내기]** 창이 나타나면 **[닫기(C)]** 버튼을 눌러 내보내기를 완료한다.

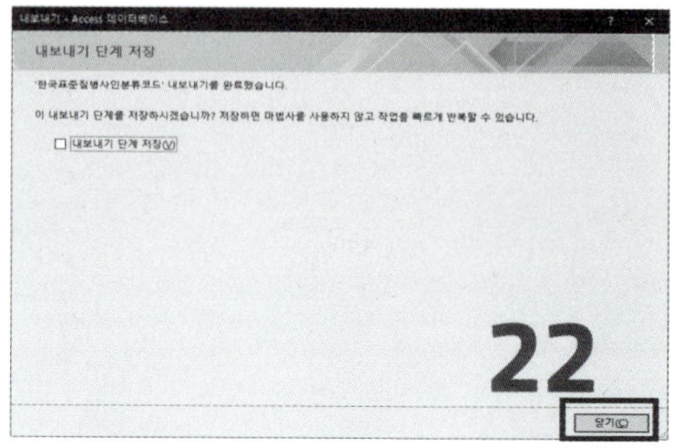


step ⑪ 위의 step ⑤ ~ step ⑩까지 순서를 그대로 적용하여 **[한국표준질병사인분류코드]** 테이블도 기존에 존재하는 [06_7_**한국표준질병사인분류**8.accdb]인 파일에 내보내기 수행을 반복한다.

step ⑫ **[파일]** → **[열기]**를 사용하여 '06_7_한국표준질병사인분류8.accdb'를 열어 아래와 같이 테이블이 들어왔는지 확인한다.

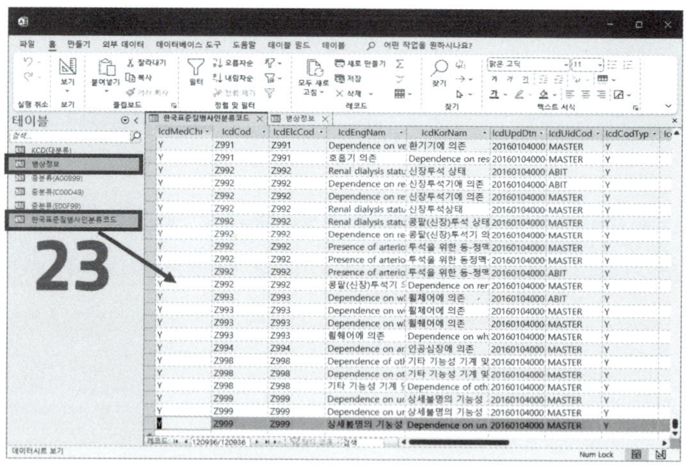


step ⑬ 확인이 완료되었다면 단축키 CTRL + S 를 눌러 저장하거나, 액세스 창 왼쪽 위에 있는 저장( ) 아이콘을 눌러 저장을 완료한다.

step ⑭ 실습 요약 정리(**데이터 내보내기(다른 액세스DB로)를 수행**)

완료①–액세스를 실행하였다.

완료②–**'06_7_데이터 내보내기.accdb'**이라는 DB를 불러왔다.

완료③–[dbo.BedMst], [dbo.IcdMst]라는 2개의 테이블 이름을 각각 **[병상정보]**, **[한국표준질병사인분류코드]**로 변경하였다.

완료④–2개의 [병상정보], [한국표준질병사인분류코드] 테이블을 기존에 존재하는 '06_7_한국표준질병사인분류8.accdb'라는 액세스 데이터베이스에 **'내보내기'**를 수행하였다.

다음으로 아래 [실습 6-11]은 위의 [실습 6-9]에서 가져오기를 통해 생성된 테이블을 엑셀로 내보내기 하여 저장하는 방법을 설명하고자 한다.

## 실습 6-11 데이터 내보내기(2)– 엑셀 파일로 저장하기

■ 사용파일 : ₩실습파일₩06_8_외부데이터연결.accdb

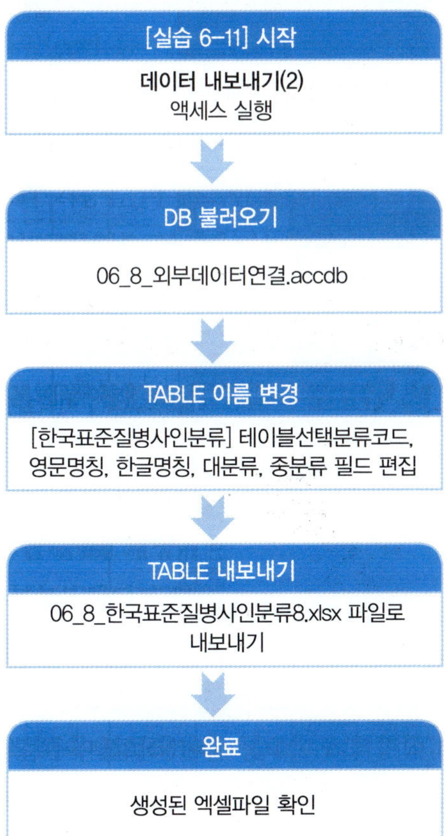

**step 00** 아래와 같은 조건에 맞게 데이터 내보내기(엑셀 파일로)를 수행하시오.

**CONDITION**

조건①–액세스를 실행한다.
조건②–**'06_8_외부데이터연결.accdb'**이라는 DB를 불러온다.
조건③–앞서 [실습 6–10]에 의해 **[dbo.IcdMst] → [한국표준질병사인분류코드]**로 변경된 테이블을 선택하고, 테이블 내의 필드 중에서 **특정 필드만을 남기고 나머지 필드는 삭제**한다(필드 중에 '분류코드', '영문명칭', '한글명칭', '대분류', '중분류'에 해당하는 필드만을 선별하여 남길 것).
조건④–**[한국표준질병사인분류코드]** 테이블을 같은 이름의 엑셀파일인 '06_8_한국표준질병사인분류8.xlsx'이란 이름의 **엑셀 파일로 '내보내기'**를 설정한다.
조건⑤–설정이 완료되면, [한국표준질병사인분류코드] 테이블을 **엑셀파일(06_8_한국표준질병사인분류8.xlsx)로 '내보내기'를 수행**하라.
조건⑥–'내보내기'를 수행한 엑셀파일을 확인하라.

**step 01** 액세스를 실행한 후, 우선 [파일] 탭을 선택하고, **[열기] → [찾아보기] →** [06_8_**외부데이터연결**.accdb] 파일을 선택하고 **[열기(O)]**를 선택한다.

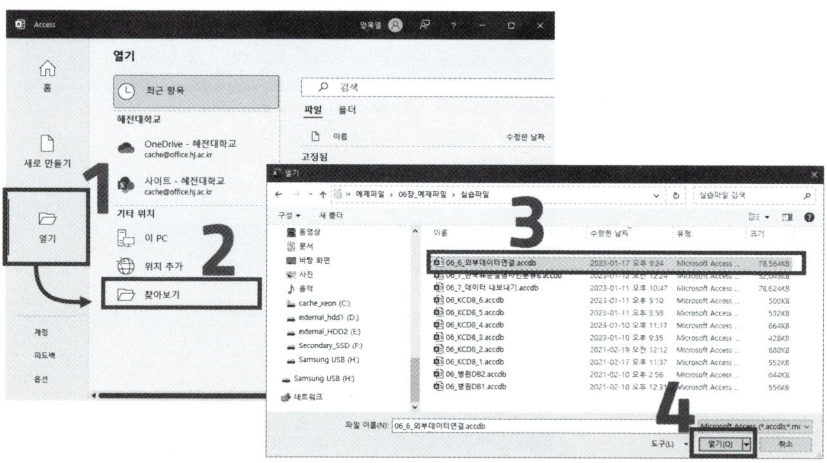

**step 02** 사용할 [한국표준질병사인분류코드] 테이블을 확인한다.

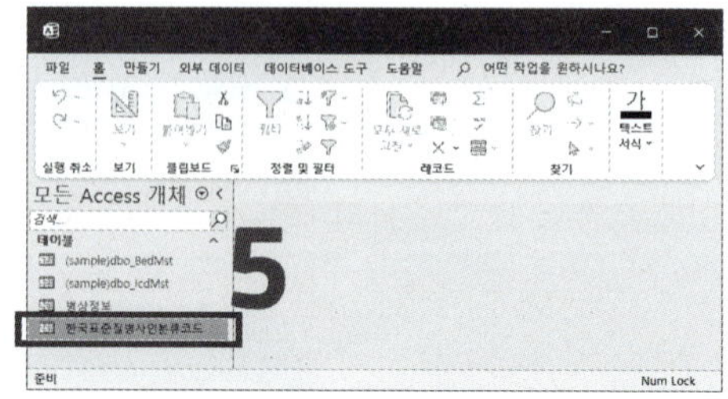

step 03 **'한국표준질병사인분류코드'** 테이블을 더블클릭하여 테이블 내의 필드정보를 아래와 같이 확인한다. 필드이름이 'IcdElcCod', 'IcdEngName', 'IcdKorName', 'IcdLrgCat', 'IcdMidCat'라는 이름의 필드를 제외한 나머지 필드를 삭제한다. 아래와 같이 **그밖에 필드이름** 위에서 마우스 오른쪽 버튼을 눌러 팝업이 나타나면 **[필드 삭제(L)]를 눌러 삭제**한다.

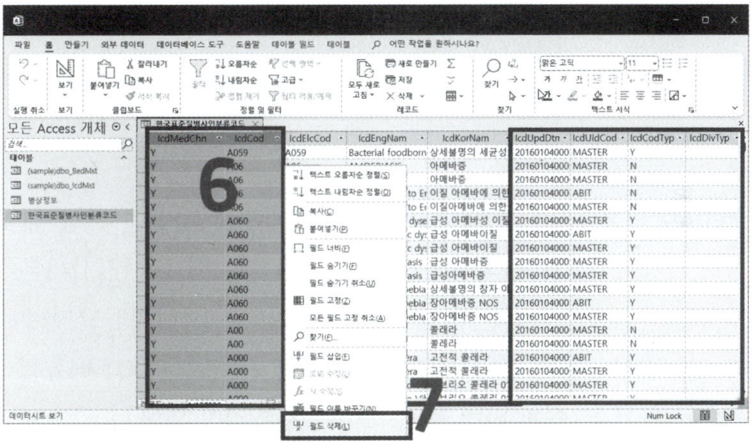

step 04 삭제 후, 남은 'IcdElcCod', 'IcdEngName', 'IcdKorName', 'IcdLrgCat', 'IcdMidCat'라는 이름의 필드를 확인한다.

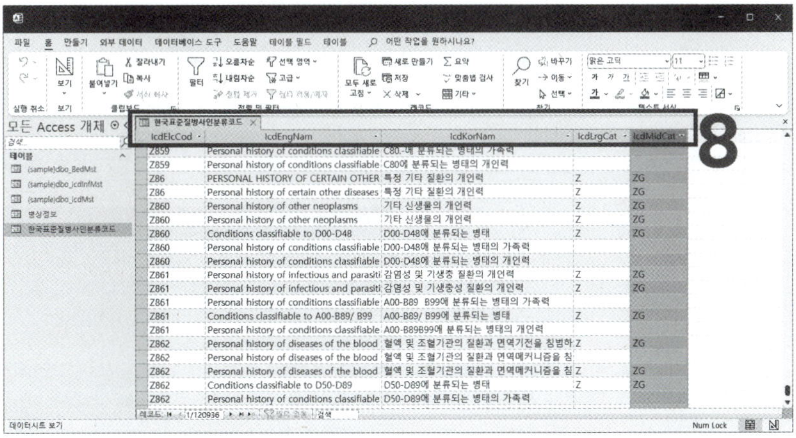

step 05 각 필드의 이름을 'IcdElcCod' → **'분류코드'**, 'IcdEngName' → **'영문명칭'**, 'IcdKorName' → **'한글명칭'**, 'IcdLrgCat' → **'대분류'**, 'IcdMidCat' → **'중분류'**로 아래와 같이 필드이름을 더블클릭하여 **변경**한다.

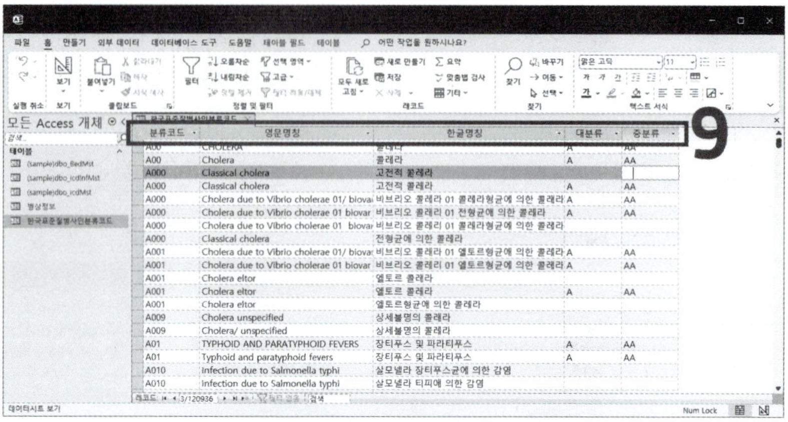

step 06 다음으로는 엑셀파일로 내보내기를 수행한다. 이때 내보내기의 방법은 2가지로 가능하다. 첫 번째 방법은 **[외부데이터] → [내보내기]리본메뉴** → [Excel]을 선택하는 방법이고, 두 번째 방법은 테이블 이름을 선택하고 마우스 오른쪽 버튼을 클릭하여 팝업창이 나타나면 **[내보내기(E)]** → [Excel(X)] 메뉴를 선택하는 방법이다. 아래와 같이 두 가지 방법 중에 하나를 사용하면 된다.

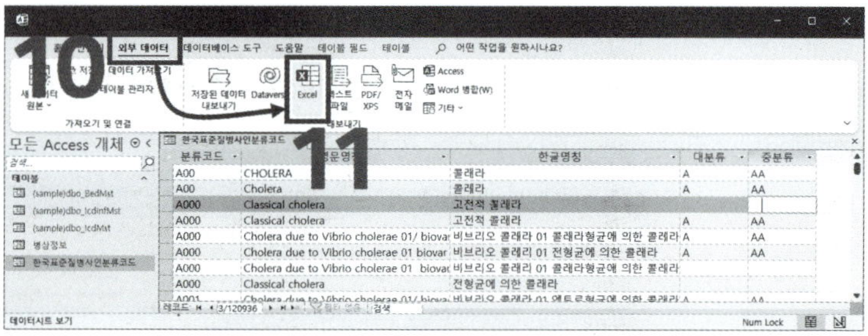

혹은

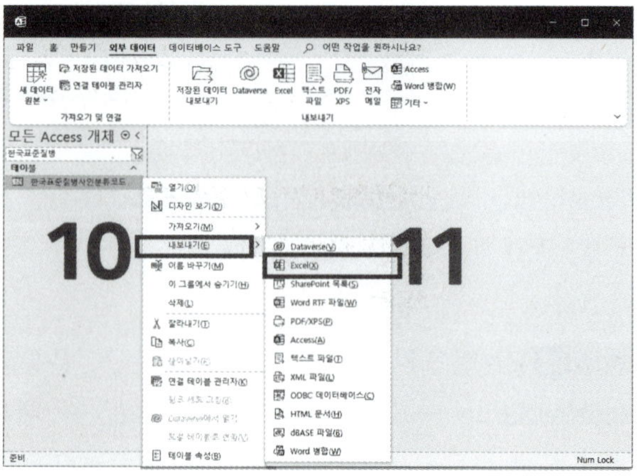

step 07 아래와 같이 [**내보내기**] **창**이 나타나면 저장할 엑셀파일이름은 자동으로 테이블 이름과 동일하게 '한국표준질병사인분류코드.xlsx'로 나타날 것이다. 파일명을 **'06_8_한국표준질병사인분류8.xlsx'**로 변경하여 [**찾아보기(R)**] 버튼을 선택하여 저장하고자 하는 폴더를 선택 후 저장한다.

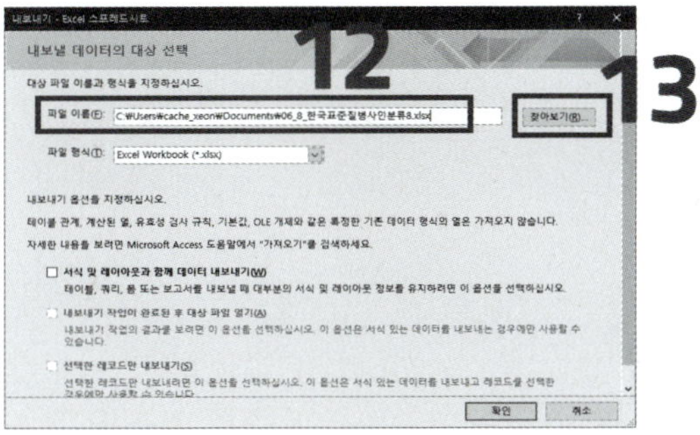

step 08 예제 폴더 내에 파일형식은 **'Excel 통합문서(*.xlsx)'**로 선택하고, 테이블이름을 '06_8_한국표준질병사인분류8.xlsx' 변경하고 [**저장(S)**] 버튼을 선택한다.

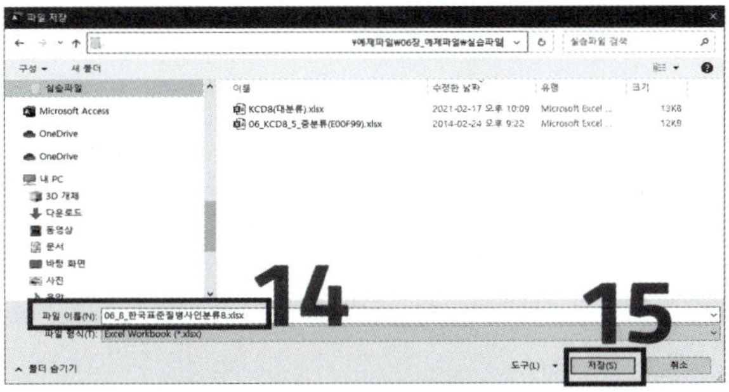

step 09 아래와 같이 [**내보내기**] 창이 나타나면 [**확인**] 버튼을 누른다.

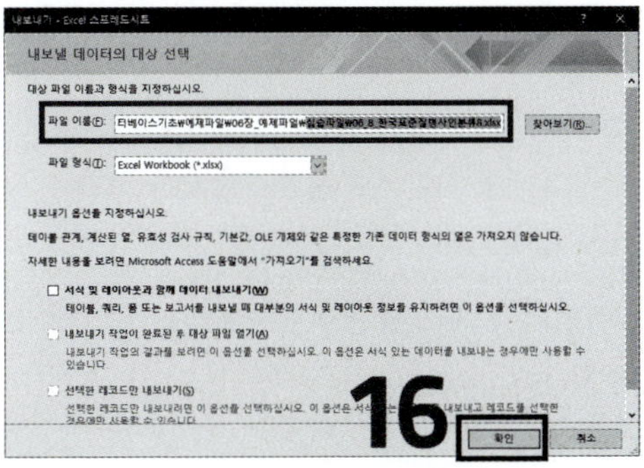

step 10 아래와 같이 [내보내기] 창이 나타나면 **[닫기(C)]** 버튼을 눌러 내보내기를 완료한다.

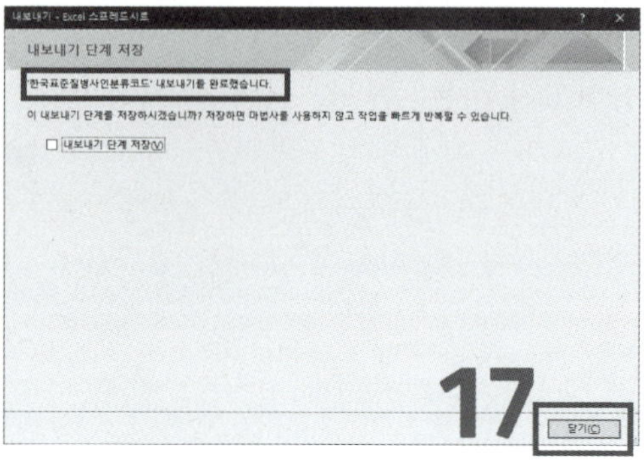


step 11 탐색창을 열어 해당 폴더에서 생성된 **엑셀파일(06_8_한국표준질병사인분류8.xlsx)을 확인**한다.

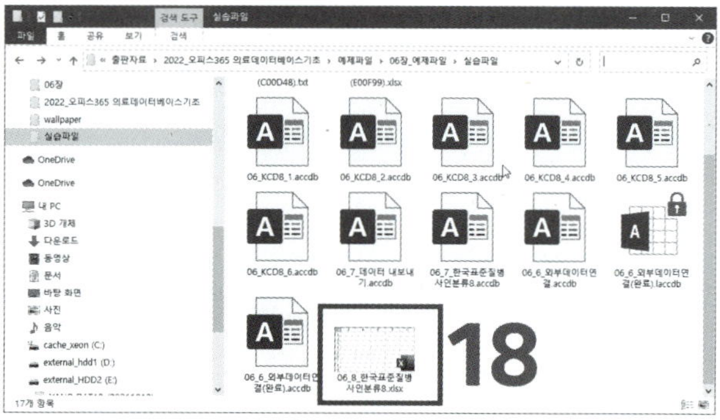


step 12 확인이 완료되었다면 단축키 CTRL + S 를 눌러 저장하거나, 액세스 창 왼쪽 위에 있는 저장( ) 아이콘을 눌러 저장을 완료한다.

**step 13** 엑셀 파일을 선택하여 해당 테이블이 실제로 엑셀 파일로 내보내기 되었는지 다음과 같이 확인한다.

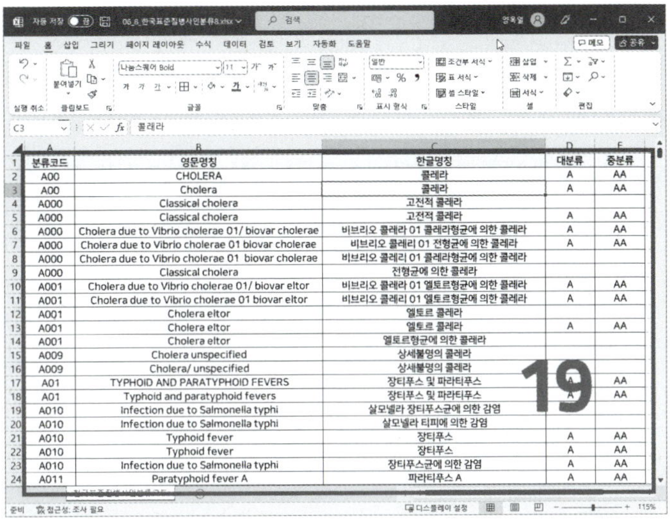


| 분류코드 | 영문명칭 | 한글명칭 | 대분류 | 중분류 |
|---|---|---|---|---|
| A00 | CHOLERA | 콜레라 | A | AA |
| A00 | Cholera | 콜레라 | A | AA |
| A000 | Classical cholera | 고전적 콜레라 | | |
| A000 | Classical cholera | 고전적 콜레라 | A | AA |
| A000 | Cholera due to Vibrio cholerae 01/ biovar cholerae | 비브리오 콜레라 01 콜레라형균에 의한 콜레라 | A | AA |
| A000 | Cholera due to Vibrio cholerae 01 biovar cholerae | 비브리오 콜레리 01 전형균에 의한 콜레라 | A | AA |
| A000 | Cholera due to Vibrio cholerae 01 biovar cholerae | 비브리오 콜레리 01 콜레라형균에 의한 콜레라 | | |
| A000 | Classical cholera | 전형균에 의한 콜레라 | | |
| A001 | Cholera due to Vibrio cholerae 01/ biovar eltor | 비브리오 콜레라 01 엘토르형균에 의한 콜레라 | A | AA |
| A001 | Cholera due to Vibrio cholerae 01 biovar eltor | 비브리오 콜레리 01 엘토르형균에 의한 콜레라 | A | AA |
| A001 | Cholera eltor | 엘토르 콜레라 | | |
| A001 | Cholera eltor | 엘토르 콜레라 | A | AA |
| A001 | Cholera eltor | 엘토르형균에 의한 콜레라 | | |
| A009 | Cholera unspecified | 상세불명의 콜레라 | | |
| A009 | Cholera/ unspecified | 상세불명의 콜레라 | | |
| A01 | TYPHOID AND PARATYPHOID FEVERS | 장티푸스 및 파라티푸스 | A | AA |
| A01 | Typhoid and paratyphoid fevers | 장티푸스 및 파라티푸스 | A | AA |
| A010 | Infection due to Salmonella typhi | 살모넬라 장티푸스균에 의한 감염 | | |
| A010 | Infection due to Salmonella typhi | 살모넬라 티피에 의한 감염 | | |
| A010 | Typhoid fever | 장티푸스 | A | AA |
| A010 | Typhoid fever | 장티푸스 | A | AA |
| A010 | Infection due to Salmonella typhi | 장티푸스균에 의한 감염 | A | AA |
| A011 | Paratyphoid fever A | 파라티푸스 A | A | AA |

**step 14** 확인이 완료되었다면 **액셀창**을 **종료**한다.

**step 15** 실습 요약 정리(**데이터 내보내기(엑셀 파일로)를 수행**)

완료①–액세스를 실행 후, '06_8_**외부데이터연결**.accdb'이라는 DB를 불러왔다.

완료②–**'한국표준질병사인분류코드'로 변경된 테이블을 선택**하고, 테이블 내의 필드 중에서 특정 필드만을 남기고 나머지 필드는 삭제하고, 필드 이름이 **'분류코드'**, **'영문명칭'**, **'한글명칭'**, **'대분류'**, **'중분류'에 해당하는 필드만을 선별**하였다.

완료③–'한국표준질병사인분류코드' 테이블을 같은 이름의 엑셀파일인 '06_8_한국표준질병사인분류8.xlsx'이란 이름의 **엑셀 파일로 '내보내기'**를 설정하였다.

완료④–설정이 완료되면, '한국표준질병사인분류코드' 테이블을 엑셀파일로 '내보내기'를 수행하고, '내보내기'를 수행에 의해 생성된 엑셀파일을 확인하였다.

# 6.6 테이블 관계 설정하기

앞서 2장에서 설명한 바와 같이 데이터베이스의 **종류**에는 **계층형 데이터베이스(HDB)**, **네트워크형 데이터베이스(NDB)**, **관계형 데이터베이스(RDB)**, **객체지향형 데이터베이스(ODB)**, **객체관계형 데이터베이스(OODB)** 등의 대표적인 형태이다. 이 중에서도 관계형 데이터베이스(RDB)는 가장 일반적으로 많이 사용되는 데이터베이스 형태로 액세스나 MS-SQL Server, Oracle 등이 모두 관계형 데이터베이스의 형식을 갖는다.

관계형 데이터베이스에서는 여러 개의 테이블이 서로 연관된 관계를 통해 다양한 작업을 수행할 수 있는데, 이는 테이블 하나를 너무 많은 필드로 구성하는 것보다는 테이블을 간결하게 만들고, 이들 테이블 간에 관계를 설정하는 것이 훨씬 더 효과적이기 때문이다.

이러한 관계를 위해 꼭 필요한 작업이 관계설정인데, **관계설정에 가장 큰 역할을 담당하는 테이블 내의 필드가 바로 기본키(primary key)**이다.

자 이제 이번 항목에서는 이러한 테이블 내의 데이터들 간에 관계를 설정해보도록 하겠다. 이를 위해서 사용할 데이터베이스는 앞서 [실습 6-4], [실습 6-5], [실습 6-6], [실습 6-7], [실습 6-8]에서 사용한 예제 테이블들 간에 관계를 설정해보도록 하겠다.

## 실습 6-12 테이블 관계 설정하기

■ 사용파일 : ₩실습파일₩06_9_관계설정.accdb

**[실습 6-12] 시작**

**테이블 관계설정하기**
액세스 실행

↓

**DB 불러오기**

06_9_관계설정.accdb

↓

**필드 간 관계 설정**

– [KCD(대분류)]. [시작코드] = [한국표준질병사인분류코드]. [분류코드]
– [KCD(대분류)]. [ID] = [중분류(E00F99)]. [상위코드]

↓

**관계 내 조인속성 설정**

'3' 조인속성, [KCD(대분류)]. [ID] = [중분류(E00F99)]. [상위코드]

↓

**쿼리 설정**

[KCD(대분류)].[시작코드] / [한국표준질병사인분류코드]. [대분류] / [중분류], [중분류(E00F99)]. [상위코드] 출력

↓

**쿼리조건**

[중분류(E00F99)]. [상위코드] is NOT NULL

↓

**완료**

테이블 관계설정 및 쿼리 완료

**step 00** 아래와 같은 조건에 맞게 관계를 설정하시오.

CONDITION

조건①–액세스를 실행하고, **'06_9_관계설정.accdb'**라는 DB를 불러온다.
조건②–**[데이터베이스도구] → [관계]**를 이용하여 [KCD(대분류)], [한국표준질병사인분류코드], [중분류(E00F99)] 테이블 간에 **관계를 설정**하라.
조건③–관계설정 시, 다음과 같은 테이블 내의 필드 간 관계를 설정하시오.
- **[KCD(대분류)].[시작코드]=[한국표준질병사인분류코드].[분류코드]**
- **[KCD(대분류)].[ID]=[중분류(E00F99)].[상위코드]**
- 단, [KCD(대분류)].[ID]=[중분류(E00F99)].[상위코드] 관계설정에서 조인유형을 '3' 조인속성으로 설정하라.

조건④–관계설정이 완료되면, 쿼리마법사를 이용하여 **[KCD(대분류)]**의 **'시작코드'**, **[한국표준질병사인분류코드]**의 **'대분류'**와 **'중분류'**, **[중분류(E00F99)]**의 **'상위코드'**와 **'한글명칭'**을 쿼리로 출력하시오.
조건⑤–이때, **상위코드가 널(Null)값이 아니도록 조건속성에 설정**하시오.

**step 01** 바탕화면에 단축아이콘 'ACCESS'를 실행시키거나, 혹은 [시작] → [앱목록] → [Access]를 실행한다. 그러면 아래와 같이 액세스 시작화면이 나타난다.

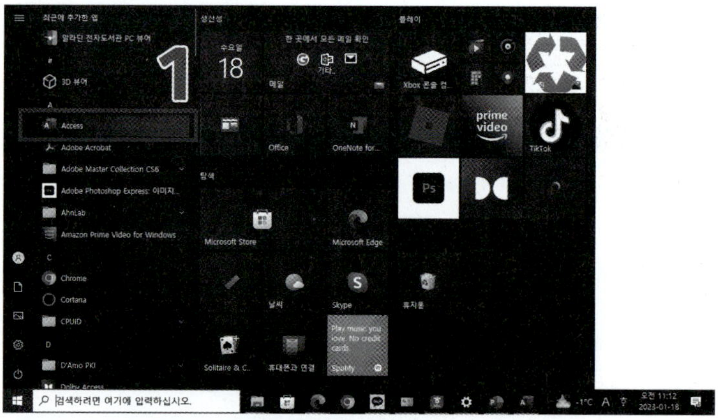

step 02 여기서 액세스의 왼쪽 맨 위에 **[파일]]** → **[열기]**를 선택한 후, [**06_9_관계설정**.accdb]이라는 파일을 연다.

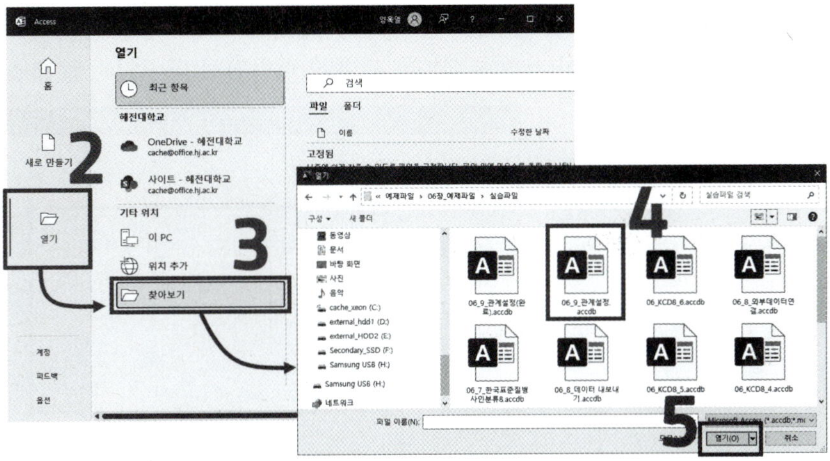

step 03 액세스 창의 왼쪽 **[탐색창]**에 보이는 6개의 테이블에 대한 관계를 설정해보도록 하자. 우선 [리본메뉴]에서 **[데이터베이스 도구]** → **[관계]** 아이콘을 선택한다.

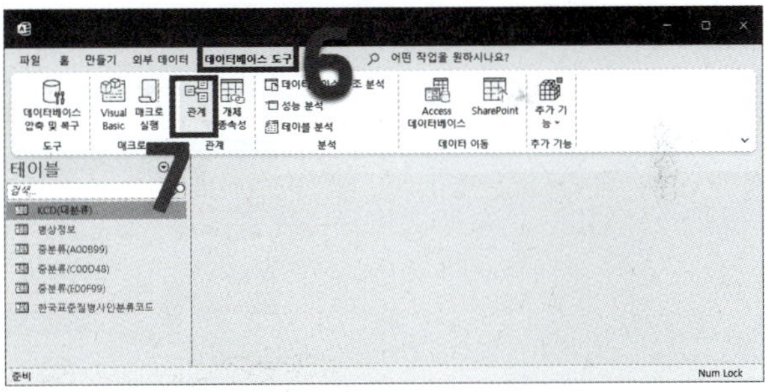

step 04 아래와 같이 **3개의 테이블을 모두 선택하고 [선택한 표 추가] 버튼을 선택**한다(만일, 선택 후 창을 닫으려면 오른쪽 상단에 [X] 아이콘을 선택한다).

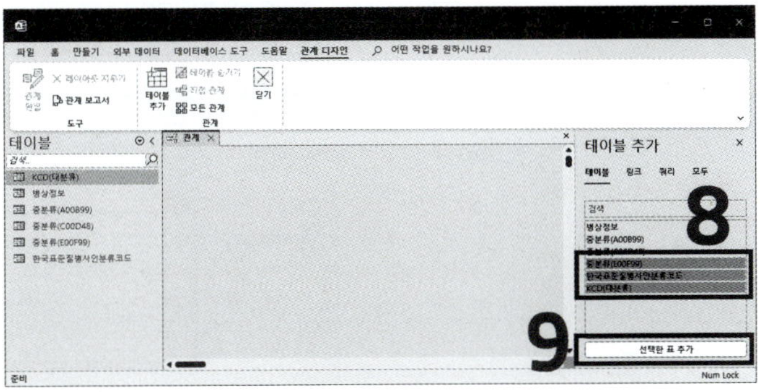

step 05 그러면 아래와 같이 **[개체창]** 영역에 **[관계]** 설정 창이 보인다. 이때 사각형모양이 각 테이블을 의미한다. **[관계] 설정 창** 안에 3개의 테이블의 이름과 각 테이블 내에 필드들을 볼 수 있으며 열쇠모양을 이름 앞에 가진 것이 해당 테이블의 기본키(Primary Key)를 의미하는 필드이다(현재 상태는 관계설정이 전혀 되어있지 않은 상태임).

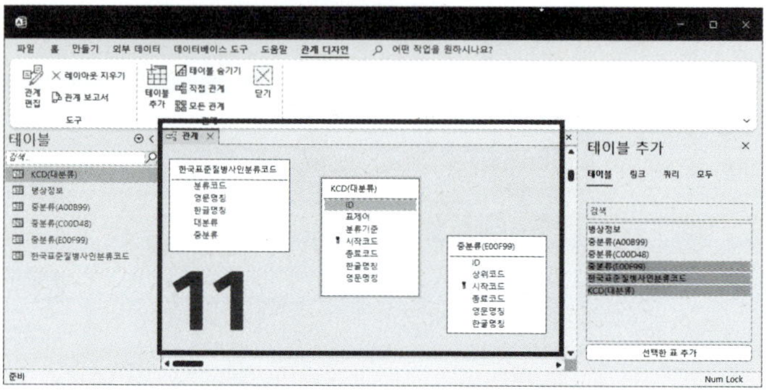


step 06 자, 이제 실제로 관계를 설정해보도록 하자. 우선 **[한국표준질병사인분류코드] 테이블** 내에 존재하는 **'분류코드'** 필드와 [KCD(**대분류**)] 테이블 내에 존재하는 **'시작코드'** 필드를 마우스로 드래그 하여 연결한다. 그러면, 다음과 같이 **[관계 편집]** 창이 나타난다. 필드 이름을 다시 한 번 확인하고 만들기(C) 버튼을 선택한다.

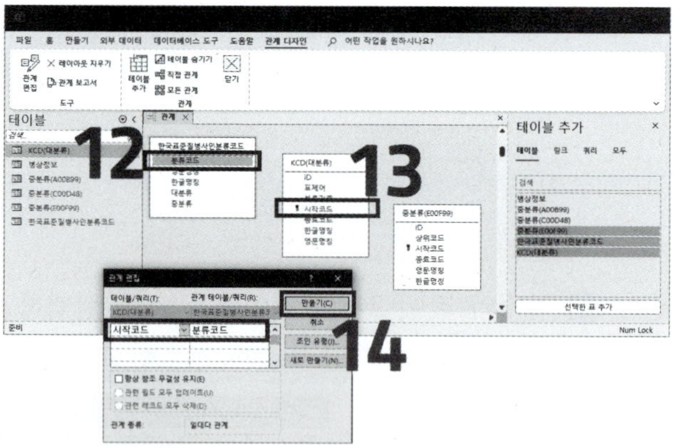


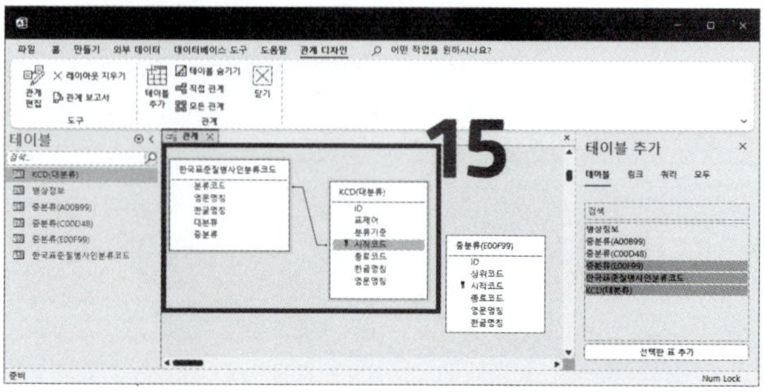

step 07 위의 step 06과 같은 방법으로 이번에는 **[중분류(E00F99)] 테이블의 '상위코드'** 필드와 **[KCD(대분류)] 테이블의 'ID'** 필드를 드래그하여 각각 연결한다. 그러면 아래와 같이 테이블 간 실선으로 연결되어 있음을 확인할 수 있다.

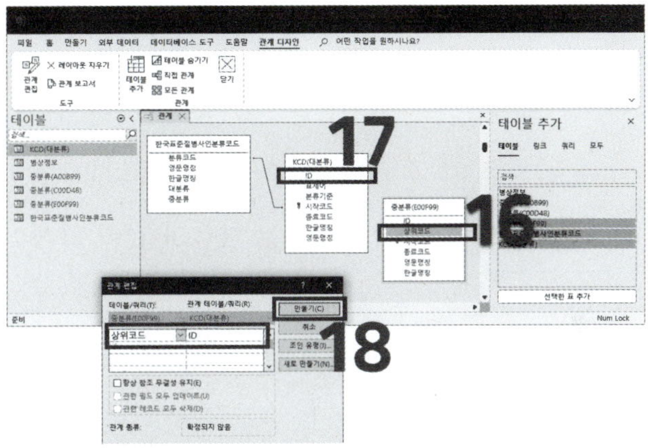


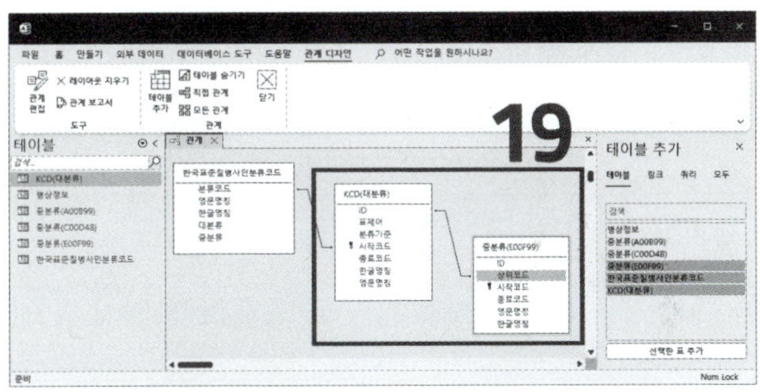


step 08 아래와 같이 테이블간 실선으로 연결되어 있음을 확인할 수 있다. 만일, 설정된 관계를 변경하려면 테이블 사이에 연결된 **<u>선을 마우스로 선택</u>**하고 마우스 오른쪽 버튼을 클릭하면 다음과 같이 **[관계 편집(R)]과** [**삭제(D)**] **팝업메뉴**가 나타난다. 여기서 **[관계 편집(R)] 메뉴를 선택**한다.

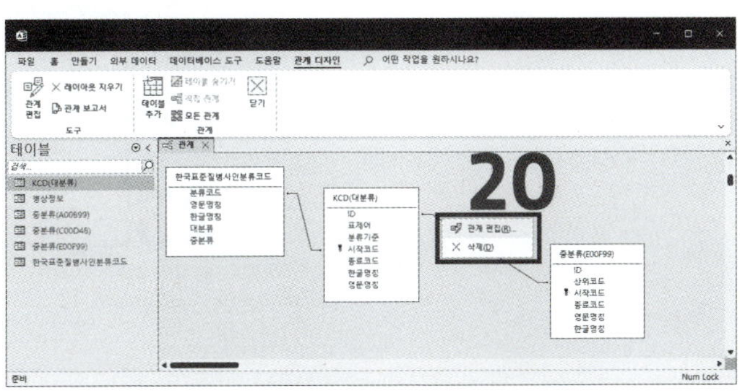

step 09 그러면 다음과 같이 **[관계 편집]** 창이 나타난다. 여기서 [조인유형 : 조인 유형(J)...] 버튼을 선택한다.

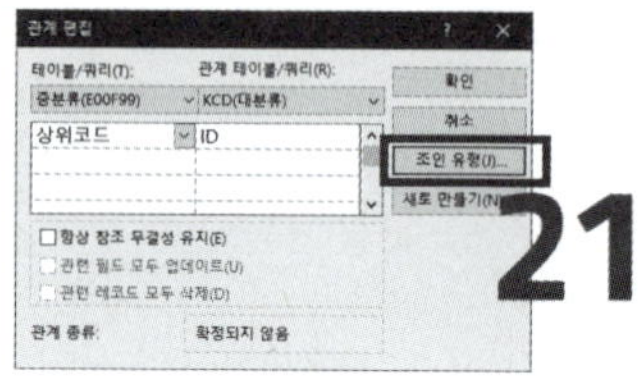


step 10 **[조인유형(J)]** 속성에는 다음과 같이 크게 3가지 속성을 갖는다.

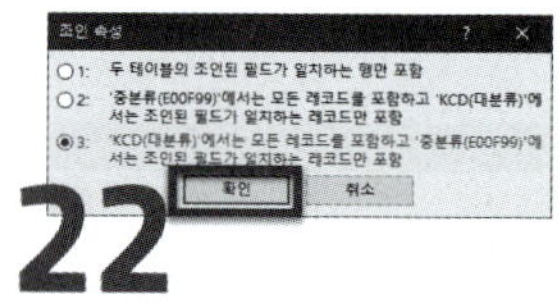


**표 6-13 관계 편집 설정**

| 관계속성 | 내용 |
|---|---|
| 1 | 두 테이블의 조인된 필드가 일치하는 행이 존재하는지 만을 체크 |
| 2 | 앞 테이블의 모든 레코드를 포함하면서 뒤 테이블에서는 조인된 필드가 일치하는 레코드만을 체크 |
| 3 | 앞 테이블의 모든 레코드를 포함하면서 뒤 테이블에서는 조인된 필드가 일치하는 레코드만을 포함하는지 체크 |

step 11 이제 관계 설정이 모두 완성되었다. **[관계]** 창을 닫기 위해 [리본메뉴]의 **[디자인]** → **[닫기]** 아이콘을 선택한다.

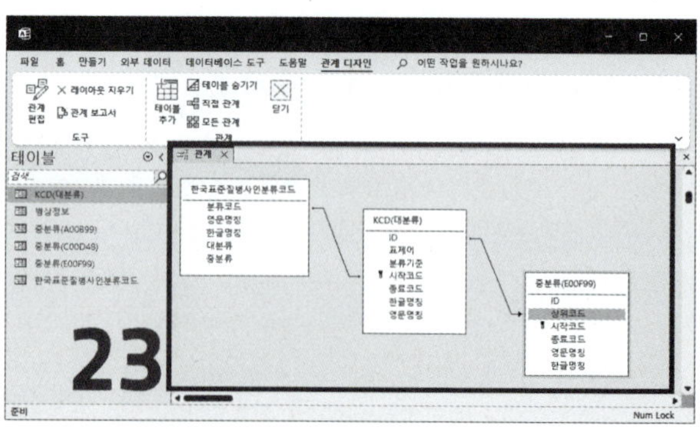

step 12 그러면 다음과 같은 **관계 저장 메시지창**이 나타난다. 여기서 [**예**(Y)] 버튼을 누른다.

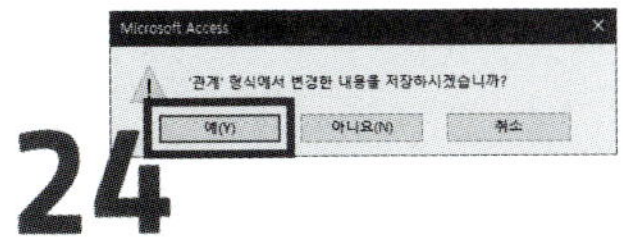
Microsoft Access
'관계' 창식에서 변경한 내용을 저장하시겠습니까?
예(Y)
아니요(N)
취소
24

step 13 이번에는 생성된 관계를 바탕으로 간단한 쿼리를 작성해보자. 일단 [리본메뉴]의 **[만들기]** → **[쿼리디자인]** 아이콘을 선택한다.

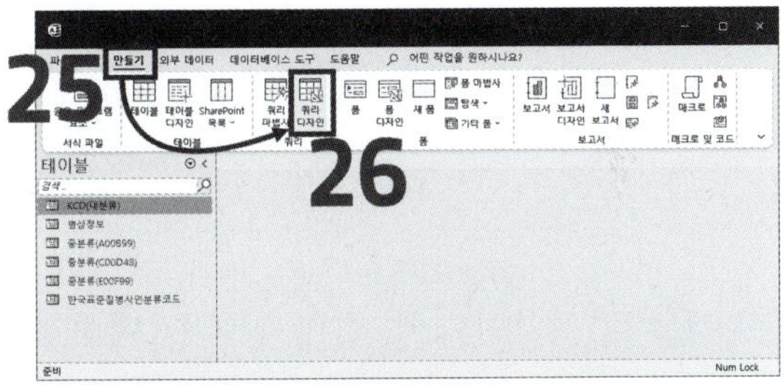
25
26

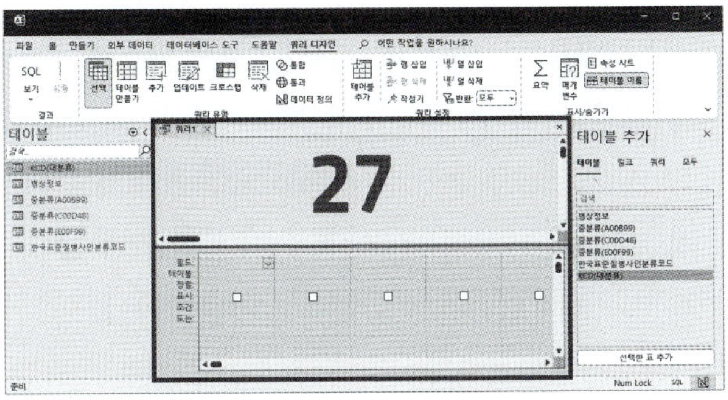


step 14 쿼리를 드래그앤드롭 방식으로 실행하기 위해서, 우선 오른쪽 [**테이블 추가**] 속성창에서 [KCD(**대분류**)], [**한국표준질병사인분류코드**], [**중분류**(E00F99)] 등 3개의 테이블을 선택하고 [선택한 표 추가] 버튼을 누른다.

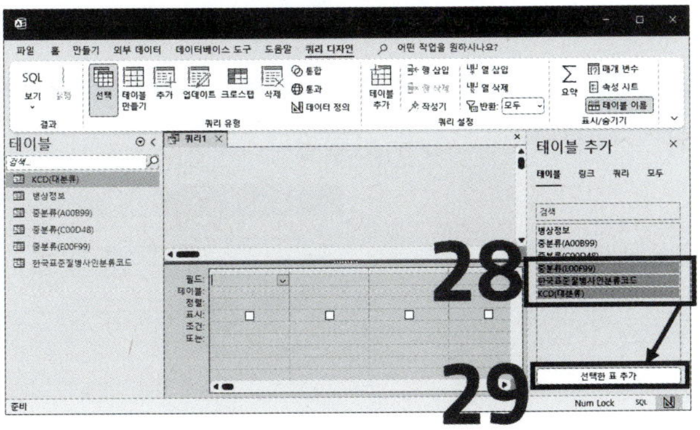

step 15 [쿼리]창 내에 표시되는 3개의 관계테이블([KCD(대분류)], [**한국표준질병사인분류코드**], [**중분류(E00F99)**])을 적절하게 아래와 같이 배치한다. ㅏ

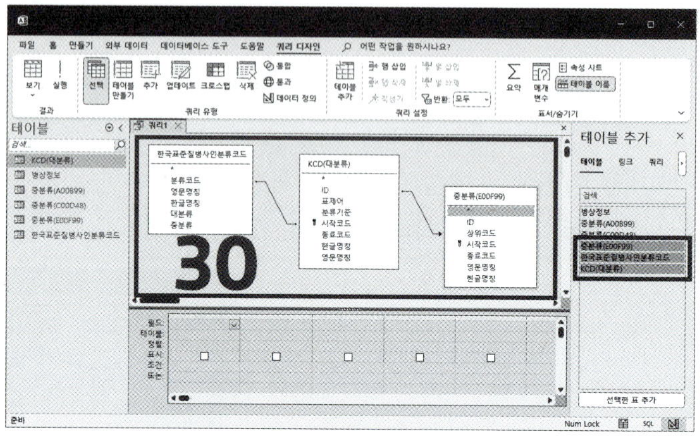


step 16 먼저, 아래와 같이 [KCD(**대분류**)]테이블에서는 **'시작코드'**, [**중분류**(E00F99)]테이블에서는 **'상위코드'**, **'한글명칭'**, [**한국표준질병사인분류코드**]테이블에서는 **'대분류'**, **'중분류'** 필드를 조건창에 드래그&드롭한다. 그다음으로 조건창에 **'상위코드'**의 [조건]속성에 'is Not Null'을 추가 입력한다.

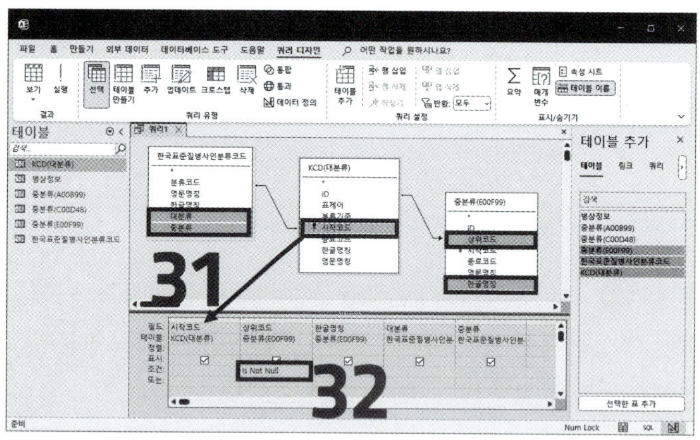


step 17 조건입력이 완료되었다면, 쿼리를 실행하기 위해 [리본메뉴]의 [**쿼리 디자인**] → [**실행**] 아이콘을 선택한다.

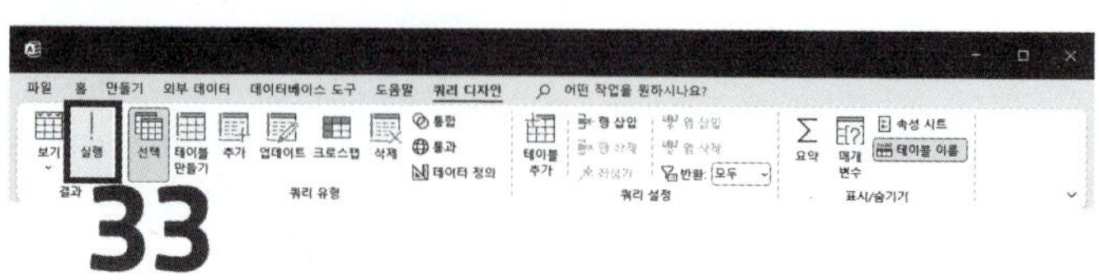

step 18 쿼리 저장을 위해 단축키 CTRL + S 를 눌러 저장한다. 그러면 [다른이름으로 저장]이라는 창이 나타난다. 이때 쿼리의 제목을 **'관계설정쿼리'**로 쿼리이름을 저장한다. 완성된 쿼리의 실행결과는 아래와 같다.

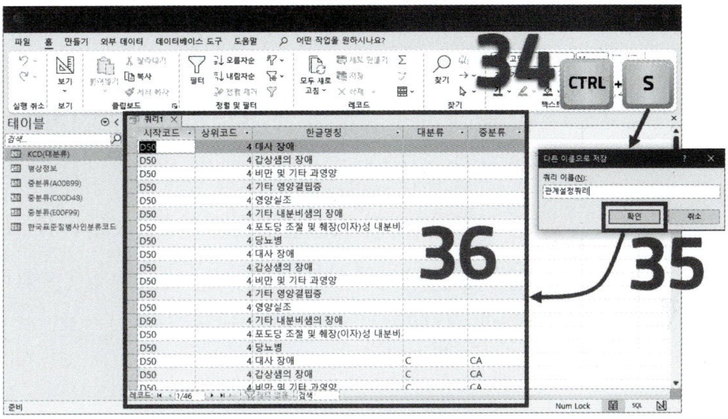

step 19 이때, 왼쪽 탐색창에 작업한 쿼리가 나타나지 않으면 **[테이블]** 메뉴를 클릭하고 [**모든** Access **개체**(A)]를 **선택**하면 아래 그림 오른쪽과 같이 테이블과 쿼리가 모두 탐색창에 나타난다.

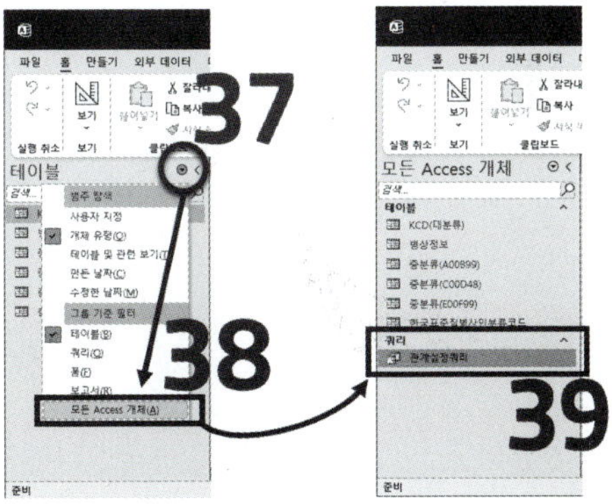

step 20 실습 요약 정리

완료①–액세스를 실행하고, 예제파일 폴더에서 '06_9_**관계설정**.accdb'라는 DB를 불러온다.

완료②–[**데이터베이스도구**] → [**관계**]를 이용하여 [KCD(**대분류**)], [**한국표준질병사인분류코드**], [**중분류**(E00F99)] 테이블 간에 관계를 설정하였다.

완료③–관계설정 시, 다음과 같은 테이블 내의 필드 간 관계를 아래와 같이 설정하였다.

- [KCD(**대분류**)].[**시작코드**]=[**한국표준질병사인분류코드**].[**분류코드**]
- [KCD(**대분류**)].[ID]=[**중분류**(E00F99)].[**상위코드**]
- 단, [KCD(대분류)].[ID]=[중분류(E00F99)].[상위코드] 관계설정에서 조인유형을 **'3' 조인속성**으로 설정하였다.

완료④–관계설정이 완료되면, 쿼리마법사를 이용하여 **[KCD(대분류)]의 '시작코드', [한국표준질병사인분류코드]의 '대분류'와 '중분류', [중분류(E00F99)]의 '상위코드'와 '한글명칭'**을 쿼리로 출력하였다.

완료⑤–이때, 상위코드가 널(Null)값이 아니도록 조건속성에 설정하였다.

이상으로 액세스를 활용한 기본적인 데이터베이스 만들기(생성)를 수행하고, 다양한 방법으로 테이블을 생성하였으며, 기본적인 관계설정, 관계설정에 따른 질문(쿼리)을 통해 원하는 정보를 찾아(검색)보는 기본 과정을 완료하였다.

PART 3

# 액세스 중급

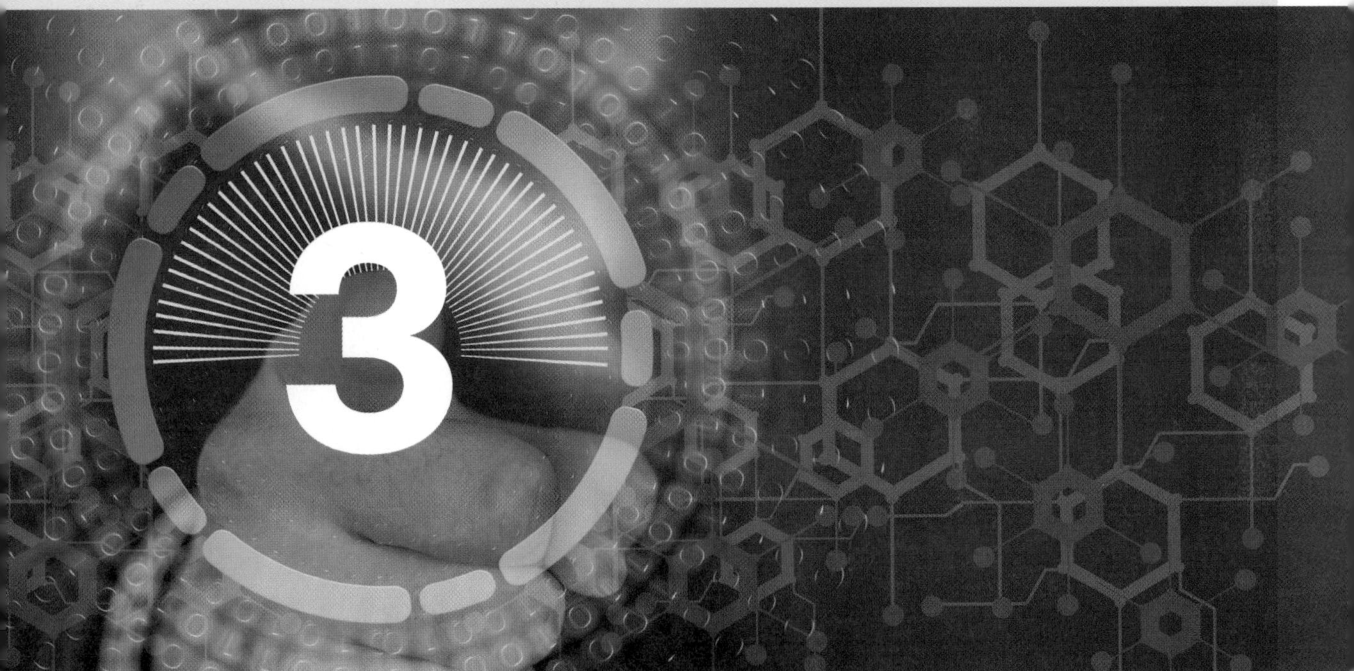

CHAPTER

7

# 쿼리(Query) 사용법

## 7장 | 마인드맵(Mindmap)

- **07. 쿼리 사용법**
  - 쿼리란 무엇인가?
    - 질의어 용어해설
    - 쿼리로 할 수 있는 일들
  - 쿼리 만들기
    - [쿼리마법사]를 이용한 쿼리 생성
    - [쿼리 디자인]을 이용한 새 쿼리 생성
  - 쿼리 익히기
    - 쿼리 정렬
    - 쿼리 조건 지정
    - 크로스탭 쿼리 사용하기
    - 중복 데이터 검색 쿼리 마법사
    - 불일치 검색 쿼리 마법사
    - 쿼리로 새로운 테이블 생성하기
    - SQL 문장 활용하기
  - 실습
    - 실습 07-1 쿼리만들기(1)–[쿼리마법사]를 이용한 쿼리 만들기
    - 실습 07-2 쿼리만들기(2)–[쿼리디자인]을 이용한 특정필드만 선택적으로 보기
    - 실습 07-3 쿼리 결과 정렬하기
    - 실습 07-4 특정단어가 포함된 레코드만 추출하기
    - 실습 07-5 크로스탭을 이용한 통계정보 추출하기
    - 실습 07-6 중복 데이터 검색 쿼리 마법사 사용하기
    - 실습 07-7 불일치 검색 쿼리 마법사 사용하기
    - 실습 07-8 쿼리로 새로운 테이블 생성하기
    - 실습 07-9 SQL 문장으로 쿼리 실행하기

# 7.1 쿼리란 무엇인가?

**쿼리**(Query)는 한글식 표현으로는 **질의어를 의미**한다. 즉, 데이터베이스에 저장된 테이블 및 테이블 간 관계를 질문을 통해 원하는 정보를 찾아낼 수 있도록 만들어 주는 질문을 의미한다.

또한, 액세스 상에 쿼리란 기존의 데이터베이스에 저장된 정보를 쉽게 조회하기 위한 방법이라고 정의할 수 있다. 그러나 일반적으로 쿼리(질의어)라고 하면 SQL(Structured Query Language)를 의미한다.

본 장에서는 이러한 질의어를 마우스를 이용한 드래그앤드롭(Drag & Drop) 방식과 실제 질의어 문장을 사용하는 방법에 대하여 설명하도록 한다.

DEFINITION 7-1

▶ 쿼리(Query)
- 질의어
- 사전적 의미로 쿼리는 데이터베이스나 파일의 내용 중 원하는 내용을 검색하기 위하여 몇 개의 코드(code)나 키(Key)를 기초로 질의하는 것
- 기존의 데이터베이스에 저장된 정보를 쉽게 조회하기 위한 방법
- 일반적으로 SQL(Structured Query Language)이라고 통용되어 사용

## 7.1.1 질의어 용어해설

사전적 의미로서의 쿼리, 즉 **질의어**(Query Language)는 **'특수한 응용 프로그램의 도움 없이 데이터베이스를 쉽게 이용할 수 있도록 만든 고수준의 데이터베이스에서 사용하는 언어 혹은 명령어'**를 의미한다. 따라서 질의어는 주로 인터넷이나 네트워크상에 연결된 컴퓨터에 저장된 정보를 사용하기 때문에 온라인에서 대화형으로 사용된다.

따라서, 질의어는 전문적 프로그램 작성자가 아닌 일반 사용자가 데이터베이스 내에 데이터를 **생성, 저장, 조작, 삭제, 편집, 권한** 등의 작업을 사용할 수 있도록 한 언어로서 비절차적이며, 독립적으로 자체적인 질의를 할 수 있는 언어이다.

우리는 앞서 2장에서 데이터베이스 언어의 종류로서 데이터 정의어(DDL), 데이터 조작어(DML), 데이터 제어어(DCL)에 대하여 설명한 바 있으며, SQL에 대해서도 설명하였다.

**SUMMARY 7-1 | 쿼리(Query)의 특징**

- 일반 사용자가 데이터베이스 내에 존재하는 데이터를 생성, 저장, 조작, 삭제, 편집, 권한 등의 작업을 사용할 수 있도록 한 언어
- 비절차적이며, 독립적으로 자체적인 질의를 할 수 있는 언어

## 7.1.2 쿼리로 할 수 있는 일들

대표적인 데이터베이스에서 사용하는 질의어는 **'실렉트'**, 즉 'SELECT'라는 질의어이다. 그밖에 질의어는 [표 7-1]과 같은 종류로 구분할 수 있다.

**표 7-1 질의어의 3종류 구분법**

| 내용 | 의미 | 종류 |
|---|---|---|
| 데이터 정의어(DDL)<br>Data Definition Language | 데이터를 **정의**하는 언어 | CREATE – 각 개체의 생성<br>ALTER – 개체의 수정<br>DROP – 개체 삭제<br>RENAME – 개체의 재명명 |
| 데이터 조작어(DML)<br>Data Manipulation Language | 데이터 자체를 **변경** | SELECT – 원하는 내용을 출력시키는 명령어<br>INSERT – 레코드(튜플) 삽입<br>UPDATE – 레코드 수정<br>DELETE – 레코드 제거<br>COMMIT – 데이터 조작을 실행<br>ROLLBACK – 데이터 조작 이전으로 되돌림 |
| 데이터 제어어(DCL)<br>Data Control Language | 누가 데이터를 **제어**할 수 있는지를 지정하는 문장 | GRANT – 사용 권한 부여<br>REVOKE – 사용 권한 파괴<br>LOCK – 작업 시 잠금 기능 |

질의어로 할 수 있는 일들은 위의 [표 7-1]에서 설명한 바와 같이 데이터베이스 내에 존재하는 데이터를 꺼내오기 위한 검색기능, 데이터베이스 내에 새로운 데이터베이스를 생성하거나, 테이블을 생성하거나, 혹은 필드를 생성할 수 있는 생성기능, 필요 없는 데이터베이스의 정보를 삭제하는 삭제기능 등이 그 대표적인 기능이라고 할 수 있다.

**SUMMARY 7-2 | 질의어의 주요기능**

(1) 데이터베이스(DB) / 테이블(TABLE) / 필드(FIELD) **생성** 기능
(2) 데이터베이스(DB) / 테이블(TABLE) / 필드(FIELD) **조작** 기능
(3) 데이터베이스(DB) / 테이블(TABLE) / 필드(FIELD) **삭제** 기능

그러나, 앞서 2장에서 설명한 바와 같이 최근에는 **SQL 문법(명령어)**을 **DDL, DML, DCL**의 3가지 부분이 아니라 **DDL, DML, DCL, TCL, DQL** 등 5가지로 구분하기도 한다.

4가지로 구분할 때, DDL, DML, DCL의 3가지는 과거의 구분방식이며 DML과 DCL를 보다 세분화하여 DML에서 **'SELECT'문을 별도로 DQL**로 정의하고, DCL에서 **'COMMIT, ROLLBACK, SAVEPOINT, TRANSACTON'**를 **별도로** TCL로 **구분**하여 5가지로 구분하는 것이다.

**표 7-2** SQL 명령어의 5가지 구분법의 예

| SQL 명령어 | 기능 |
|---|---|
| DDL | • **데이터 정의어(DDL)** : (Data Definition Language)<br>(예시) CREATE / ALTER / DROP / RENAME / COMMENT / TRUNCATE |
| DML | • **데이터 조작어(DML)** : (Database Manipulation Language)<br>(예시) SELECT / INSERT / UPDATE / DELETE / MERGE / CALL / EXPLAIN PLAN / LOCK TABLE |
| DCL | • **데이터 제어어(DCL)** : (Data Control Language)<br>(예시) GRANT / REVOKE |
| TCL | • **트랜잭션 제어어(TCL)** : (Transaction Control Language)<br>• 데이터의 보안, 무결성, 회복, 병행수행제어 등을 정의하는 언어<br>(예시) COMMIT / ROLLBACK / SAVEPOINT / TRANSACTION |
| DQL | • **데이터 질의어(DQL)** : (Data Query Language)<br>• 데이터를 질의하고 조회하는데 사용하는 언어<br>(예시) SELECT |

액세스에서 사용하는 질의어 창(쿼리창)은 다음과 같이 구성되어 있다.

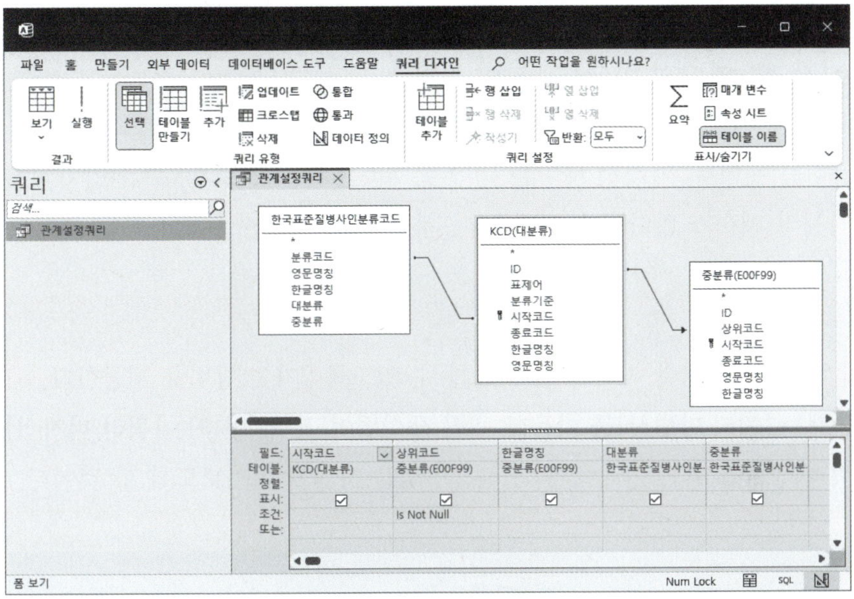


그림 7-1 **쿼리 창의 형태**

# 7.2 쿼리 만들기

액세스에서 사용하는 가장 자주 사용하는 기능을 의미하는 **프리미티브**는 5장에서 설명한 바와 같이 크게 6가지의 개체들로 구성된다. 이는 **테이블**(Table), **폼**(Form), **보고서**(Report), **쿼리**(Query), **매크로**(Macro), **모듈**(Module) 등의 6가지이다.

그러나 실제로 사용하는 개체는 액세스 실행창의 리본메뉴에 있는 **[만들기]** 탭 카테고리에 나타난 **[서식파일]**, **[테이블]**, **[쿼리]**, **[폼]**, **[보고서]**, **[매크로 및 코드]**의 6가지 항목을 확인할 수 있다.

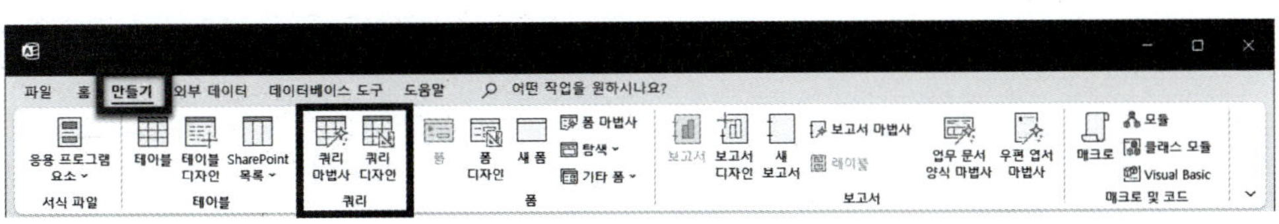


그림 7-1 **리본메뉴의 [만들기] 카테고리**

쿼리는 데이터베이스에 저장된 테이블을 이용해서 원하는 정보를 얻기 위한 질문(질의어)를 만든다는 의미이다. [만들기] 탭 중에 세 번째 카테고리인 **쿼리**에 **[쿼리**

**마법사]**, **[쿼리 디자인]**을 이용하면 쉽게 쿼리 작성이 가능하다. 본 장에서는 주로 이 두 가지 메뉴에 대한 실습을 진행할 것이다.

질의어, 즉 쿼리는 테이블에 저장되어 있는 정보를 다양한 형식으로 검색하기 위해 사용하는 것이다. 따라서 테이블 내에 존재하는 레코드(행)의 수가 많아지거나 테이블 자체의 개수가 많아지게 되면 보다 복잡한 쿼리를 사용해야 하는 경우도 발생한다.

액세스에서는 이러한 쿼리를 쉽게 만들 수 있도록 2가지 방법을 제공한다.

첫 번째는 **[쿼리 마법사]를 이용한 쿼리 생성법**이고, 두 번째는 **[쿼리 디자인]을 이용한 쿼리 생성법**이다. 아래에서 이 사용방법을 하나씩 살펴보도록 할 것이다.

**SUMMARY 7-3 | 액세스 쿼리 생성법**

(1) **쿼리 마법사(Query Wizard)** : 단순 쿼리마법사, 크로스탭 쿼리마법사, 중복데이터 검색마법사, 불일치 검색쿼리 바법사 등의 방법으로 세분화 되어 있는 손쉽게 쿼리를 생성하는 기법
(2) **쿼리 디자인(Query Design)** : 사용자가 직접 작성할 쿼리를 조건으로 지정하는 방식의 쿼리 생성기법

## 7.2.1 [쿼리 마법사]를 이용한 쿼리 생성

[쿼리] 개체에서는 크게 2가지 방식의 질의어 생성 방법이 있다. 본 항목에서는 [쿼리 마법사]를 이용한 질문을 생성하는 방법을 설명하기 위해 다음과 같은 예제를 실행해보도록 한다.

## 실습 7-2 쿼리만들기(2) – [쿼리 디자인]을 이용한 특정 필드만 선택적으로 보기

■ 사용파일 : ₩실습파일₩07_02_쿼리디자인.accdb

**[실습 7-2] 시작**
**[쿼리디자인]으로 쿼리만들기(2)**
액세스 실행

↓

**DB 불러오기**
07_02_쿼리디자인.accdb

↓

**TABLE 활용**
[한국표준질병사인분류코드], [KCD(대분류)], [중분류(E00F99)] 활용

↓

**쿼리디자인에서 조건필드 선정**
[시작코드], [상위코드], [한글명칭], [대분류], [중분류] 필드 활용

↓

**저장 및 완료**
쿼리 '02_대분류_중분류(E00F99)' 쿼리 저장 및 쿼리디자인 완료

**step 00** 아래와 같은 조건에 맞게 쿼리디자인 작업을 수행하시오.

**CONDITION**

조건①–액세스를 실행하라.
조건②–**'07_02_쿼리디자인.accdb'**이라는 DB를 불러온다.
조건③–[만들기] 메뉴에서 **[쿼리 디자인]**으로 쿼리를 생성하라.
조건④–쿼리의 대상 테이블은 **'한국표준질병사인분류'**, **KCD(대분류)'**, **'중분류(E00F99)'** 테이블을 활용하며, 각 테이블의 필드 중에 **'대분류'**, **'중분류'**, **'시작코드'**, **'상위코드'**, **'한글명칭'** 필드의 관계테이블을 확인하고 쿼리를 완성하라.
조건⑤–쿼리를 실행하고 저장은 **'02_대분류_중분류(E00F99)'**라는 이름으로 쿼리를 **저장**하라.

step 01 바탕화면에 단축아이콘 'ACCESS'를 실행시키거나, 혹은 **[시작]** → **[앱목록]** → [Access]를 실행한다. 그러면 아래와 같이 액세스 시작화면이 나타난다.

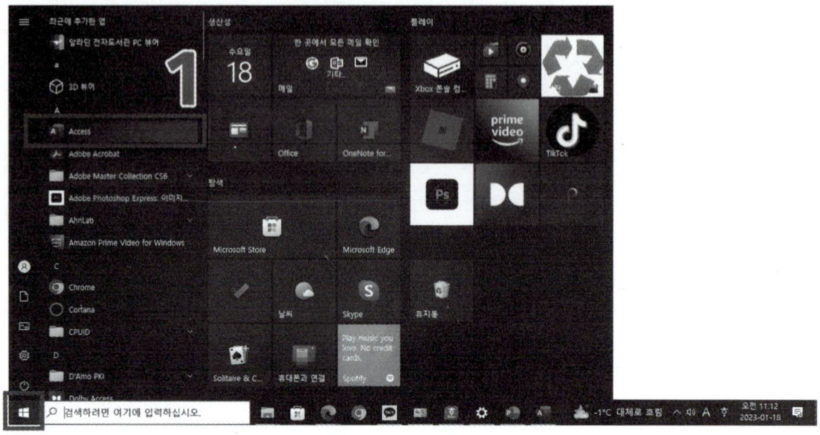


step 02 [파일] 탭을 선택한 후, **[열기]** → [07_02_**쿼리디자인**.accdb]파일을 선택하고 **[열기(O)]**를 선택한다.

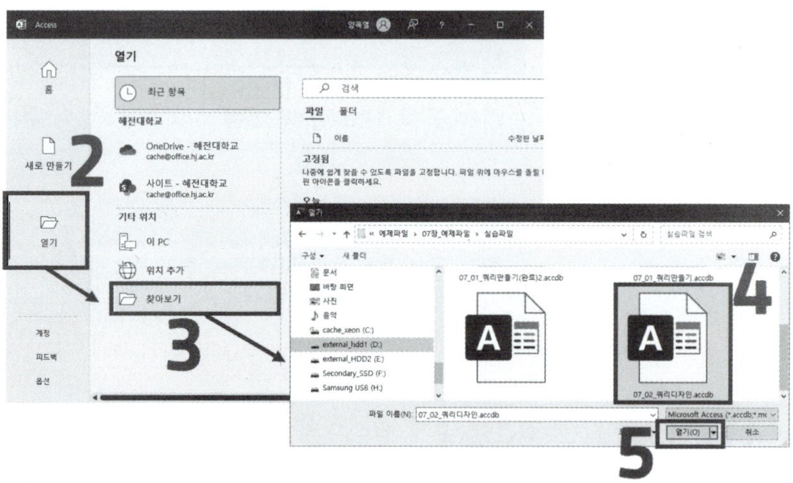

step 03 우선, [리본메뉴]의 **[만들기]** → **[쿼리 디자인]** 아이콘을 선택한다. 그러면 아래와 같이 **[개체창]** 영역에 **[쿼리1]**창이 나타나고 오른쪽에는 **[테이블 추가]** 속성창이 나타난다. 여기서 **[모두]** 옵션을 선택하여 모든 테이블을 확인한다.

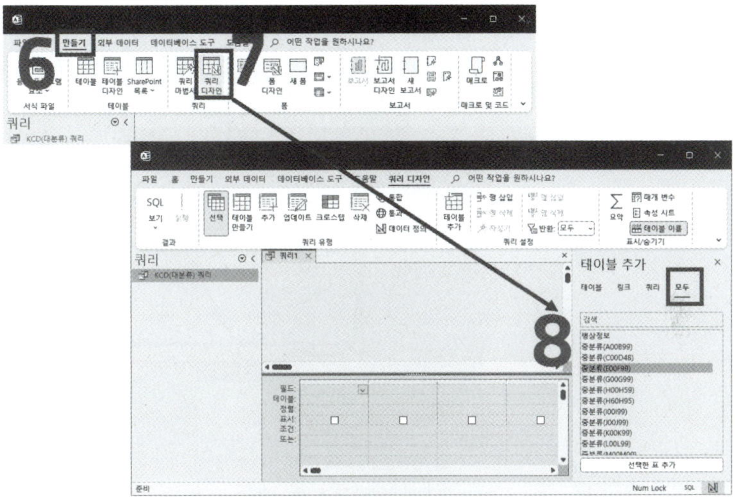


step 04 **[테이블 추가]** 창이 나타나면 다음과 같이 **'한국표준질병사인분류코드'** 테이블, **'KCD(대분류)'** 테이블과 **'중분류(E00F99)'** 테이블을 선택하고 **[선택한 표 추가]** 버튼을 눌러 테이블을 선택한다. 선택이 완료되었으면, [닫기(C)] 버튼을 선택한다.

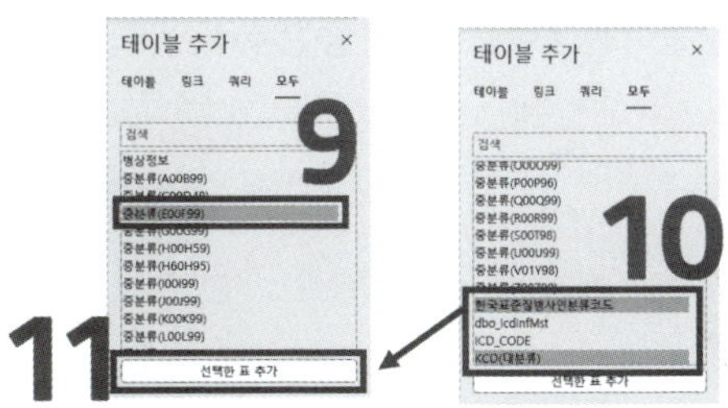

step 05 아래와 같이 **[개체창]** 영역에 **[쿼리 디자인]** 창이 나타난다. 선택한 3개의 테이블에서 보여줄 필드 항목이 선택되어 있지 않음을 알 수 있다. 여기에 우리가 원하는 필드만을 골라 선택하도록 해보자.

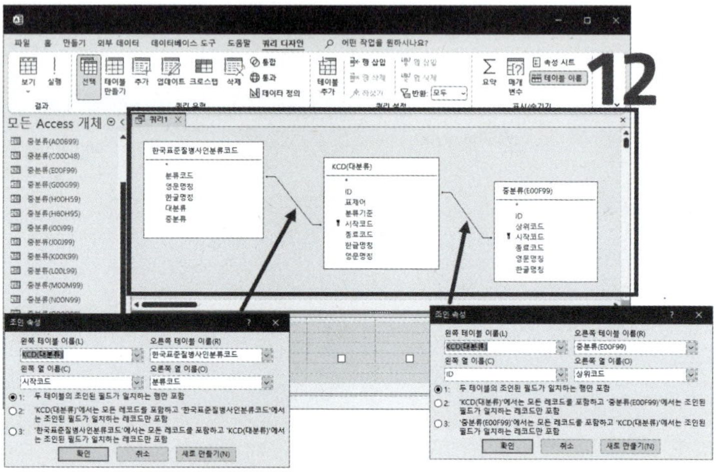

step 06 이번 예제에서는 5가지 필드만을 선택할 것이다. 우선 **'KCD(대분류)'** 테이블에서는 **[시작코드]** 필드 한 개만을 선택하고, **'중분류(E00F99)'** 테이블에서는 **[상위코드]와 [한글명칭]** 등 2개의 필드를 선택하고, **'한국표준질병사인분류코드'** 테이블에서는 **[대분류]**, **[중분류]** 필드를 선택하여, 모두 5개의 필드만을 선택하여 아래와 같이 드래그한다.

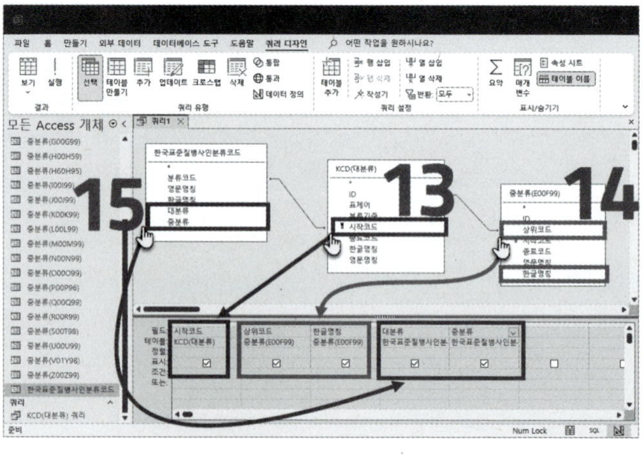

step 07 쿼리의 실행은 액세스의 위쪽 [리본메뉴]에서 쿼리도구에 해당하는 **[쿼리 디자인]** → **[실행]** 아이콘을 선택하여 쿼리를 실행시킨다.

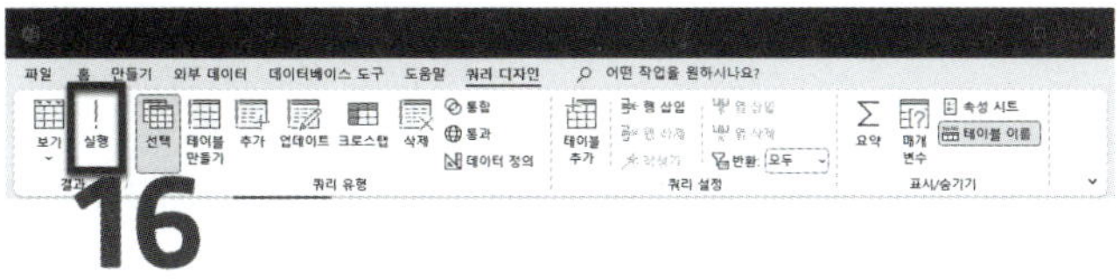

step 08 아래와 같이 **5개의 필드(시작코드, 상위코드, 한글명칭, 대분류, 중분류)**만을 보여주는 쿼리가 완성되었다(참고 : 이 쿼리의 목적은 대분류와 중분류의 [시작코드]가 동일한 필드를 조인하여 해당 [시작코드]가 어떤 분류에 해당하는지를 출력하는 쿼리 예제이다).

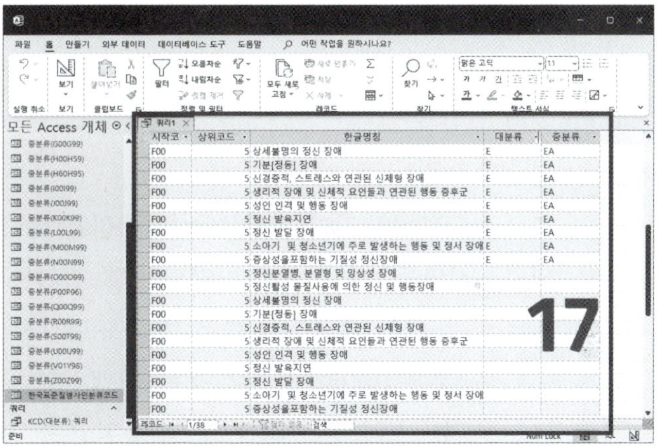

step 09 지금까지 만든 쿼리 저장을 위해 단축키 CTRL + S 를 눌러 저장하거나, 액세스 창 왼쪽 위에 있는 저장(💾) 아이콘을 눌러 저장을 완료한다. 그러면 아래와 같이 쿼리 이름을 입력할 창이 나타난다.

쿼리 이름을 '**02_대분류_중분류(E00F99)**'로 입력하고 [확인] 버튼을 선택한다.

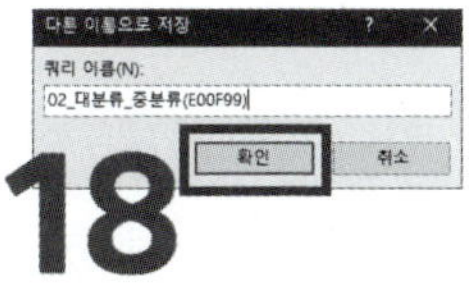

step ⑩ 다음과 같이 3가지 필드만이 **조인**(join)되어 완성된 레코드들을 표시해 주며, 왼쪽 [탐색창] 영역에서 저장된 쿼리도 확인해 볼 수 있다.

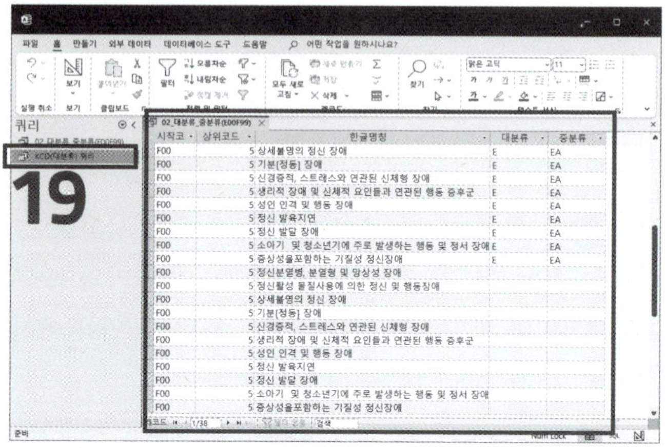


step ⑪ 실습 요약 정리

완료①–액세스을 실행하였다.

완료②–'07_02_**쿼리디자인**.accdb'이라는 DB를 불러왔다.

완료③–[만들기] → [쿼리 디자인]으로 쿼리를 선택하였다.

완료④–쿼리의 대상 테이블은 **'한국표준질병사인분류'**, 'KCD(**대분류**)', '**중분류**(E00F99)' 테이블을 선택하고, 각 테이블의 필드 중에 **'대분류'**, **'중분류'**, **'시작코드'**, **'상위코드'**, **'한글명칭'** 필드를 조건으로 선택하여 쿼리를 완성하였다.

완료⑤–쿼리의 저장은 '02_**대분류**_**중분류**(E00F99)'라는 이름으로 쿼리를 **저장**하였다.

## 7.3 쿼리 익히기

**쿼리**(Query)는 **어떤 테이블에 대한 조건을 주고, 해당 조건을 만족하는 레코드들을 테이블 형태로 꺼내오는 작업**이라고 할 수 있다. 2023년 현재, 국내 인구는 5,156만명으로 추계되고 있다. 예를 들어, 국내 등록된 국민의 주민등록정보 중에서 [2003년생, '원재연'이란 사람을 모두 출력하시오]라는 쿼리를 한하면, 5,156만명의 정보 중에서 해당 인물을 검색하여 주는 것이 바로 쿼리(Query)이다.

**SUMMARY 7-5 | 쿼리(Query) 기능**

- **쿼리(Query)** 즉, 질의어의 기능은 어떤 테이블에 대한 조건을 주고, 해당 조건을 만족하는 레코드들을 테이블 형태로 꺼내오는 작업

액세스에서 제공하는 **질의어에는 크게 6가지로 구분**할 수 있다. 이는 **선택 쿼리, 실행 쿼리, 매개변수 쿼리, 크로스탭 쿼리, SQL 쿼리, 테이블 만들기 쿼리** 등이 이에 해당한다. 다음 [표 7-3]은 액세스에서 사용하는 이들 쿼리에 대한 간단한 요약이다.

**표 7-3 액세스에서 사용하는 쿼리(Query)의 종류 및 기능**

| 쿼리(Query) 종류 | 기능 |
|---|---|
| 선택 쿼리 | 가장 일반적인 쿼리<br>DB의 테이블에서 데이터 추출, 그룹소계 등 실행하는 쿼리 |
| 실행 쿼리 | 한 번에 여러 개의 레코드를 변경할 수 있는 쿼리<br>테이블 생성, 삭제, 추가, 업데이트 쿼리가 있음 |
| 매개변수 쿼리 | 실행할 때 레코드 검색 조건이나 필드에 삽입할 값과 같은 정보를 물어보는 대화상자를 표시하는 쿼리 |
| 크로스탭 쿼리 | 테이블의 한 필드 내에 총계, 평균, 최대값, 최소값 등의 요약값을 표시하고 그 값들을 묶어 한 집합으로 표시하는 쿼리 |
| SQL 쿼리 | 직접 SQL언어를 사용하여 작성한 쿼리 |
| 테이블 만들기 쿼리 | 하나 이상의 테이블에서 데이터의 일부 또는 모두를 쿼리명령을 사용해 새로운 테이블을 생성하는 쿼리 |

**SUMMARY 7-6 | 쿼리(Query) 종류**

(1) 선택 쿼리(Selective Query) : 일반적 질의어
(2) 실행 쿼리(Executive Query) : 한 번에 동시실행을 위한 질의어
(3) 매개변수 쿼리(Parameter Query) : 대화상자를 활용한 질의어
(4) 크로스탭 쿼리(Cross Tab Query) : 필드의 각종 요약정보의 묶음집합 표지 질의어
(5) SQL 쿼리(SQL Query) : 직접적인 SQL 문장을 이용한 질의어
(6) 테이블 만들기 쿼리(Table Creative Query) : 하나 이상의 테이블을 활용하여 또 다른 테이블을 생성하는 질의어

**쿼리(Query)**를 위해 [리본메뉴]에서 **[쿼리 마법사]**나 **[쿼리 디자인]**을 선택 후 쿼리 작업을 선택하면, 다음과 같이 상단의 쿼리의 [디자인 보기] 도구모음 아이콘들의 변경되는 것을 볼 수 있다. [디자인 보기] 도구모음 아이콘은 아래 [그림 7-3]과 같이 **[결과]**, **[쿼리유형]**, **[쿼리설정]**, **[표시/숨기기]** 등 4개의 묶음으로 그룹화 되어있다.

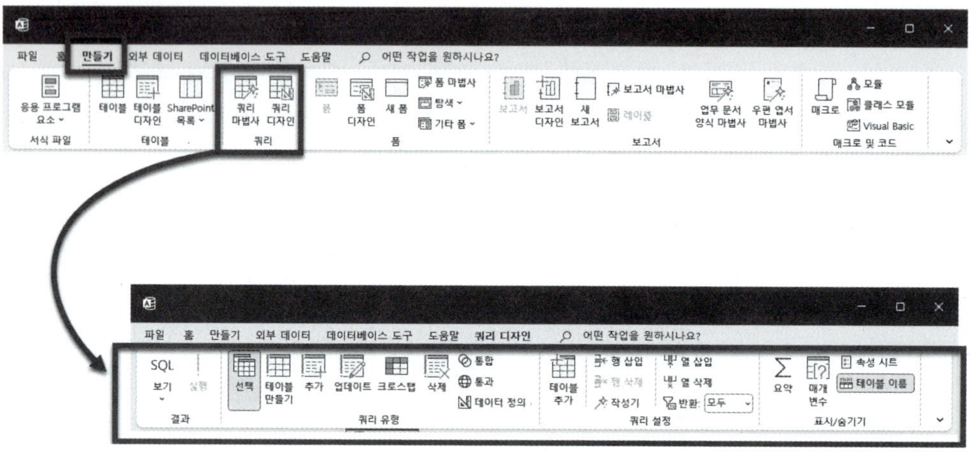


그림 7-3 [쿼리 디자인]의 [리본메뉴] 세부 아이콘

## 7.3.1 쿼리 정렬

쿼리(Query)를 통해 얻어진 결과를 원하는 필드를 기준으로 정렬하는 방법을 알아보도록 하자.

## 실습 7-3 쿼리 결과 정렬하기

■ 사용파일 : ₩실습파일₩07_03_쿼리결과정렬.accdb

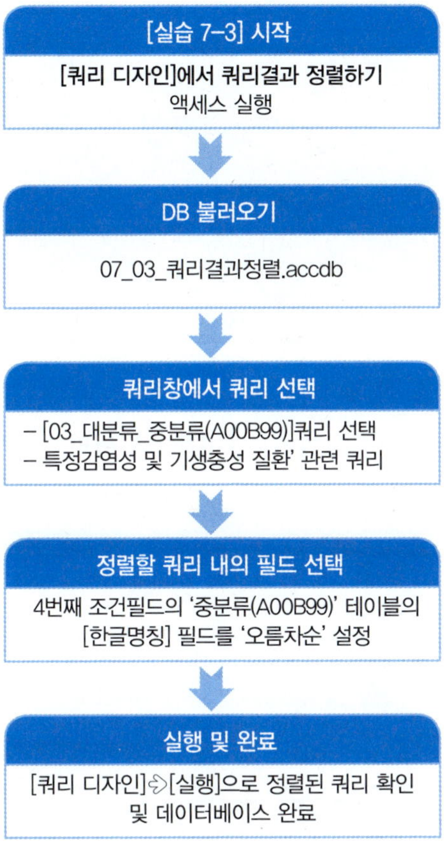


**step 00** 아래와 같은 조건에 맞게 쿼리디자인 작업에서 특정필드로 정렬을 수행하시오.

**CONDITION**

조건①–액세스를 실행하라.
조건②–**'07_03_쿼리결과정렬.accdb'**이라는 DB를 불러온다.
조건③–**'03_대분류_중분류(A00B99)'**라는 이름으로 저장된 **쿼리를 선택**하라(이 쿼리는 '특정감염성 및 기생충성질환'과 관련된 대분류, 중분류 정보이다).
조건④–쿼리 작업을 위해 쿼리의 **[디자인 보기]** 메뉴를 선택하고, 4번째 필드인 **'중분류(A00B99)'** 테이블의 **[한글명칭]**필드를 선택 후 **[정렬]속성**을 **'오름차순'**으로 설정하라.
조건⑤–쿼리의 디자인의 조정이 끝났다면, **[쿼리 디자인] → [실행]**을 선택하여 정렬된 결과를 확인한다.

**step 01** 바탕화면에 단축아이콘 'ACCESS'를 실행시키거나, 혹은 [시작] → [**앱목록**] → [Access]를 실행한다. 그러면 아래와 같이 액세스 시작화면이 나타난다.

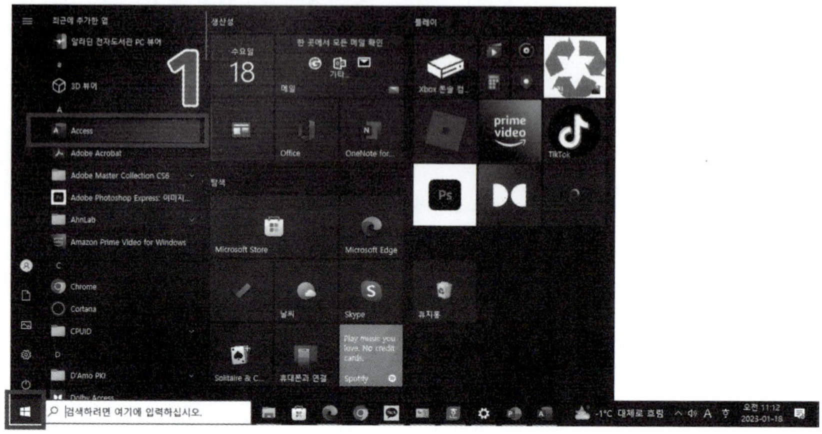


**step 02** [파일] 탭을 선택한 후, [**열기**] → [07_03_**쿼리결과정렬**.accdb]파일을 선택하고 [열기(O)]를 선택한다.

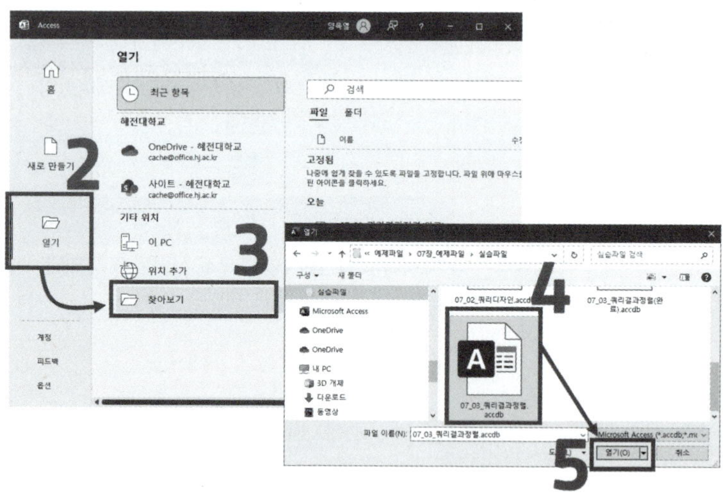

step 03 그런 다음, 데이터베이스 **[탐색창]**의 **[쿼리]** 개체들 중에서의 '03_**대분류_중분류**(A00B99)' 쿼리를 선택한다. 쿼리의 결과는 항상 맨 첫 번째 필드를 기준으로 오름차순 정렬되어 있음을 알 수 있다.

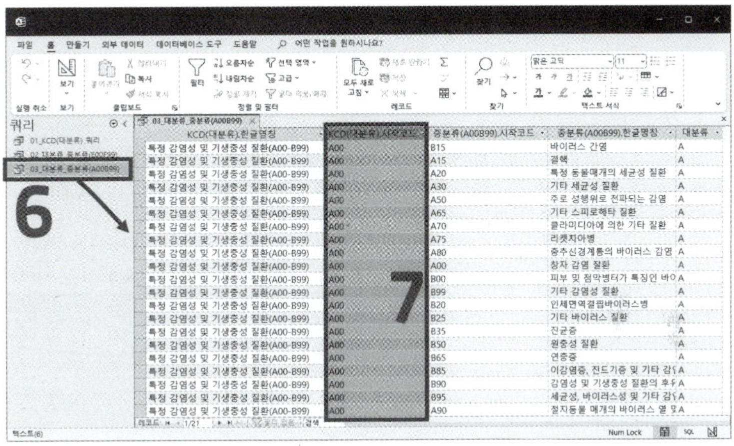


step 04 마우스 오른쪽 버튼을 클릭하여 다음과 같은 팝업이 나타나면, **[디자인 보기(D)]** 메뉴를 선택한다.

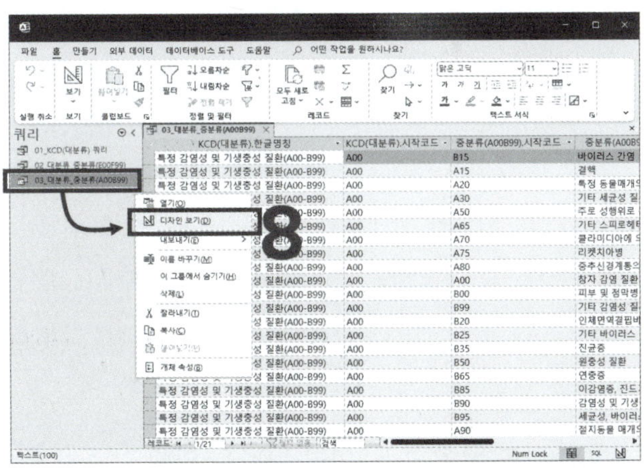


혹은 **[리본메뉴]**에서 **[홈]** → **[보기]** → **[디자인 보기(D)]**를 선택해도 동일하다.

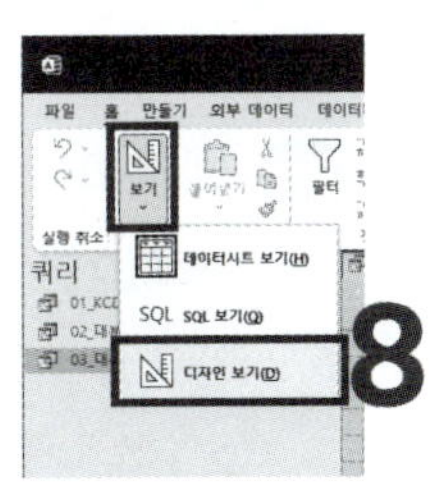

**step 05** 4번째 필드인 **[한글명칭]** 필드를 선택하고 **[정렬]** 항목에서 **'오름차순'**을 선택한다. 선택 후 아래와 같이 [리본메뉴] 중에서 쿼리도구에 해당하는 **[쿼리 디자인]** → **[실행]** 아이콘을 클릭하여 변경된 쿼리를 실행한다.

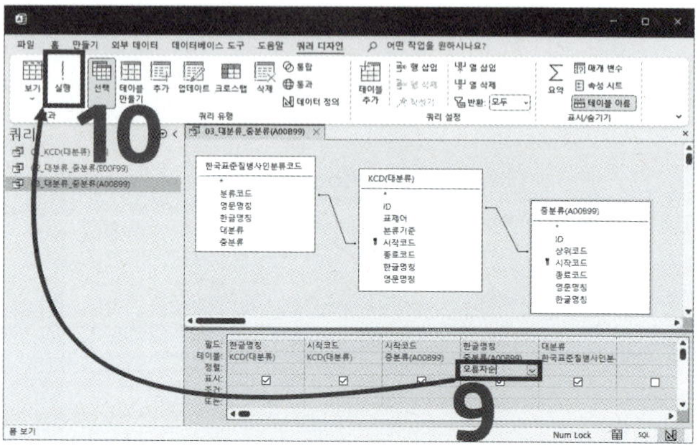


**step 06** 그러면 아래와 같이 쿼리 결과창에서 **[한글명칭]** 필드에 따라 **오름차순**으로 **결과**가 변경되었음을 확인할 수 있다.

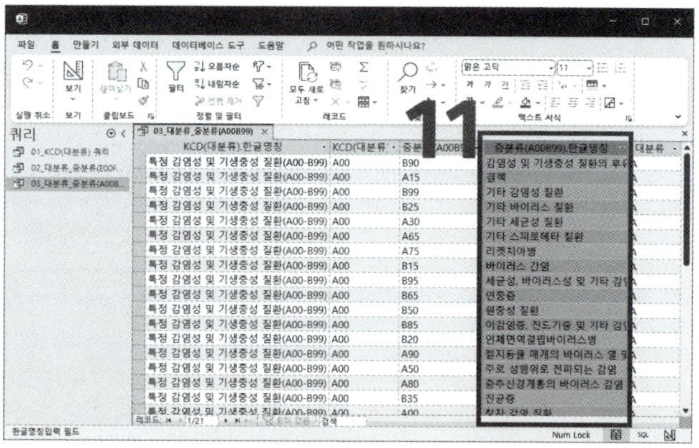


**step 07** 지금까지 만든 쿼리 저장을 위해 단축키 CTRL + S 를 눌러 저장하거나, 액세스 창 왼쪽 위에 있는 저장(💾) 아이콘을 눌러 저장을 완료한다.

**step 08** 실습 요약 정리

완료①–액세스를 실행하였다.

완료②–'07_03_**쿼리결과정렬**.accdb'이라는 DB를 불러왔다.

완료③–'특정감염성 및 기생충성질환'의 중분류에 해당하는 미리 만들어진 쿼리인 **'03_대분류_중분류(A00B99)'**라는 이름으로 저장된 **쿼리를 선택**하였다.

완료④-쿼리 작업을 위해 쿼리의 **[디자인 보기]** 메뉴를 선택하고, 4번째 필드인 **'중분류(A00B99)'** 테이블의 **[한글명칭]** 필드를 선택하고 [정렬]속성을 **'오름차순'**으로 설정하였다.

완료⑤-쿼리의 디자인의 조정이 끝났다면, **[쿼리 디자인] → [실행]**을 선택하여 정렬된 결과를 확인하였다.

## 7.3.2 쿼리 조건 지정

쿼리(질의어)에 조건을 지정하면, 사용자가 원하는 레코드 값만을 추출할 수 있다. 이번 예제에서는 특정 단어가 들어가 있는 필드를 조건으로 하는 레코드만을 추출하는 예를 실행해보자.

## 실습 7-4 특정단어가 포함된 레코드만 추출하기

■ 사용파일 : ₩실습파일₩07_04_특정단어포함쿼리.accdb

**[실습 7-4] 시작**
**[쿼리 디자인 보기]에서 쿼리결과 정렬하기**
액세스 실행

**DB 불러오기**
07_04_특정단어포함쿼리.accdb

**쿼리창에서 쿼리 선택**
– [04_대분류_중분류(C00D48)]쿼리 선택
– '신생물 질환' 관련 쿼리

**필드의 조건 입력**
(1) [LIKE "*부위*"]
(2) [LIKE "[ㄱ–ㅂ]*"]

**실행 및 완료**
**[쿼리 디자인]⇨[실행]으로 정렬된 쿼리 확인 및 데이터베이스 완료**

**step 00** 아래와 같은 조건에 맞게 필드에서 특정 단어를 포함하는 레코드를 출력하는 조건을 수행하시오.

**CONDITION**

조건①–액세스를 실행하라.
조건②–**'07_04_특정단어포함쿼리.accdb'**이라는 DB를 불러온다.
조건③–**'04_대분류_중분류(C00D48)'**라는 이름으로 저장된 **쿼리를 선택**하라(이 쿼리는 '신생물'과 관련된 대분류, 중분류 정보이다).
조건④–쿼리 작업을 위해 쿼리의 **[디자인 보기]** 메뉴를 선택하고, 4번째 필드인 **'중분류(C00D48)'** 테이블의 **[한글명칭]** 필드를 선택하고 **[조건]**속성을 **'부위'**라는 단어가 들어간 필드만을 출력하라.
조건⑤–또한, 조건④의 동일한 필드의 조건을 시작 단어가 **'ㄱ'~'ㅂ'**으로 시작하는 필드만을 선별하여 출력하라.
조건⑥–쿼리의 **[조건]**의 설정이 끝났다면, **[쿼리 디자인] → [실행]**을 선택하여 정렬된 결과를 확인한다.

step 01 액세스를 실행한 후, 실습파일 예제폴더에서 '07_04_**특정단어포함쿼리**.accdb' 파일을 불러온다. 그런 다음 개체창에서 '04_**대분류_중분류**(C00D48)' 쿼리를 선택한다. 쿼리 제목에서 오른쪽 버튼을 클릭하여 [**디자인보기(D)**]를 선택하면 다음과 같은 창이 나타난다(만일, 보안경고 메시지가 나타난다면, [콘텐츠 사용] 버튼을 누른 후 시작해야 한다).

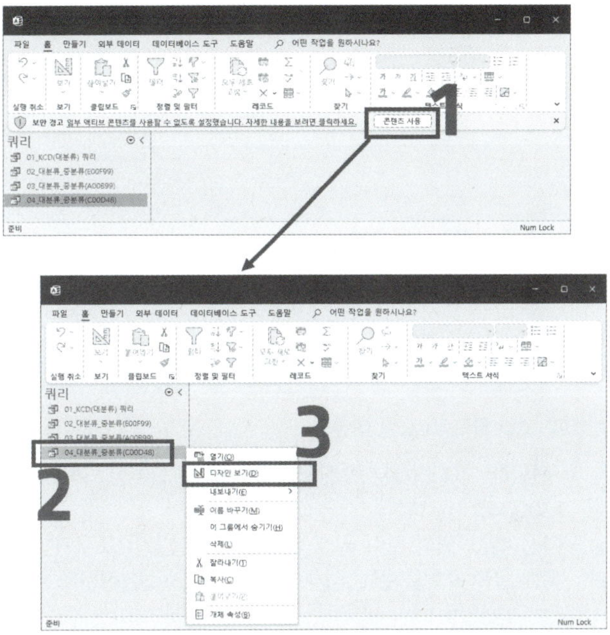

step 02 '04_**대분류_중분류**(C00D48)' 쿼리가 선택된 상태에서 쿼리 실행을 위해 [리본메뉴]에서 [**쿼리 디자인**] → [**실행**] 아이콘을 실행시킨다.

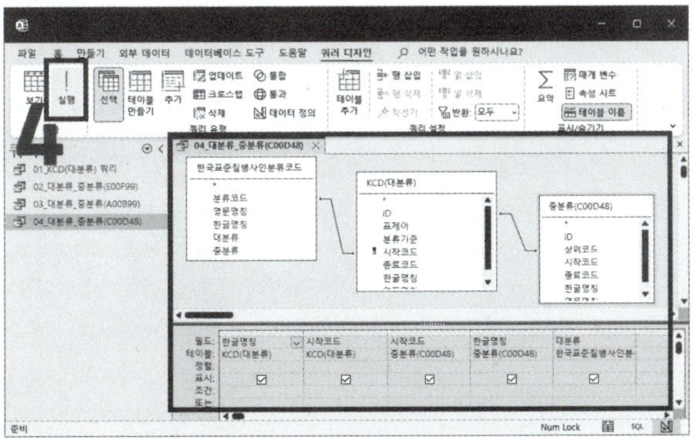

step 03 아래와 같이 **[KCD(대분류).한글명칭]**, **[KCD(대분류).시작코드]**, **[중분류(C00D48).시작코드]**, **[중분류(C00D48).한글명칭]**, **[대분류]** 등의 5개 필드 결과를 확인할 수 있다('중분류(C00D48)' 테이블은 신생물 관련 코드들의 묶음이며, 필드의 표현이 길게 표현되는 이유는 아래 [TIPS 7-1]을 참고하기 바란다).

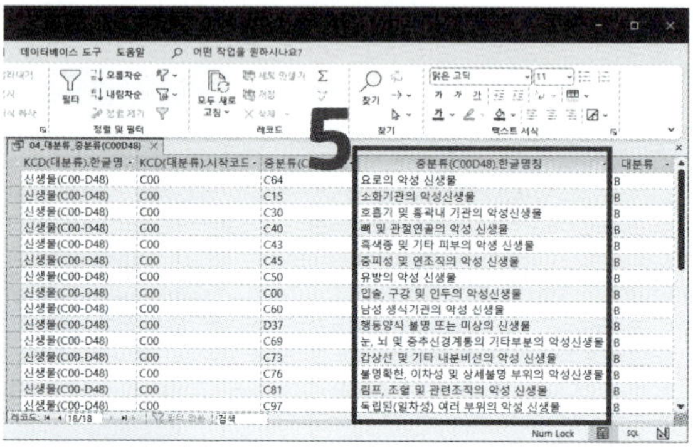

### TIPS 7-1

[테이블명.필드명] 표현 이유

- 사용 예 : [KCD(대분류).한글명칭], [KCD(대분류).시작코드], [중분류(C00D48).시작코드], [중분류(C00D48).한글명칭]
- 사용이유 : 위와 같이 필드명 앞에 테이블명이 표시되는 이유는 동일한 필드명이 출력될 때, 정확한 필드 표현을 위해 액세스에서 자동으로 설정된다.

step 04 결과창에서 제목에서 **[디자인 보기]** 메뉴를 선택하여 디자인보기 메뉴로 다시 들어간다. 그런 다음, **[조건]** 항목에서 네 번째 필드인 [한글명칭] 필드의 조건에 **[Like "*부위*"]**이라고 입력한다. 이는 해당 단어가 들어간 필드만을 조건적으로 출력한다는 의미이다. 입력이 완료되었다면 아래 그림과 같이 [리본메뉴]에서 **[쿼리 디자인]** → **[실행]** 아이콘을 실행시킨다.

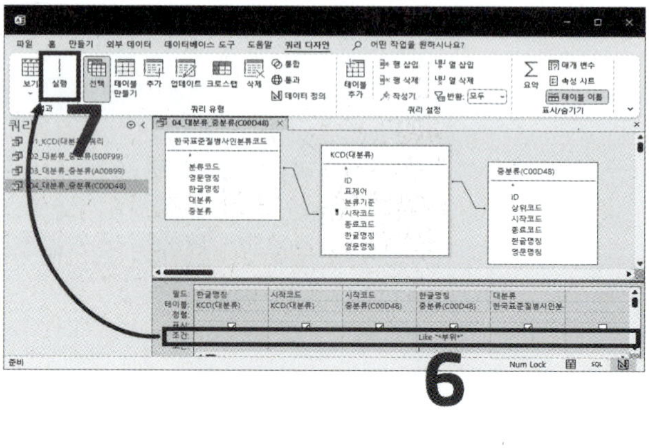

step 05 그러면 아래와 같이 '04_**대분류_중분류**(C00D48)' 쿼리의 결과 중에 4번째 필드인 [**한글명칭**]에 **"부위"**라는 용어가 들어간 레코드만을 출력해준다.

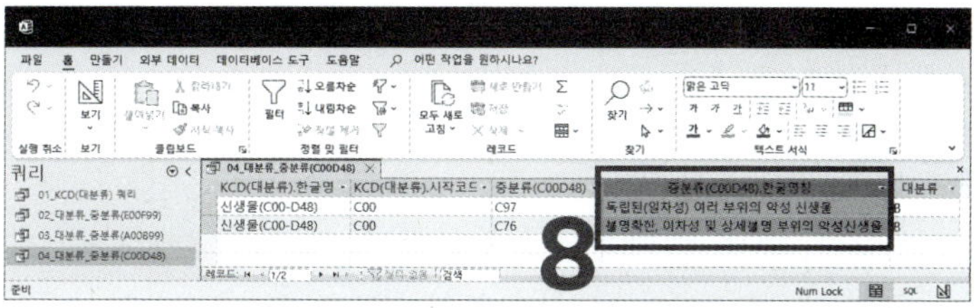


step 06 두 번째 추가 조건의 실행을 위해 아래와 같이 변경해보자. [**한글명칭**] 필드 중에서 기역(ㄱ)에서 비읍(ㅂ)으로 시작하는 필드들만을 추출하려면 [**조건**]에 **"LIKE [ㄱ–ㅂ]*"**의 형태로 입력한다.

그런 다음, [리본메뉴]의 [**쿼리 디자인**] → [**실행**] 아이콘을 실행한다.

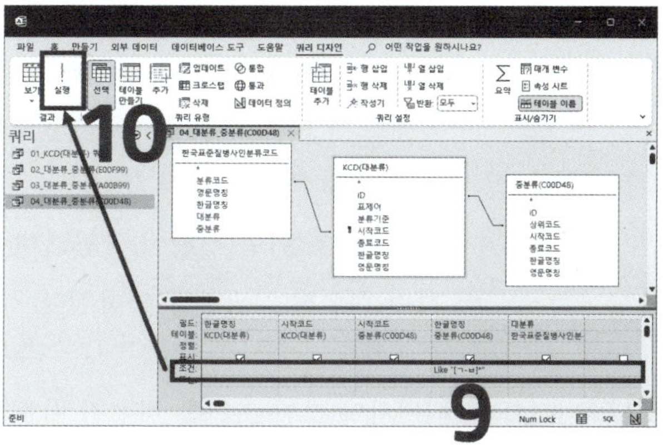


step 07 그러면 아래와 같이 [ㄱ–ㅂ]으로 시작되는 [한글명칭] 필드만을 출력한 결과를 확인할 수 있다.

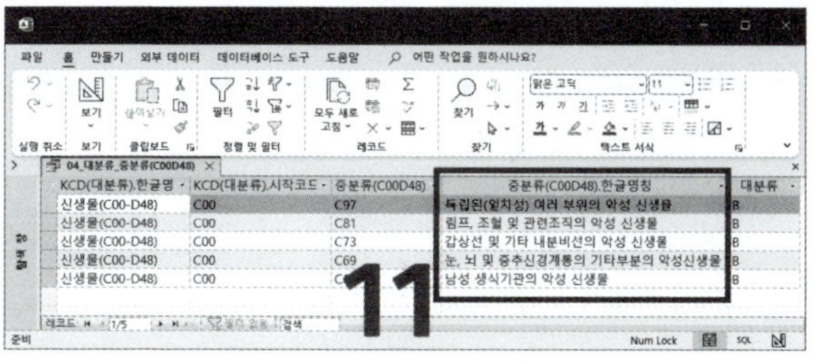

step 08 지금까지 만든 쿼리 저장을 위해 단축키 CTRL + S 를 눌러 저장하거나, 액세스 창 왼쪽 위에 있는 저장(💾) 아이콘을 눌러 저장을 완료한다(단, 저장 후에는 가장 마지막에 조건결과가 저장됨을 유의하기 바란다).

step 09 실습 요약 정리

완료①–액세스를 실행하였다.

완료②–'07_04_**특정단어포함쿼리**.accdb'이라는 DB를 불러왔다.

완료③–'04_**대분류**_**중분류**(C00D48)'라는 이름으로 저장된 **쿼리**를 **선택**하였다.

완료④–쿼리 작업을 위해 쿼리의 **[디자인 보기]** 메뉴를 선택하고, 4번째 필드인 '**중분류**(C00D48)' 테이블의 **[한글명칭]** 필드를 선택하고 [조건]속성을 [LIKE "***부위***"]로 설정하였다.

완료⑤–또한, 조건④의 동일한 필드의 조건을 시작 단어가 'ㄱ'~'ㅂ'으로 시작하는 필드만을 선별하여 출력하기 위해 [LIKE "[ㄱ–ㅂ]*"]로 설정하였다.

완료⑥–쿼리의 [조건]의 설정이 끝났다면, **[쿼리 디자인]** → **[실행]**을 선택하여 정렬된 결과를 확인하였다.

위의 [실습 7–4]에서와 같이 조건을 지정하는데 사용되는 액세스의 **연산자**로는 크게 **산술연산자, 관계연산자, 논리연산자, 서술형연산자** 등의 4가지로 구분할 수 있다. 다음 [표 7–4]는 액세스의 조건에 사용되는 연산자들을 나열한 것이다.

**표 7–4 조건에 사용되는 연산자의 종류**

| 연산자종류 | 산술 연산자 | |
|---|---|---|
| 종류 | 기능 | 사용 예 |
| + | 두 항목의 덧셈 | 2 + 7 |
| – | 두 항목의 뺄셈 | 2 – 7 |
| * | 두 항목의 곱셈 | 2 * 7 |
| / | 두 항목의 나눗셈 | 20 / 7 |
| % | 백분율 | 15% |
| ^ | 거듭제곱 | 2^10 (==1,024) |

| MOD | 정수 나눗셈의 나머지 | MOD(10,7) (==3) |
|---|---|---|
| ₩ | 정수 나눗셈의 몫 | |
| 연산자종류 | 문자결합 연산자 | |
| 종류 | 기능 | 사용 예 |
| & | 두 문자열의 결합 | "Health" & "Care" |
| 연산자종류 | 관계 연산자 | |
| 종류 | 기능 | 사용 예 |
| = | 같다. | X = 5 |
| > | 크다. | X > 5 |
| < | 작다. | X < 5 |
| > = | 크거나 같다. | X > = 5 |
| < = | 작거나 같다. | X < = 5 |
| < > | 같지 않다. | X < > 5 |
| 연산자종류 | 서술형 연산자 | |
| 종류 | 기능 | 사용 예 |
| Between | 두 값 사이 | Between 95 And 100 (=95에서 100사이) |
| In | 여러 값 중의 하나 | In("A", "B", "C", "D", "F") |
| Like | 문자열 패턴 일치 | Like "*부위*" (== 문자열 중에 '부위'가 있는가?) |
| Is Null | 비어있는 필드 | Is Null (== 해당 필드가 비어있는가?) |
| Is Not Null | 비어있지 않은 필드 | Is Not Null (== 해당 필드가 비어있지 않은가?) |
| 연산자종류 | 논리 연산자 | |
| 종류 | 기능 | 사용 예 |
| AND | 두 조건이 참일 때 참 | > =95 AND <=100 |
| OR | 둘 중 어느 하나만 참이어도 참 | "피부과" OR "DER" |
| NOT | 조건의 반대 | NOT(>=95 AND <=100) |

## 7.3.3 크로스탭 쿼리 사용하기

크로스탭(Cross Tab) 질의어란 테이블에 존재하는 **가로(행, row)와 세로(열, column) 방향으로 존재하는 테이블의 데이터 정보를 그룹화하는 통계자료 추출 방법**이다. 따라서 크로스탭 질의는 테이블의 한 필드 내에 총합계나 평균 등의 요약값을 표시하는데 주로 사용된다.

DEFINITION 7–3

▶ **크로스탭(Cross Tab) 질의어**

- 가로(행, row)와 세로(열, column) 방향으로 존재하는 테이블의 데이터 정보를 그룹화하는 통계자료 추출 방법
- 특정 필드 내에 총합계나 평균 등의 요약 값을 표시하는데 주로 사용

자 이제, 크로스탭을 이용하여 특정 필드의 값의 개수를 세어보는 예제를 수행해 보도록 하자.

## 실습 7-5　크로스탭을 이용한 통계정보 추출하기

■ 사용파일 : ₩실습파일₩07_05_크로스탭쿼리.accdb

**[실습 7-5] 시작**

**크로스탭을 이용한 통계정보 추출하기**
액세스 실행

↓

**DB 불러오기**

07_05_크로스탭쿼리.accdb

↓

**외부데이터 불러오기**

– '07_05_약가목록.xlsx' 엑셀 불러오기
– '약가목록'테이블로 저장

↓

**크로스탭 쿼리**

[만들기]⇨[쿼리 마법사]⇨[크로스탭 쿼리 마법사]

↓

**쿼리 조건 (1)**

(1) 급여구분별 투여경로(내복/외복/주사) 항목의 합계 크로스탭 계산

↓

**쿼리 조건 (2)**

(2) 제약회사별 약품구분(일반/전문)의 약품명별 합계 크로스탭 계산

↓

**실행 및 완료**

[쿼리디자인]⇨[실행]으로 정렬된 쿼리 확인 및 데이터베이스 완료

**step 00** 아래와 같은 조건에 맞게 크로스탭을 활용하여 특정 테이블 내의 필드별 합계를 계산하는 조건을 하시오.

**CONDITION**

조건①–액세스를 실행하라.
조건②–'**07_05_크로스탭쿼리**.accdb'이라는 DB를 불러온다.
조건③–외부데이터 불러오기를 실행
- '**07_05_약가목록**.xlsx'인 엑셀파일을 불러온다.
- '**약가목록**'이라는 테이블이름으로 저장한다.

조건④–첫 번째 크로스탭 쿼리
- [급여구분] 필드를 행 목록으로 하고, [투여경로] 필드를 열 목록으로 하는 내복, 외복, 주사별 항목의 합계를 구하시오.
- 쿼리 이름은 '**05_약가목록_Crosstab**'로 저장하시오.

조건⑤–두 번째 크로스탭 쿼리
- [제약회사명] 필드를 행 목록으로 하고, [일반/전문] 필드를 열 목록으로 하는 제약회사별로 판매되는 [약품명]의 개수의 합계를 구하시오.
- 쿼리 이름은 '**06_약가목록_제약회사 크로스탭**'으로 저장하시오.

조건⑥–쿼리를 저장하고, 액세스를 완료하시오.

**step 01** 예제 실행을 위해 [실습폴더]에서 '07_05_**크로스탭쿼리**.accdb' 데이터베이스 파일을 불러온다.

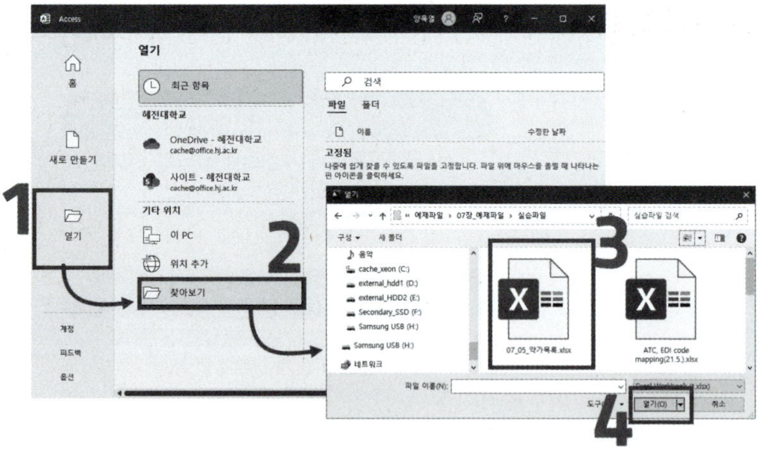

step 02 크로스탭으로 통계적 정보 검색을 위해 적절한 테이블을 활용하기 위해 엑셀파일을 테이블로 가져오기를 실행해보기로 하자.

우선, [리본메뉴]의 **[외부데이터]** → **[새 데이터 원본]** → **[파일에서(F)]** → [Excel(X)] 메뉴를 선택하여 엑셀 파일을 불러와야 한다.

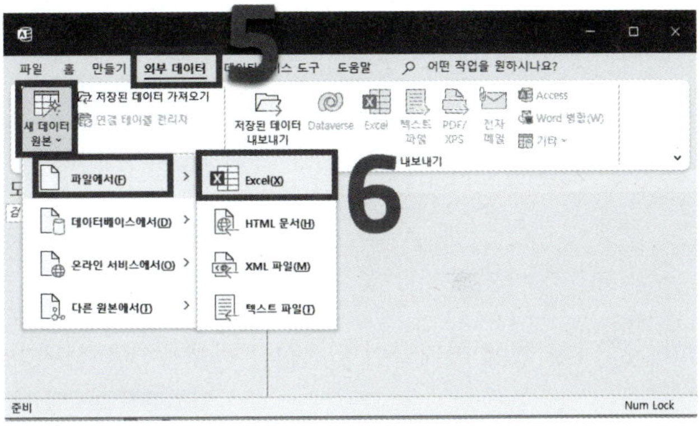


step 03 아래와 같이 **[외부 데이터 가져오기]** 창이 나타나면 **[찾아보기(R)]** 버튼을 선택하여 불러들일 엑셀파일을 찾도록 한다. 예제파일 중 [실습파일] 폴더 내에 파일이름이 [07_05_**약제목록**.xlsx]인 엑셀파일을 선택하고 **[열기(O)]** 버튼을 선택한다.

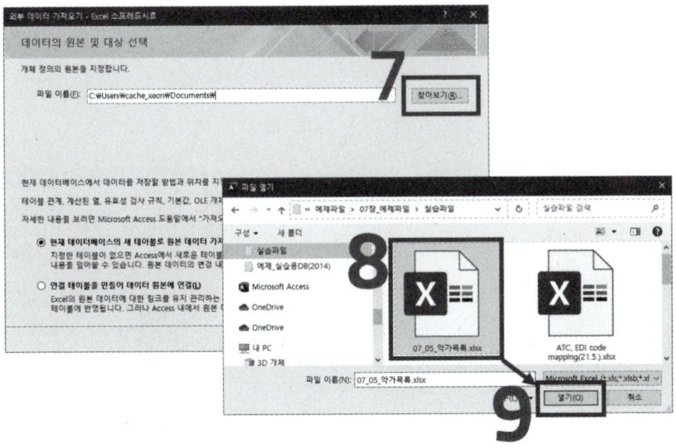

**step 04** 그러면 아래와 같이 **[스프레드시트 가져오기 마법사]**가 실행된다. 해당 워크시트를 선택한 후, **[다음(N)]** 버튼을 선택한다(이때, 데이터의 내용(행)의 길이가 길어서 변환하는데 다소 시간이 걸릴 수 있음을 인지하기 바란다).

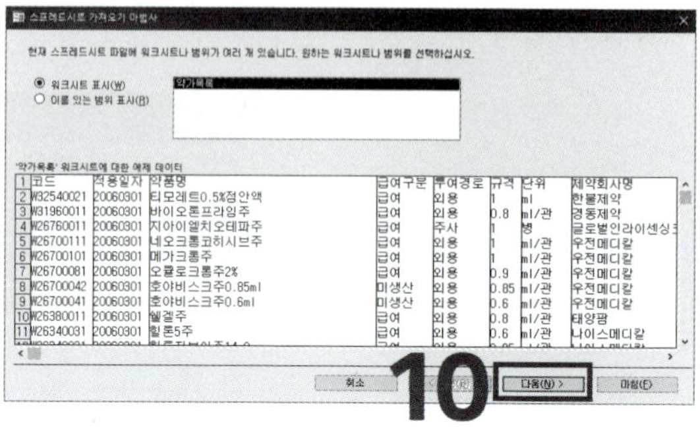


**step 05** **[첫 행에 머리글이 있음(I)]** 선택옵션을 선택하고 **[다음(N)]** 버튼을 선택한다.

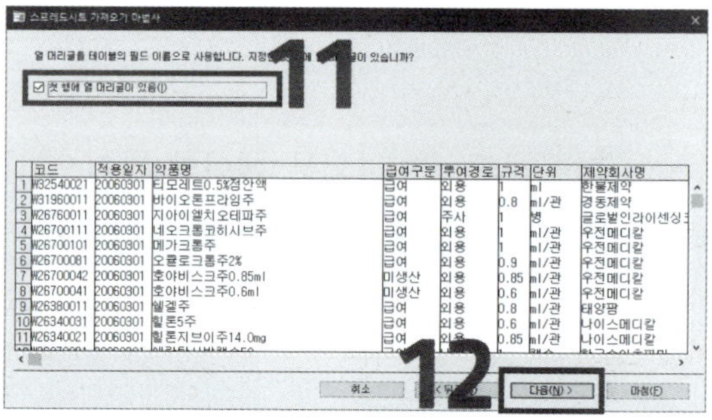


**step 06** **[마침(F)]** 버튼을 선택한다.

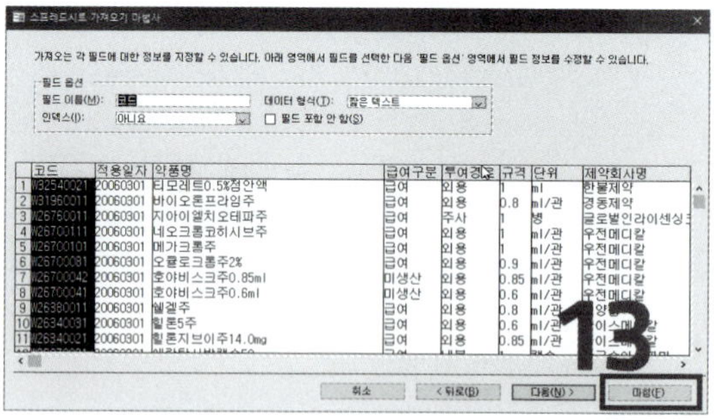

**step 07** 가져오기 단계저장 선택은 하지 않고, **[닫기(C)]** 버튼을 선택한다(데이터 변환에 다소 시간이 걸릴 수 있다. 이는 데이터의 행이 16만개 이상의 약품목록을 불러오기 때문이다).

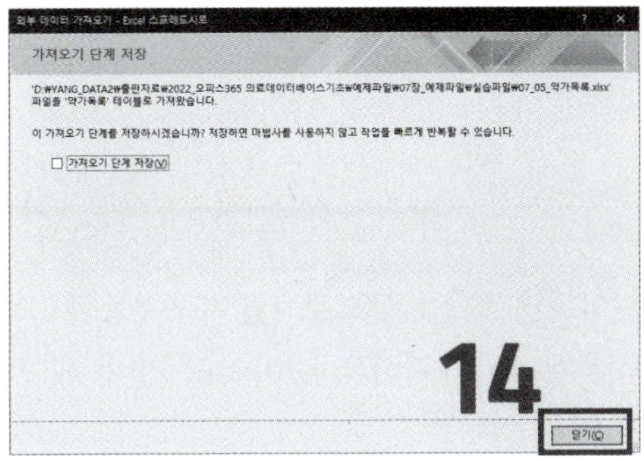


**step 08** 앞서 **step 07**까지는 크로스탭 쿼리를 실행하기 위해 적절한 테이블을 가져오기 위한 단계였다. 지금부터 크로스탭 실행단계를 본격적으로 실행해보자.

우선, [개체창]에 불러들인 '약가목록' 테이블을 선택하고, [리본메뉴]에서 **[만들기] → [쿼리마법사]** 아이콘을 선택한다.

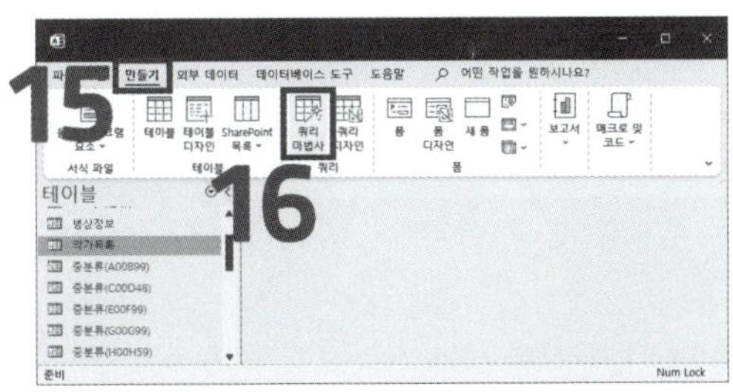


**step 09** 그러면 아래와 같이 **[새 쿼리]** 창이 나타난다. 여기서 2번째 항목인 **[크로스탭 쿼리 마법사]**를 선택하고 **[확인]** 버튼을 누른다.

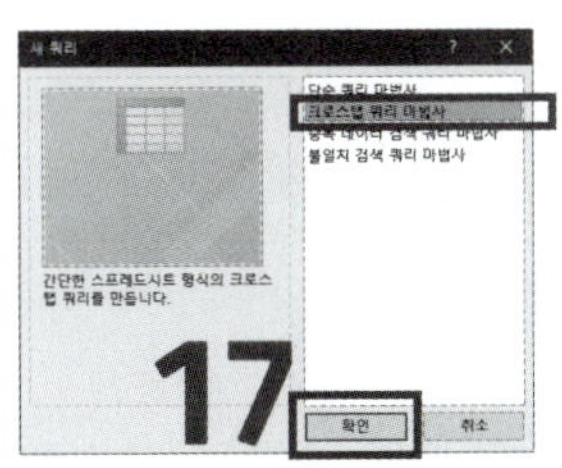

**step ⑩** **[크로스탭 쿼리 마법사]** 창에서 **'약가목록'** 테이블을 선택하고, [다음(N)] 버튼을 누른다.

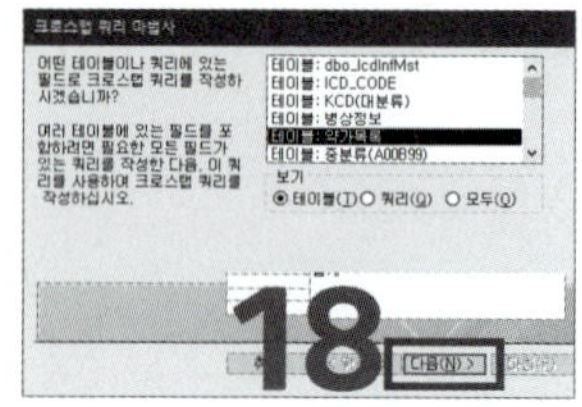


**step ⑪** '행'의 값으로 **[급여구분]** 필드를 **[선택한 필드]** 영역으로 옮기고, [다음(N)] 버튼을 누른다(이는 행머리글 값에 해당한다).

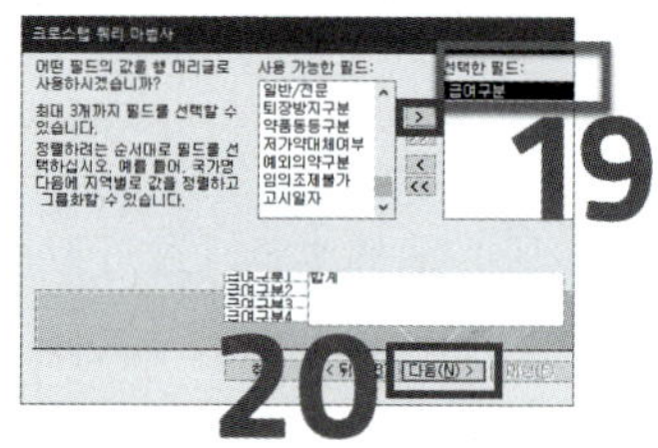


**step ⑫** '열'의 값으로 **[투여경로]** 필드를 선택하고, **[다음(N)]** 버튼을 누른다(이는 열머리글 값에 해당한다).

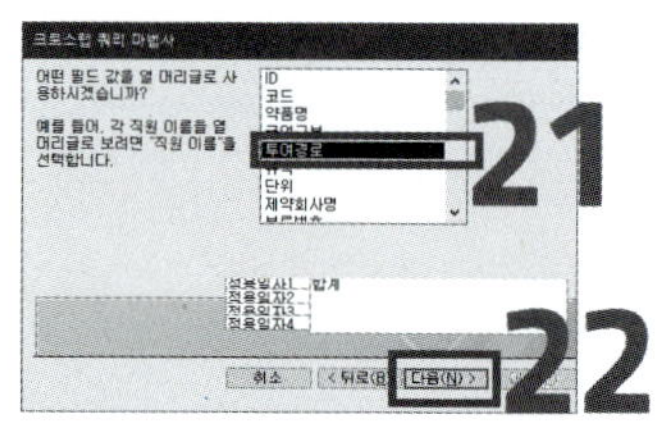


**step ⑬** **'열과 행 교차'**의 값으로 [ID] 필드를 선택하고, 함수값으로는 **[개수]**를 선택하고, **[다음(N)]** 버튼을 클릭한다.

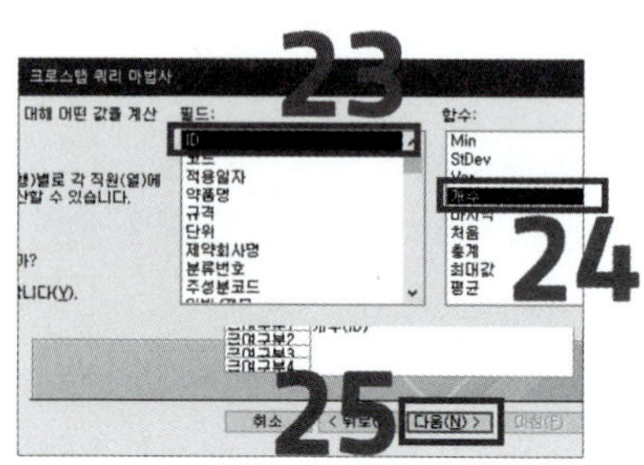

step **14** 마지막으로 생성할 크로스탭 쿼리의 이름을 **'05_약가목록_Crosstab'**으로 입력한 다음, **[마침(F)]** 버튼을 눌러 [크로스탭 쿼리 마법사]를 완료한다.

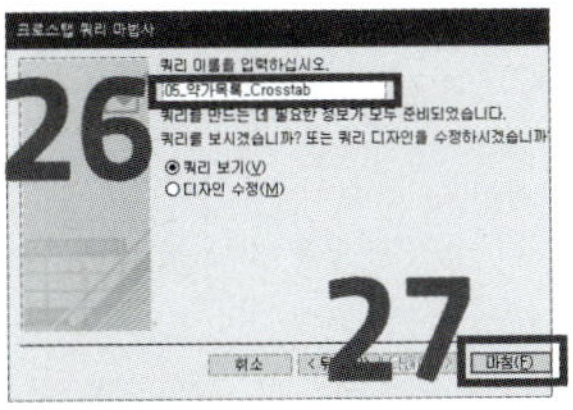

step **15** 완성된 '05_**약가목록**_Crosstab' 쿼리의 결과는 아래와 같다. 이 결과는 각 **[급여구분]** 필드별로 그 개수를 **[합계 ID]**의 형태로 보여주고 있음을 확인할 수 있다.

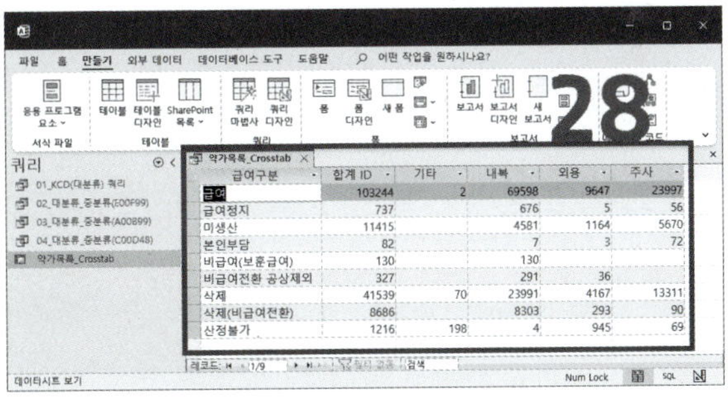

step **16** 이번에는 두 번째 조건에 해당하는 **'제약회사별 일반의약품과 전문의약품별 약품명의 개수를 구하는 크로스탭'**을 실행해보자. 앞서 step **08**에서 step **10**까지 동일하게 실행한 이후에 **'행머리글'**로 **[제약회사명]** 필드를 선택한다.

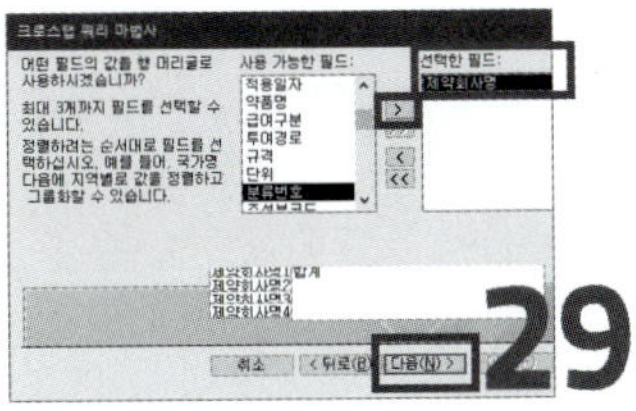

step **17** **'열 머리글'** 필드로 **[일반/전문]** 필드를 선택한다.

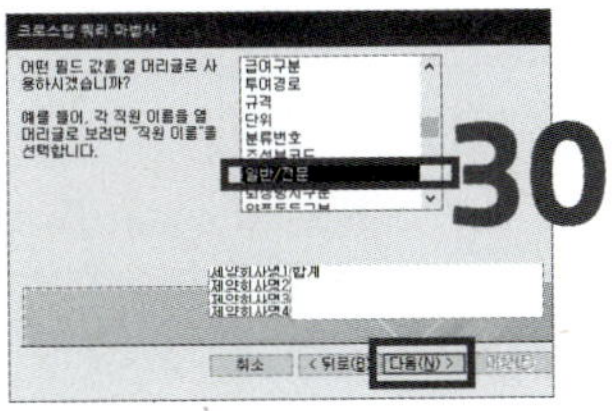

step 18 열과 행의 교차, 즉 **크로스탭 계산을 수행할 필드를 선택**한다. 여기에서는 **[약품명]** 필드를 선택하고, 이에 대한 약품명별 일반의약품, 전문의약품별 개수를 계산하기 위해 함수는 **[개수]**를 **선택**한다.

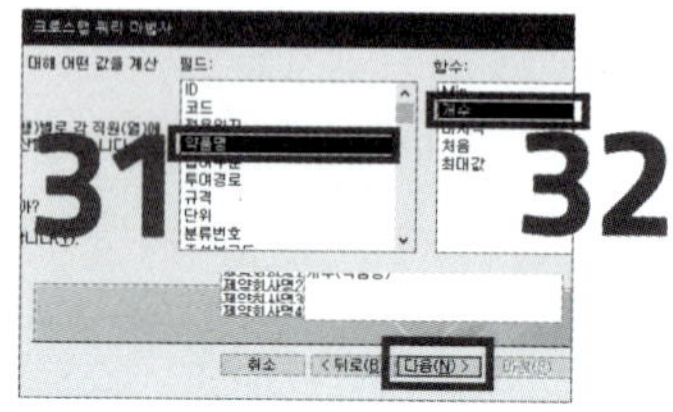


step 19 크로스탭 쿼리의 필드별 설정이 완료되면, step 14와 같이 크로스탭 쿼리의 이름을 입력한다. 여기에서는 **'06_약가목록_제약회사_크로스탭'**으로 입력하고 **[마침(F)]** 버튼을 누른다.

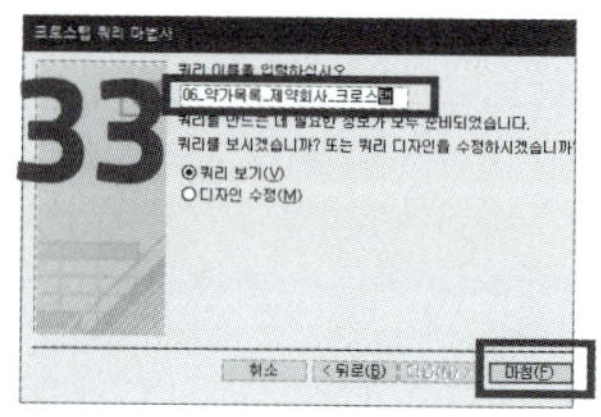


step 20 아래와 같이 '06_약가목록_제약회사 크로스탭' 쿼리의 결과를 확인할 수 있다. 이 결과에서는 **[제약회사명]** 필드별로 생산되는 **[약품명]**에 대한 일반의약품과 전문의약품의 개수의 합을 보여주고 있다(단, 이때 제약회사명은 입력된 이름의 특성상 합쳐지지 않은 필드도 있음을 감안하기 바란다).

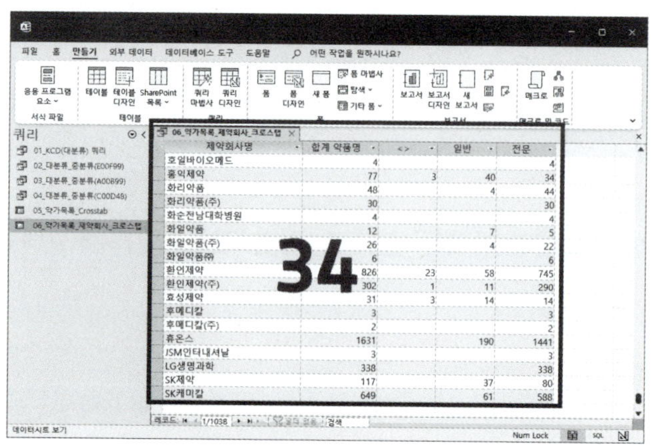

step 21 지금까지 만든 쿼리 저장을 위해 단축키 CTRL + S 를 눌러 저장하거나, 액세스 창 왼쪽 위에 있는 저장( ) 아이콘을 눌러 저장을 완료한다.

step 22 실습 요약 정리

완료①–액세스를 실행하였다.

완료②–'07_05_**크로스탭쿼리**.accdb'이라는 DB를 불러왔다.

완료③–외부데이터 불러오기를 실행

- '07_05_**약가목록**.xlsx'인 엑셀파일을 불러온 후, **'약가목록'**이라는 테이블이름으로 저장하였다.

완료④–첫 번째 크로스탭 쿼리

- [급여구분] 필드를 행 목록으로 하고, [투여경로] 필드를 열 목록으로 하는 내복, 외복, 주사별 항목의 합계를 구하시오.
- **[만들기] → [쿼리 마법사] → [크로스탭 쿼리 마법사]**를 실행하여 '약가목록' 테이블의 크로스탭을 통해 **'05_약가목록_Crosstab'** 쿼리를 저장하였다.

완료⑤–두 번째 크로스탭 쿼리

- **[제약회사명]** 필드를 행 목록으로 하고, **[일반/전문]** 필드를 열 목록으로 하는 제약회사별로 판매되는 **[약품명]**의 개수의 합계를 구하시오.
- **[만들기] → [쿼리 마법사] → [크로스탭 쿼리 마법사]**를 실행하여 **'약가목록'** 테이블의 크로스탭을 통해 **'06_약가목록_제약회사_크로스탭'** 쿼리를 **저장**하였다.

완료⑥–쿼리를 저장하고, 액세스를 완료하였다.

## 7.3.4 중복 데이터 검색 쿼리 마법사

중복 데이터 검색 쿼리 마법사란, 한 테이블이나 쿼리(Query)에서 **중복된 필드 값이 존재하는 레코드들을 모아서 새로운 질의를 만드는 방법**이다. 이를 이용하여 중복된 필드 데이터를 포함하는 모든 레코드를 찾아낼 수 있다.

**DEFINITION 7-4**

▶ 중복 데이터 검색 쿼리(Query) 마법사

- 한 테이블이나 쿼리(Query)에서 중복된 필드 값이 존재하는 레코드들을 모아서 새로운 질의를 만드는 방법

## 실습 7-6 중복 데이터 검색 쿼리 마법사 사용하기

■ 사용파일 : ₩실습파일₩07_06_중복데이터검색쿼리.accdb

**[실습 7-6] 시작**

**쿼리의 [중복 데이터검색 쿼리 마법사]로 중복 데이터 필드 찾는 쿼리실행하기**
액세스 실행

↓

**DB 불러오기**

07_06_중복데이터검색쿼리.accdb

↓

**중복 데이터 검색 쿼리 마법사**

[만들기]⇨[쿼리 마법사]⇨[중복데이터 검색 쿼리 마법사]

↓

**중복 필드의 검색 조건**

(1) [대분류], [중분류] 필드의 중복성을 체크
(2) [분류코드] [한글명칭] 필드 출력

↓

**저장 및 완료**

'07_중복데이터 찾기'로 쿼리 저장 및 데이터베이스 완료

**step 00** 아래와 같은 조건에 맞게 필드 내에서 중복된 데이터의 유무를 확인하는 쿼리 조건을 수행하시오.

CONDITION

조건①–액세스를 실행하라.
조건②–**'07_06_중복데이터검색쿼리.accdb'**이라는 DB를 불러온다.
조건③–중복 데이터 검색 쿼리 마법사 조건
–**'한국표준질병사인분류코드' 테이블**을 불러온다.
–**[대분류], [중분류]** 필드에 중복성을 체크하고, **[분류코드], [한글명칭]** 필드를 함께 출력하라.
조건④–쿼리 저장명 조건
–**'07_중복데이터 찾기'**로 저장하시오.
조건⑤–쿼리를 저장하고, 액세스를 완료하시오.

**step 01** 액세스를 실행한 후, 예제 실행을 위해 [실습파일] 폴더에서 **'07_06_중복데이터검색쿼리.accdb'** 데이터베이스 파일을 불러온다.

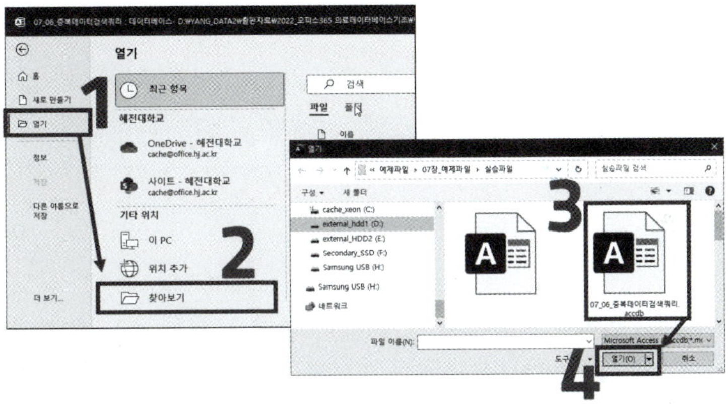

**step 02** 우선 [리본메뉴]의 **[만들기] → [쿼리 마법사]** 아이콘을 선택한다. 그러면 아래와 같이 **[새 쿼리]** 창이 나타나는데, 여기서 **[중복 데이터 검색 쿼리 마법사]** 항목을 선택하고 [확인] 버튼을 누른다.

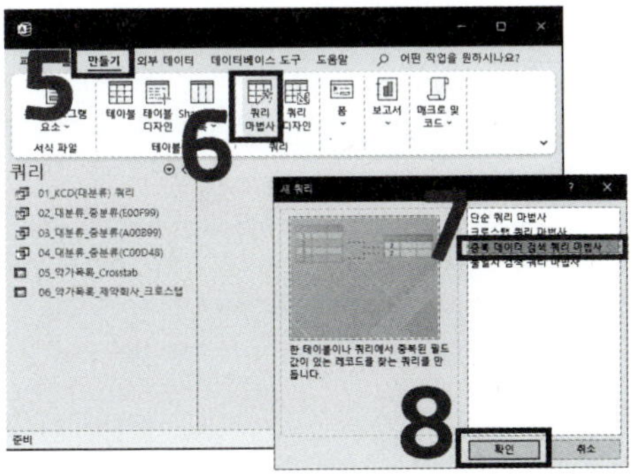

step 03 아래와 같이 **[중복 데이터 검색 쿼리 마법사]** 창이 나타나면 **'한국표준질병사인분류코드'**라는 테이블을 선택하고, **[다음(N)]** 버튼을 선택한다(참고로, 이 테이블은 처방전달시스템(OCS) 프로그램에서 실제로 사용하고 있는 질병분류코드 정보이다).

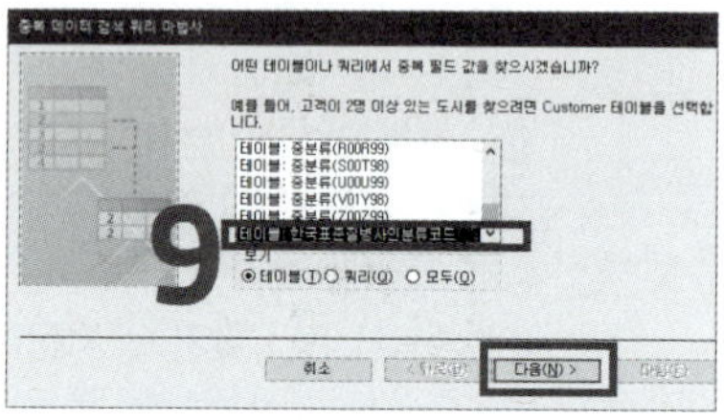

step 04 선택한 테이블 내에 존재하는 필드 중에서 중복된 정보가 있는 필드를 선택한다. 여기에서는 **[대분류]**, **[중분류]** 필드를 선택한다.

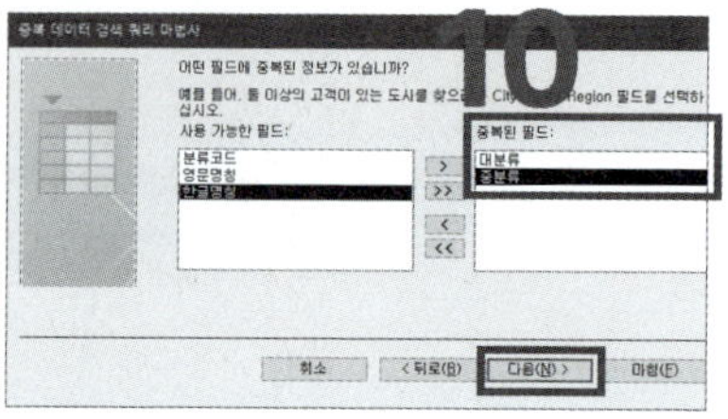

step 05 쿼리를 사용하여 **중복 값과 함께 표시할 필드**를 선택한다. 다음과 같이 **[분류코드]**, **[한글명칭]** 등 2개의 필드를 선택한다.

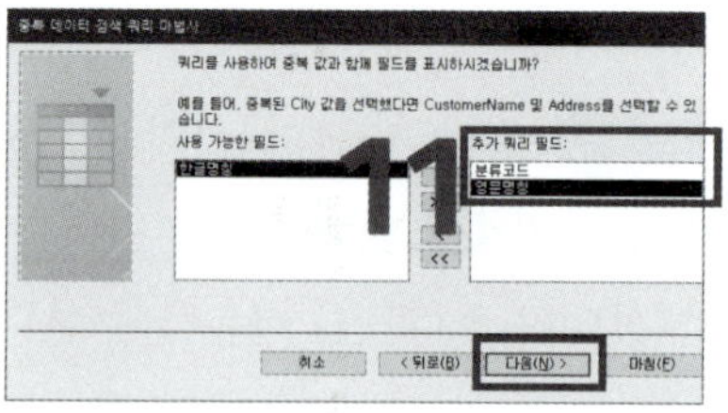

step 06 완성된 중복 데이터 필드를 가진 레코드들의 결과를 확인할 수 있다. 원래의 테이블인 **'한국표준질병사인분류코드' 테이블 내의 레코드 보다 약간 작은 개수의 레코드들이 존재**함을 알 수 있다. 그 이유는 중복되지 않는 레코드가 생략되었기 때문이다.

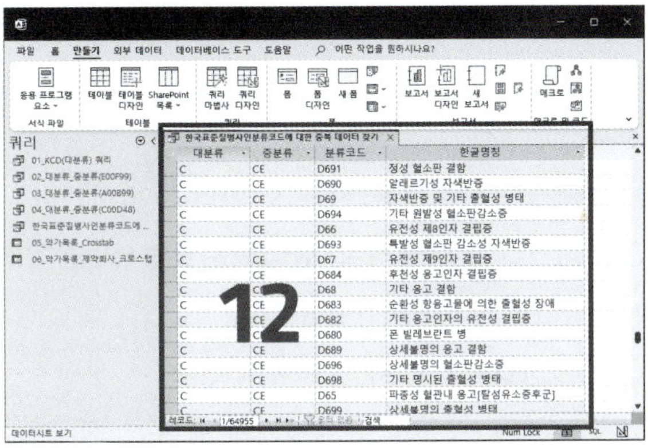

step 07 중복 데이터 검색 쿼리 마법사를 이용한 쿼리(Query)의 이름을 선택한다. 쿼리 이름을 '07_**중복데이터 찾기**'라는 이름으로 입력하고 쿼리를 완료한다.

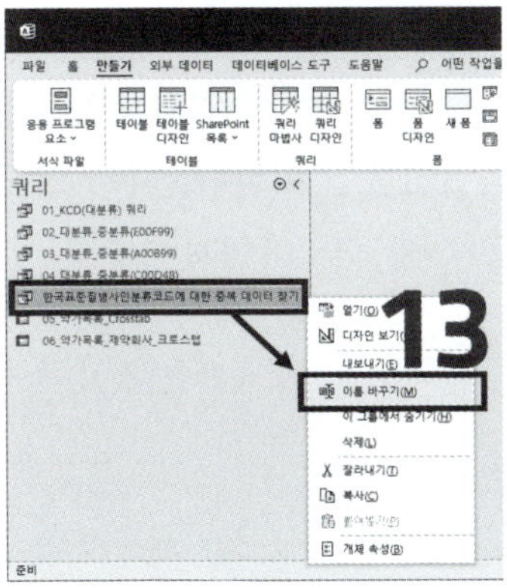

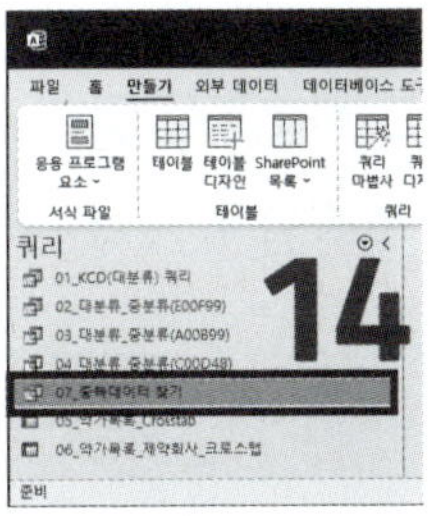

step 08 실습 요약 정리

완료①–액세스를 실행하였다.

완료②–'07_06_**중복데이터검색쿼리.**accdb'이라는 DB를 불러왔다.

완료③–중복 데이터 검색 쿼리 마법사 조건

–'**한국표준질병사인분류코드**' 테이블을 불러온 후, [**대분류**], [**중분류**] 필드에 중복성을 체크하고, [**분류코드**], [**한글명칭**] 필드를 함께 출력하였다.

–[**만들기**] → [**쿼리 마법사**] → [**중복 데이터 검색쿼리 마법사**]를 실행하여 '**한국표준질병사인분류코드' 테이블**의 중복데이터 검색쿼리를 수행하였다.

완료④–쿼리 저장명 조건

–'07_**중복데이터 찾기**'로 저장하였다.

완료⑤–쿼리를 저장하고, 액세스를 완료하였다.

## 7.3.5 불일치 검색 쿼리 마법사

불일치 검색 쿼리 마법사란, **두 개의 서로 다른 테이블의 관계에서 서로 관계가 없는 레코드를 찾는 질의쿼리를 의미**한다. 다시 말해, 서로 일치하지 않는 모든 레코드를 검출해 내는 기능을 수행하는 마법사이다.

DEFINITION 7–5

▶ 불일치 검색 쿼리 마법사

- 두 개의 서로 다른 테이블의 관계에서 서로 관계가 없는 레코드를 찾는 쿼리(Query)를 의미
- 서로 일치하지 않는 모든 레코드를 검출

다음 예제에서 그 기능을 직접 확인해 보자.

## 실습 7-7 불일치 검색 쿼리 마법사 사용하기

■ 사용파일 : ₩실습파일₩07_07_불일치검색쿼리.accdb

**[실습 7-7] 시작**

**쿼리의 [불일치 검색 쿼리 마법사]로 불일치 데이터 필드 찾기 실행하기**
액세스 실행

**DB 불러오기**

07_07_불일치검색쿼리.accdb

**불일치 검색 쿼리 마법사**

[만들기]⇨[쿼리 마법사]⇨[불일치 검색 쿼리 마법사] 실행

**연계 비교 필드 선택**

[KCD(대분류).시작코드]⇔[한국표준질병사인분류코드.분류코드]

**저장 및 완료**

'08_불일치검색쿼리'로 쿼리 저장 및 데이터베이스 완료

step 00 아래와 같은 조건에 맞게 2개의 테이블 내에 필드들 간에 서로 불일치하는 필드를 찾아내는 쿼리 조건을 수행하시오.

CONDITION

조건①–액세스를 실행하라.
조건②–**'07_07_불일치검색쿼리.accdb'**이라는 DB를 불러온다.
조건③–불일치 검색 질의를 위한 검색 쿼리 마법사 조건
– 주 테이블로 **'KCD(대분류)'** 테이블을 선택하라.
– 부 테이블로 **'한국표준질병사인분류코드'** 테이블을 선택하라.
– 선택 된 2개의 테이블 간 불일치 검색 필드로 각각 **[KCD(대분류).시작코드]**와 **[한국표준질병사인분류코드.분류코드]** 필드를 사용하라.
조건④–불일치 검색 쿼리 저장명 조건
– **'08_불일치검색쿼리'**로 저장하시오.
조건⑤–쿼리를 저장하고, 액세스를 완료하시오.

step 01 예제 실행을 위해 [예제파일] 폴더에서 '07_07_**불일치검색쿼리**.accdb' 데이터베이스 파일을 불러온다.

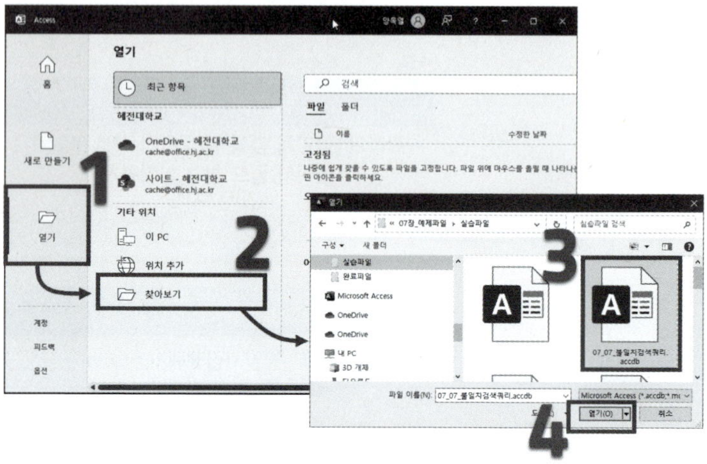

step 02 우선 [리본메뉴]의 **[만들기]** → **[쿼리 마법사]** 아이콘을 선택한다. 그러면 아래와 같이 [새 쿼리] 창이 나타나는데, 여기서 **[불일치 검색 쿼리 마법사]** 항목을 선택하고 **[확인]** 버튼을 누른다.

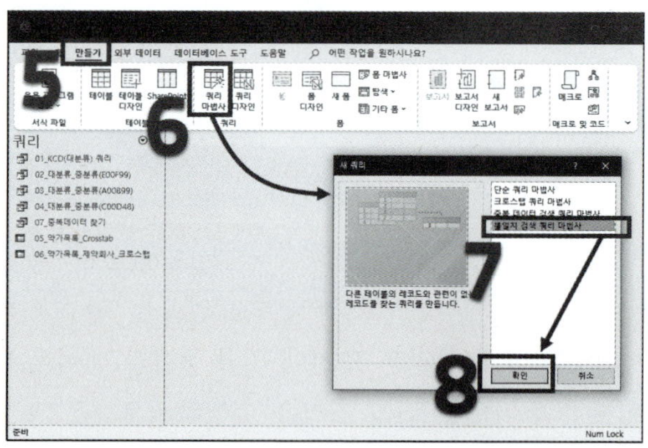

step 03 [**불일치 검색 쿼리 마법사**] 창에서 쿼리 결과로 **'보여줄 테이블'**을 **선택**한다. 여기에서는 'KCD(**대분류**)' 테이블을 선택한다.

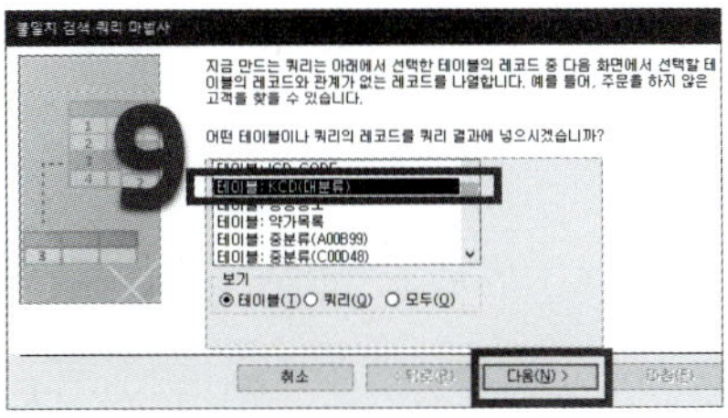


step 04 앞선 step 03 에서 선택한 테이블과 **'관계'**할 **테이블을 선택**한다. 여기에서는 **'한국표준질병사인분류코드'** 테이블을 선택한다.

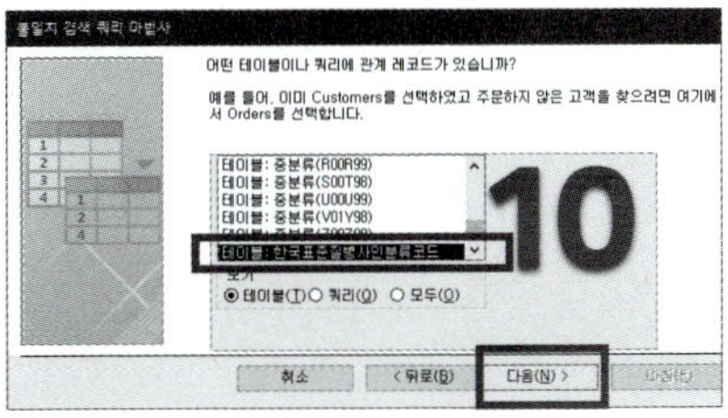


step 05 두 테이블 내에 관계하는 필드를 선택한다. 여기에서는 'KCD(**대분류**)'**의** [**시작코드**] 필드와 **'한국표준질병사인분류코드'의** [**분류코드**]가 '연관관계'를 맺도록 클릭하고, [**다음**(N)] 버튼을 누른다(여기서, 2개의 테이블에서 서로 연관성 있는 필드를 자동으로 선택되어 있음을 확인할 수 있을 것이다).

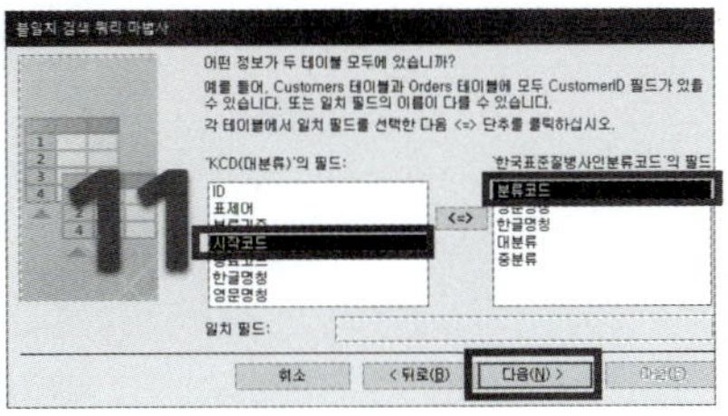

step 06 불일치 결과로 나타날 필드를 선택한다. 여기에서는 [ID], **[표제어]**, **[시작코드]**, **[종료코드]**, **[한글명칭]**의 5개 필드를 **[선택한 필드]** 영역으로 이동하여 선택을 완료하고, **[다음(N)]** 버튼을 누른다.

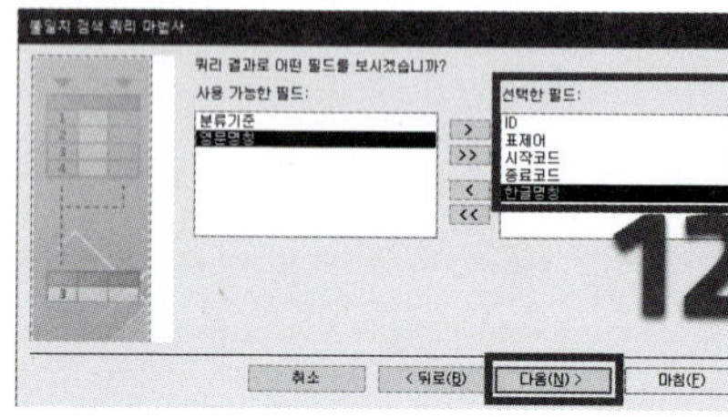


step 07 **[불일치 검색 쿼리 마법사]**를 이용하여 생성된 쿼리를 저장할 이름을 입력한다. 이름은 **'08_불일치검색쿼리'**로 입력 후, **[마침(F)]** 버튼을 클릭한다. 이를 통해 새로운 검색 쿼리가 생성된다.

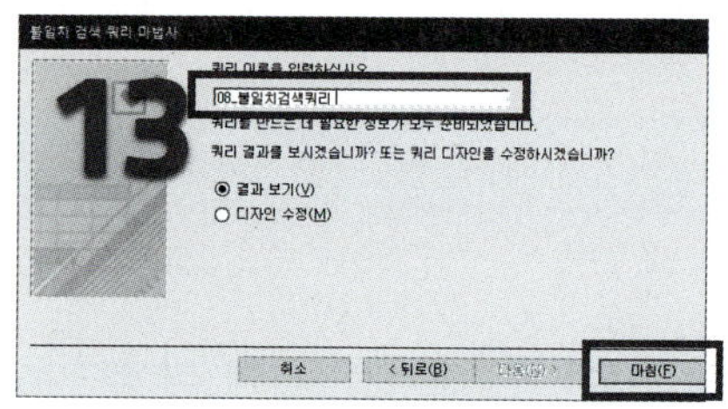


step 08 완성된 선택 쿼리의 결과를 확인할 수 있다. 아래 결과 화면에서 보는 바와 같이 일치하지 않는 1개의 코드를 확인할 수 있는 쿼리가 완성되었다.

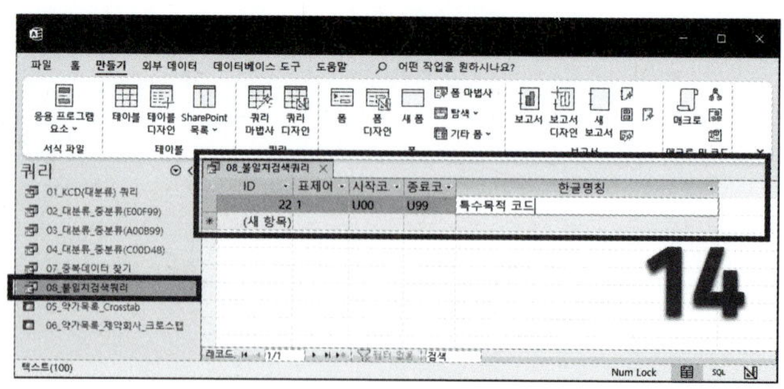

step 09 실습 요약 정리

완료①–액세스를 실행하였다.

완료②–'07_07_**불일치검색쿼리**.accdb'이라는 DB를 불러왔다.

완료③–불일치 검색 질의를 위한 검색 쿼리 마법사 조건

–[**만들기**] → [**쿼리 마법사**] → [**불일치 검색 쿼리 마법사**]를 실행한다.

–주 테이블로 'KCD(**대분류**)' 테이블을, 부 테이블로 '**한국표준질병사인분류코드**' 테이블을 선택하였다.

–선택 된 2개의 테이블 간 불일치 검색 필드로 각각 [KCD(**대분류**).**시작코드**]와 [**한국표준질병사인분류코드**.**분류코드**] 필드를 연계하였다.

완료④–불일치 검색 쿼리 저장명 조건

–'08_**불일치검색쿼리**'로 **저장**하였다.

완료⑤–쿼리를 저장하고, 액세스를 완료하였다.

## 7.3.6 쿼리로 새로운 테이블 생성하기

이번 내용은 쿼리(질의)를 만드는 것이 아니라 **쿼리를 통해 새로운 테이블을 생성하는 방법**에 대한 설명이다. 즉, 쿼리를 사용하여 얻어진 결과 데이터를 각각 쿼리(Query)와 테이블로 저장하는 방법인데, 이를 통해 새로운 원본 테이블을 생성하게 된다.

**SUMMARY 7-7 | 쿼리(Query)로 새로운 테이블 생성**

- 기존에 존재하는 테이블에서 일부분의 필드를 간추려 새로운 테이블로 생성하는 방식의 쿼리(Query)를 의미함
- 이는 쿼리(Query)를 통해 얻어지는 결과 자체가 또 하나의 새로운 테이블로 생성됨을 의미함

다음 예제는 쿼리(Query)를 이용하여 새로운 테이블을 생성하는 예를 수행하는 방법에 대하여 알아본다.

## 실습 7-8 쿼리로 새로운 테이블 생성하기

■ 사용파일 : ₩실습파일₩07_08_테이블생성쿼리.accdb

**[실습 7-8] 시작**

SQL문장으로 쿼리 실행하기
액세스 실행

↓

**DB 불러오기**

07_08_테이블생성쿼리.accdb

↓

**쿼리디자인 및 쿼리 속성**

(1) [만들기]⇨[쿼리디자인]
(2) [쿼리유형(U)]⇨[테이블만들기 쿼리(K)]

↓

**쿼리 내 조건**

[ LIKE "A*" ]

↓

**실행 및 완료**

– 테이블명 : 쿼리로생성된테이블
– 쿼리명 : '09_테이블생성용쿼리' 및
데이터베이스 완료

**step 00** 아래와 같은 조건에 맞게 쿼리를 통해 새로운 테이블을 생성하는 쿼리 조건을 수행하시오.

| CONDITION |
|---|
| 조건①–액세스를 실행하라.<br>조건②–**'07_08_테이블생성쿼리.accdb'**이라는 DB를 불러온다.<br>조건③–테이블 생성을 위한 **[쿼리 디자인]** 쿼리의 조건<br>–부 테이블로 **'한국표준질병사인분류코드'** 테이블을 선택하라.<br>–선택된 테이블에서 **[조건]** 영역에 **[분류코드], [영문명칭], [한글명칭], [대분류]** 필드를 출력하라.<br>–출력조건으로 **[분류코드]**, 즉 질병분류코드가 **'A'로 시작하는 코드**만을 출력하도록 조건을 입력하시오.<br>조건④–테이블생성 쿼리 저장명 및 생성 테이블 명 조건 |

– 테이블명은 **'쿼리로생성된테이블'**로 저장하시오.
– 쿼리명은 **'09_테이블생성용 쿼리'**로 **저장**하시오.
조건⑤–쿼리를 저장하고, 실행하여 테이블을 생성하고 확인한 후, 액세스를 완료하시오.

step 01 예제 실행을 위해 [실습파일] 폴더에서 '07_08_**테이블생성쿼리**.accdb' 데이터베이스 파일을 불러온다.

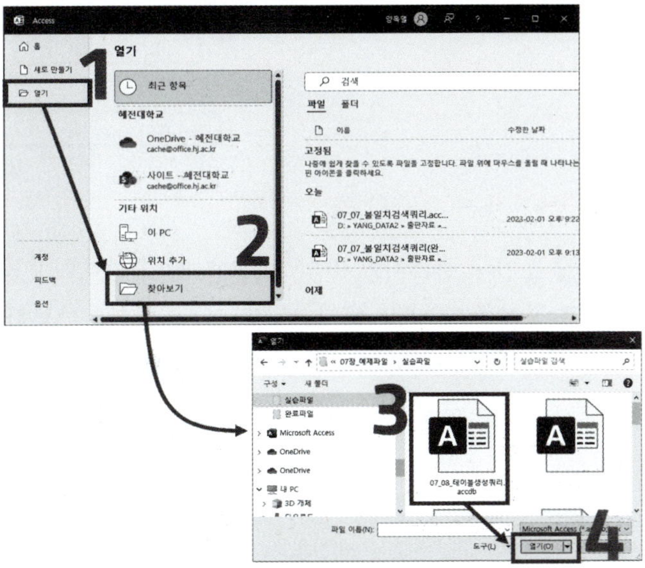

step 02 우선 [리본메뉴]의 **[만들기] → [디자인 쿼리]** 아이콘을 선택한다. 그러면 아래와 같이 [테이블 표시] 창이 나타나는데 **'한국표준질병사인분류코드'** 테이블을 선택하고 [추가(A)] 버튼을 클릭한다. 테이블이 추가되었다면, 다시 **[닫기(C)]** 버튼을 클릭하여 창을 닫는다.

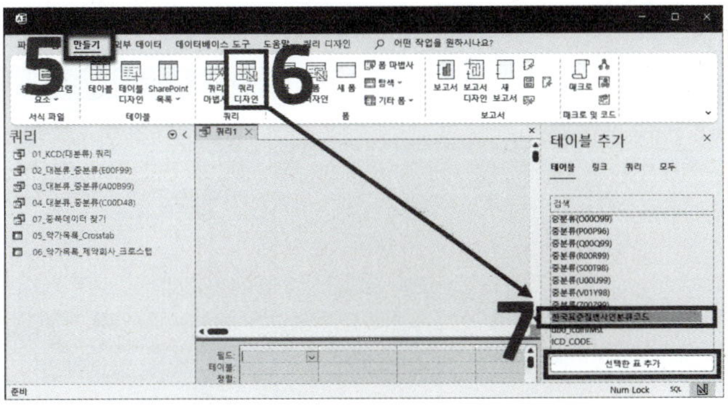

step 03 다음과 같이 **[선택 쿼리]** 창이 나타나면, '한국표준질병사인분류코드' 테이블에서 선택된 4개의 필드를 디자인 눈금 방향으로 드래그하여 **[조건]** 설정 영역으로 옮긴다.

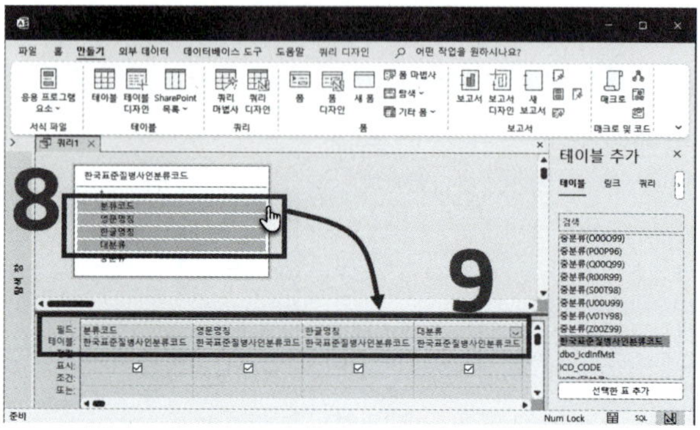

step 04 조건에 만족시키기 위해 **[분류코드]** 필드의 **[Like "*A*"]** 조건을 입력하여 대분류 중에 일부("A"라는 문자로 시작하는 코드를 분류함)만을 필터링하도록 한다.

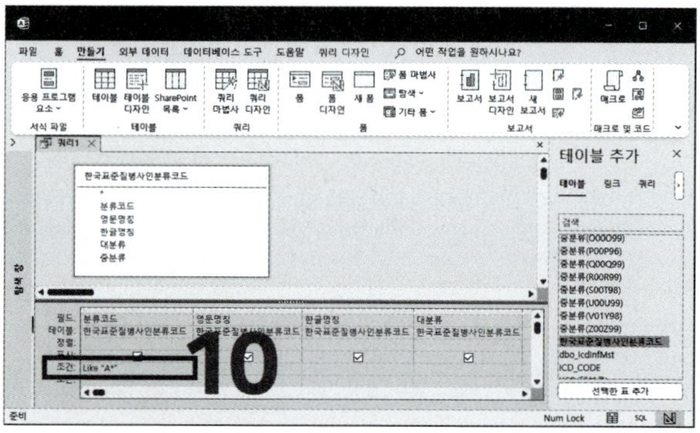

step 05 **[선택 쿼리]** 창의 빈 곳에서 마우스 오른쪽 버튼을 클릭하면, 다음과 같이 팝업창이 나타난다. 여기에서 **[쿼리 유형(U)]** → **[테이블 만들기 쿼리(K)]**를 선택한다.

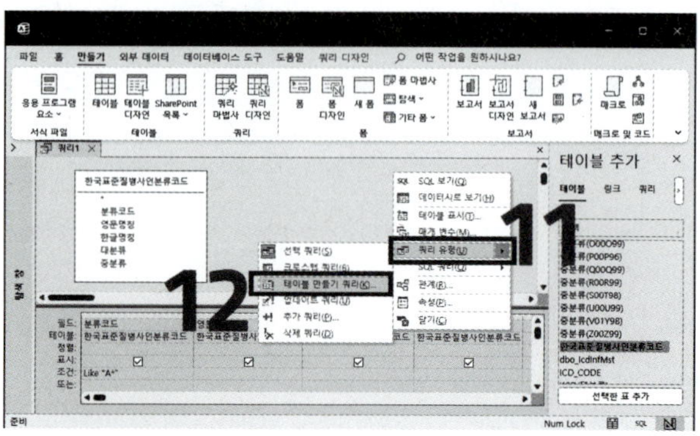

step 06 쿼리를 통해 만들 새로운 테이블의 이름을 입력한다. 본 예제에서는 [쿼리로생성된테이블]로 입력하고 [확인] 버튼을 누른다.

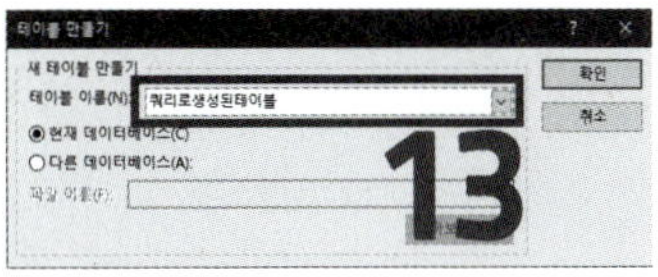

step 07 쿼리 이름을 **'09_테이블생성용 쿼리'**로 저장하려면 단축키 CTRL + S 를 눌러 저장하거나, 액세스 창 왼쪽 위에 있는 저장(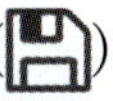) 아이콘을 눌러 저장을 완료한다. (참고로, 테이블은 현재까지 생성되지 않은 상태이며, 쿼리를 더블클릭하여 실행한 후에서야 테이블이 생성된다).

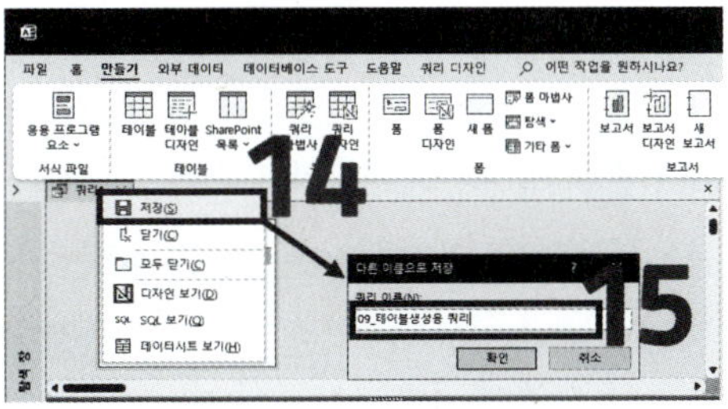

step 08 완성된 쿼리는 왼쪽 [개체창] 영역에서 [쿼리] 개체 내에 **'09_테이블생성 쿼리'**를 더블클릭하여 **실행**한다.

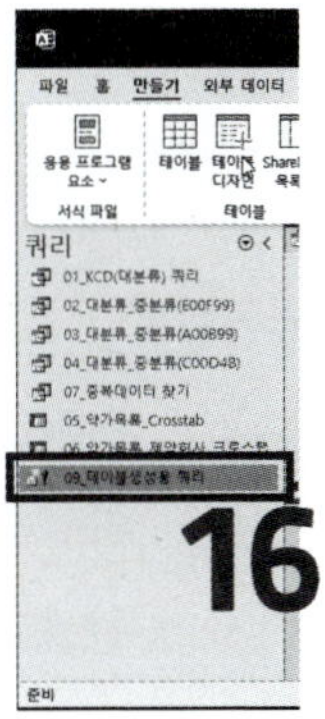

**step 09** 쿼리로 테이블을 생성할 때 쿼리 실행여부를 묻는 메시지창이 나타난다. 이를 통해 만들어지는 행(레코드)의 수자도 함께 보여주는 메시지창이 순서대로 나타난다(비로소 쿼리에 의해 테이블이 생성되는 시점이다).

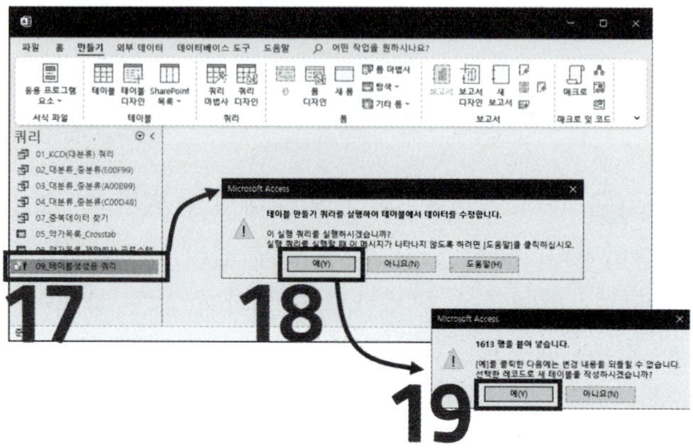

**step 10** 개체창에서 [테이블] 보기를 선택하고 만들어진 테이블(쿼리로생성된테이블)이 완성된 쿼리에서는 'A'로 **시작하는 질병분류코드** 만을 결과로 보여주고 있다.

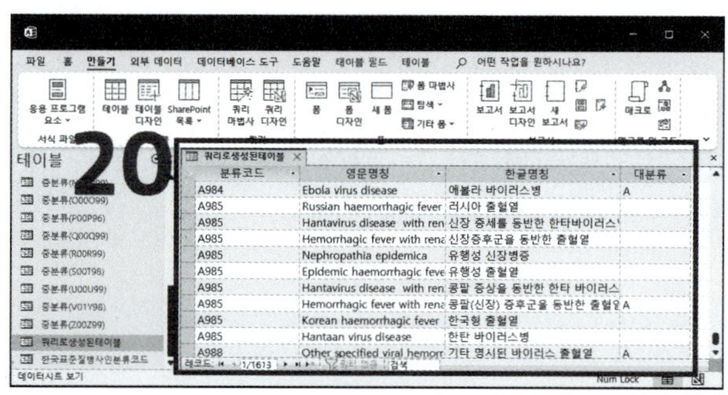

**step 11** 실습 요약 정리

완료①–액세스를 실행하였다.

완료②–'07_08_**테이블생성쿼리**.accdb'이라는 DB를 불러왔다.

완료③–테이블 생성을 위한 [쿼리 디자인] 쿼리의 조건

- 부 테이블로 **'한국표준질병사인분류코드'** 테이블을 선택하였다.
- [**만들기**] → [**쿼리 디자인**] 선택하여 [**분류코드**], [**영문명칭**], [**한글명칭**], [**대분류**] 필드를 선택하였다.
- 쿼리 유형은 [**쿼리 유형**(U)] → [**테이블 만들기 쿼리**(K)]를 선택하였다.

– 출력조건으로 [분류코드], 즉 질병분류코드가 'A'로 시작하는 코드만을 출력하도록 [Like "*A*"] 조건을 입력하였다.

완료④–테이블생성 쿼리 저장명 및 생성 테이블 명 조건

– 테이블명은 **'쿼리로생성된테이블'**로 저장하고, 쿼리명은 **'09_테이블생성용 쿼리'로 저장**하였다.

완료⑤–쿼리를 더블클릭하여 실행 후, 테이블 생성이 완료되었다.

## 7.3.7 SQL 문장 활용하기

SQL이란 앞에서도 언급한 바 있듯이 Structured Query Language의 약자로 **관계형 데이터베이스를 처리하기 위해 만들어진 공통의 데이터베이스 언어**이다. 즉, 데이터베이스의 표준 언어라고 할 수 있다. SQL은 데이터베이스에 접근하는데 사용되는 비구조적인 언어이다.

따라서, SQL은 데이터를 검색하거나 추가, 삭제, 수정 등의 기능을 수행하기 위해 필요한 언어라고 생각하면 이해하기 편할 것이라고 판단된다.

아래 [표 7–5]에서 간단히 SQL에서 사용할 수 있는 질의어의 종류 및 데이터베이스 관련 용어를 살펴보았다.

**표 7–5 데이터베이스 관련용어 및 질의어의 종류**

| 용어 | 의미 |
|---|---|
| 스키마<br>Schema | • 스키마는 데이터베이스에 존재하는 자료의 구조, 내용, 논리적 특성, 물리적 특성에 대한 정보들을 표현하는 데이터베이스의 논리적 구조 |
| 데이터베이스<br>Database | • 자료의 중복을 최소화한 정보를 효율적으로 일괄처리를 하기 위해서 서로 관련성을 갖게 한 데이터의 집합 |
| 데이터 웨어하우스<br>Data Warehouse | • 데이터베이스의 데이터베이스라고도 함<br>• 정보(data)와 창고(warehouse)의 합성어<br>• 정보 사용자의 의사결정에 도움을 주기 위하여, 다양한 운영시스템에서 추출, 변환, 통합되고 요약된 데이터베이스<br>• 1980년대 중반 IBM에서 처음 도입한 개념으로 원시 데이터 계층, 데이터 웨어하우스 계층, 클라이언트 계층 등으로 구성되며 데이터의 추출/저장/조회 등의 활동 수행함 |

| | |
|---|---|
| 데이터 마이닝(DM)<br>Data Mining | • 데이터웨어하우스에 숨겨진 원하는 정보를 캐내는 기법을 의미함<br>• 많은 데이터 가운데 숨겨져 있는 유용한 상관관계를 발견하고, 미래에 실행 가능한 정보를 추출해 내고 의사결정에 이용<br>• 데이터베이스로부터 과거에는 알지 못했지만 데이터 속에서 유도된 새로운 데이터 모델을 발견하여 미래에 실행 가능한 정보를 추출해 내고 의사결정에 이용하는 과정을 말함<br>• 데이터베이스로부터 의미심장한 경향과 규칙을 발견하기 위해서 대량의 데이터로부터 자동화 혹은 반자동화 도구를 활용해 탐색하고 분석하는 과정 |
| 데이터 정의어(DDL)<br>Data Definition Language | • 데이터를 정의 하는 언어<br>• 데이터베이스 구조, 데이터 형식, 접근 방식 등 데이터베이스를 구축하거나 변경할 목적으로 사용하는 언어<br>• 데이터베이스의 논리적, 물리적 구조를 정의 및 변경 및 스키마에 사용되는 제약 조건을 정의하며 데이터의 물리적 순서를 규정함 |
| 데이터 조작어(DML)<br>Data Manipulation Language | • 데이터 자체를 변경<br>• 데이터를 처리하기 위해서 응용프로그램과 DBMS 간의 인터페이스를 위한 언어<br>• 데이터 처리를 위한 연산의 집합으로 데이터의 검색, 삽입, 삭제, 갱신 연산 등을 수행하는 언어 |
| 데이터 제어어(DCL)<br>Data Control Language | • 누가 데이터를 제어할 수 있는지를 지정하는 문장<br>• 보안 및 권한 제어, 무결성, 회복, 병행 제어를 위한 언어이며, 권한이 없는 접근으로부터 데이터베이스를 보호하는 기능 |

### SUMMARY 7-8 | SQL

- Structured Query Language
- 관계형 데이터베이스(RDB) 처리를 위해 만들어진 공통의 데이터베이스 언어
- 데이터를 검색하거나 추가, 삭제, 수정 등의 기능을 수행하는 언어
- SQL은 관계사상(Relational Mapping)을 기초로 한 대표적인 언어로서 입력 테이블(릴레이션)로부터 원하는 출력 릴레이션을 사상(mapping)시키는 언어

### SUMMARY 7-9 | SQL의 역사

(1) 1973년,
- 스퀘어, SQUARE(Structured Queries As Relational Expression)가 발표
- 수학적인 표현이 많아 초보자가 사용하기는 어려움

(2) 1974년,
- 시퀄, SEQUEL(Structured English As Query Languag))이 IBM의 산호세연구소(San Jose Lab)에서 개발

(3) 1976년,
- 시퀄투, SEQUEL2 발표
- 시스템R(System R), 오라클(Oracle) 등 DBMS가 발표되고 본격적으로 SQL이란 명칭을 사용하게 됨

(4) 1986년,
- SQL이 관계형 데이터베이스시스템의 표준언어로 채택함

(5) 1990년대,
- 상용 DBMS, 병렬 데이터베이스 발표

(6) 2000년대,
- XML(eXtensible Markup Language)과 연관된 질의 언어인 XQuery 발표
- SQL: 2003, XML 관련 특징을 도입한 윈도우 기능 탑재, 자동생성값에 대한 표준화 시퀀스와 컬럼 기능 추가
- SQL: 2006, SQL과 XML형식 모두로 출력 가능한 데이터베이스 기능 제공, XQuery
- SQL: 2008, 트리거 기능 추가, TRUNCATE 구문 추가

(7) 2010년대,
- SQL: 2011, 임시데이터베이스 기능 지원
- SQL: 2016, 행 패턴 일치, polymorphic table function, JSON 기능 추가
- SQL: 2019, 다차원 어레이(MDArray Type) 및 다차원 연산자 기능 추가

### SUMMARY 7-10 | 현존하는 SQL의 종류

- Atomese / .QL / CQLF (CODYASYL Query Language, Flat)
- 사이퍼(Cyper) / 그렘린(Gremlin) / 그래프QL(GraphQL) / HTSQL
- ISBL / 링크(LINQ) / LDAP(Lightweight Directory Access Protocol)
- LogiQL / N1QL / WinFS(Windows Future Storage) / OttoQL / PQL
- QUEL / RDQL / ReQL / 스파클(SPARQL, Protocol and RDF Query Language)
- SQL(Structured Query Language) / TMQL / XQuery(XML Query, XML 쿼리)
- XPath(XML Path Language) / XSPARQL / OQL

**표 7-6 현존하는 가장 많이 사용하는 DBMS의 종류(20가지)**

| DBMS | 로고 | 기업<br>(개발연도) | 사용 운영체제 | 특징 |
|---|---|---|---|---|
| Oracle | ORACLE DATA BASE | Oracle<br>1977 | Unix, Linux,<br>Windows | 상용 시장 점유율 1위 |
| MySQL | MySQL | MySQL AB<br>Oracle<br>1995 | Unix, Linux,<br>Windows | 오픈소스(무료) |
| SQL Server | Microsoft SQL Server | Microsoft<br>1989 | Windows | 중/대형급 상업용 |
| PostgreSQL | PostgreSQL | PostgreSQL<br>1996 | Unix, Linux,<br>Windows, Mac | 오픈소스(무료) |
| MongoDB | mongoDB | MongoDB<br>2009 | Unix, Linux,<br>Windows | NoSQL 데이터베이스로 분류되는 몽고DB는 JSON, BSON 사용가능 |
| Redis | redis | Redis Labs<br>2009 | Unix, Linux,<br>Windows | Remote Dictionary Server 의미, Key-Value 구조의 비정형 데이터를 저장하고 관리하는 오픈 소스 기반의 비관계형DBMS |
| IBM DB2 | IBM DB2 | IBM<br>1983 | Unix, Linux,<br>Windows | 메인프레임 시장 점유율 1위 |
| Elasticsearch | elasticsearch | Elastic NV<br>2010 | Unix, Linux,<br>Windows | 루씬 기반 검색엔진용 DBMS |
| Access | A | Microsoft<br>1992 | Windows | PC용, 설치 및 사용이 쉬움, 접근성 |
| SQLite | SQLite | SQLite<br>2000 | Unix, Linux,<br>Windows<br>Android, iOS | 모바일 전용, 오픈 소스(무료) |
| Cassandra | cassandra | APACHE<br>2008 | Unix, Linux,<br>Windows | 자유-오픈 소스 분산형 NoSQL 데이터베이스 관리 시스템 |
| MariaDB | MariaDB | MariaDB<br>2009 | Unix, Linux,<br>Windows | 오픈 소스(무료), MySQL 초기 개발자들이 독립해서 만듦 |

| | | | | |
|---|---|---|---|---|
| Splunk | splunk> | SPLUNK 2004 | Unix, Linux, Windows | 기계가 생성한 빅 데이터를, 웹 스타일 인터페이스를 통해 검색, 모니터링, 분석 가능 |
| SQL Azure | Microsoft SQL Azure | Microsoft 2010 | Windows | Azure 클라우드에서 SQL Server 데이터베이스 엔진을 사용하는 관리형, 보안 및 인텔리전트 제품 |
| Apache HIVE | HIVE | APACHE 2010 | Unix, Linux, Windows | 하둡(Hadoop)에서 동작하는 Data Warehouse 인프라 구조로서 데이터 요약, 질의, 분석 기능제공 |
| Amazon DynamoDB | DynamoDB amazon web services | Amazon 2012 | Unix, Linux, Windows | AWS의 대표적인 NoSQL 기반의 DB, Key-Value 형태를 제공, 비정형 스키마 사용 가능, 확장성이 높은 고성능의 DB 제공, JSON 형태로 데이터 저장, 온디멘드 형식으로 확장 가능 |
| snowflake | snowflake | Snowflake 2012 | Windows | 클라우드컴퓨팅 기반 서비스 제공, Azure, Google 클라우드 플랫폼 사용 가능 |
| Teradata | teradata. | teradata 1979 | Unix, Linux, Windows | 클라우드 데이터베이스 및 분석 관련 소프트웨어, 제품 및 서비스 |
| Apache Solr | Apache Solr | APACHE 2004 | Unix, Linux, Windows | 자바로 개발된 오픈소스 엔터프라이즈 검색 플랫폼, 전문 검색, 강조, 실시간 인덱싱, 동적 클러스터링, 데이터베이스 연동, NoSQL 기능, 리치 도큐먼트(예: 워드, PDF) 관리가능 |

본 항목에서는 이러한 SQL을 실제로 액세스에서 어떻게 사용하는지에 대하여 알아보도록 할 것이다.

## 실습 7-9 SQL 문장으로 쿼리 실행하기

■ 사용파일 : ₩실습파일₩07_09_SQL문장쿼리.accdb

**[실습 7-9] 시작**

SQL문장으로 쿼리 실행하기
액세스 실행

↓

**DB 불러오기**

07_09_SQL문장쿼리.accdb

↓

**쿼리복사 및 새 쿼리 작성**

(1) '09_테이블생성용 쿼리' 복사
(2) [SQL 보기]메뉴에서 직업 쿼리입력

↓

**쿼리 조건(1)**

SELECT *
FROM [한국표준질병사인분류코드]
WHERE 중분류 = "MA";

↓

**쿼리 조건 (2)**

SELECT *
SELECT 분류코드, 한글명칭, 대분류, 중분류
FROM [한국표준질병사인분류코드]
WHERE 분류코드 LIKE "P*" ;

↓

**쿼리 유형 변경**

[테이블 만들기 쿼리]⇨[선택쿼리]로 변경

↓

**쿼리저장 및 완료**

(1) 쿼리명 : '10_SQL문장 쿼리'
(2) 데이터베이스 완료

**step 00** 아래와 같은 조건에 맞게 SQL 문장을 이용하여 직접 쿼리 조건을 수행하시오.

**CONDITION**

조건①–액세스를 실행하라.
조건②–**'07_09_SQL문장쿼리.accdb'**이라는 DB를 불러온다.
조건③–개체창에서 쿼리항목 중 '09_테이블생성용 쿼리'를 복사하여 활용하라.
조건④–**[SQL 쿼리(Q)] → [통합(U)]**에서 새로운 쿼리를 작성하라
조건⑤–SQL 문장을 이용한 쿼리 조건(1)
–**'한국표준질병사인분류'** 테이블에서 **[중분류]필드의 값이 "MA"인 모든 필드를 출력**하는 SQL 문장을 작성하고, 실행결과를 확인하시오.
조건⑥–SQL 문장을 이용한 쿼리 조건(2)
–**'한국표준질병사인분류'** 테이블에서 **[분류코드] 필드의 값이 'P'라는 문자열로 시작하는 레코드의 [분류코드], [한글명칭], [대분류], [중분류]** 필드를 출력하는 SQL문장을 작성하고, 실행결과를 확인하시오.
조건⑦–쿼리문이 완성되면, 해당 **쿼리유형을 '테이블 만들기 쿼리'에서 일반 '선택쿼리'로 변경**한 후 쿼리를 **저장**하고, 액세스를 완료하시오.

**step 01** 예제 실행을 위해 [실습파일] 폴더에서 '07_09_SQL문장쿼리.accdb' 데이터베이스 파일을 불러온다.

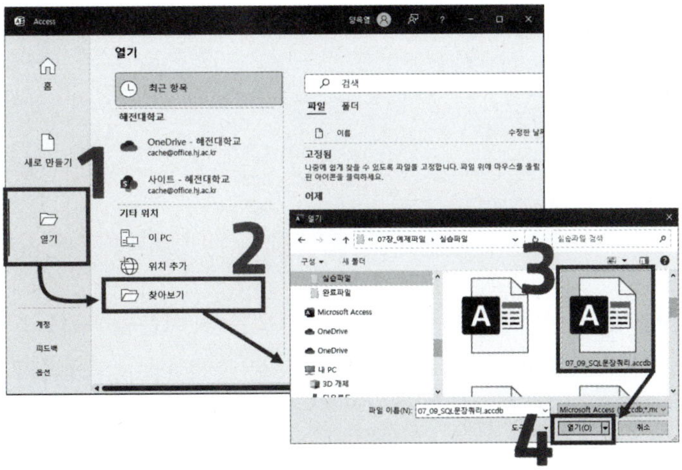

step 02 [쿼리] 개체를 선택한다. 여기에서 '**09_테이블생성용 쿼리**'를 선택하고, 단축키 CTRL + S 로 복사하여 CTRL + V 로 붙여넣기 하면, '09_ICD_**테이블생성 쿼리의 사본**'이라는 복사본 쿼리가 생성된다.

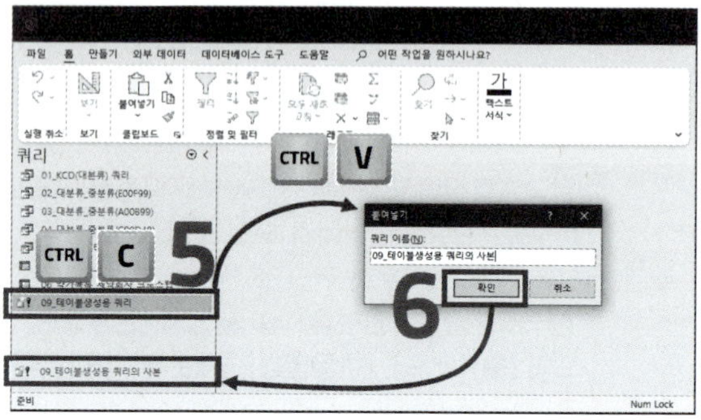

step 03 생성된 복사본 쿼리인 '09_ICD_**테이블생성 쿼리의 사본**'을 선택하고 마우스 오른쪽 버튼을 클릭한다. 팝업 메뉴에서 [**디자인 보기(D)**]를 선택한다.

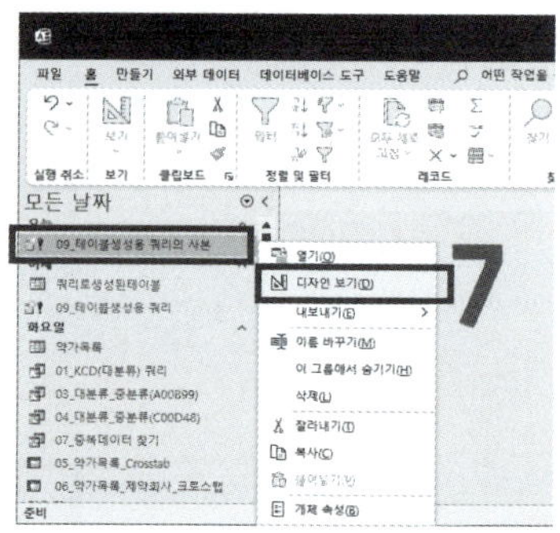

step 04 [선택 쿼리] 창에서 다시 오른쪽 버튼을 누르고, [SQL **쿼리**(Q)] → [**통합**(U)]를 선택한다. 또 다른 방법으로는 [리본메뉴]의 [**쿼리 디자인**] → [**통합**] 아이콘을 눌러도 동일하다.

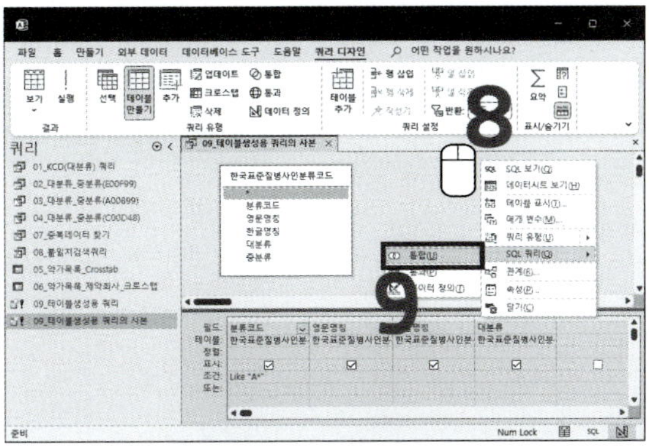


step 05 그러면, 다음과 같이 **[통합 쿼리]** 창이 나타난다. 여기에서 가장 간단하게 필드 몇 가지를 출력하는 SQL 문을 실행해보자. 다음 SQL 문은 **'한국표준질병사인분류코드'** 테이블에서 **[중분류] 필드가 'MA'로 되어 있는 레코드**를 출력하는 SQL 문의 예이다(쿼리를 (10)영역에서와 같이 입력하고, (11)영역에서와 같이 **[쿼리 디자인]** → **[실행]**을 눌러 쿼리를 실행한다).

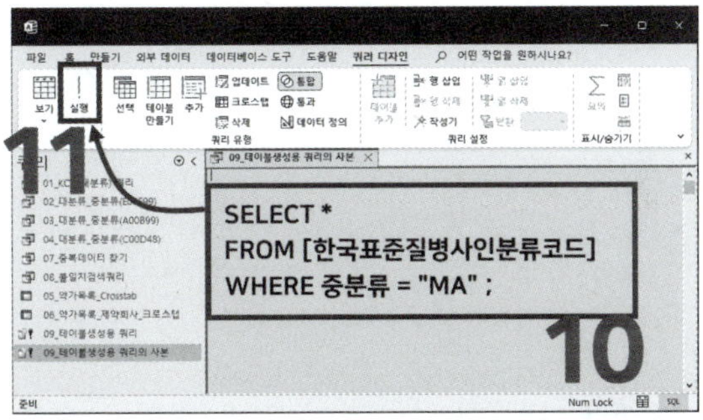


### SUMMARY 7-11 | SQL 문장 정리(1)

SELECT *
FROM [한국표준질병사인분류코드]
WHERE 중분류 = "MA" ;
의미 → '한국표준질병사인분류' 테이블에서 [중분류]필드의 값이 "MA"인 모든 필드를 출력하라는 SQL문장

step 06 실행된 쿼리의 결과는 아래와 같다(이 결과는 근골격계통에 해당하는 '관절염'과 관련된 질환의 분류코드 묶음이다).

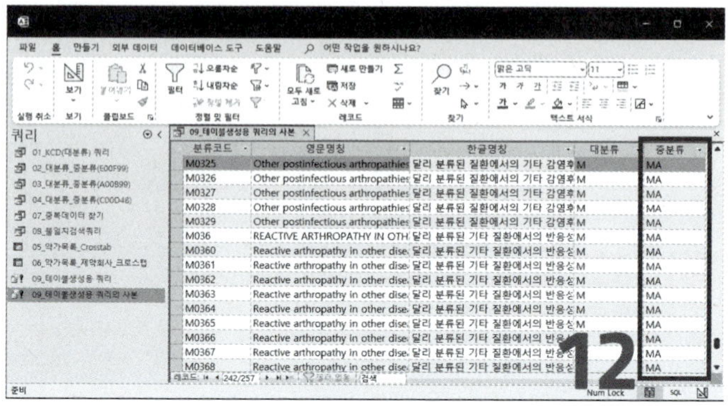


step 07 만일, 다시 SQL 쿼리문장을 볼 수 있는 실행 창으로 돌아가려면, 상단의 주메뉴 도구모음에서 맨 앞에 있는 아이콘을 클릭하여 **[SQL 보기(Q)]** 메뉴를 선택한다.

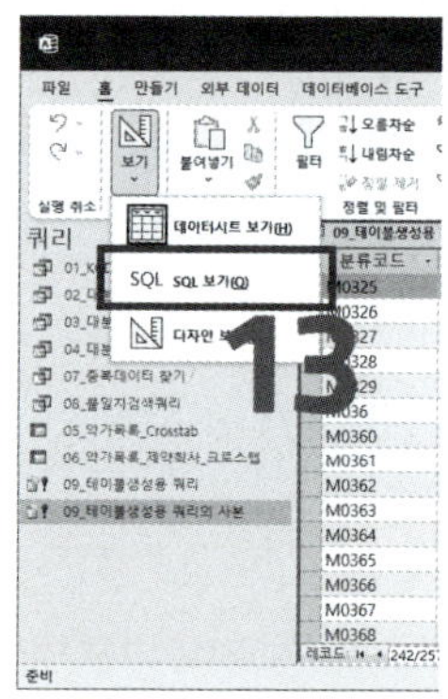


step 08 다시 다음과 같이 SQL 질의를 수행해보자. 다음 예는 조건절에 해당하는 **WHERE 분류코드 LIKE "P*"**을 포함한 구문으로 **[분류코드] 필드가 'P'라는 문자열로 시작하는 레코드만을 골라 출력**하도록 하는 예이다(역시, 쿼리를 (14)영역에서와 같이 입력하고, (15)영역에서와 같이 **[쿼리 디자인] → [실행]**을 눌러 쿼리를 실행한다).

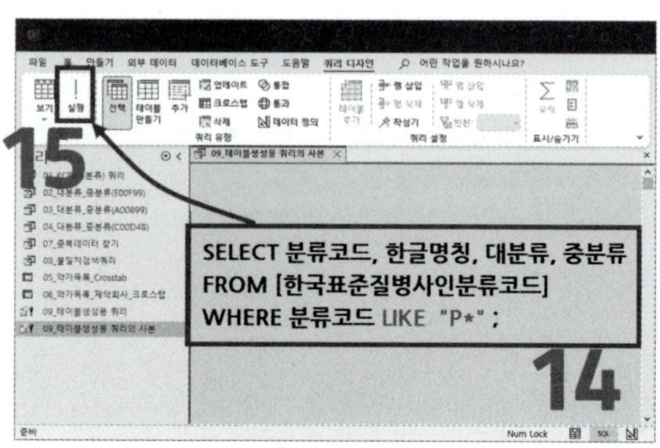

**SUMMARY 7-12 | SQL 문장 정리(2)**

SELECT 분류코드, 한글명칭, 대분류, 중분류
FROM [한국표준질병사인분류코드]
WHERE 분류코드 LIKE "P*" ;
의미 → '한국표준질병사인분류' 테이블에서 [분류코드] 필드의 값이 'P'라는 문자열로 시작하는 레코드의 [분류코드], [한글명칭], [대분류], [중분류] 필드를 출력하라는 SQL문장

step 09 실행된 쿼리의 결과는 아래와 같다. **[분류코드] 필드의 모든 코드가 'P'로 시작**하는 것을 확인할 수 있다(참고로, 'P'코드로 시작하는 대분류 코드는 '출생전후기에 기원한 특정 병태'에 해당하는 질병분류 코드이다).

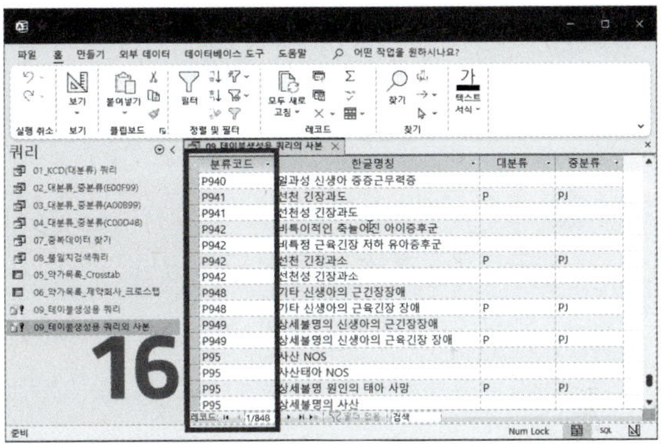

step 10 복사한 **'09_ICD_테이블생성 쿼리의 사본'** 은 원래 테이블생성용 쿼리이므로 이를 일반 '선택쿼리'로 변경하기 위해 **[쿼리 디자인]** → **[보기]** → **[디자인 보기(D)]**를 실행한 후, [선택쿼리창]의 빈 영역에서 마우스 오른쪽 버튼을 눌러 팝업이 나타나면 **[쿼리유형(U)]** → **[선택 쿼리(S)]**로 변경해야 한다.

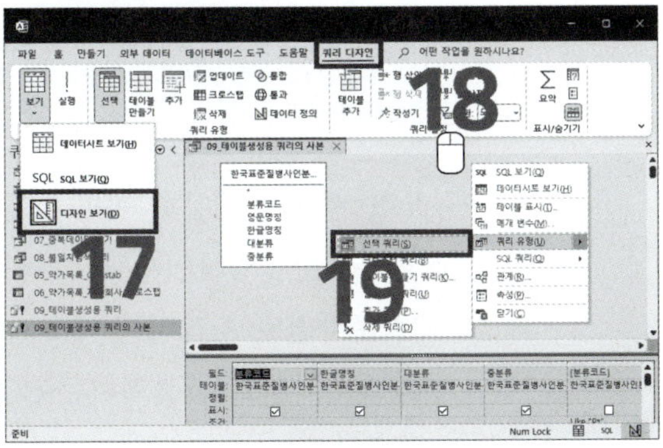

**step 11** 쿼리 이름을 변경하기 위해 쿼리 이름 위에서 마우스 오른쪽 버튼을 눌러, 팝업메뉴에서 **[이름 바꾸기(M)]**를 선택하고 '10_SQL문장 쿼리'로 변경한다.

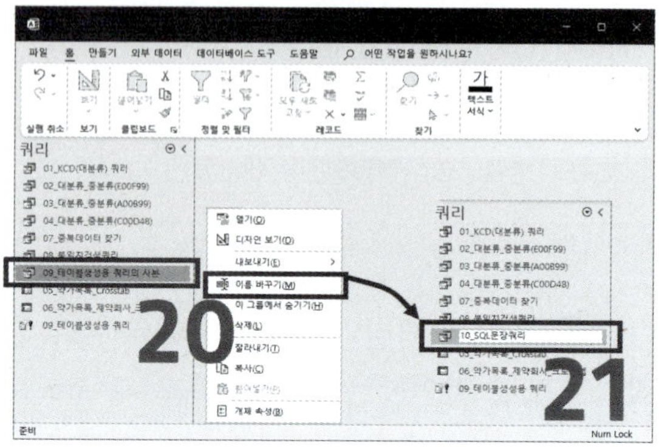

**step 12** 마지막으로 지금까지 만든 쿼리 저장을 위해 단축키 CTRL + S 를 눌러 저장하거나, 액세스 창 왼쪽 위에 있는 저장(💾) 아이콘을 눌러 저장을 완료한다.

**step 13** 실습 요약 정리

완료①–액세스를 실행하였다.

완료②–'**07_09_SQL문장쿼리**.accdb'이라는 DB를 불러왔다.

완료③–개체창에서 쿼리항목 중 '09_테이블생성용 쿼리'를 복사하고, [SQL 쿼리(Q)] → [통합(U)]에서 새로운 쿼리를 작성하였다.

완료④–SQL 문장을 이용한 쿼리 조건(1)

–'**한국표준질병사인분류**' 테이블에서 **[중분류]필드의 값이 "MA"인 모든 필드를 출력**하는 SQL문장을 작성하고, 실행결과를 확인하였다.

–이때 사용한 쿼리는 아래와 같다.

```
SELECT *
FROM [한국표준질병사인분류코드]
WHERE 중분류 = "MA";
```

완료⑤–SQL 문장을 이용한 쿼리 조건(2)

–'**한국표준질병사인분류**' 테이블에서 **[분류코드]** 필드의 값이 **'P'라는 문자열로 시작하는 레코드의 [분류코드], [한글명칭], [대분류], [중분류] 필드를 출력**하는 SQL문장을 작성하고, 실행결과를 확인하였다.

–이때 사용한 쿼리는 아래와 같다.

```
SELECT 분류코드, 한글명칭, 대분류, 중분류
FROM [한국표준질병사인분류코드]
WHERE 분류코드 LIKE "P*" ;
```

완료⑥–쿼리문이 완성되면, 해당 **쿼리유형을 '테이블 만들기 쿼리'에서 일반 '선택쿼리'로 변경**한 후 쿼리를 저장하고, 액세스를 완료하였다.

이상으로 7장에서는 액세스를 활용할 수 있는 다양한 질의어 관련 실습을 수행 완료하였다.

CHAPTER

# 8

# 폼 만들기

- **08. 폼 만들기**
  - 폼의 정의
    - 폼이란 무엇인가?
    - 폼으로 할 수 있는 일들
  - 폼의 종류
    - 열형식 폼
    - 테이블형식 폼
    - 데이터시트형식 폼
    - 맞춤형식 폼
  - 새 폼 직접 만들기
    - 서식도구
    - 속성 시트
  - 폼 출력하기
  - 실습
    - 실습 08-1 폼 만들기(1) – 열형식 폼 만들기
    - 실습 08-2 폼 만들기(2) – 테이블형식 폼 만들기
    - 실습 08-3 폼 만들기(3) – 데이터시트형식 폼 만들기
    - 실습 08-4 폼 만들기(4) – 맞춤형식 폼 만들기
    - 실습 08-5 사용자 폼 직접 만들기(1) – 이미지 추가하기
    - 실습 08-6 사용자 폼 직접 만들기(2) – 속성 변경하기
    - 실습 08-7 폼 출력하기

# 8.1 폼의 정의

앞서 1장에서 7장까지의 내용을 정리해 보면, 1장은 데이터베이스의 기본개념을 이해하였고, 2장은 데이터베이스의 구조, 3장은 관계형 데이터베이스의 개념, 4장에서는 액세스의 시작, 5장에서는 액세스의 기본 프리미티브에 대해 설명하였고, 6장에서는 데이터베이스를 생성하고, 여기에 필요한 테이블을 만들어 필요한 데이터를 필드별로 입력하는 과정과 입력된 데이터를 어떻게 검색하여 보여줄 것인가에 대하여 설명하였다. 또한 7장에서는 생성된 데이터베이스 내에서 필요한 정보를 검색하는 다양한 질의어 사용법을 설명하였다.

본 장에서는 이러한 테이블에 존재하는 데이터들을 사용자가 보다 보기 좋고, 사용 및 관리하기 쉽게 하려고 폼(form)을 생성하는 단계이다.

## 8.1.1 폼이란 무엇인가?

다시 말해, **폼**(form)이란 **데이터베이스를 구성하는 데이터를 레코드(행) 별로 작업할 수 있도록 도와주는 일종의 서식**을 의미한다. 일반적으로 데이터베이스 작업을 수행할 때에는 대부분 데이터 입력이나 출력, 삭제 등의 일들을 레코드별로 수행하는 경우가 많다.

따라서 본 장에서는 이러한 레코드별 데이터의 입력, 출력, 삭제 등을 위한 서식을 만드는 예를 실행하면서 폼의 기능을 학습하도록 할 것이다.

DEFINITION 8-1

▶ 폼(form)

데이터베이스를 구성하는 데이터를 레코드(행) 별로 효율적인 작업이 가능하도록 도와주는 일종의 서식을 의미함

## 8.1.2 폼으로 할 수 있는 일들

액세스에서 폼(form)은 **데이터베이스 결과를 사용하는 사용자에게 편리한 하나의 화면을 디자인하는 것**인데, 이 폼(form) 화면에서는 보통 한 개의 레코드를 보여주도록 설계하는 것이 일반적이다.

이렇게 한 **화면에 출력되는 폼(form)을 통해 쉽게 테이블에서 한 줄의 레코드를 제어**할 수 있으며, 데이터베이스에 저장된 테이블 정보 이외에도 사진이나 이미지 등을 이용하여 보다 **효율적인 데이터베이스 관리가 가능**하도록 도와주는 역할을 한다.

다음 그림은 디자인된 폼(form)의 예이다.

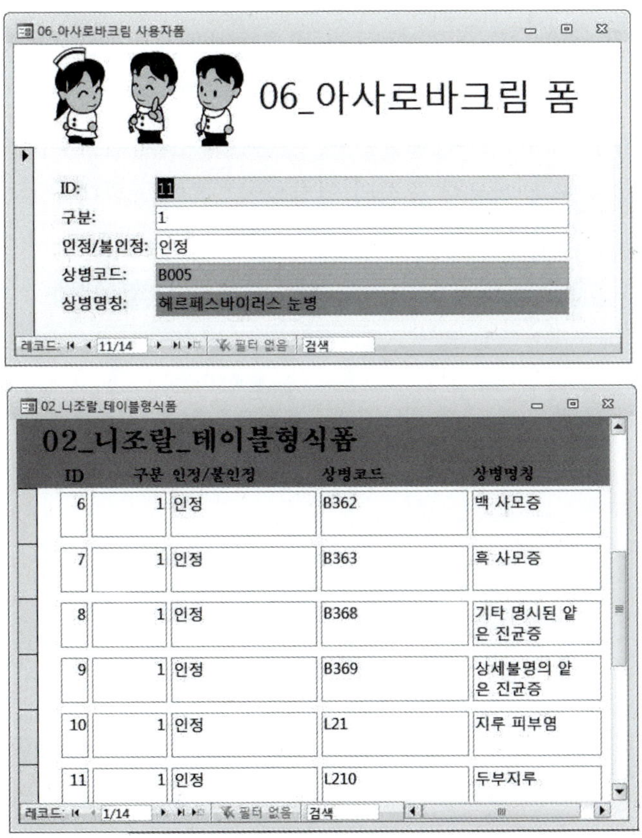


그림 8-1 레코드 정보를 보여주는 폼의 예

**SUMMARY 8-1 | 폼(form)으로 할 수 있는 작업**

(1) 폼은 사용자가 자료를 쉽게 볼 수 있는 하나의 화면을 디자인할 수 있음
(2) 한 화면에 출력되는 폼은 쉽게 테이블에 레코드를 제어할 수 있음
(3) 작업에 맞는 디자인이 가능하므로 효율적인 데이터베이스 관리가 가능
(4) 필요한 필드만으로 레코드를 구성하여 관리하므로 빠른 출력 반응속도 제공
(5) 데이터베이스의 부분별 처리로 개별적 자료 검토 및 처리 기능
(6) 글자모양, 글자색상, 그림 등 다양한 서식 설정으로 출력되는 정보를 쉽게 위치나 모양을 수정하면서 검색하는 작업 가능

# 8.2 폼의 종류

액세스에서 폼(form)을 만들 수 있는 첫 번째 방법으로는 **[폼 마법사]**를 통해 생성할 수 있는 폼의 개수가 크게 4가지이다. 여기에는 **[열 형식]**, **[테이블 형식]**, **[데이터시트]**, **[맞춤]** 형식 등이 이에 해당한다. 이러한 폼은 마법사 기능을 활용하여 쉽게 폼 제작이 가능하도록 사용자 중심의 인터페이스를 제공한다.

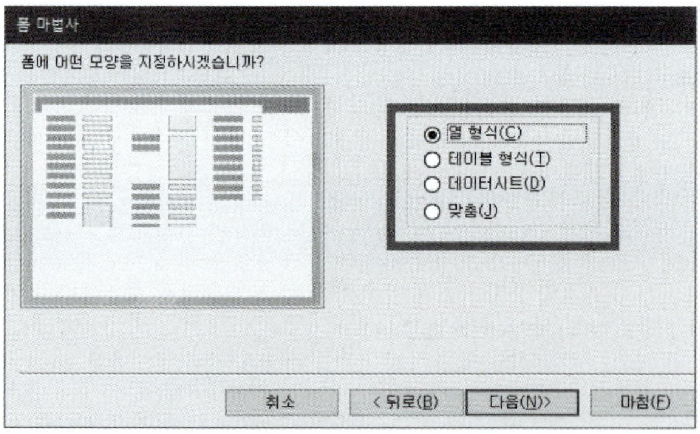


그림 8-2 [폼 마법사]의 폼 종류 4가지

두 번째 방법은 **[만들기] → [탐색]**에서 생성할 수 있는 폼에는 **[가로 탭]**, **[세로 탭, 왼쪽]**, **[세로 탭, 오른쪽]**, **[가로 탭, 두 수준]**, **[가로 탭 및 세로 탭, 왼쪽]**, **[가로 탭 및 세로 탭, 오른쪽]** 등의 6가지 폼 생성 방식을 제공한다.

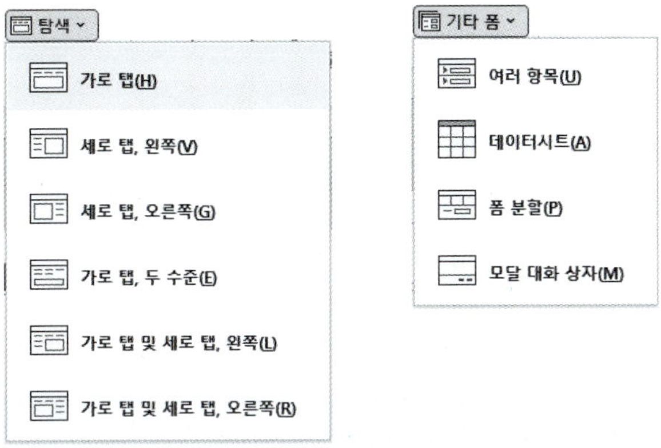


그림 8-3 [탐색]의 폼 종류(6가지) 및 [기타 폼]의 폼 메뉴(6가지)

세 번째로는 [기타 폼] 메뉴에서 폼을 생성할 수 있는 방법으로 [여러 항목], [데이터시트], [폼 분할], [모달 대화 상자], [피벗 차트], [피벗 테이블] 등의 6가지 방법이 제공된다.

**SUMMARY 8-2 | 폼(form) 생성 방식**

(1) **[폼 마법사]** : [열 형식], [테이블 형식], [데이터시트], [맞춤] 형식 폼 생성 가능
(2) **[탐색]** : [가로 탭], [세로 탭, 왼쪽], [세로 탭, 오른쪽], [가로 탭, 두 수준], [가로 탭 및 세로 탭, 왼쪽], [가로 탭 및 세로 탭, 오른쪽]
(3) **[기타 폼]** : [여러 항목], [데이터시트], [폼 분할], [모달 대화 상자], [피벗 차트], [피벗 테이블]

위의 폼 생성 방식 중에는 가장 쉽고 편리한 생성 방식이 [폼 마법사]를 활용하는 방법이다. 따라서 이러한 [폼 마법사]의 폼의 종류를 실제 예제로 생성해보도록 하자.

## 8.2.1 열 형식 폼(column type form)

**[폼 마법사]**의 첫 번째 폼 생성 방식은 **[열 형식 폼]** 방식이다. 열 형식 폼(column type form)은 가장 대표적인 폼의 형식 중에 하나이며, 이 방법은 **하나의 레코드를 한 화면에 보여주며 필드이름이 왼쪽에, 필드의 실제 정보가 필드이름 오른쪽에 나타나는 형식**이다.

DEFINITION 8-2

▶ 열 형식 폼(column type form)

- [폼 마법사]의 폼 생성 방법 중의 하나
- 하나의 레코드를 한 화면에 보여주며 필드이름이 왼쪽에, 필드의 실제 정보가 필드이름 오른쪽에 나타나는 형식

## 실습 8-1 폼 만들기(1) – 열형식 폼 만들기

■ 사용파일 : ₩실습파일₩08_01_열형식폼.accdb

**[실습 8-1] 시작**
**[열형식 폼] 생성하기**
액세스 실행

↓

**DB 불러오기**
08_01_열형식폼.accdb

↓

**폼 마법사**
(1)[만들기]⇨[폼 마법사]⇨[열 형식] 선택
(2) '약품별상한기및성분정보' 쿼리 선택

↓

**열형식 폼 저장**
'01_열형식폼'으로 폼 저장

↓

**저장 및 완료**
'01_열형식폼' 폼을 저장
및 데이터베이스 완료

step 00 아래와 같은 조건에 맞게 [폼 마법사]로 폼 생성 명령을 아래와 같은 조건으로 수행하시오.

CONDITION

조건①–액세스를 실행하라.
조건②–**'08_01_열형식폼.accdb'**이라는 DB를 불러온다.
조건③–탐색창에서 **'약품별상한가및성분정보'** 쿼리 개체를 사용하라.
조건④–**[폼 마법사]**를 활용하여 폼을 작성하라.
조건⑤–폼 생성을 위한 조건
  –**'약품별상한가및성분정보'** 쿼리를 테이블 대신 사용할 것.
  –폼의 모양은 **[열형식] 폼**을 사용할 것.
  –생성될 폼의 이름은 **'01_열형식폼'으로 저장**할 것.
조건⑥–폼이 완성되면, 해당 폼을 저장하고, 액세스를 완료하시오.

step 01 바탕화면에 단축아이콘 'ACCESS'를 실행시키거나, 혹은 [시작] → [앱목록] → [Access]를 실행한다. 그러면 아래와 같이 액세스 시작화면이 나타난다.

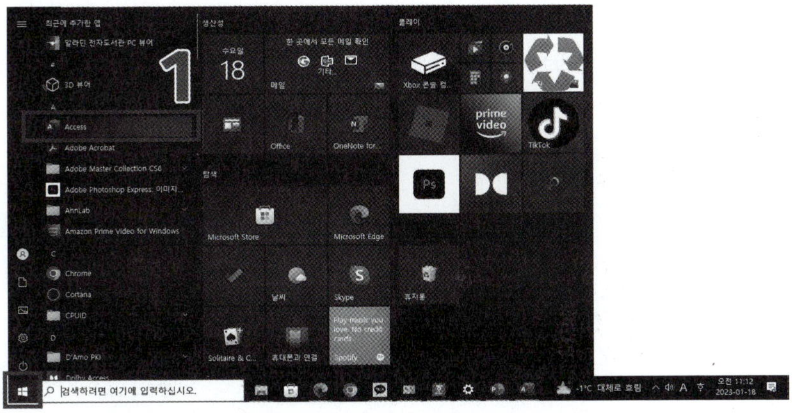

step 02 [파일] 탭을 선택한 후, [실습파일] 폴더에서 [열기] → [08_01_열형식폼.accdb] 파일을 선택하고 **[열기(O)]**를 선택한다.

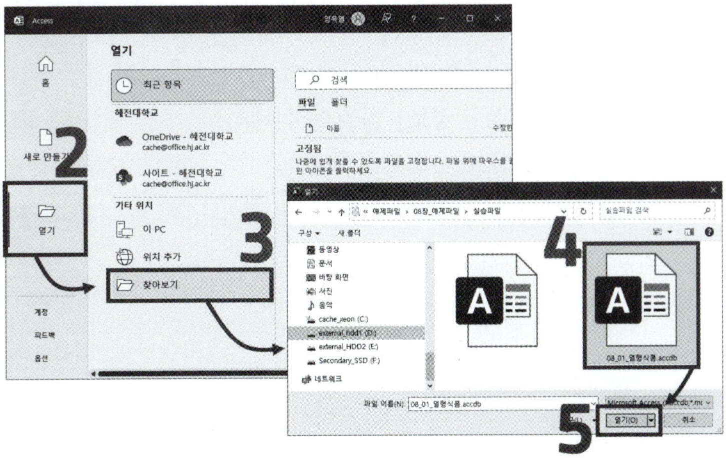

step 03 샘플 데이터베이스가 존재하는 폴더에서 '08_01_**열형식폼**.accdb' 파일을 열었다면, 화면 왼쪽의 **[탐색창]** 제목 영역에서 **[개체유형(O)]**, [모든 Access **개체**(A)]를 선택하면 아래와 같이 모든 개체들을 확인할 수 있다. 여기서 **[쿼리]** → **[약품별상한가및성분정보]**라는 이름의 쿼리를 선택한다.

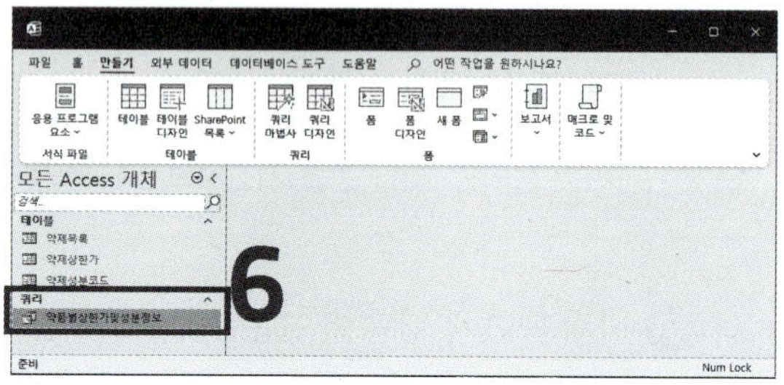

step 04 이제 준비가 완료되었다면, 폼을 만들기 위해 **'약품별상한가및성분정보'** 쿼리를 선택한 상태에서 [리본메뉴]의 **[만들기]** → **[폼 마법사]**를 선택한다(폼은 반드시 테이블로만 만들 수 있는 것이 아니며, 본 예제에서는 쿼리결과 자체를 폼으로 생성할 것이다).

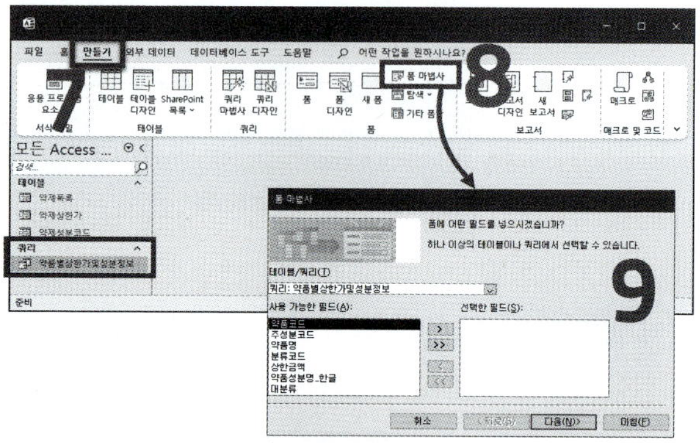

step 05 다음과 같이 **[폼 마법사]** 창이 나타나면, **[테이블/쿼리(T)]** 선택 항목이 **[쿼리:약품별상한가및성분정보]** 쿼리를 선택하고 해당 필드를 모두 선택한 필드로 이동시킨다. **[다음(N)]** 버튼을 누른다.

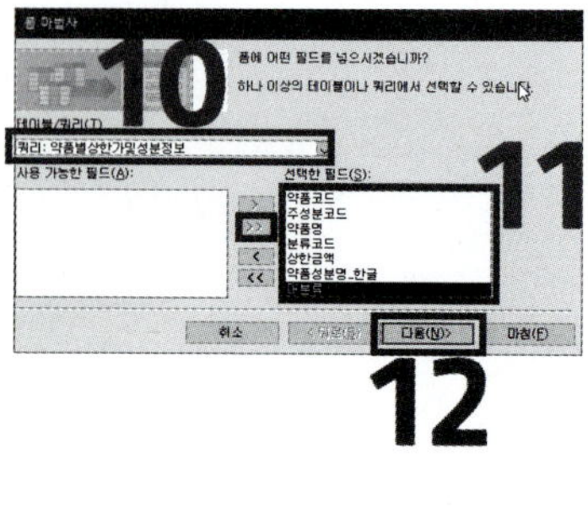

step 06 그 다음으로 폼의 모양 선택 사항에서 **[열형식(C)]**을 선택한다.

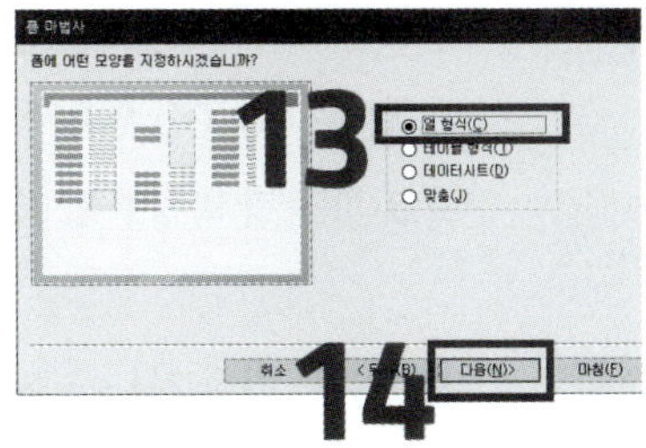


step 07 폼의 이름 저장하기 위해 '**01_열형식폼**'이란 이름으로 폼의 제목을 입력하고, **[마침(F)]** 버튼을 누른다.

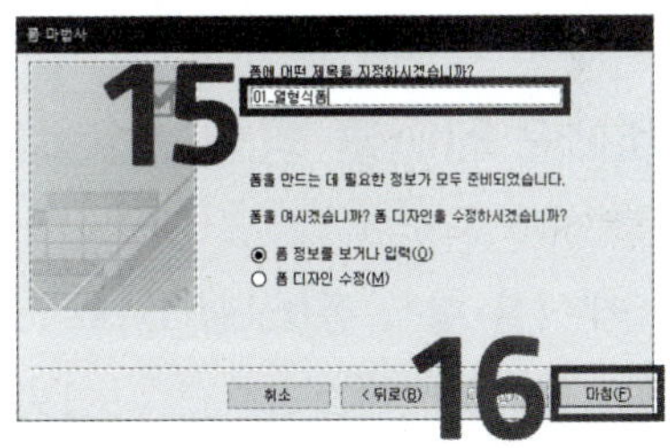


step 08 앞서 step 07을 마침을 수행함과 동시에 다음과 같은 폼이 자동으로 생성된다. 이 폼에 존재하는 이름은 실제 테이블에 존재하는 모든 필드 이름을 포함한다. 또한, 폼 창의 맨 밑에는 전체 레코드의 개수와 현재 레코드의 위치를 보여주는 상태 표시줄이 나타남을 알 수 있다.

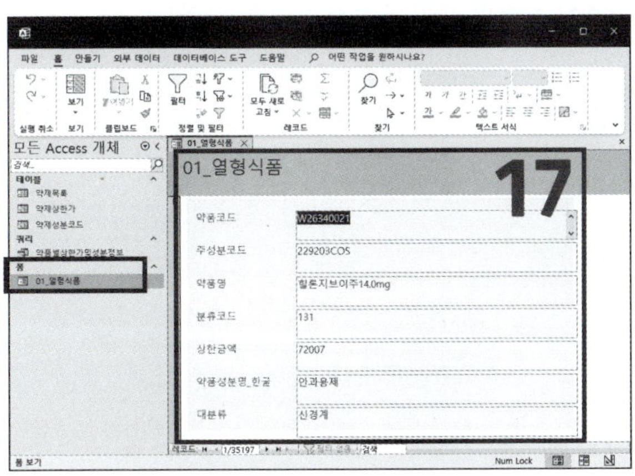

step 09 실습 요약 정리

완료①–액세스를 실행하였다.

완료②–'08_01_**열형식폼**.accdb'이라는 DB를 불러왔다.

완료③–**[탐색창]** 영역에서 **'약품별상한가및성분정보'** 쿼리 개체를 선택하였다.

완료④–**[만들기]** → **[폼 마법사]**를 선택하고, 폼의 모양은 **[열형식] 폼**을 선택한다.

완료⑤–생성된 폼의 이름은 **'01_열형식폼'**으로 **저장**하였다.

완료⑥–폼이 완성되면, 해당 폼을 저장하고, 액세스를 완료하였다.

## 8.2.2 테이블 형식 폼(table_type_form)

**테이블 형식 폼**(table_type_form)은 **한 행에 하나의 레코드를 표시하는 방식**으로, 필드 이름이 연속적으로 나열되는 방식인데 이는 테이블을 보여주는 방식과 동일한 방법의 폼이다. 따라서 테이블 개체와 폼 개체는 매우 비슷한 레이아웃을 볼 수 있다.

DEFINITION 8–3

▶ 테이블 형식 폼(table_type_form)

- [폼 마법사]의 폼 생성 방법 중의 하나
- 한 행에 하나의 레코드를 표시하는 방식

## 실습 8-2 폼 만들기(2) – 테이블형식 폼 만들기

■ 사용파일 : ₩실습파일₩08_02_테이블형식폼.accdb

**[실습 8-2] 시작**

[테이블형식 폼] 생성하기
액세스 실행

↓

**DB 불러오기**

08_02_테이블형식폼.accdb

↓

**폼 마법사**

(1) [만들기]⇨[폼 마법사]⇨[테이블 형식] 선택
(2) '약제상한가' 테이블 선택

↓

**테이블형식 폼 저장**

'02_약제상한가테이블폼'으로 폼 저장

↓

**저장 및 완료**

'02_약제상한가테이블폼' 저장
및 데이터베이스 완료

step 00 아래와 같은 조건에 맞게 [폼 마법사]로 '테이블 형식 폼' 생성 명령을 아래와 같은 조건으로 수행하시오.

**CONDITION**

조건①–액세스를 실행하라.
조건②–**'08_02_테이블형식폼.accdb'**이라는 DB를 불러온다.
조건③–탐색창에서 **'약제상한가'** 테이블 개체를 사용하라.
조건④–**[폼 마법사]**를 활용하여 폼을 작성하라.
조건⑤–폼 생성을 위한 조건
  –**'약제상한가'** 테이블을 사용할 것.
  –폼의 모양은 **[테이블 형식] 폼**을 사용할 것.
  –생성될 폼의 이름은 **'약제상한가테이블폼'으로 저장**할 것.
조건⑥–폼이 완성되면, 해당 폼을 저장하고, 액세스를 완료하시오.

step 01 액세스를 실행한 후, 사용할 예제 파일을 [실습파일] 폴더 내에 파일이름이 '08_02_**테이블형식폼**.accdb'인 액세스 파일을 선택하고 **[열기(O)]** 버튼을 선택한다.

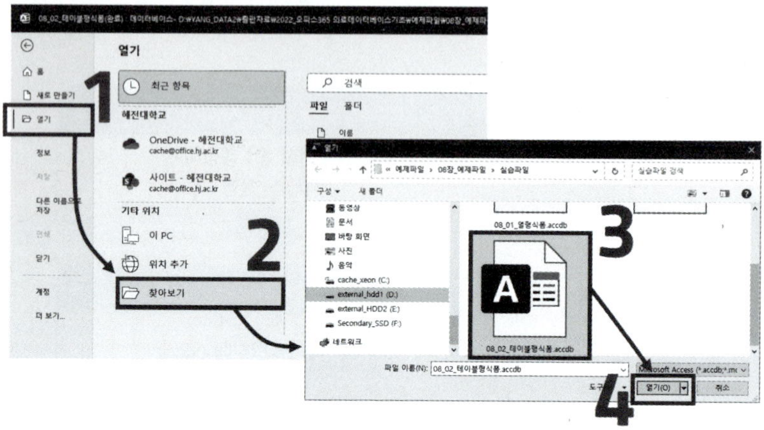


step 02 이제 준비가 완료되었다면, 폼을 만들기 위해 **'약제상한가'** 테이블을 선택한 상태에서 [리본메뉴]의 **[만들기]** → **[폼 마법사]**를 선택한다.

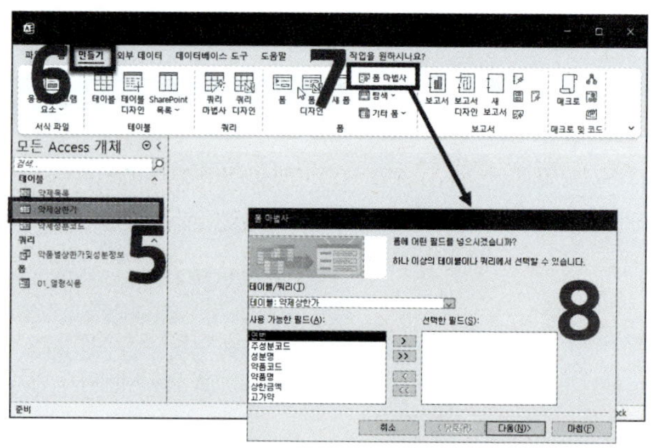


step 03 다음과 같이 [폼 마법사] 창이 나타나면, 테이블 중에 **'약제상한가'** 테이블을 선택하고 **해당 필드를 모두 '선택한 필드'로 이동**시킨다. **[다음(N)]** 버튼을 누른다.

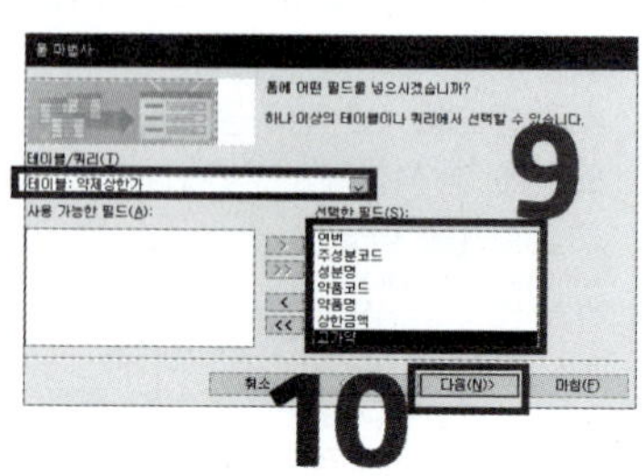

step 04 그 다음으로 **폼의 모양** 선택 사항에서 **[테이블형식(T)]**을 선택한 후, **[다음(N)]** 버튼을 누른다. 생성된 폼의 명칭은 **'02_약제상한가'로 저장**한다.

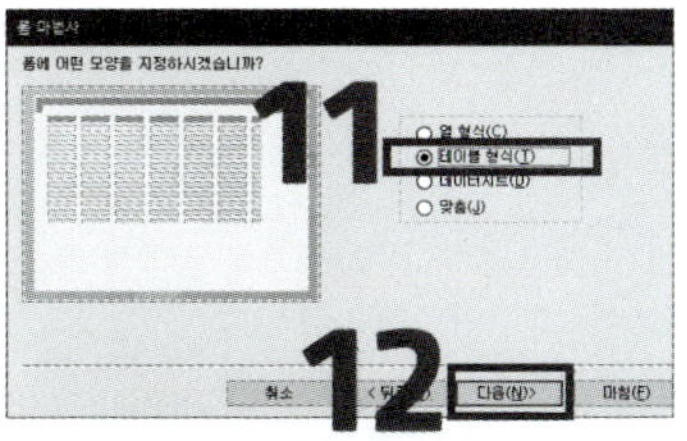


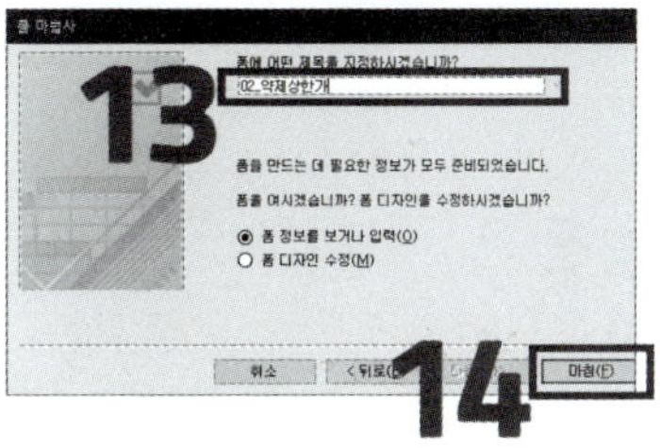


step 05 위의 step 04를 실행함과 동시에 다음과 같은 폼이 자동으로 생성된다. **[탐색창]**에 폼의 목록과 [개체창] 영역에 해당 폼을 아래와 같이 확인할 수 있다. 또한, 폼 창의 맨 밑에는 전체 레코드의 개수와 현재 레코드의 위치를 보여주는 상태 표시줄에서 확인할 수 있다.

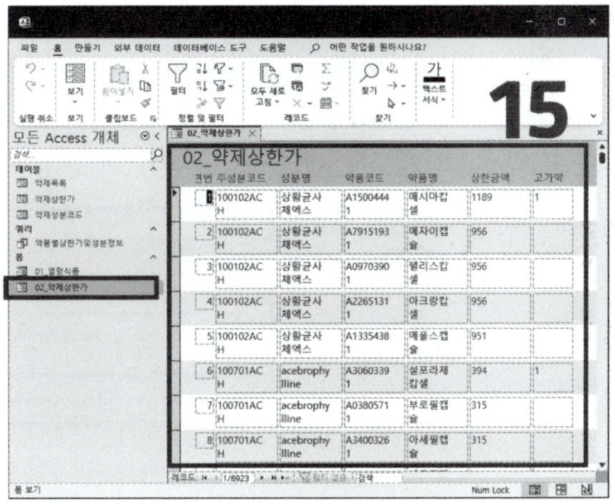

step 06 생성된 폼의 필드정보의 표현에 폭이 좁은 상태인데, 이를 편집하기 위해 [홈] → [보기] → **[디자인 보기(D)]**를 선택하거나, [개체창] 영역에서 마우스 오른쪽 버튼을 누르고 팝업이 나오면, **[디자인 보기(D)]**를 선택한다.

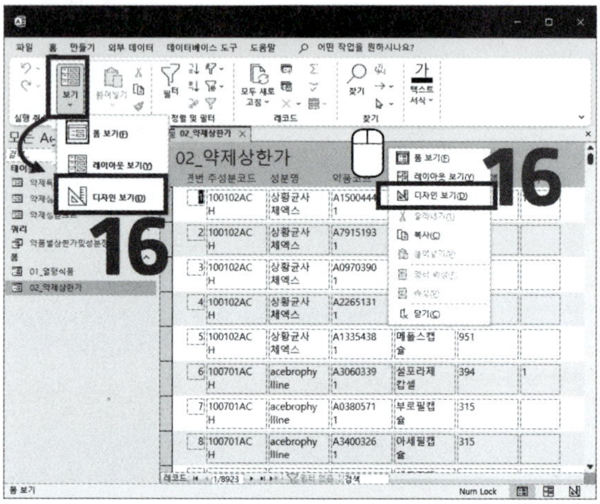

step 07 아래와 같이 **[폼디자인] 모드** 상태에서 **[폼 머리글]영역**과 **[본문]영역**, **[폼 바닥글]영역**으로 구분되는데 해당 필드를 드래그하거나 폭을 늘려 적당한 폭으로 배열한다. 배열이 완료되었다면, (18)번 항목의 **[보기]** → **[폼 보기(F)]**를 눌러 폼을 재실행한다.

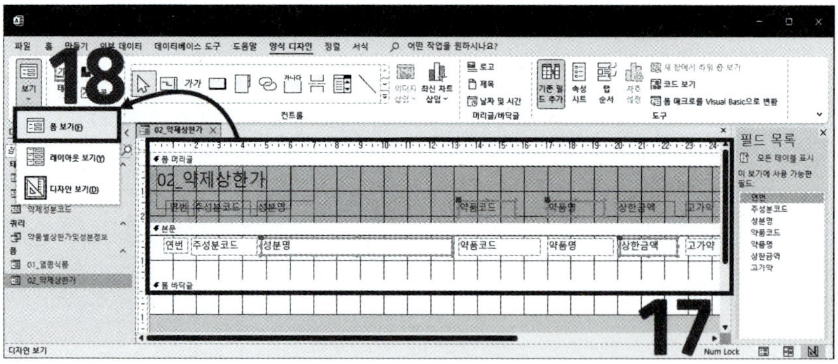

step 08 아래와 같이 너비와 폭의 크기가 깔끔하게 정렬된 폼을 확인할 수 있다(처음에는 너비와 폭이 잘 정렬되지 않을 테니 여러 번에 걸쳐 시도하기를 바란다).

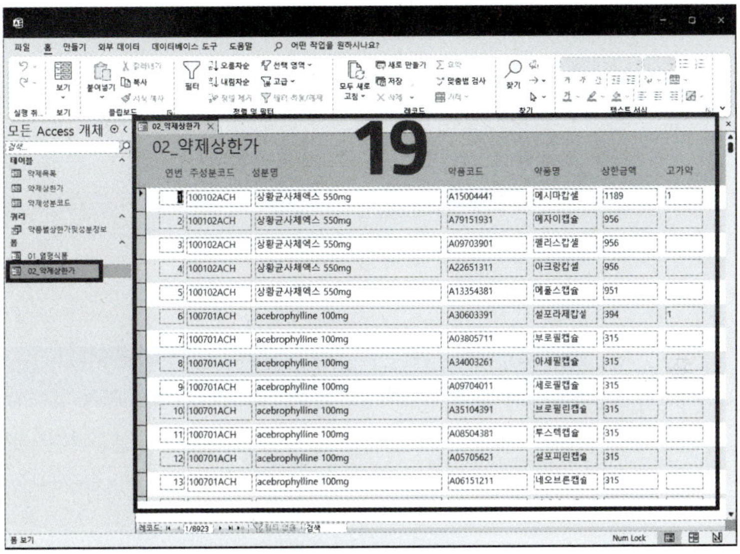

step 09 마지막으로 저장을 위해 단축키 CTRL + S 를 눌러 저장하거나, 액세스 창 왼쪽 위에 있는 저장(💾) 아이콘을 눌러 저장을 완료한다.

step 10 실습 요약 정리

완료①–액세스를 실행하였다.

완료②–'**08_02_테이블형식폼.accdb**'이라는 DB를 불러왔다.

완료③–탐색창에서 '**약제상한가**' 테이블 개체를 선택하였다.

완료④–**[만들기]** → **[폼 마법사]**를 선택하고, 폼의 모양은 **[테이블형식] 폼**을 선택하였다.

완료⑤–생성된 폼의 이름은 '**02_약제상한가**'로 **저장**하였다.

완료⑥–폼이 완성되면, 해당 폼을 저장하고, 액세스를 완료하였다.

## 8.2.3 데이터 시트 형식 폼

데이터 시트 형식 폼(data_sheet_type_form)은 **각 행에 한 개의 레코드를 표시하고, 각 필드는 원래의 테이블의 순서대로 나열**된다. 따라서 테이블 개체와 폼 개체의 차이를 거의 느끼지 못할 정도로 완벽하게 일치하는 엑셀형식의 데이터 시트가 생성된다.

**DEFINITION 8-4**

▶ **데이터 시트 형식 폼(data_sheet_type_form)**

- [폼 마법사]의 폼 생성 방법 중의 하나
- 각 행에 한 개의 레코드를 표시하고, 각 필드는 원래의 테이블의 순서대로 나열하는 방식으로 엑셀의 데이터시트와 유사한 폼

## 실습 8-3 폼 만들기(3) – 데이터시트 형식 폼 만들기

■ 사용파일 : ₩실습파일₩08_03_데이터시트폼.accdb

**[실습 8-3] 시작**

**[데이터시트폼] 생성하기**
액세스 실행

**DB 불러오기**

08_03_데이터시트폼.accdb

**폼 마법사**

(1) [만들기]⇨[폼 마법사]⇨[데이터시트형식] 선택
(2) '약제성분코드' 테이블 선택

**데이터시트형식 폼 저장**

'04_데이터시트폼'으로 폼 저장

**저장 및 완료**

'데이터시트폼' 저장
및 데이터베이스 완료

step 00 아래와 같은 조건에 맞게 [폼 마법사]로 '데이터시트 형식 폼' 생성 명령을 아래와 같은 조건으로 수행하시오.

CONDITION

조건①–액세스를 실행하라.
조건②–**'08_03_데이터시트폼.accdb'**이라는 DB를 불러온다.
조건③–탐색창에서 **'약제성분코드'** 테이블 개체를 사용하라.
조건④–**[폼 마법사]**를 활용하여 폼을 작성하라.
조건⑤–폼 생성을 위한 조건
–**'약제성분코드'** 테이블을 사용할 것.
–폼의 모양은 **[데이터시트 형식] 폼**을 사용할 것.
–생성될 폼의 이름은 **'03_데이터시트폼'**으로 **저장**할 것.
조건⑥–폼이 완성되면, 해당 폼을 저장하고, 액세스를 완료하시오.

step 01 액세스를 실행한 후, 사용할 예제 파일을 [실습파일] 폴더 내에 파일이름이 '08_03_**데이터시트폼**.accdb'인 액세스 파일을 선택하고 **[열기(O)]** 버튼을 선택한다.

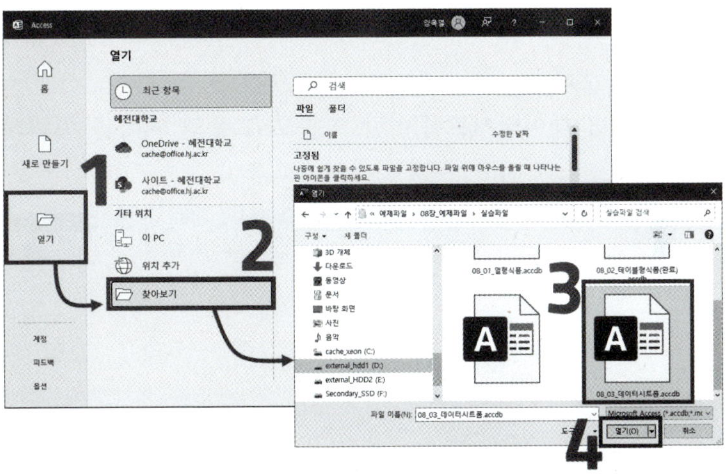

step 02 이제 준비가 완료되었다면, 폼을 만들기 위해 '약제성분코드' 테이블을 선택한 상태에서 [리본메뉴]의 [만들기] → [폼] → [폼 마법사]를 선택한다.

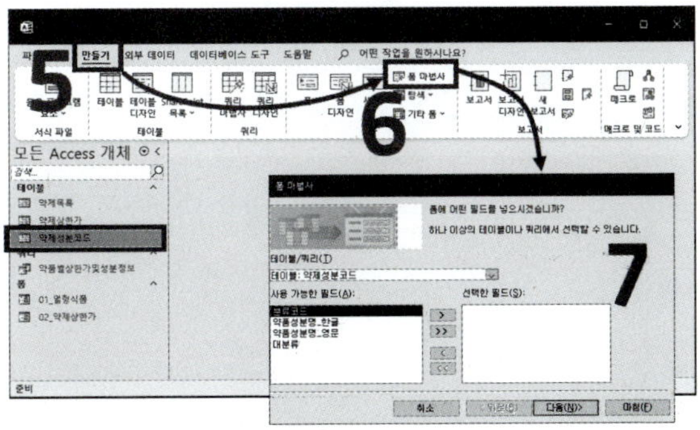

step 03 다음과 같이 **[폼 마법사]** 창이 나타나면, 테이블 중에 **[테이블:약제성분코드]** 테이블을 선택하고 해당 필드를 모두 선택한 필드로 이동시킨다. **[다음(N)]** 버튼을 누른다.

그 다음으로 폼의 모양 선택 사항에서 **[데이터시트(D)]**를 선택한다.

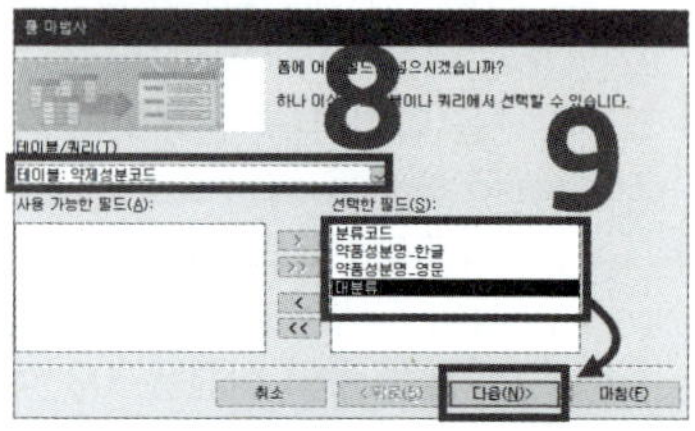


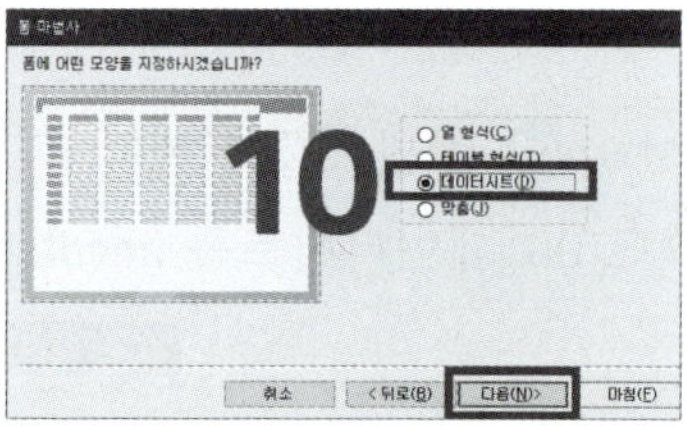


step 04 '**03_데이터시트폼**'이란 이름으로 폼의 제목을 입력하고, **[마침(F)]** 버튼을 누른다.

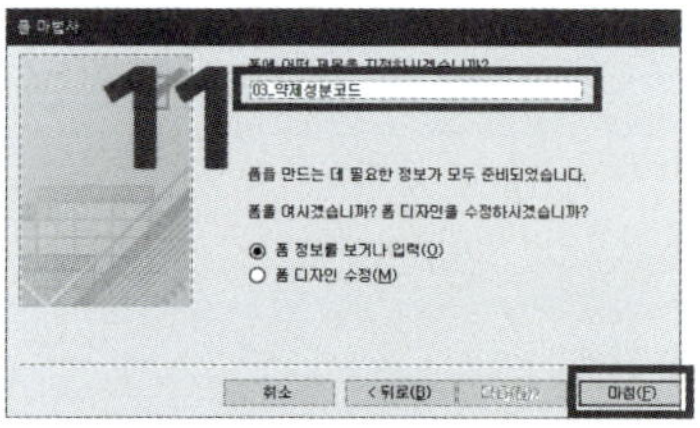


step 05 위의 step 04를 완료하면, 동시에 다음과 같은 폼이 자동으로 생성된다. **[탐색창]에 폼의 목록과 [개체창] 영역에 해당 폼**을 아래와 같이 확인할 수 있다. 또한, 폼 창의 맨 밑에는 전체 레코드의 개수와 현재 레코드의 위치를 보여주는 상태 표시줄이 나타남을 알 수 있다.

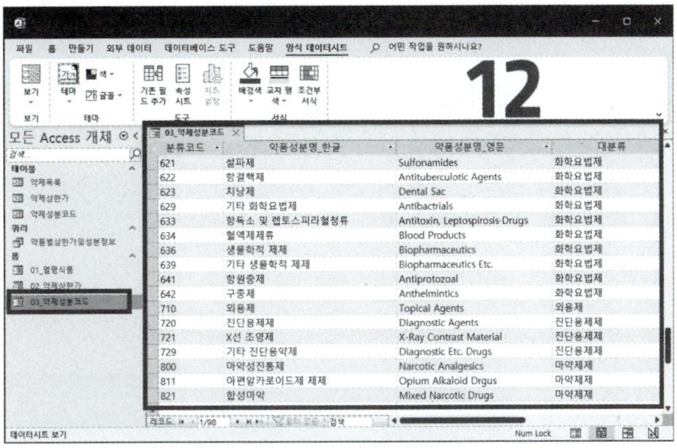

step 06 마지막으로 저장을 위해 단축키 CTRL + S 를 눌러 저장하거나, 액세스 창 왼쪽 위에 있는 저장(💾) 아이콘을 눌러 저장을 완료한다.

step 07 실습 요약 정리

조건①–액세스를 실행하였다.

조건②–'08_03_**데이터시트폼**.accdb'이라는 DB를 불러왔다.

조건③–탐색창에서 **'약제성분코드'** 테이블 개체를 사용하였다.

조건④–**[만들기]** → **[폼 마법사]**를 선택하고, 폼의 모양은 **[데이터시트 형식] 폼을 선택**하였다.

완료⑤–생성된 폼의 이름은 '03_**데이터시트폼**'으로 **저장**하였다.

완료⑥–폼이 완성되면, 해당 폼을 저장하고, 액세스를 완료하였다.

## 8.2.4 맞춤형식 폼(design type form)

맞춤형식 폼(design type form)이란 **사용자가 폼의 형태를 자유롭게 편집하면서 폼의 형태를 완성해나가는 방식의 폼**이다. 따라서 앞서 사용한 [열형식 폼], [테이블 형식 폼], [데이터시트 폼]의 형태 보다 **사용자의 자율성을 더 강조한 구조**라고 할 수 있다.

**DEFINITION 8-5**

▶ **맞춤형식 폼(design type form)**

- [폼 마법사]의 폼 생성 방법 중의 하나
- 사용자가 폼의 형태를 자유롭게 편집하면서 폼의 형태를 완성해나가는 방식의 폼으로 사용자의 자율성을 강조한 폼의 구조임

## 실습 8-4 폼 만들기(4) – 맞춤형식 폼 만들기

■ 사용파일 : ₩실습파일₩08_04_맞춤폼.accdb

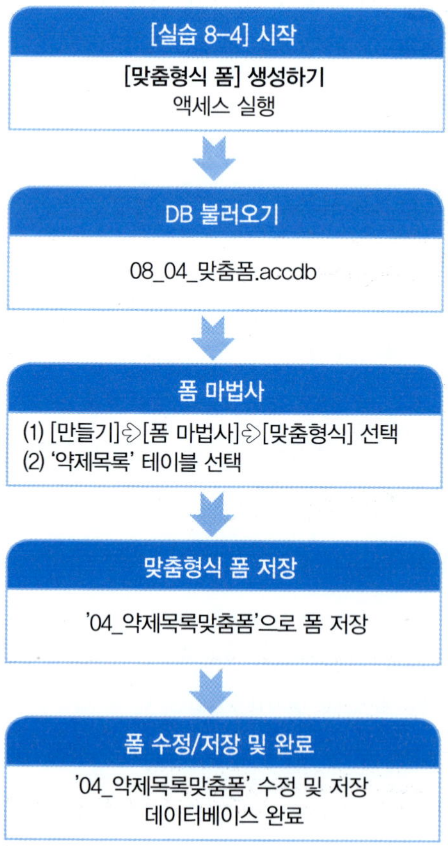


**step 00** 아래와 같은 조건에 맞게 [폼 마법사]로 '맞춤형식 폼' 생성 명령을 아래와 같은 조건으로 수행하시오.

CONDITION

조건①–액세스를 실행하라.
조건②–**'08_04_맞춤폼.accdb'**이라는 DB를 불러온다.
조건③–탐색창에서 '약제목록' 테이블 개체를 사용하라.
조건④–**[폼 마법사] → [맞춤(J)]**를 활용하여 폼을 작성하라.
조건⑤–폼 생성을 위한 조건

- –사용 테이블은 **'약제목록'** 테이블을 사용할 것.
- –폼의 모양은 **[맞춤 형식] 폼을 사용**할 것.
- –폼에 나타낼 필드는 **[연번], [약품코드], [약품명], [급여구분], [제약회사명], [분류코드], [주성분코드]** 만을 출력할 것.
- –생성될 폼의 이름은 **'04_약제목록맞춤폼'으로 저장**할 것.
- –폼 내에 필드 너비와 폭을 필드의 출력 데이터의 크기에 맞도록 조정할 것.

조건⑥–폼이 완성되면, 해당 폼을 저장하고, 액세스를 완료하시오.

step 01 액세스를 실행한 후, 사용할 예제 파일을 [실습파일] 폴더 내에 파일이름이 **'08_04_맞춤폼.accdb'**인 액세스 파일을 선택하고 **[열기(O)]** 버튼을 선택한다.

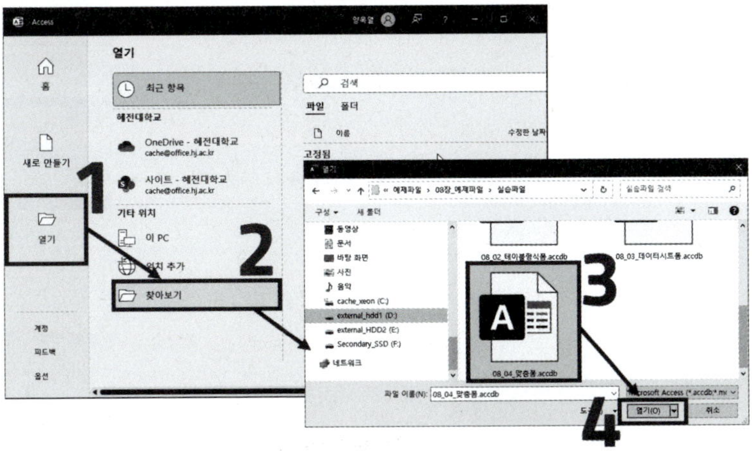

step 02 이제 준비가 완료되었다면, 폼을 만들기 위해 **'약제목록'** 테이블을 선택한 상태에서 [리본메뉴]의 **[만들기] → [폼] → [폼 마법사]**를 선택한다.

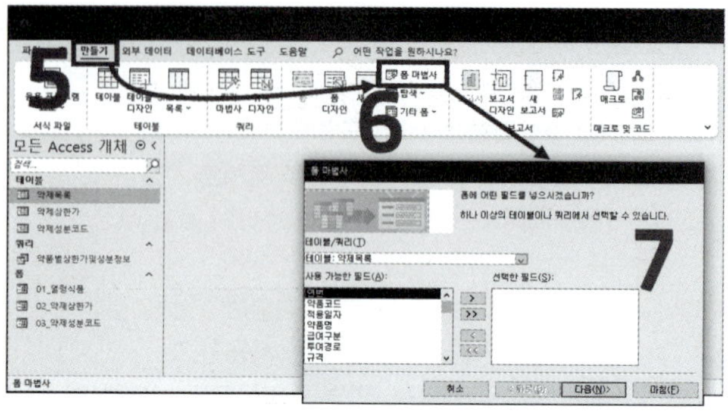


step 03 다음과 같이 [**폼 마법사**] **창**이 나타나면, 테이블 중에 [**테이블:약제목록**] 테이블을 선택하고 [**연번**], [**약품코드**], [**약품명**], [**급여구분**], [**제약회사명**], [**분류코드**], [**주성분코드**] 필드를 '선택한 필드'로 이동시킨다. [**다음(N)**] 버튼을 누른다.

그 다음으로 **폼의 모양** 선택 사항에서 [**맞춤(J)**]을 선택한다.

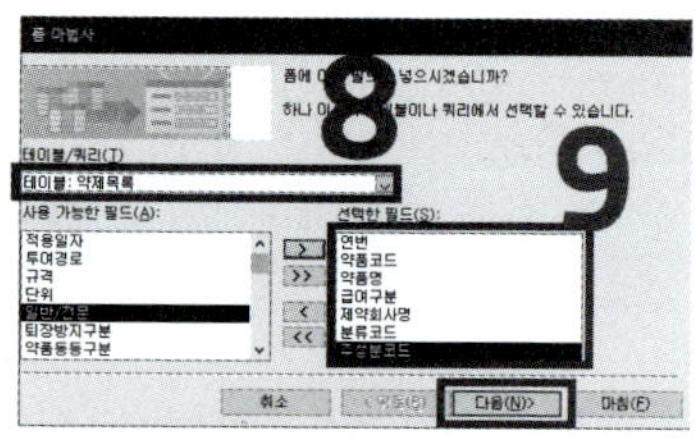


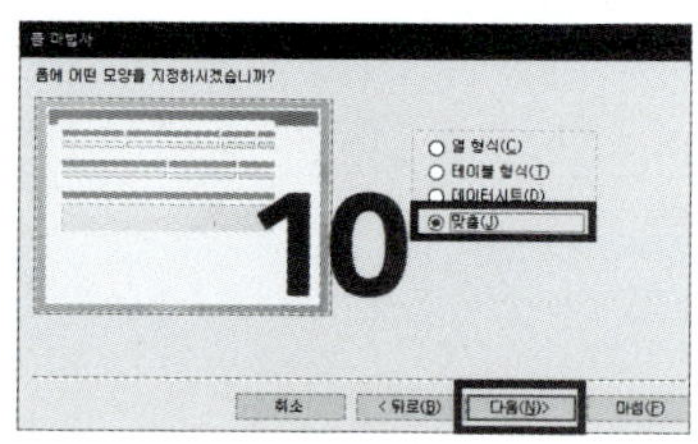


step 04 '**04_약제목록맞춤폼**'이란 이름으로 폼의 제목을 입력하고, [**마침(F)**] 버튼을 누른다.

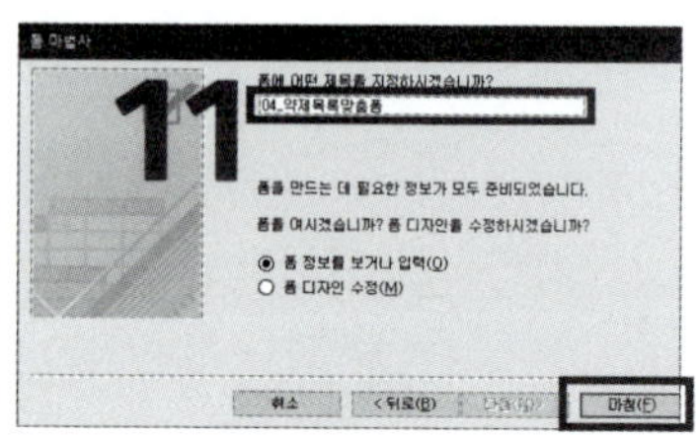

**step 05** 위의 **step 04**를 완료하면, 동시에 다음과 같은 폼이 자동으로 생성된다. **[탐색창]에 폼의 목록과 [개체창] 영역**에 해당 '**04_약제목록맞춤폼**'을 아래와 같이 확인할 수 있다. 완성된 폼은 한 줄에 하나의 필드를 나타내므로 매우 큰 공간을 차지하고 있음을 알 수 있다.

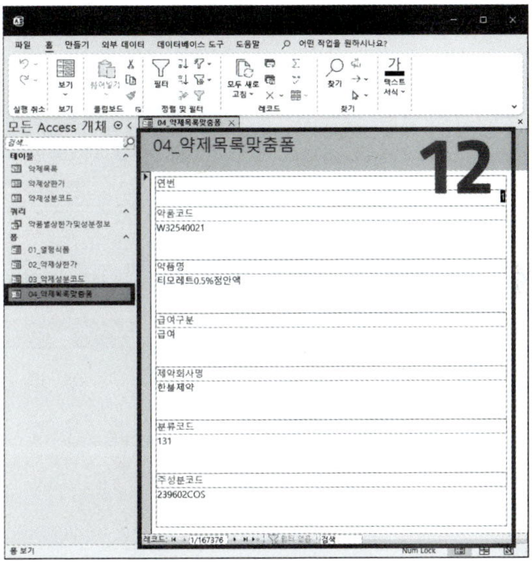


**step 06** 생성된 폼의 디자인을 수정하려면, **[폼]** → **[보기]** → **[디자인 보기(D)]**를 선택한다.

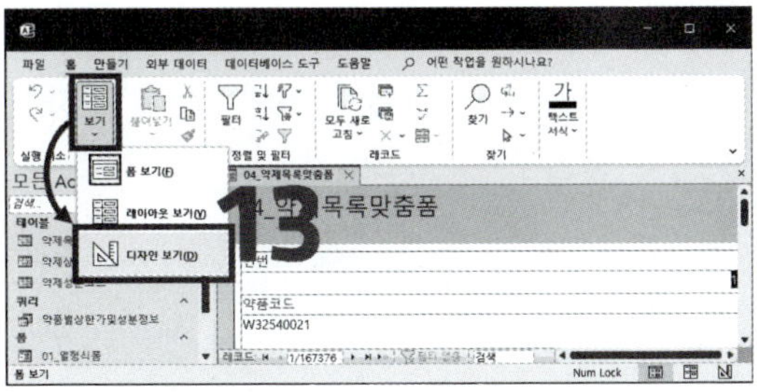


**step 07** 아래와 같이 **[디자인 보기]** 창이 나타나면 필드명과 필드제목을 아래와 같이 폭과 높이를 조절하여 적절하게 배치시킨다. 조정이 끝났다면 **[보기]** → **[폼 보기(F)]**를 누른다.

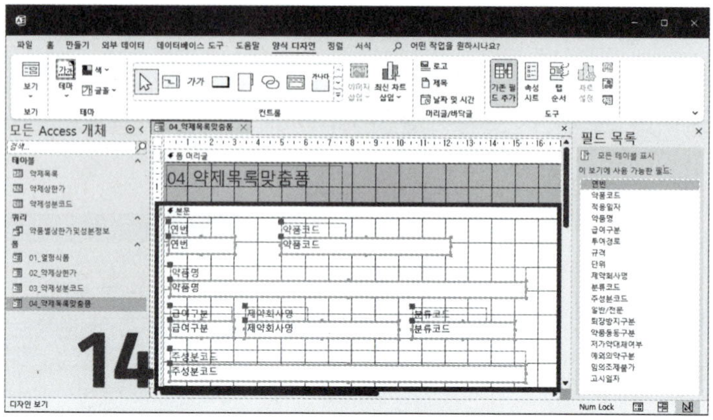


step 08 그러면 아래와 같이 조절된 필드명과 필드레이블을 확인할 수 있을 것이다.

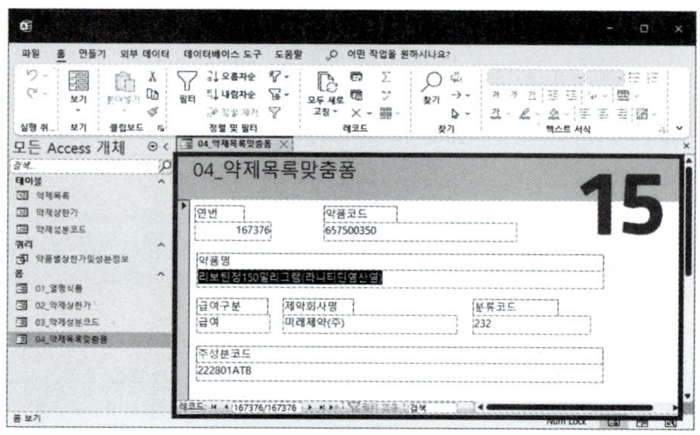


step 09 만일 보다 자세한 속성 편집을 필요로 한다면, **[보기] → [디자인 보기(D)]**로 변경하고 (16)영역에서 처럼 **[양식 디자인] → [속성시트]**를 선택하여 속성시트의 각 속성 조절이 가능하다.

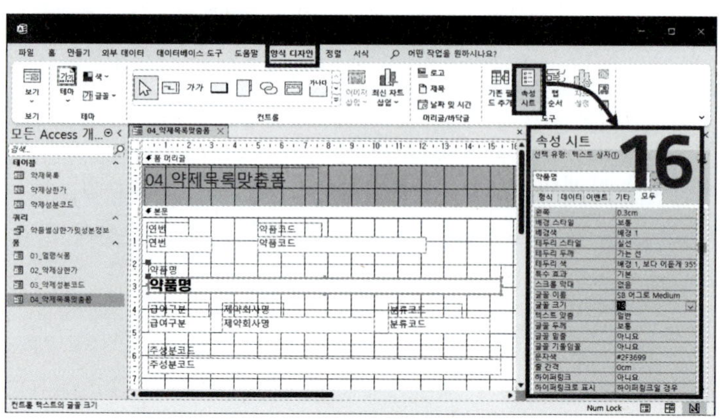

step ⑩ 아래에서는 조건에서와 같이 [**약품명**] 필드의 크기를 '**맑은고딕, 18포인트, 파랑색**'으로 [**속성시트**]에서 변경하였다.

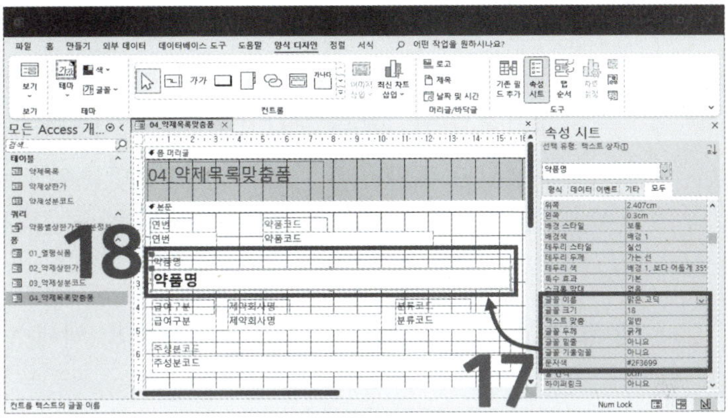


step ⑪ 다시 [**보기**] → [**폼 보기(F)**]로 변경한다. 그러면, 완성된 '04_**약제목록맞춤폼**'의 변경된 정보를 아래와 같이 확인할 수 있다.

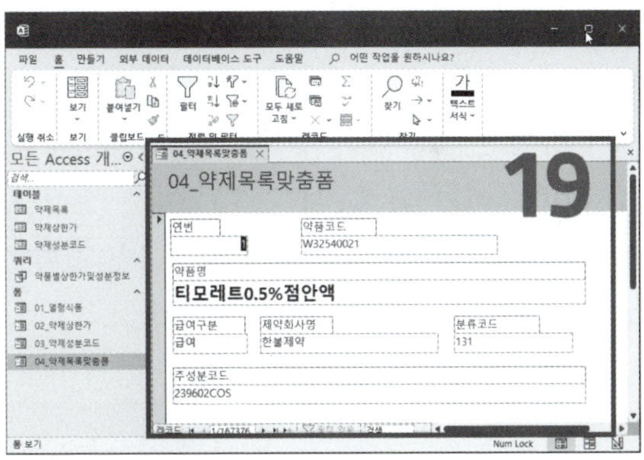


step ⑫ 마지막으로 저장을 위해 단축키 CTRL + S 를 눌러 저장하거나, 액세스 창 왼쪽 위에 있는 저장(💾) 아이콘을 눌러 저장을 완료한다.

step ⑬ 실습 요약 정리

완료①–액세스를 실행하였다.

완료②–'**08_04_맞춤폼**.accdb'이라는 DB를 불러왔다.

완료③–탐색창에서 '**약제목록**' 테이블 개체를 사용였다.

완료④–[**폼 마법사**] → [**맞춤(J)**]를 활용하여 폼을 작성하였다

완료⑤–폼 생성을 위한 조건

–사용 테이블은 **'약제목록'** 테이블을 사용함

–폼의 모양은 **[맞춤 형식] 폼**을 사용함

–폼에 나타낼 필드는 **[연번]**, **[약품코드]**, **[약품명]**, **[급여구분]**, **[제약회사명]**, **[분류코드]**, **[주성분코드]** 만을 출력함

–생성될 폼의 이름은 **'04_약제목록맞춤폼'**으로 저장함

–폼 내에 필드 너비와 폭을 필드의 출력 데이터의 크기에 맞도록 조정함

완료⑥–폼이 완성되면, 해당 폼을 저장하고, 액세스를 완료하였다.

## 8.3 새 폼 직접 만들기

**새 폼을 직접 만드는 방법**은 앞서 **[컬럼형식 폼]**, **[테이블형식 폼]**, **[데이터시트형식 폼]**, **[맞춤형식 폼]** 등의 기존 서식보다 훨씬 **융통성 있는 폼을 제작**하는데 유리하다.

이 방법은 사용자가 세밀한 디자인의 속성들을 조절할 수 있는 기능을 제공하기 때문이다. 이를 위해, 서식도구 모음, 속성 창, 컨트롤 등의 도구모음을 이용한다. 본 항목에서는 이러한 다양한 도구와 속성들을 활용하여 폼을 자유롭게 제작하는 예제를 실행해보도록 한다.

## 실습 8-5 이미지 사용자폼 만들기

■ 사용파일 : ₩예제파일₩08_05_이미지사용자폼.accdb

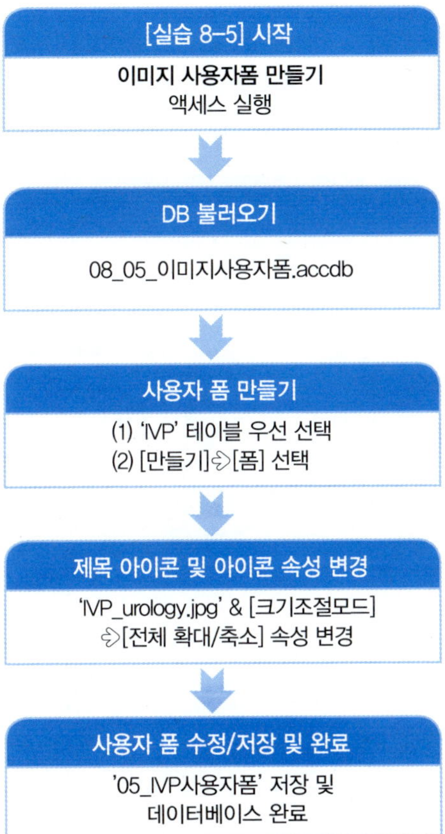


**step 00** 아래와 같은 조건에 맞게 [폼]으로 '사용자형식 폼' 생성 명령을 아래와 같은 조건으로 수행하시오.

| CONDITION |
| --- |
| 조건①–액세스를 실행하라.<br>조건②–**'08_05_이미지사용자폼.accdb'**이라는 DB를 불러온다.<br>조건③–탐색창에서 **'IVP'** 테이블 개체를 사용하라.<br>조건④–**[만들기] → [폼] → [폼]**을 활용하여 폼을 작성하라.<br>조건⑤–폼 생성을 위한 조건<br>–사용 테이블은 **'IVP'** 테이블을 사용할 것.<br>–폼의 모양은 **[사용자 맞춤 형식]** 폼을 사용할 것.<br>–폼에 나타낼 필드는 테이블 내의 모든 필드를 출력할 것. |

> –폼의 제목 아이콘에 이미지를 'urology.jpg'이미지로 변경하고, 속성시트의 속성 중 **[크기 조절 모드]의 속성을 '전체 확대/축소'로 변경**할 것.
> –폼의 이름을 **'05_IVP_이미지사용자폼'**으로 저장할 것.
> 조건⑥–폼이 완성되면, 해당 폼을 저장하고, 액세스를 완료하시오.

step 01 [시작] → [프로그램] → [Microsoft Office] → [Microsoft Office Access]를 실행한다. 액세스를 실행한 후, 사용할 예제 파일을 [실습파일] 폴더 내에 파일이름이 '08_05_**이미지사용자폼**.accdb'인 액세스 파일을 선택하고 **[열기(O)]** 버튼을 선택한다.

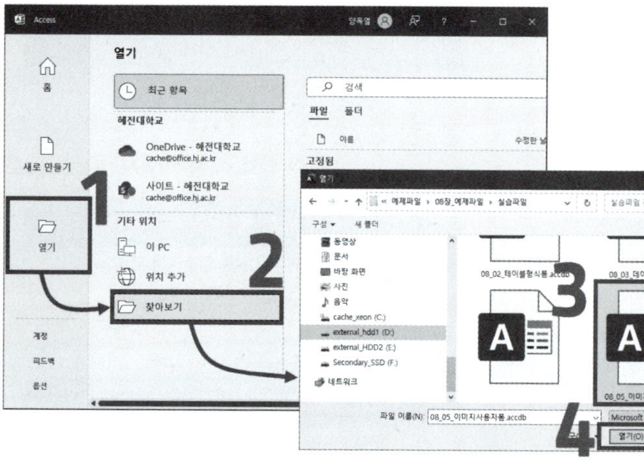

step 02 샘플 데이터베이스가 존재하는 폴더에서 '08_05_**이미지사용자폼**.accdb'이 열리면, 데이터베이스 왼쪽 [개체창] 영역의 테이블 개체 중에 다음과 같이 'IVP' 테이블을 선택한다. 그 상태에서 **[만들기]** → **[폼]**을 선택한다(IVP(Intra–Venous Pyelograph)는 경정맥성 신우 촬영술 혹은 신장방광단순요로촬영술 등을 의미한다).

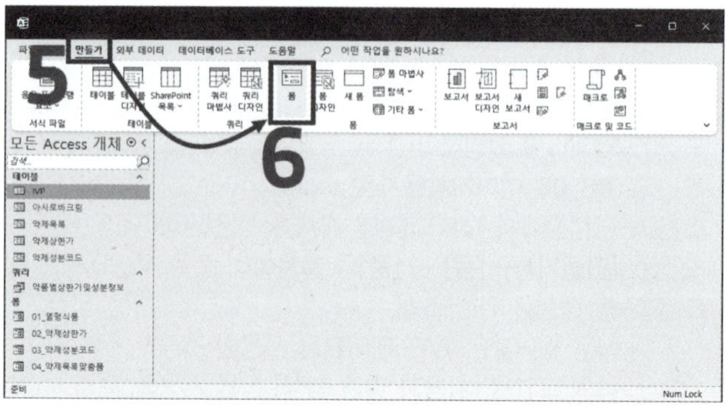

step 03 아래와 같이 가운데 **[개체창]** 영역에 'IVP'에 대한 **[폼 디자인]**창과 **[속성 시트]**창이 동시에 나타난다. 여기서 기본적인 폼의 설계 상태를 확인할 수 있다.

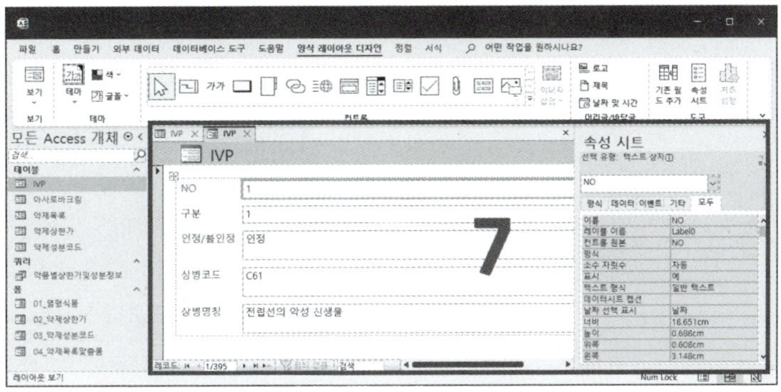


step 04 본 예제의 조건에 해당하는 **[폼 디자인]** 창에서 **[제목] 영역의 아이콘 이미지를 변경**해보자. 이를 위해 (8)영역의 아이콘을 선택한 상태에서 (9)영역에 해당하는 [서식] → [머리글/바닥글] → [로고] 아이콘을 선택한다.

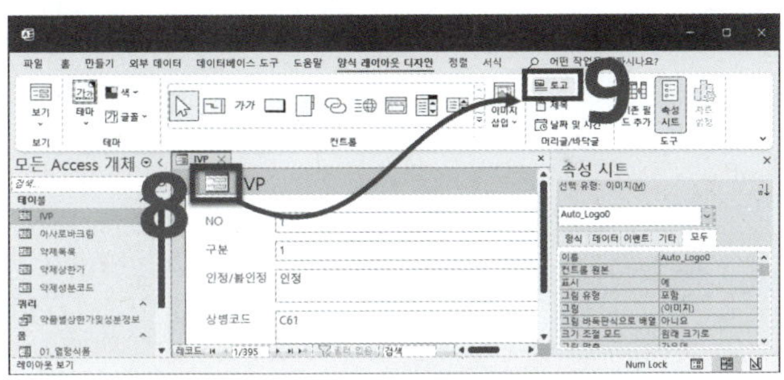


step 05 예제 파일을 [실습파일] 폴더 내에 파일이름이 'IVP_urlogy.png'인 파일을 선택하고 [확인] 버튼을 누른다.

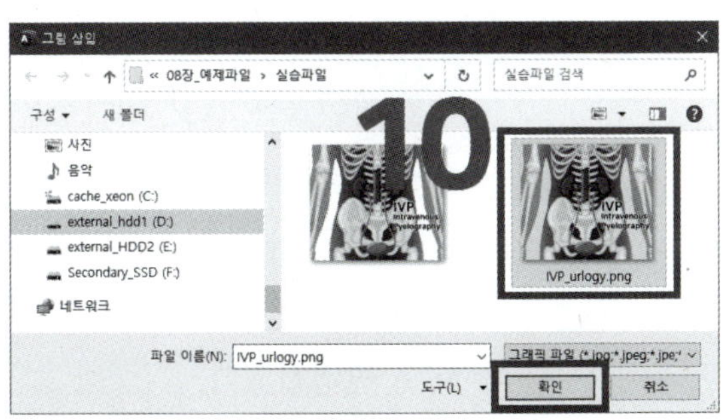

step 06 그러면, 아래와 같이 제목줄에 **변경된 로고를 확인**할 수 있을 것이다. 이때, 로고 이미지가 커서 모두 보이지 않는다면, **[속성 시트] → [크기 조절 모드] → [전체 확대/축소]** 라는 속성으로 변경하면 그림 크기에 맞게 조절될 것이다.

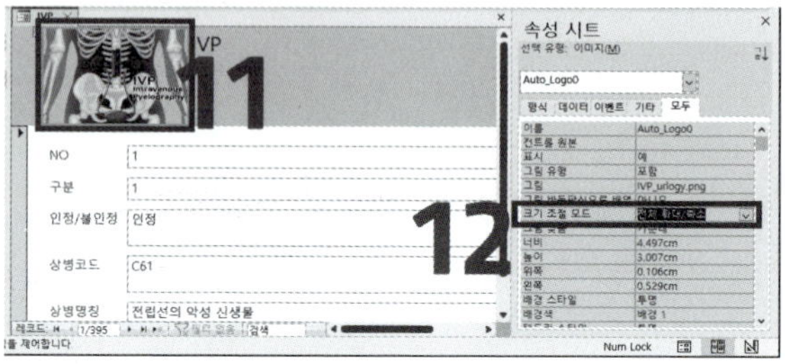


step 07 사용자 폼의 작성이 완료되었다면 단축키 CTRL + S 를 눌러 저장하거나, 액세스 창 왼쪽 위에 있는 저장( ) 아이콘을 누르면, 저장되는 폼의 이름은 테이블이름과 연관성 있게 '05_IVP_이미지사용자폼'이란 이름으로 입력하고 저장하면 된다.

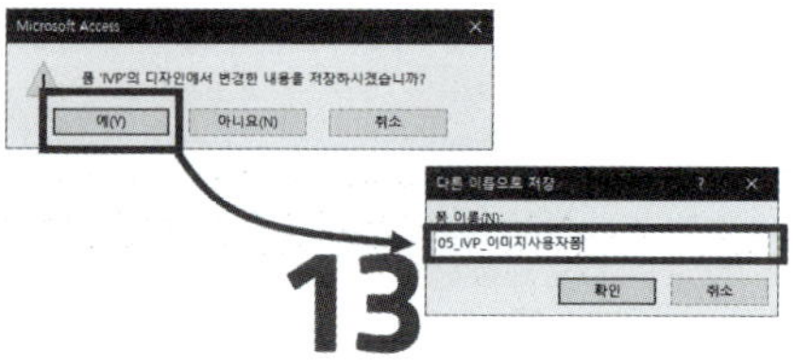


step 08 실습 요약 정리

완료①–액세스를 실행하였다.

완료②–**'08_05_이미지사용자폼.accdb'**이라는 DB를 불러왔다.

완료③–탐색창에서 'IVP' 테이블 개체를 선택하고 **[만들기] → [폼] → [폼]**을 활용하여 폼을 선택하였다.

완료④–폼 생성을 위한 조건

–사용 테이블은 **'IVP'** 테이블을 선택하였다.

–폼의 모양은 **[사용자 맞춤 형식] 폼 디자인 창**을 사용하였으며,

–폼의 제목 아이콘에 이미지를 'IVP_urology.jpg'이미지로 변경하였고, 속성시트의 속성 중 **[크기 조절 모드]**의 속성을 **'전체 확대/축소'**로 변경하였다.

–폼의 이름을 **'05_IVP_이미지사용자폼'**으로 **저장**하였다.

완료⑤–폼이 완성되면, 해당 폼을 저장하고, 액세스를 완료하였다.

## 8.3.1 서식도구

폼 작성에서 '서식도구'는 '폼 레이아웃 도구'와 같은 의미이며, [실습 8-5]에서 본 것처럼 서식을 디자인하는데 사용하는 다양한 기능의 아이콘으로 구성된다.

아래 그림과 같이 **[폼 레이아웃 도구]**의 서식도구는 크게 **[양식 디자인]**, **[정렬]**, **[형식]** 등 3개의 탭 메뉴 아래에 다양한 리본메뉴 묶음으로 구성되어 있다.

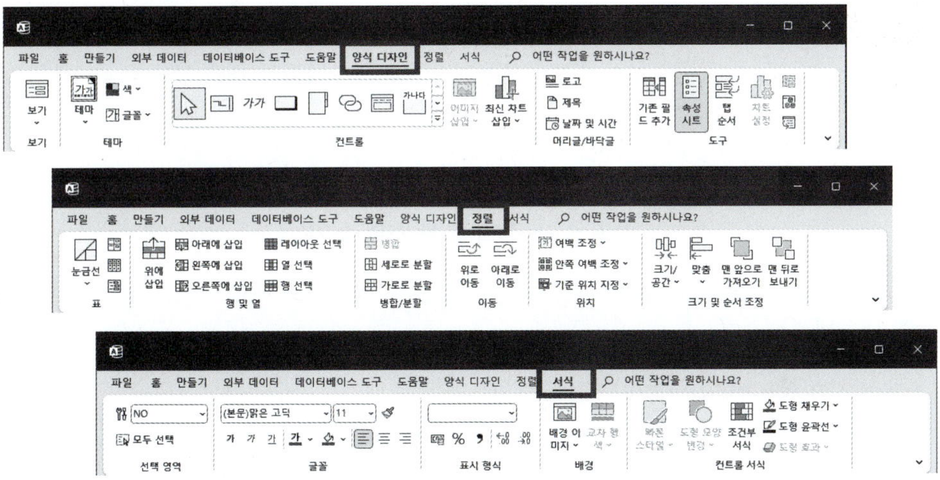

그림 8-3 폼의 서식 도구상자

DEFINITION 8-6

▶ 폼 서식도구

- 폼 레이아웃 도구와 같은 의미
- 사용자 폼을 작성하는데 필요한 서식을 디자인하는데 사용하는 다양한 기능의 아이콘으로 구성

## 8.3.2 속성 시트

폼에서 **'속성 시트'**는 테이블 내에 존재하는 **필드뿐만 아니라 폼의 바탕화면, 크기, 탭순서 등의 다양한 속성을 조절하는 기능**을 수행한다. 속성창을 보려면 반드시 [폼 디자인] 모드에서 다음 [그림 8-4]와 같이 [리본메뉴]의 **[양식 디자인] → [속성시트]**를 선택하면 나타난다.

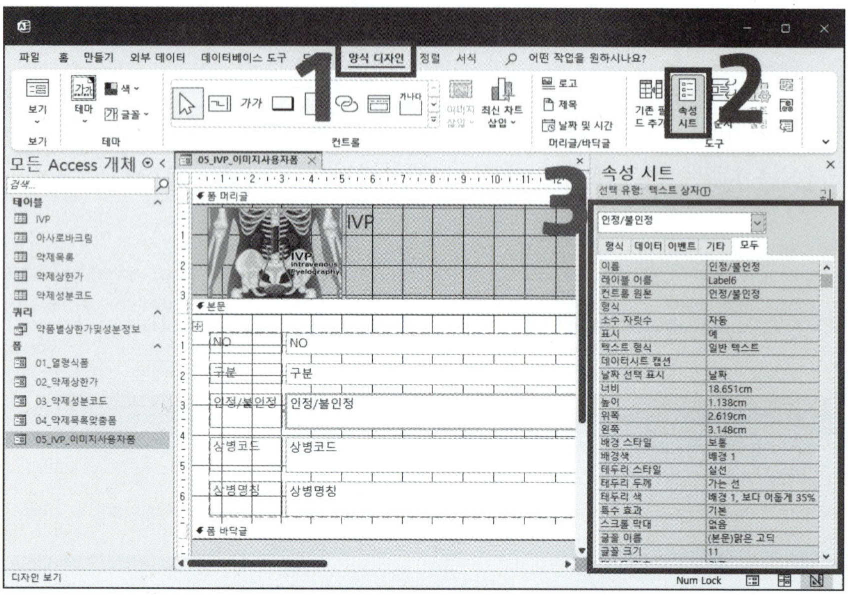


그림 8-4 폼의 속성 시트 보기

**DEFINITION 8-7**

▶ 속성 시트(Attribute Sheet)

- 액세스의 테이블 내에 존재하는 필드 및 폼의 바탕화면, 크기, 탭순서 등의 다양한 속성을 조절하는 기능
- [속성 시트]창은 반드시 [폼 디자인] 모드에서만 [리본메뉴]의 [양식 디자인] → [속성시트] 선택 가능

또한 **[속성 시트]**창은 크게 **[형식]**, **[데이터]**, **[이벤트]**, **[기타]**, **[모두]** 등 5가지의 탭 메뉴로 구성된다. **[형식]** 탭에는 **폼에 전체 크기, 디자인, 색상 등을 조정**하는 속성정보들을 가지고 있다. **[데이터]** 탭에서는 **폼에서 다루는 테이블 내의 레코드에 대한 필터링, 레코드 추가, 삭제 등의 기능**을 모아 둔 탭이다.

**[이벤트]** 탭에서는 **비주얼베이직에서 사용하는 이벤트와 동일한 형식의 이벤트를 사용할 수 있는 속성**들로 구성되어 있다.

또한, [속성 시트] 창의 **[기타] 탭**은 생성될 **폼 창의 팝업형식 유무, 탭 키의 전환, 메뉴, 도구모음 등의 설정 항목을 조정하는데 필요한 속성**들로 구성되어 있다. 마지막으로 **[모두] 탭**은 **형식, 데이터, 이벤트, 기타 탭으로 구분된 속성 정보를 모두 보**

**여주는 탭**이다. 이것은 마치 마이크로소프트의 프로그래밍언어 비주얼베이직(Visual Basic)의 속성창과 매우 유사함을 알 수 있다.

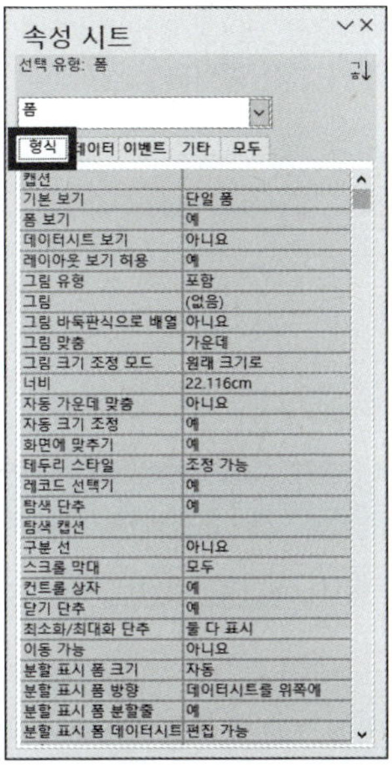


그림 8-5 [형식] 탭

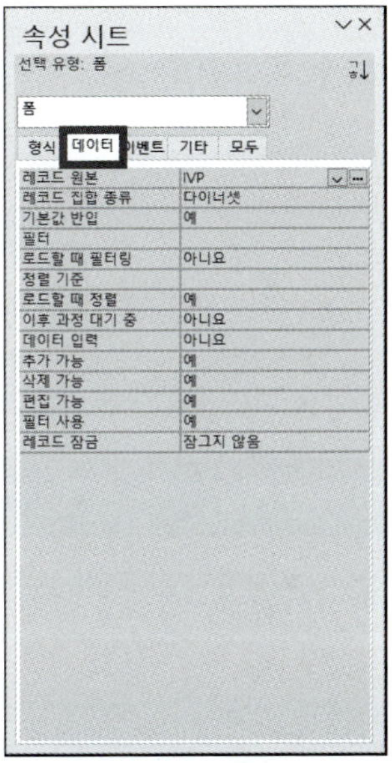


그림 8-6 [데이터] 탭

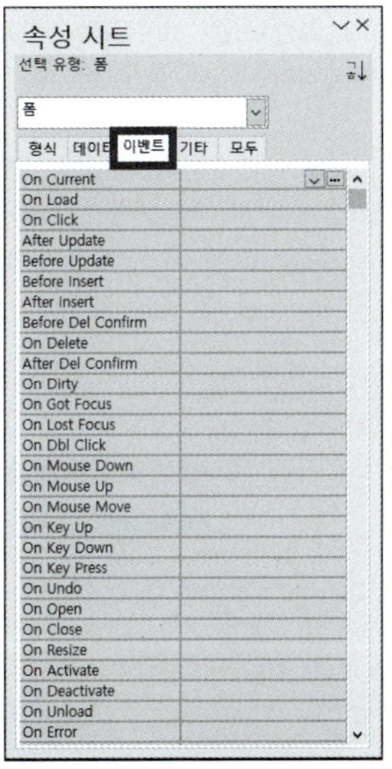


그림 8-7 [이벤트] 탭

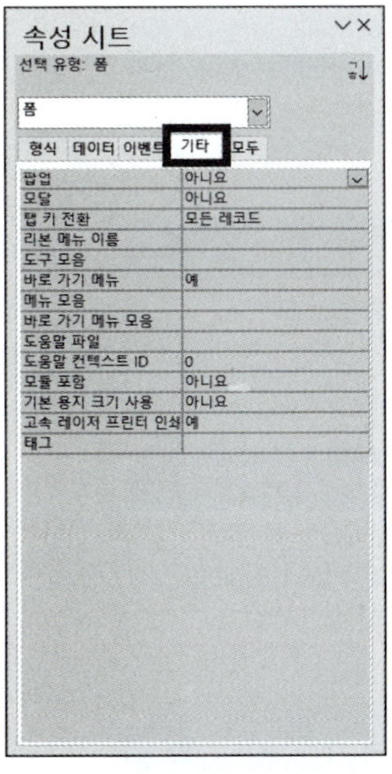


그림 8-8 [기타] 탭

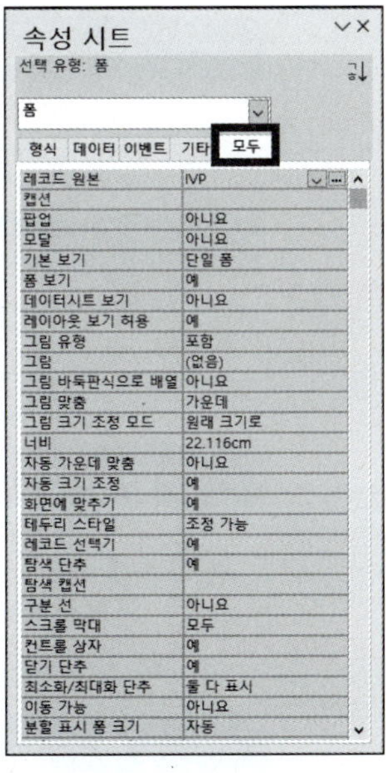


그림 8-9 [모두] 탭

## SUMMARY 8-3 | 속성시트 [탭] 종류별 기능

(1) **[형식]탭** : 폼에 전체 크기, 디자인, 색상 등을 조정하는 속성
(2) **[데이터]탭** : 폼에서 다루는 테이블 내의 레코드에 대한 필터링, 레코드 추가, 삭제 등의 기능
(3) **[이벤트]탭** : 비주얼베이직에서 사용하는 이벤트와 동일한 형식의 이벤트를 사용할 수 있는 속성
(4) **[기타]탭** : 폼 창의 팝업형식 유무, 탭 키의 전환, 메뉴, 도구모음 등의 설정 항목을 조정하는데 필요한 속성
(5) **[모두]탭** : 형식, 데이터, 이벤트, 기타 탭으로 구분된 속성 정보를 모두 보여주는 탭

다음 실습 예제는 폼에서 사용하는 각종 속성에 대한 설정을 실습하기 위한 예제이다.

## 실습 8-6 사용자폼 속성변경하기

■ 사용파일 : ₩실습파일₩08_06_속성변경사용자폼.accdb

**[실습 8-6] 시작**

**[사용자폼]** 속성변경하기
액세스 실행

↓

**DB 불러오기**

08_06_속성변경용자폼

↓

**사용자 폼 만들기**

(1) '아시클로바크림' 테이블 우선 선택
(2) [만들기]⇨[새 폼] 선택

↓

**폼 제목 및 아이콘 속성 변경**

'아시클로바크림 사용자폼'
& '아시클로바크림.jpg' 활용 [크기조절모드]
⇨[전체 확대/축소] 속성 변경

↓

**사용자 폼 저장 및 완료**

'06_아시클로바크림 사용자폼' 저장 및
데이터베이스 완료

**step 00** 아래와 같은 조건에 맞게 [폼]으로 '사용자형식 폼 레이아웃 창'을 이용하여 폼의 속성을 아래와 같은 조건으로 수행하시오.

| CONDITION |
|---|
| 조건①–액세스를 실행하라.<br>조건②–**'08_06_속성변경사용자폼.accdb'**이라는 DB를 불러온다.<br>조건③–탐색창에서 **'아시클로버크림'** 테이블 개체를 사용하라.<br>조건④–**[만들기] → [폼] → [새 폼]**을 활용하여 폼을 작성하라.<br>조건⑤–폼 생성을 위한 조건<br>–사용 테이블은 **'아시클로버크림'** 테이블을 사용할 것.<br>–폼의 모양은 **[새 폼]** 메뉴를 사용할 것.<br>–폼의 제목은 **'06_아시클로바크림 사용자폼'**으로 변경할 것.<br>–폼의 제목 아이콘에 이미지를 **'아시클로바크림.jpg'** 이미지로 변경하고, 속성시트의 속성 중 **[크기 조절 모드]의 속성을 '전체 확대/축소'**로 변경하고 필드의 배경색도 변경할 것.<br>–폼의 이름을 **'06_아시클로바_사용자폼'**으로 저장할 것.<br>조건⑥–폼이 완성되면, 해당 폼을 저장하고, 액세스를 완료하시오. |

**step 01** 사용할 예제 파일을 [실습파일] 폴더 내에 파일이름이 **'08_06_속성변경사용자폼'** 파일을 연다.

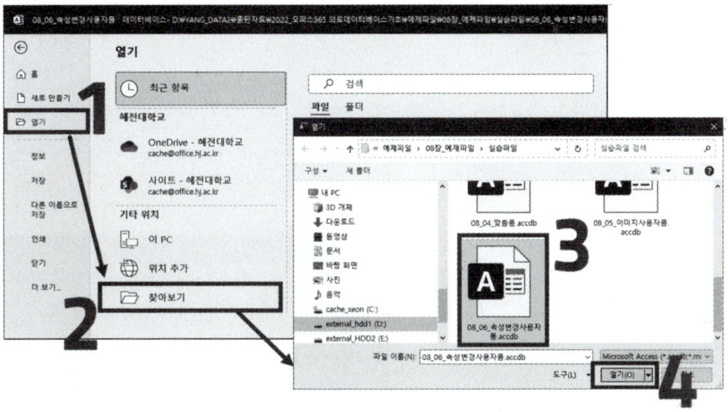


**step 02** 데이터베이스 창에서 [테이블] 개체 중에 다음과 같이 샘플 테이블 중에 **'아시클로버크림'** 테이블을 선택한다.

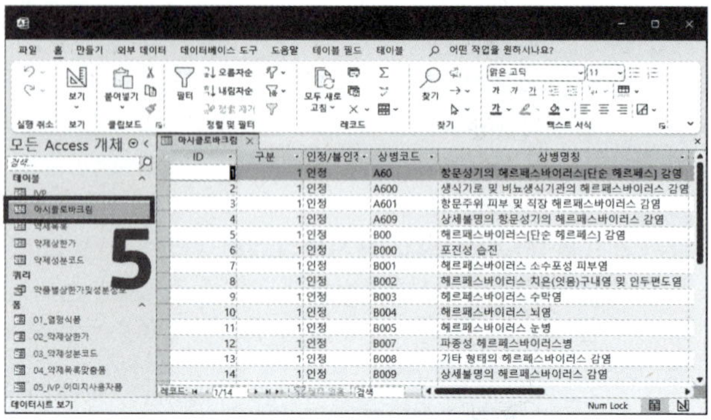

step 03 액세스의 위쪽에 [리본메뉴]의 **[만들기]** → **[폼]** → **[새 폼]**을 선택한다. 그러면 아래와 같이 가운데 **[폼]**에 대한 **[레이아웃 보기]** 창이 나타난다. 또한 오른쪽에는 [필드 목록] 창이 나타난다. 여기서 '아시클로버크림'에 포함된 각 필드명을 [폼 레이아웃 창]의 빈 영역으로 드래그 하여 옮긴다.

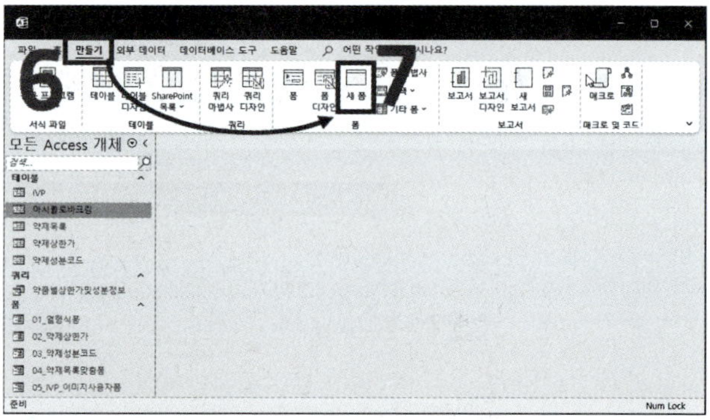

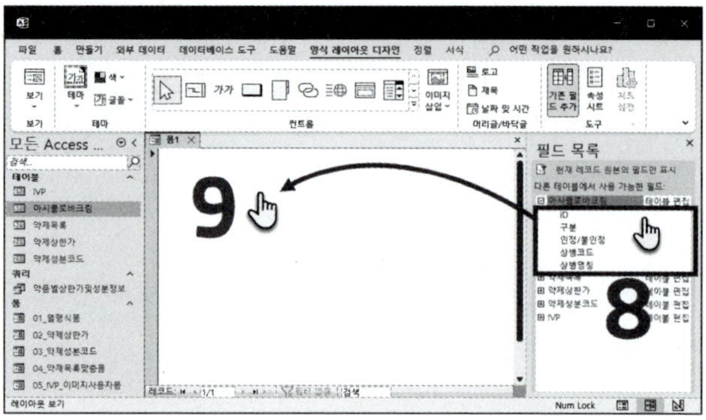

step 04 아래와 같이 **'아시클로바크림'** 테이블 내의 필드인 **[ID]**, **[구분]**, **[인정/불인정]**, **[상병코드]**, **[상병명칭]** 등 5개의 필드가 [폼 레이아웃 창]에 옮겨진 것을 확인할 수 있다(레이블과 값을 표시하는 박스크기는 조정가능하다).

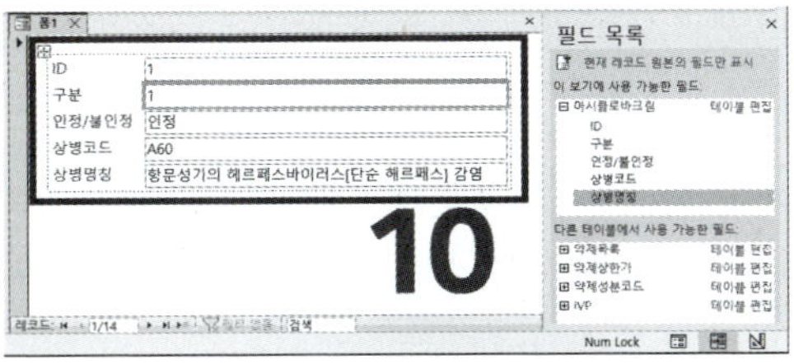


step 05 제목을 입력하기 위해 [리본메뉴]에서 **[폼레이아웃 도구]** → **[양식 레이아웃 디자인]** → **[제목]**을 선택한다.

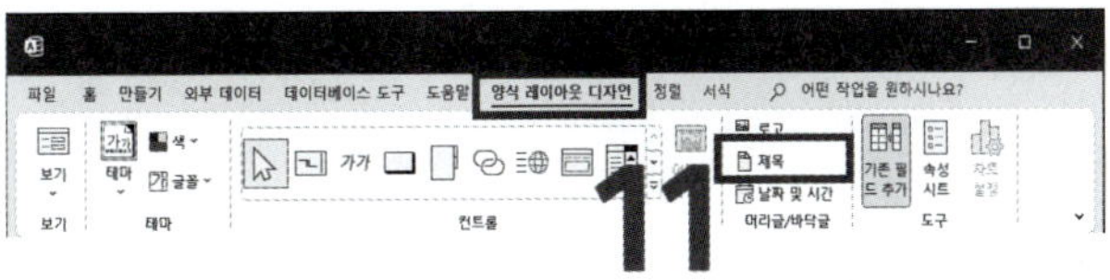


step 06 아래 첫 번째 폼과 같이 나타나면, 두 번째 폼에서와 같이 제목을 **'아시클로바크림_보험적용_상병코드'**로 입력한다.

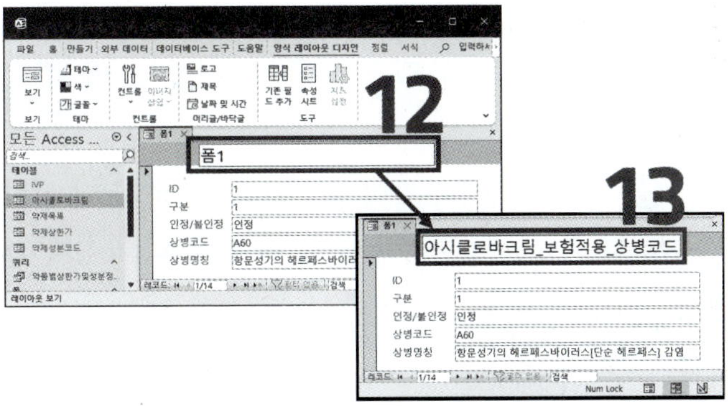


step 07 다음으로 제목줄에 그림을 입력하기 위해, [리본메뉴]의 **[폼레이아웃 도구]** → **[양식 레이아웃 디자인]** → **[로고]**를 선택하여 예제폴더에서 **'아시클로바크림.jpg'**를 선택하고, [확인] 버튼을 누른다.

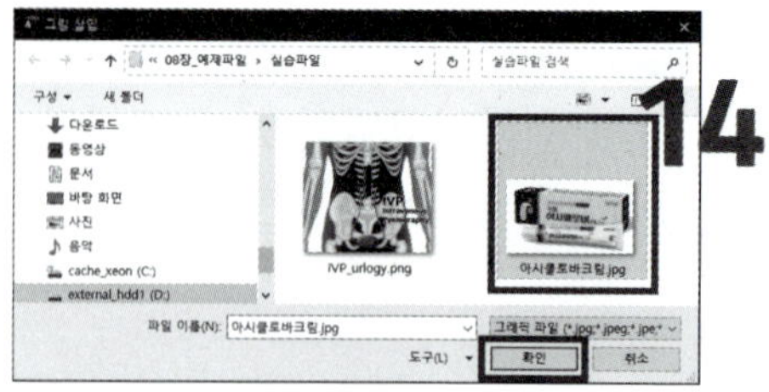


step 08 로고 그림의 크기를 적당한 크기로 조절한 다음, 그림의 속성을 변경해보자. 로고 그림 위에서 **마우스 오른쪽 버튼**을 누르면 아래와 같이 팝업창이 나타난다. 여기서 [**속성(P)**] 메뉴를 선택한다.

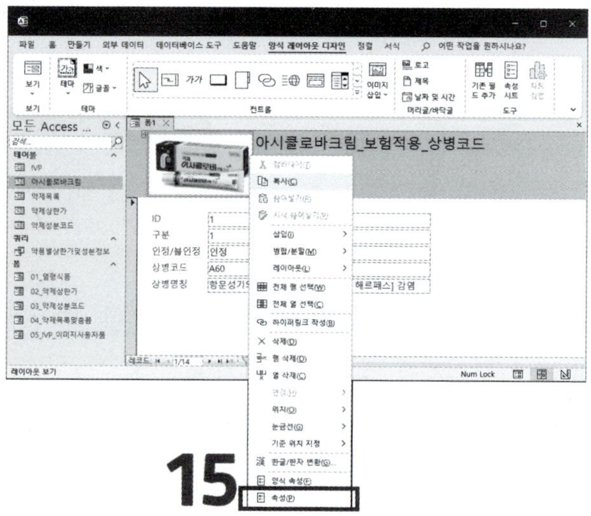


step 09 그러면 아래와 같이 오른쪽에 [**속성 시트] 창**이 나타난다. 속성 중에 [**크기 조절모드**] 속성을 선택하고 '**전체 확대/축소**'를 선택하면 그림이 창의 크기에 맞게 확대되거나 축소된다.

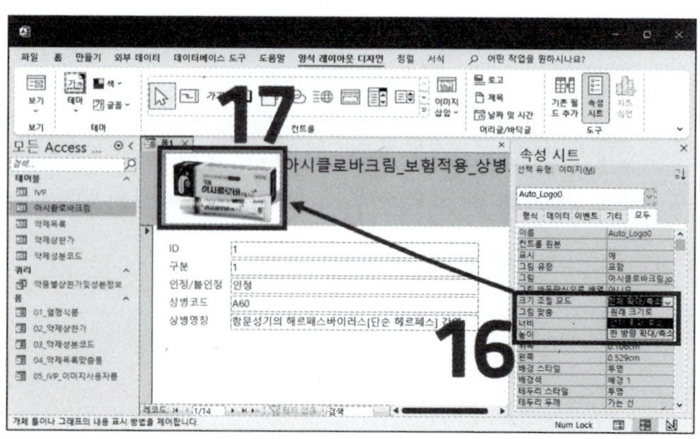

step ⑩ 다음으로 본문 내용의 바탕색을 변경하기 위해, 본문 배경을 선택한 상태에서 **[속성시트] 창**의 속성 중에 **[배경색] 속성**을 선택하고 색상을 변경해 본다.

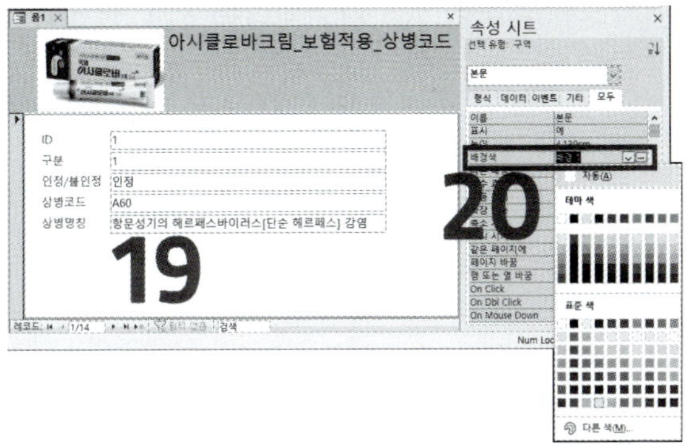


step ⑪ 다음으로 [ID], **[상병코드]**, **[상병명칭]**을 선택하고 배경색을 아래와 같이 **[속성 시트]** 창에서 변경해보도록 한다. 또한 제목의 크기는 **[글꼴 크기]**를 선택하여 크기를 조절한다.

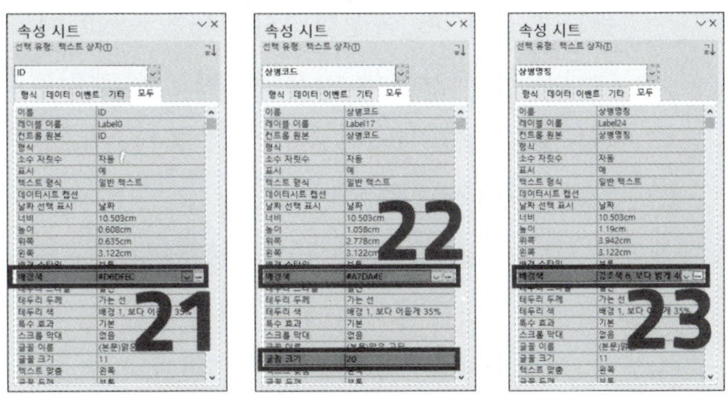


step ⑫ 완성된 폼의 내용은 아래와 같다.

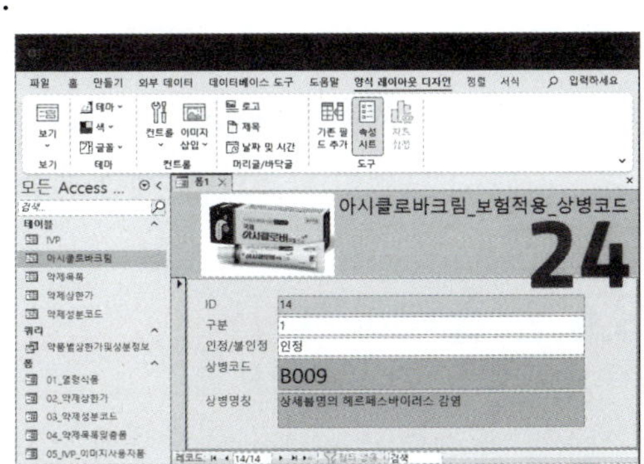

step⑬ 사용자 폼의 작성이 완료되었다면 단축키 CTRL + S 를 눌러 저장하거나, 액세스 창 왼쪽 위에 있는 저장(💾) 아이콘을 누르면, 아래와 같이 저장 메시지 창이 나타난다. 여기에 '06_아시클로버크림_사용자폼'이란 이름으로 저장 후 완료한다.

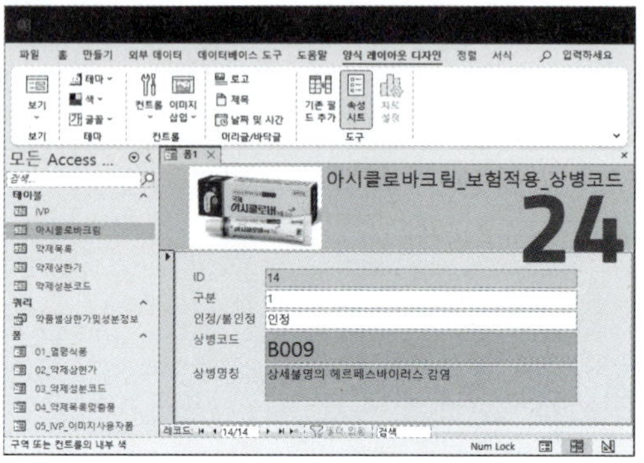


step⑭ 실습 요약 정리

완료①–액세스를 실행하였다.

완료②–**'08_06_속성변경사용자폼.accdb'**이라는 DB를 불러왔다.

완료③–탐색창에서 **'아시클로바크림'** 테이블 개체를 선택하였다.

완료④–**[만들기]** → **[폼]** → **[새 폼]**을 활용하여 폼을 작성하였다.

완료⑤–폼 생성을 위한 조건

–사용 테이블은 **'아시클로바크림'** 테이블을 선택하고, 폼의 모양은 **[만들기]** → **[새 폼]**에서 폼을 생성하고, 폼의 제목을 '06_아시클로바크림_사용자폼'으로 변경하였다.

–폼의 제목 아이콘에 이미지를 **'아시클로바크림.jpg'** 이미지로 변경하고, 속성시트의 속성 중 **[크기 조절 모드]**의 속성을 **'전체 확대/축소'**로 변경하고 필드의 배경색도 변경하였다.

–최종적으로 폼의 이름을 **'06_아시클로바_사용자폼'**으로 **저장**하였다.

완료⑥–폼이 완성되면, 해당 폼을 저장하고, 액세스를 완료하였다.

## 8.4 폼 출력하기

작성한 **폼 출력**(Print Form)을 통해 **보고서나 백업, 참고자료 등으로 활용**할 수 있다. 따라서 폼을 프린터로 인쇄하는데 필요한 용지의 설정, 여백 등의 기본 설정이 가능하며, 이를 위해 보통 [미리보기] 기능을 출력 이전에 우선적으로 사용하게 된다.

또한 [미리보기]에서는 출력될 내용의 확대 및 축소기능을 사용할 수 있어서 원하는 레코드의 숫자만큼을 화면에 배치를 미리 확인 후 출력시킬 수 있다.

### SUMMARY 8-4 | 폼의 출력(인쇄) 기능

(1) **[폼 인쇄]** : 보고서나 백업, 참고자료 등으로 활용
(2) **[폼 인쇄 미리보기** : 출력될 내용의 확대 및 축소기능을 사용할 수 있어서 원하는 레코드의 숫자만큼을 화면에 배치를 미리 확인

자 이제 애써 만든 폼을 출력하기 위한 실습을 수행해 보자.

## 실습 8-7 폼 출력하기

■ 사용파일 : ₩실습파일₩08_07_폼출력하기.accdb

**[실습 8-7] 시작**
[폼] 출력하기
액세스 실행

↓

**DB 불러오기**
08_07_폼출력하기.accdb

↓

**폼 인쇄 미리보기**
(1) '06_아시클로바크림_사용자폼' 폼 선택
(2) [파일]⇨[인쇄 미리 보기] 선택

↓

**인쇄하기**
[인쇄 미리 보기]⇨[인쇄] 선택

↓

**폼 저장 및 완료**
'07_사용자폼' 저장 및
데이터베이스 완료

step 00 아래와 같은 조건에 맞게 [폼]의 출력을 수행하시오.

CONDITION

조건①–앞서 사용한 [실습 8–6]을 연결하여 작업한다.
조건②–**'08_07_폼출력하기.accdb'**이라는 DB를 불러온다.
조건③–탐색창에서 **'06_아시클로버크림_사용자폼'**이라는 이름의 폼을 선택한다.
조건④–**[파일] → [출력] → [인쇄 미리보기]**를 활용하여 출력될 폼의 내용을 확인하라.
조건⑤–**[인쇄 미리보기] → [출력]**을 선택하여 직접 프린터로 폼을 출력하라.
조건⑥–폼의 출력이 완성되면, 해당 폼을 저장하고, 액세스를 완료하시오.

step 01 앞서 실행한 [실습 8–6]에서와 같이 샘플 데이터베이스 폴더에서 **'08_07_폼출력하기.accdb'** 파일을 그대로 사용한다. 데이터베이스 창에서 [폼] 개체 중에 다음과 같이 **'06_아시클로바크림_사용자폼'** 이라는 폼을 선택한다.

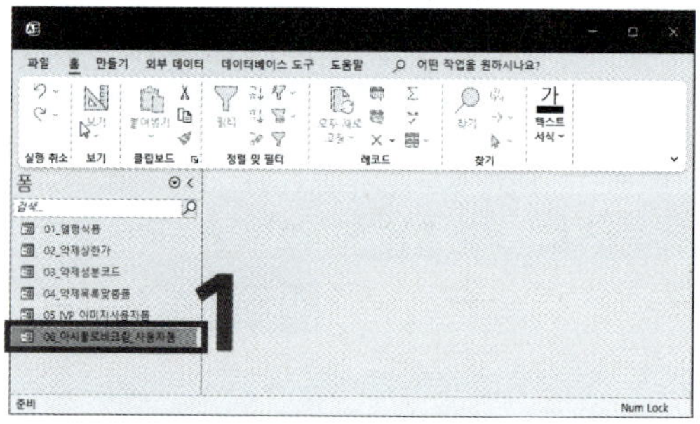

step 02 출력을 위해 **[파일] → [인쇄] → [인쇄 미리 보기]**를 선택한다.

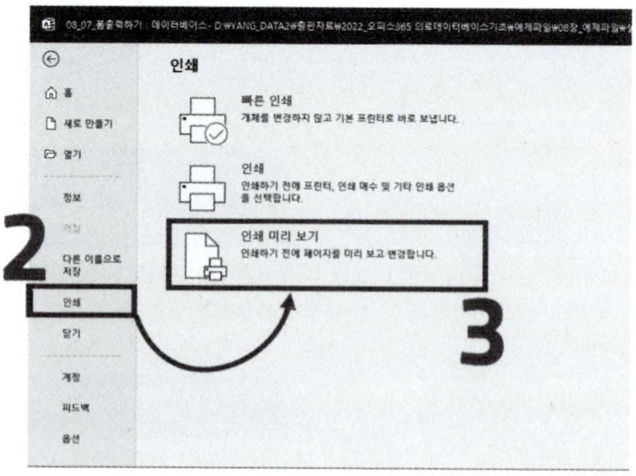

**step 03** 다음과 같이 폼의 **[미리보기]**를 확인할 수 있다.

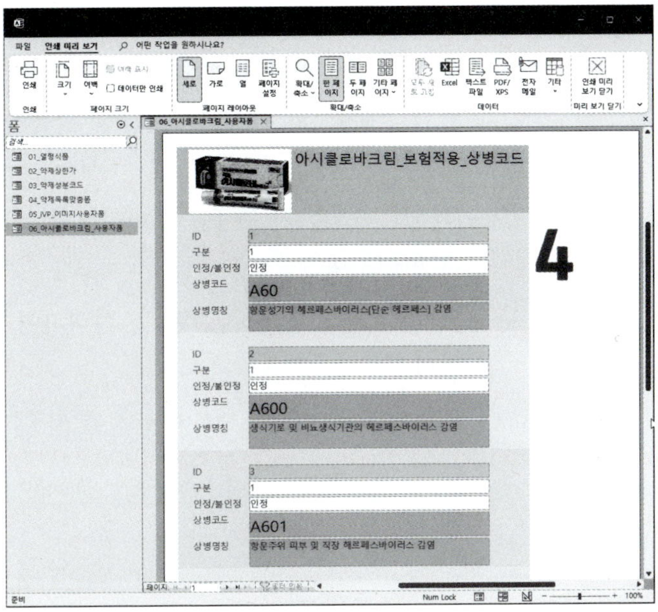


**step 04** 설정이 완료되었다면, **[인쇄미리보기] → [인쇄]** 버튼을 눌러 [인쇄]창이 나타나면 프린터를 확인한 후 [확인]버튼을 눌러 실행한다. 인쇄가 종료되면 **[인쇄미리보기] → [인쇄 미리보기 닫기]** 버튼을 눌러 인쇄작업을 완료한다.

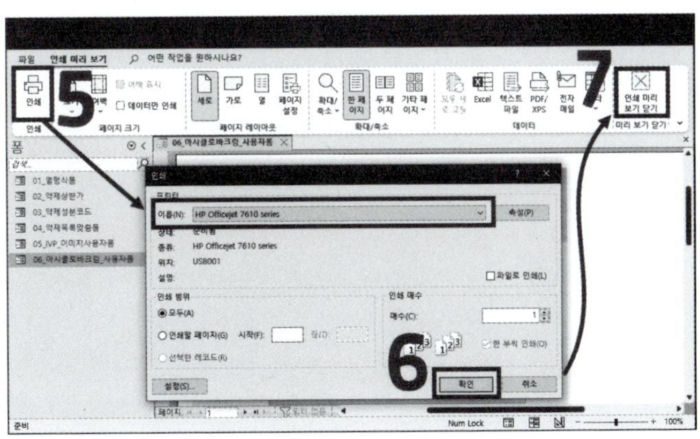


**step 05** 완료되었다면 단축키 CTRL + S 를 눌러 저장하거나, 액세스 창 왼쪽 위에 있는 저장( ) 아이콘을 눌러 저장을 완료한다.

### step 06 실습 요약 정리

완료①–앞서 사용한 [실습 8–6]을 연계하여 작업하였다.

완료②–'**08_07_폼출력하기.accdb**'이라는 DB를 불러왔다.

완료③–탐색창에서 '**06_아시클로버크림_사용자폼**'이라는 이름의 폼을 선택하고,

완료④–**[파일] → [출력] → [인쇄 미리보기]**를 활용하여 출력될 폼의 내용을 확인하였다.

완료⑤–**[인쇄 미리보기] → [출력]**을 선택하여 직접 프린터로 폼을 출력하였다.

완료⑥–폼의 출력이 완성되면, 해당 폼을 저장하고, 액세스를 완료하였다.

PART 4

# 액세스 고급

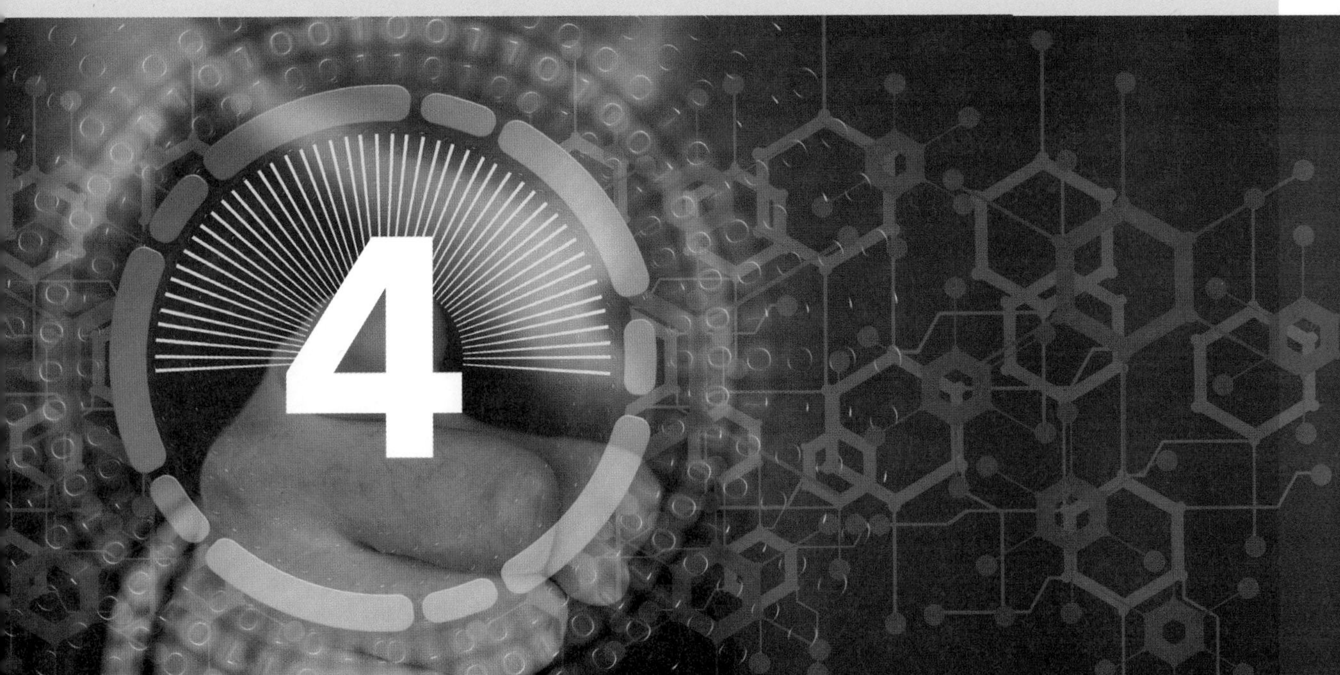


CHAPTER 9 보고서 만들기

CHAPTER 10 데이터 변환하기

CHAPTER 9

# 보고서 만들기

# 9장 | 마인드맵(Mindmap)

- 09. 보고서 만들기
  - 보고서의 기능 및 정의
  - 보고서 마법사로 만들기
  - [보고서 디자인]으로 [새보고서] 만들기
  - [자동 보고서]를 이용한 [새보고서] 만들기
  - 실습
    - 실습 09 - 1 보고서 만들기(1) – 보고서 마법사로 만들기
    - 실습 09 - 2 보고서 만들기(2) – 보고서 디자인 사용하기
    - 실습 09 - 3 보고서 만들기(3) – 자동 보고서를 활용하기

보고서(Report)는 **액세스에서 테이블 내에 레코드나 필드 정보를 말 그대로 다양한 형식에 출력물로 만들어내는 기능**이다. 한번 작성한 보고서는 보고서의 모양이나 크기를 사용자가 직접 변경시킬 수도 있으며, 마법사 기능을 활용하여 차트, 주소 레이블, 우편발송용 DM 서식 등의 다양한 모양(레이아웃)으로 재편집이 가능하다.

또한, 보고서(Report)의 기능은 **출력정보를 특정 필드를 기준으로 오름차순(Ascending), 내림차순(Descending)으로 정렬**할 수 있으며, **계산이 가능한 필드의 경우에는 합계(Sum), 평균(Average) 등의 결과값을 만들어 제공**한다.

일반적으로 보고서 작업을 통해 출력되는 액세스 데이터베이스의 테이블 정보는 한글을 통해 제작되는 출판물 처리와 같이 머리글, 바닥글, 글꼴, 색상, 크기, 제목, 페이지번호 등과 같은 다양한 속성 정보를 함께 디자인할 수 있다는 장점이 있다.

DEFINITION 9-1

▶ 보고서(Report)

- 테이블에 존재하는 레코드(행)나 필드(속성) 정보를 다양한 형식의 출력물로 만들어내는 기능

SUMMARY 9-1 | 보고서(Report)의 요약

(1) 출력정보를 특정 필드를 기준으로 오름차순(Ascending), 내림차순(Descending)으로 정렬할 수 있는 기능을 제공
(2) 출력정보를 특정 필드를 기준으로 오름차순(Ascending), 내림차순(Descending)으로 정렬
(3) 계산이 가능한 필드를 기준으로 합계(Sum), 평균(Average) 등을 나타내는 기능을 제공

본 장에서는 이러한 보고서를 작성하고 서식을 지정하여 다양한 보고서 양식을 만드는 방법에 대하여 실습해보도록 하자.

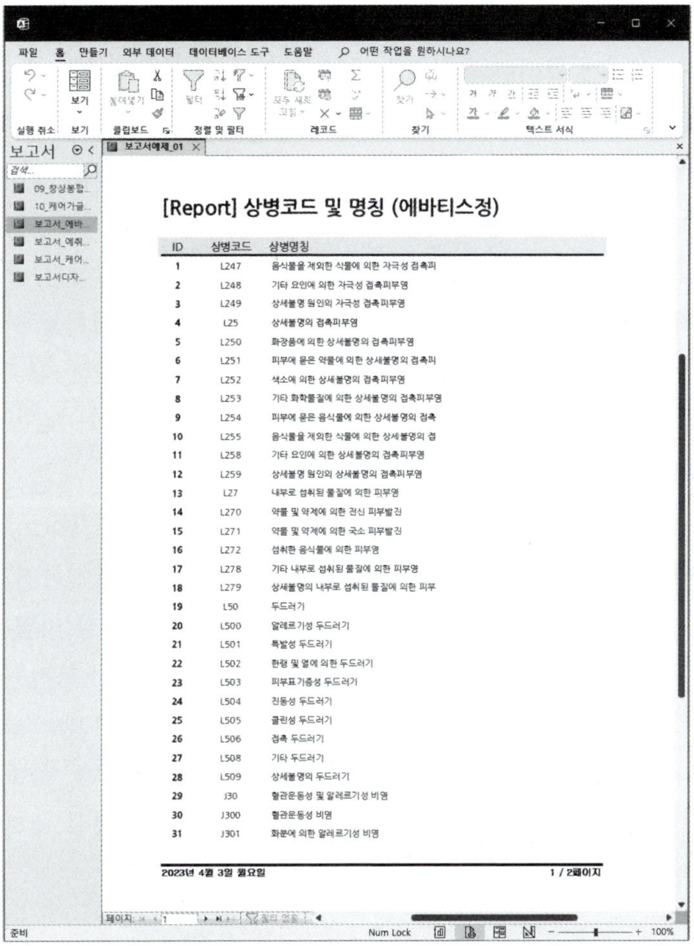


그림 9-1 액세스의 보고서(Report) 출력 예

# 9.1 보고서의 기능 및 정의

**보고서(report)**는 액세스의 6가지 구성요소 중에서 테이블, 쿼리, 폼에 이어 4번째 구성요소에 해당한다. 6가지 구성요소 중에 가장 기본이 되는 구성요소는 역시 테이블이다. 테이블 없이는 어떠한 구성요소도 만들어 낼 수 없기 때문이다.

테이블이 데이터베이스에 내용을 만들어내는 생성기능을 수행한다면, **보고서(report)는 만들어진 데이터베이스 정보를 실제로 출력하기 위한 기능**이라고 설명할 수 있다.

보고서는 구성요소 중에 폼 개체와도 매우 유사하다. 폼 작성하는 방법과 보고서 작성방법이 거의 비슷하기 때문이다. 예를 들어, 컨트롤 등의 배치를 사용자가 필요로 하는 서식으로 구성할 수 있으며, 머리말, 꼬리말, 페이지번호, 문자열, 글자색, 배경색, 테두리 등의 다양한 출력 서식을 만들어내는 방법이 폼과 보고서가 거의 일치하기 때문에 매우 비슷하다고 할 수 있는 것이다.

그러나 보고서(Report)와 폼(Form)의 차이점을 살펴보면, **폼(Form)은 사용자가 데이터를 관리하고 화면상으로 보기**에 편한 방법으로 자료를 배치하여 사용하는 목적이고, **보고서(Report)**는 테이블에 저장된 다양한 **필드 데이터를 어떻게 하면 보기 좋게 종이에 출력**할 수 있는가에 대한 인쇄양식을 구성하는 것이 목적이라는 점에서 다르다.

또한, 폼은 전체 레코드에 대한 각 그룹별 요약이 불가능하지만, 출력서식인 보고서에서는 이러한 그룹별 요약 등이 쉽게 가능하기 때문에 출력물을 제작하는데 매우 중요한 역할을 담당한다.

**SUMMARY 9-2 | 보고서(Report) VS. 폼(Form)**

| 보고서(Report) | 폼(Form |
|---|---|
| • 필드 데이터를 보기 좋게 A4용지에 출력하기 위한 목적<br>• 전체 레코드에 대한 그룹별 요약이 가능 | • 사용자가 데이터를 관리하고 화면상으로 보기 위한 목적<br>• 전체 레코드에 대한 그룹별 요약이 불가능 |

**보고서를 만드는 방법**은 크게 7가지 방법이 존재한다. 그 방법은 **[보고서 마법사]**, **[보고서 디자인]**, **[보고서]**, **[새 보고서]**, **[레이블]**, **[업무 문서 양식 마법사]**, **[우편**

엽서 마법사] 등이 이에 해당한다.

① [보고서 마법사] 방법은 대화상자를 이용하여 테이블에 포함되어 있는 필드를 선택한 순서대로 보고서에 표시되도록 하고, 특정 필드를 중심으로 오름차순/내림차순 등의 정렬이나 그룹화를 수행할 때 사용한다.

② [보고서 디자인] 방법은 [디자인 보기] 창에서 사용자가 보고서에서 사용할 필드를 선택적으로 뽑아내어 원하는 모양의 출력 디자인을 사용자 스스로 구성하고 페이지의 머리글, 바닥글 등도 입력할 수 있도록 하는 방법이다.

③ [보고서] 방법은 선택한 테이블에 대해 특별한 정보 입력 없이 단 한 번의 클릭으로 모든 데이터를 보고서 형식으로 만들어주는 방식이다. 이 방법은 최종적인 보고서를 만들기 전에 가장 신속하게 보고서를 확인할 수 있다. 수정을 위해서는 [레이아웃 보기]나 [디자인 보기]에서 추가 수정이 가능하다.

④ [새 보고서] 방법은 사용자가 직접 [필드 목록]을 통해 필요한 필드를 선택적으로 드래그앤드롭을 통해 작성할 수 있는 기능을 제공한다. 이는 [보고서] 방법에 비교해 볼 때, [보고서]는 자동작업이라면, [새 보고서] 방법은 수동작업이라고 할 수 있다.

⑤ [레이블] 방법은 [레이블 마법사]를 의미하며, 다양한 우편물 출력, DM(Direct Mail)용 발송에 필요한 라벨, 혹은 레이블이라고 칭하는 용지를 출력하기 위한 방법이다. 이 방법을 활용하면 [인쇄 미리보기] 창을 통해 최종적으로 레이블 인쇄 전에 미리 확인도 가능하다.

⑥ [업무 문서 양식 마법사] 방법은 세금계산서와 같은 특정 용도로 사용할 수 있는 양식으로 보고서를 출력할 때 사용한다. 이는 상위보고서와 하위보고서로 구분되며 구성요소에 따라서 레코드의 오름차순/내림차순으로 정렬할 수 있다.

⑦ [우편 엽서 마법사] 방법은 지금은 잘 사용하지 않지만 우편엽서 형식으로 출력하기 위해 우편번호, 주소, 기업명칭, 담당자명 등 최대 12개의 필드까지 출력할 수 있다. 이 방법에서도 역시 레코드의 오름차순/내림차순으로 정렬이 가능하다.

**SUMMARY 9-3 | 보고서(Report) 만드는 방법들**

(1) **[보고서 마법사]** : 대화상자를 이용하여 테이블에 포함되어 있는 필드를 선택한 순서대로 보고서에 표시
(2) **[보고서 디자인]** : [디자인 보기]창에서 사용자가 보고서에서 사용할 필드를 선택적으로 뽑아내어 원하는 모양의 출력 디자인을 사용자 스스로 구성
(3) **[보고서]** : 단 한 번의 클릭으로 모든 데이터를 보고서 형식으로 만들어주는 방식(자동작업)
(4) **[새 보고서]** : [필드 목록]을 통해 필요한 필드를 선택적으로 드래그앤드롭을 통해 작성할 수 있는 기능(수동작업)
(5) **[레이블]** : [레이블 마법사]를 의미
다양한 우편물 출력, DM(Direct Mail)용 발송에 필요한 라벨, 혹은 레이블이라고 칭하는 용지를 출력하기 위한 방법
(6) **[업무 문서 양식 마법사]** : 세금계산서와 같은 특정 용도로 사용할 수 있는 양식으로 보고서를 출력할 때 사용
(7) **[우편 엽서 마법사]** : 우편엽서 형식으로 출력하기 위해 사용

## 9.2 보고서 마법사로 만들기

[보고서 마법사] 방법은 **대화상자를 이용하여 테이블에 포함되어 있는 필드를 선택한 순서대로 보고서에 표시**되도록 하고, 특정 필드를 중심으로 오름차순/내림차순 등의 정렬이나 그룹화를 수행할 때 사용한다.

자 이제 마법사를 사용한 보고서 만들기 실습을 수행해보자.

## 실습 9-1 보고서 만들기(1)-보고서 마법사로 만들기

■ 사용파일 : ₩예제파일₩09_01_보고서만들기.accdb

**[실습 9-1] 시작**

**[보고서 마법사] 출력하기**
액세스 실행

↓

**DB 불러오기**

09_01_보고서만들기.accdb

↓

**보고서용 테이블 및 필드 선택**

(1) '08_에취투주(위장병주사제)' 테이블
(2) [ID],[상병코드],[상병명칭] 필드 선택

↓

**보고서 정렬**

[ID],[상병코드],[상병명칭] 순으로 정렬

↓

**보고서 저장 및 완료**

'01_보고서_에취투주(위장병주사제)'로 저장 및 데이터베이스 완료

### step 00 아래와 같은 조건에 맞도록 [보고서]의 출력을 수행하시오.

**CONDITION**

조건①–**'09_01_보고서만들기.accdb'**이라는 DB를 불러온다.
조건②–탐색창에서 **'08_에취투주(위장병주사제)'**라는 테이블을 선택한다.
조건③–테이블 내의 필드 중에 **[ID], [상병코드], [상병명칭]**만을 선택하여 출력한다.
조건④–해당필드의 정렬순서는 **[ID], [상병코드], [상병명칭]**순으로 한다.
조건⑤–보고서의 작성이 완성되면, 해당 보고서를 **'01_보고서_에취투주(위장병주사제)'**로 **저장**, 액세스를 완료하시오.

step 01 [시작] → [프로그램] → [Microsoft Office] → [Access]를 실행한다. 그러면 아래와 같이 액세스 시작화면이 나타난다. **[파일]** → **[열기]**를 선택하고, CD에 수록된 파일 중 [예제파일] 폴더 내에 파일이름이 '09__01_보고서만들기.accdb'인 액세스 파일을 선택하고 **[열기(O)]** 버튼을 선택한다.

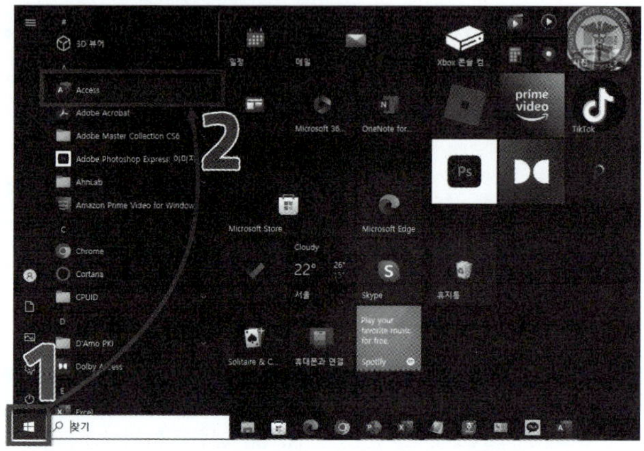

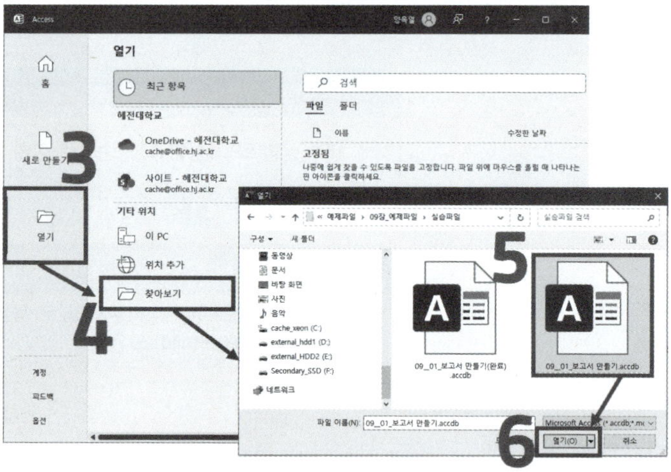

step 02 액세스 창의 위쪽 [리본메뉴]의 **[만들기]** → **[보고서]** → **[보고서 마법사]**를 선택한다.

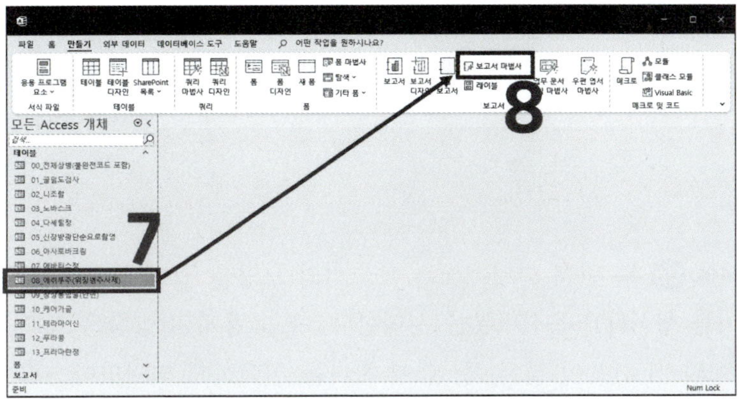

step 03 [보고서 마법사] 창이 나타나면, **[사용가능한 필드(A)]** 항목에서 [ID], **[상병코드]**, **[상병명칭]** 필드를 선택하여 **[선택한 필드(S)]**로 이동시킨다. **[다음(N)]** 버튼을 클릭한다.

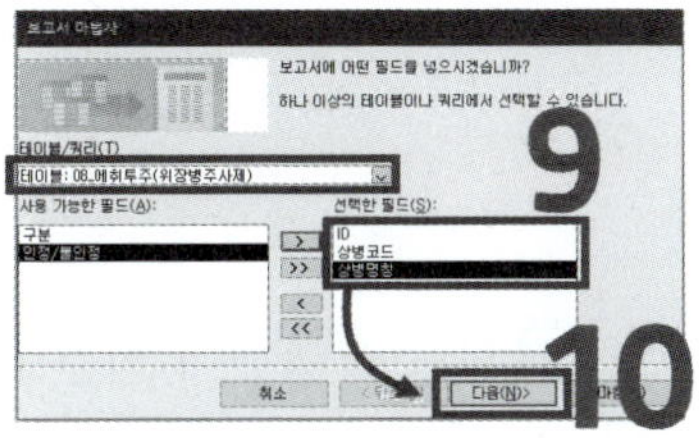

step 04 두 번째 화면은 새로 만들어질 보고서 내에 출력될 필드의 그룹 수준지정을 선택하는 창이다. 디폴트로 설정을 그대로 두고, **[다음(N)]** 버튼을 클릭한다.

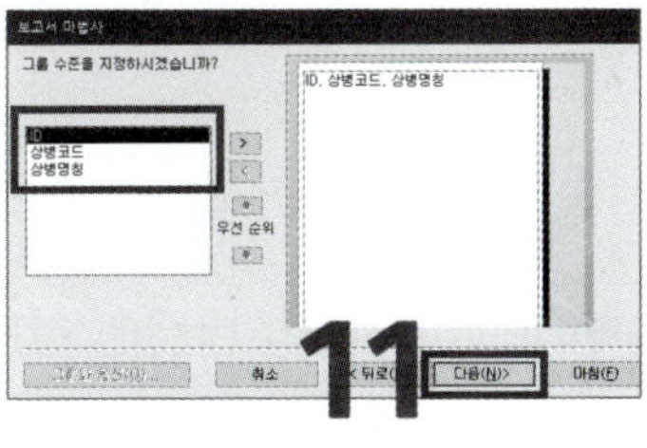

**step 05** 출력될 보고서의 정렬순서를 지정한다. **각 항목의 정렬순서를** [ID], [**상병코드**], [**상병명칭**] **순서**로, 오름차순을 선택하고, [**다음(N)**] 버튼을 클릭한다.

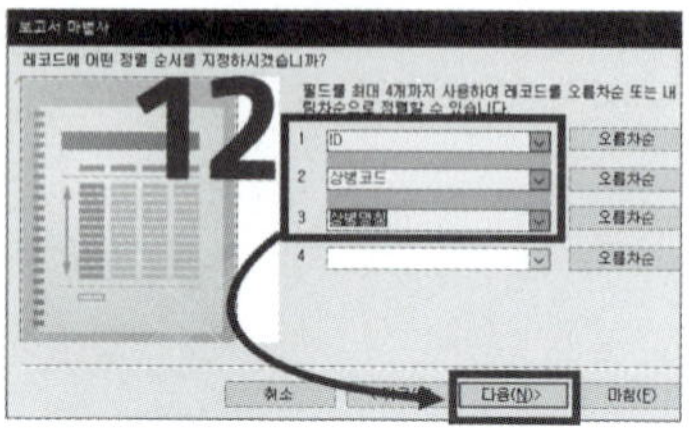


**step 06** 두 번째 화면에서는 보고서의 모양을 선택한다. 가장 일반적인 방법인 [**테이블 형식(T)**] 옵션버튼을 선택한다. 또한 용지의 방향은 A4용지의 세로(폭이 좁은 쪽)와 가로(폭이 넓은 쪽) 중에 하나를 선택하게 되어있다. 여기에서는 디폴트로 선택된 [**세로(P)**] **옵션버튼을 선택**하고, [**다음(N)**] 버튼을 클릭한다(참고로 세로의 P는 Portrait, 가로의 L은 Landscape의 약어이다).

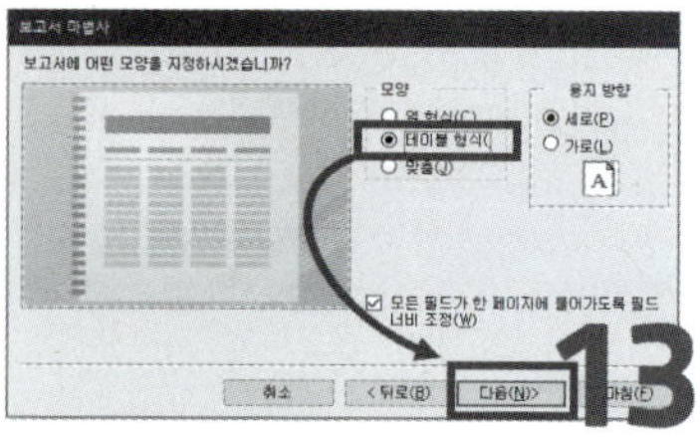


**step 07** 다음 창은 보고서의 제목을 입력한다. 본 예제에서는 테이블의 이름을 고려하여 '**01_보고서_에취투주(위장병주사제)**'로 입력하고, [**마침(F)**] 버튼을 클릭한다.

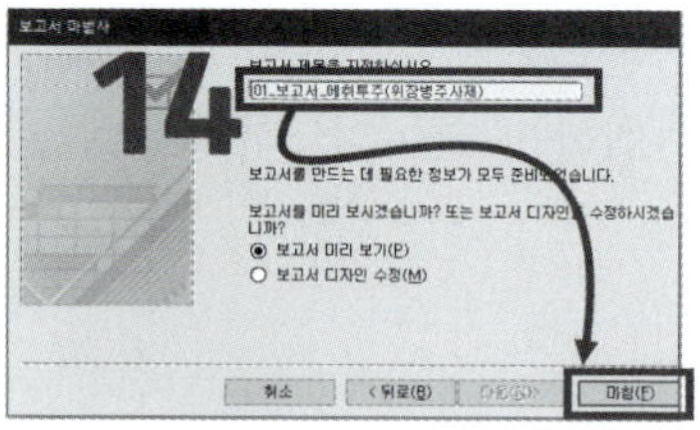


**step 08** [마침(F)] 버튼을 선택함과 동시에 다음과 같이 보고서가 완성된다. 보고서에는 '**08_에취투주(위장병주사제)**'의 테이블에서 [ID], [**상병코드**], [**상병명칭**] 등 3 **가지 필드만을 출력**해서 보여주고 있다. 또한 이들은 디폴트로 정의된 필드들 간의 간격으로 약간 떨어져 있는 모습을 볼 수 있으며, [ID]**와 같은 숫자 필드는 오른쪽 정렬**이, [**상병코드**]**와** [**상병명칭**]과 같은 텍스트 속성의 필드는 **왼쪽 정렬이 된 상태로 출력**된다.

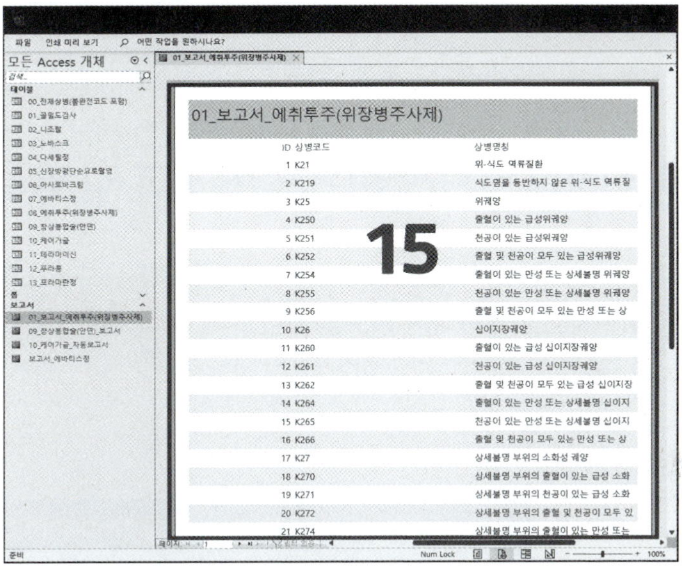

step 09 [보고서] **개체창**에서 완성된 보고서 이름을 확인한다.

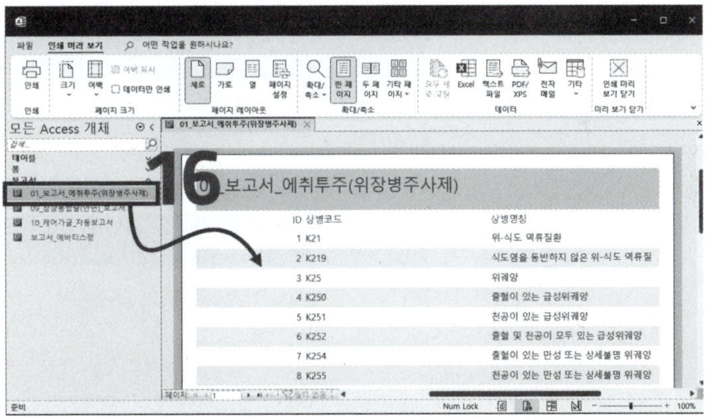

step 10 마지막으로 저장을 위해 단축키 CTRL + S 를 눌러 저장하거나, 액세스 창 왼쪽 위에 있는 저장(💾) 아이콘을 눌러 저장을 완료한다.

step 11 실습 요약 정리

조건①-'09_01_**보고서만들기**.accdb'이라는 DB를 불러왔다.

조건②-탐색창에서 '08_**에취투주(위장병주사제)**'라는 테이블을 선택하였다.

조건③-테이블 내의 필드 중에 [ID], [**상병코드**], [**상병명칭**]만을 선택하고,

조건④-해당필드의 정렬순서는 [ID], [**상병코드**], [**상병명칭**]순으로 선택하였다.

조건⑤-보고서의 작성을 완성하고, 해당 보고서를 **'01_보고서_에취투주(위장병주사제)'로 저장**, 액세스를 완료하였다.

## 9.3 [보고서 디자인]으로 [새보고서] 만들기

앞서 언급한 바와 같이 [보고서 디자인] 방법은 사용자가 보고서에서 사용할 필드를 선택적으로 뽑아내어 원하는 모양의 출력 디자인을 사용자 스스로 구성하고 페이지의 머리글, 바닥글 등도 입력할 수 있도록 하는 방법이다.

### 실습 9-2 보고서 만들기(2)-보고서 디자인 사용하기

■ 사용파일 : ₩예제파일₩09_02_보고서만들기.accdb

**[실습 9-2] 시작**
**[보고서 디자인] 사용하기**
액세스 실행

↓

**DB 불러오기**
09_02_보고서만들기.accdb

↓

**보고서용 테이블 및 필드 선택**
(1) '09_창상봉합술(안면)' 테이블
(2) [ID],[상병코드],[상병명칭] 필드 선택

↓

**보고서 디자인 레이아웃**
[ID],[상병코드],[상병명칭] 순으로 정렬
배경색, 글꼴크기 변경

↓

**보고서 저장 및 완료**
'02_보고서디자인_창상봉합술'로 저장 및
데이터베이스 완료

**step 00** 아래와 같은 조건에 맞도록 [보고서 디자인]을 이용하여 출력을 수행하시오.

| CONDITION |
|---|
| 조건①–'**09_02_보고서만들기.accdb**'이라는 DB를 불러온다.<br>조건②–탐색창에서 '**09_창상봉합술(안면)**'이라는 테이블을 선택한다.<br>조건③–보고서 작업창이 나타나면, **[페이지 머리글]**에는 이미지를 추가하고, **[본문]**에는 **[ID]**, **[상병코드]**, **[상병명칭]**을 선택하여 출력하도록 디자인 하시오.<br>조건④–이 중 **[ID]**, **[상병코드]**, **[상병명칭]**순으로 정렬, 배경색을 변경, **[상병코드]**의 **글꼴을 20pt**로 변경하시오.<br>조건⑤–보고서의 작성이 완성되면, 해당 보고서를 '**02_보고서디자인_창상봉합술**'로 **저장**, 액세스를 완료하시오. |

**step 01** [실습 9-1]에서 사용한 예제와 동일한 내용이지만 편의상 파일명을 달리 만들어 놓은 '09_02_**보고서만들기**.accdb'인 액세스 파일을 선택하고 **[열기(O)]** 버튼을 선택한다.

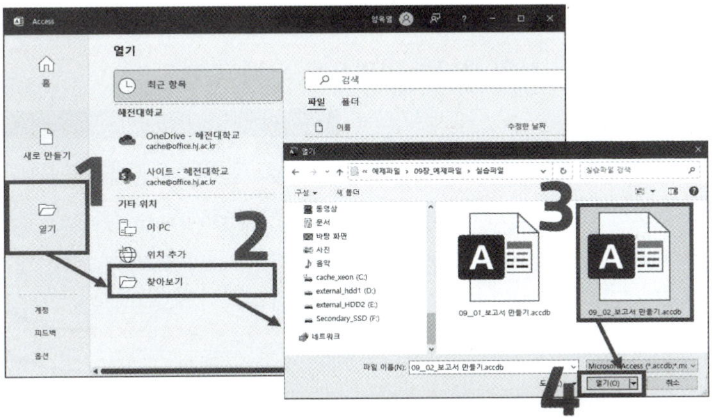

**step 02** 액세스 창의 위쪽 [리본메뉴]의 **[만들기]** → **[보고서]** → **[보고서 디자인]**을 선택한다.

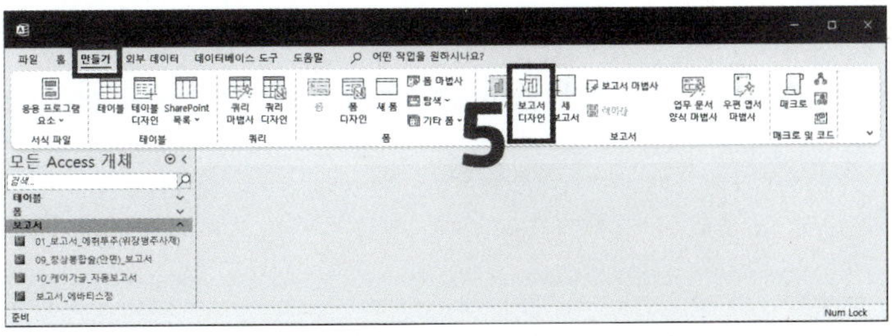

**step 03** 그러면 아래와 같이 공백상태의 보고서 디자인 창이 나타난다. 여기에 필드를 추가하기 위해서는 [보고서 디자인]의 [리본메뉴] 중에서 **[도구] → [기존필드 추가]**를 선택한다.

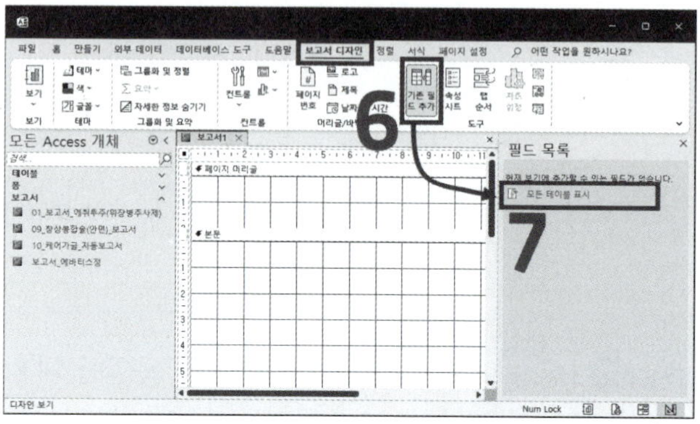


**step 04** 다음과 같이 [개체창]의 오른쪽에 **[필드 목록]** 창이 나타나면 '**09_창상봉합술(안면)**' 테이블의 필드 중에서 [ID], **[상병코드]**, **[상병명칭]** 등 3개의 필드를 선택하고 [보고서] 창의 **[본문] 지역으로 드래그** 한다.

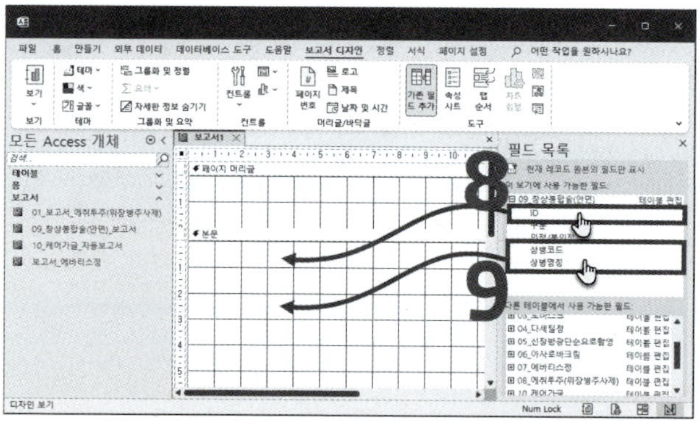


**step 05** [보고서] 창의 본문지역으로 들어간 필드들의 배경색을 변경하기 위해 **[보고서 디자인]**의 [리본메뉴] 중에서 **[디자인 보고서] → [도구] → [속성시트]**를 선택한다. 속성창이 나타나면 배경색을 다음과 같이 각각 다르게 설정한다.

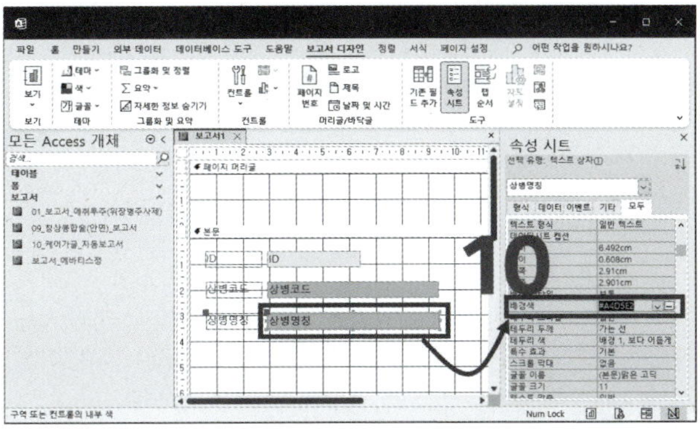

step 06 **[상병코드]** 필드의 출력 글꼴을 키우기 위해 **[서식]** → **[글꼴]**에서 글꼴의 크기와 색상을 변경한다(여기서는 '맑은고딕, 20pt'로 설정함).

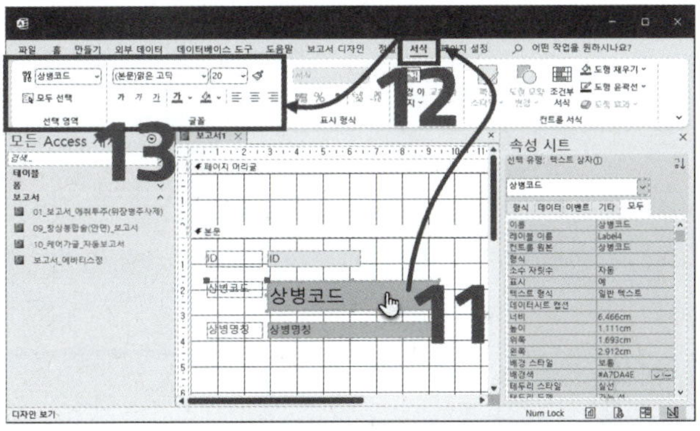

step 07 [보고서] 창의 **[페이지 머리글]**을 클릭한 후, 그림을 입력하기 위해 **[보고서 디자인]** → **[이미지삽입]** 아이콘을 선택한다.

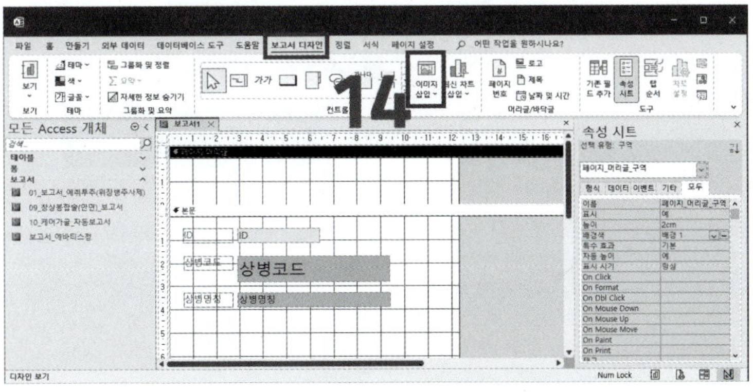

step 08 아래와 같이 **[그림 삽입]** 창이 나타나면 데이터베이스 [예제파일] 폴더 안에서 '09_report_logo.jpg' 파일을 선택한다.

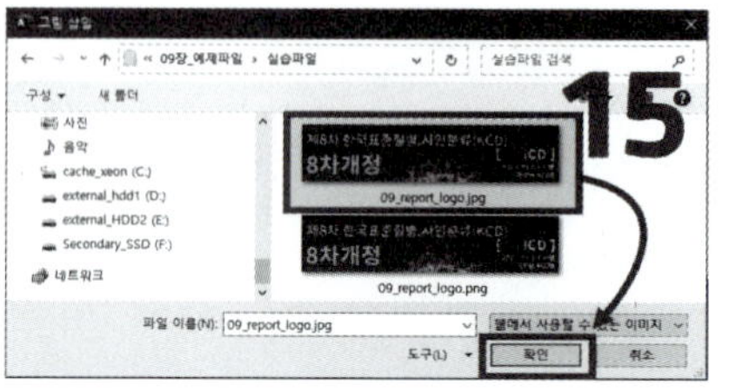


step 09 그러면 아래와 같이 **[페이지 머리글]**에서 그림의 크기를 적당하게 드래그하면 해당 그림이 삽입되었음을 확인할 수 있다.

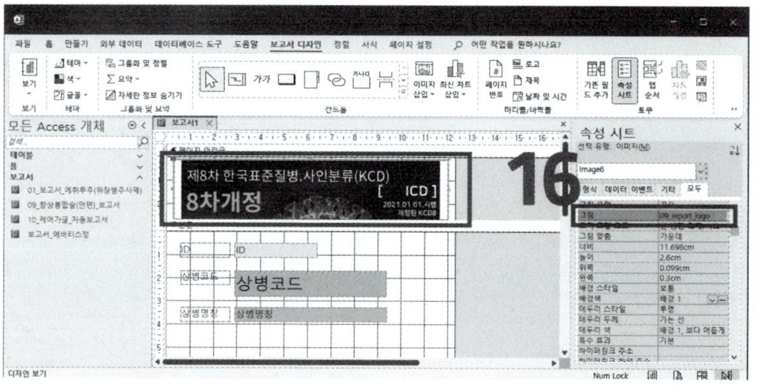


step 10 작업이 완성되면, **[보고서 디자인]** → **[보기]** → **[보고서 보기(R)]**를 눌러 보고서 작업을 실행한다.

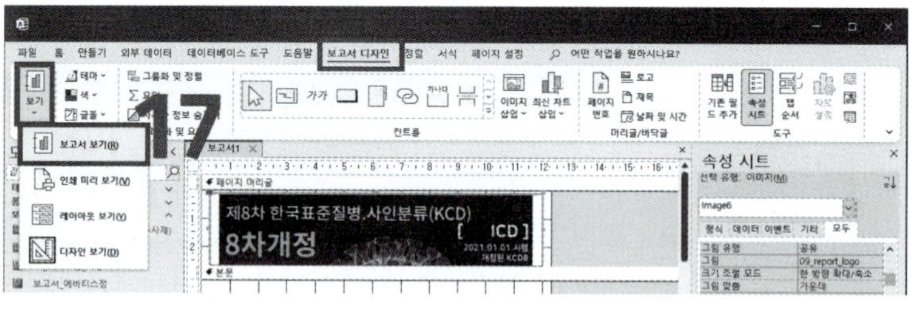

**step 11** 완성된 보고서 화면을 확인한다.

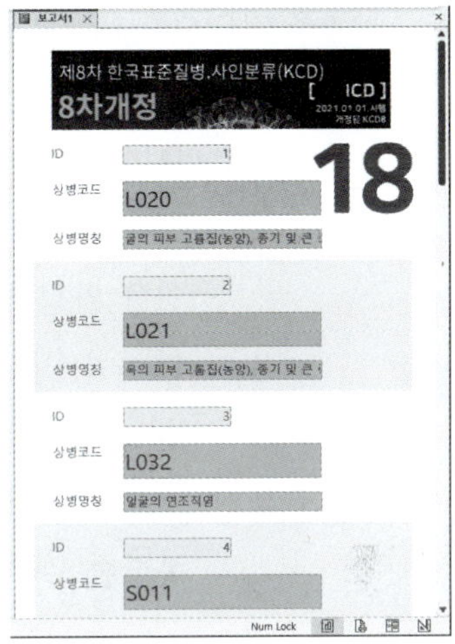


**step 12** [보고서] 창을 닫거나, 단축키 CTRL + S 를 누르면 다음과 같이 [보고서] 서식의 저장을 묻는 메시지 창이 나타난다. '**02_보고서디자인_창상봉합술**'이라고 입력하고, [확인] 버튼을 누른다.

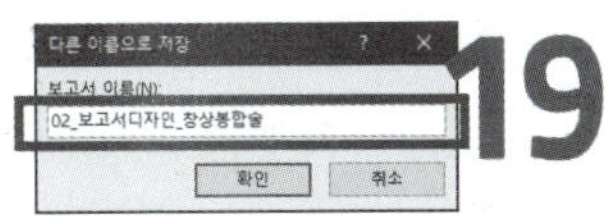


**step 13** [**보고서**] 개체에 완성된 보고서 이름을 확인한다.

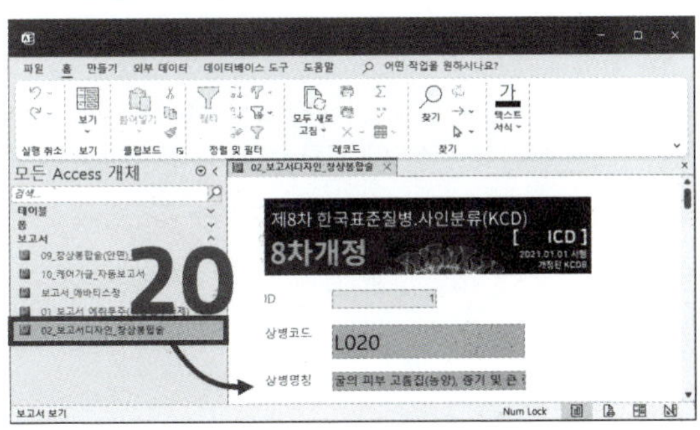


**step 14** 마지막으로 저장을 위해 단축키 CTRL + S 를 눌러 저장하거나, 액세스 창 왼쪽 위에 있는 저장( ) 아이콘을 눌러 저장을 완료한다.

step ⑮ 실습 요약 정리

조건①–'**09_02_보고서만들기**.accdb'이라는 DB를 불러왔다..

조건②–탐색창에서 '**09_창상봉합술(안면)**'이라는 테이블을 선택하였다.

조건③–보고서 작업창이 나타나면, **[페이지 머리글]**에는 이미지를 추가하고, **[본문]**에는 [ID], **[상병코드]**, **[상병명칭]**을 선택하고, 출력디자인을 완성하였다.

조건④–이 중 [ID], **[상병코드]**, **[상병명칭]**순으로 정렬, 배경색을 변경, [상병코드]의 글꼴을 20pt로 변경하였다.

조건⑤–보고서의 작성을 완성하고, 해당 보고서를 '**02_보고서디자인_창상봉합술**'로 **저장**, 액세스를 완료하였다.

## 9.4 [자동 보고서]를 이용한 [새보고서] 만들기

앞서 언급한 바와 같이 [자동 보고서]를 이용한 [새보고서] 만들기 방법은 [새 보고서] 대화상자에서 선택한 테이블이나 질의(쿼리)의 보고서 형식을 자동으로 작성해주는 방식이다.

**SUMMARY 9-4 | [자동 보고서] 작성**

(1) 질의(쿼리)의 보고서 형식을 자동으로 작성해주는 방식
(2) 모든 테이블의 필드 및 제목 등을 한번에 보고서로 자동 생성해주는 방식
(3) [리본메뉴]의 [만들기] → [보고서]를 선택하여 작성 가능

## 실습 9-3 보고서 만들기(3) – 자동보고서를 활용하기

■ 사용파일 : ₩예제파일₩09_03_보고서만들기.accdb

**[실습 9-3] 시작**

[자동 보고서] 활용하기
액세스 실행

↓

**DB 불러오기**

09_03_보고서만들기.accdb

↓

**자동 보고서 및 제목/아이콘 선택**

(1) '10_캐어가글' 테이블
(2) '케어가글.jpg' / '전체 확대/축소' 속성
(3) '보고서_케어가글 상병코드정보' 제목

↓

**자동 보고서 저장 및 완료**

'03_보고서_케어가글'로 저장
및 데이터베이스 완료

**step 00** 아래와 같은 조건에 맞게 [자동 보고서]를 활용하여 출력을 수행하시오.

**CONDITION**

조건①–**'09_03_보고서만들기.accdb'**이라는 DB를 불러온다.
조건②–탐색창에서 **'10_케어가글'**이라는 테이블을 선택한다.
조건③–자동 보고서 작업창을 활용할 것.
조건④–자동 보고서 아이콘은 **'09_케어가글.jpg'를 삽입**하고, **[그림맞춤]** 속성은 **'전체 확대/축소'**로 설정할 것.
조건⑤–자동 보고서의 머리말 제목은 **'보고서_케어가글 상병코드정보'**로 변경할 것.
조건⑥–자동 보고서의 작성이 완성되면, 해당 보고서를 **'03_보고서_케어가글'**로 저장, 액세스를 완료하시오.

step 01 [실습 9–2]에서 사용한 동일한 데이터베이스 파일이지만 편의상 이름을 추가한 '09_03_**보고서만들기**.accdb'인 액세스 파일을 선택하고 [**열기(O)**] 버튼을 선택한다.

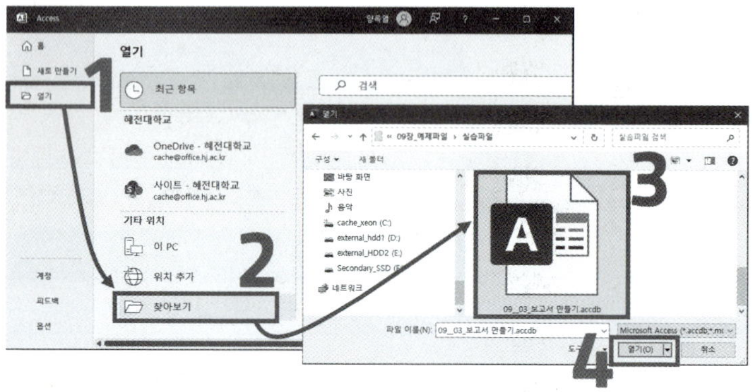


step 02 액세스 창의 왼쪽 [탐색창]의 테이블 중에서 '10_**케어가글**' 테이블을 선택하고, 위쪽 [리본메뉴]의 [**만들기**] → [**보고서**] → [**보고서**]를 선택한다.

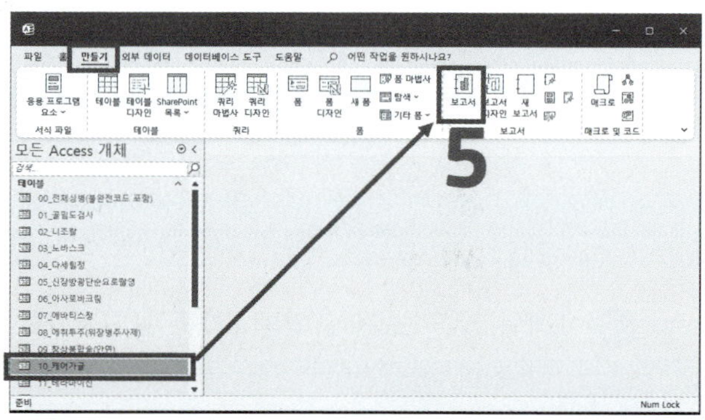


step 03 그러면 아래와 같이 디자인 자동으로 생성된 보고서 창이 나타난다.

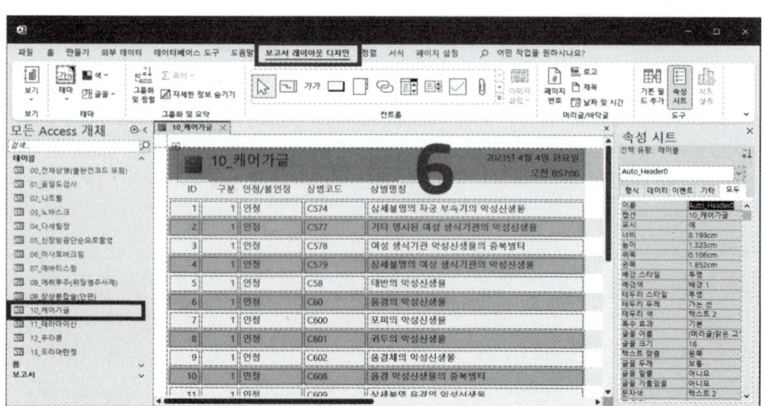

**step 04** 약간의 서식변화를 위해 [개체창]에 열려있는 **[보고서]**를 선택한 상태에서 **[보고서 레이아웃 디자인]**의 [리본메뉴] 중에 제목 옆에 아이콘(Auto_Logo0)을 선택한 후, 오른쪽 **[속성시트] → [그림]**을 선택하여 **'09_케어가글.jpg'** 이미지를 선택한다. 또한, **[속성시트] → [그림 맞춤]** 속성을 **'전체 확대/축소'**로 선택하여 그림이 그림크기조절에 따라 자동으로 맞춰지도록 설정한다.

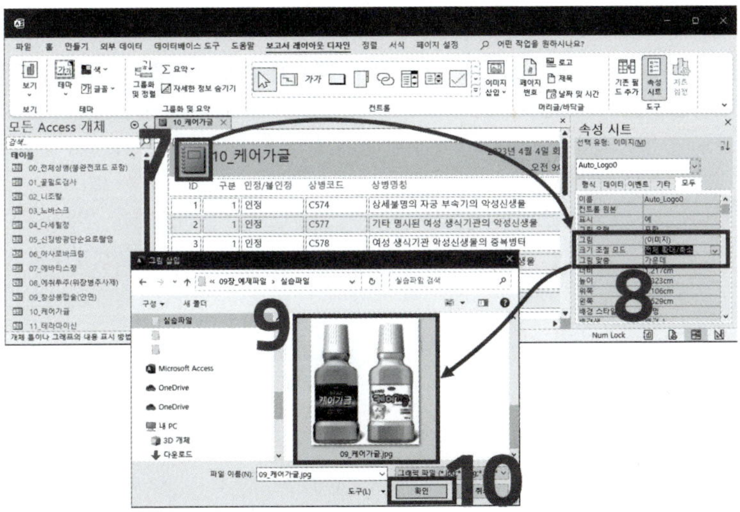


**step 05** 보고서의 제목은 아래와 같이 **'보고서_케어가글 상병코드정보'**로 입력하고 글꼴은 18pt로 키워준다.

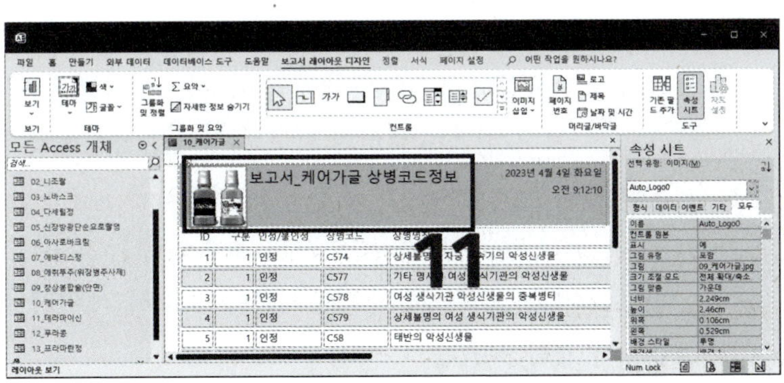

step 06 [보고서] 창을 닫거나, 단축키 CTRL + S 를 누르면 다음과 같이 [보고서] 서식의 저장을 묻는 메시지창이 나타난다. **'03_보고서_케어가글'**라고 입력하고, [확인] 버튼을 누른다.

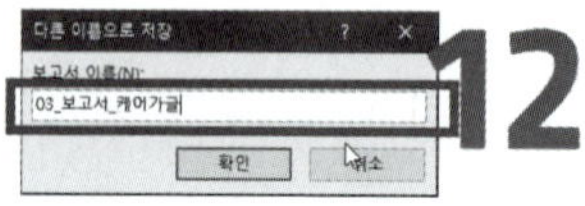

step 07 **[보고서]** 개체에 완성된 **[자동 보고서타입의 보고서]**를 확인한다.

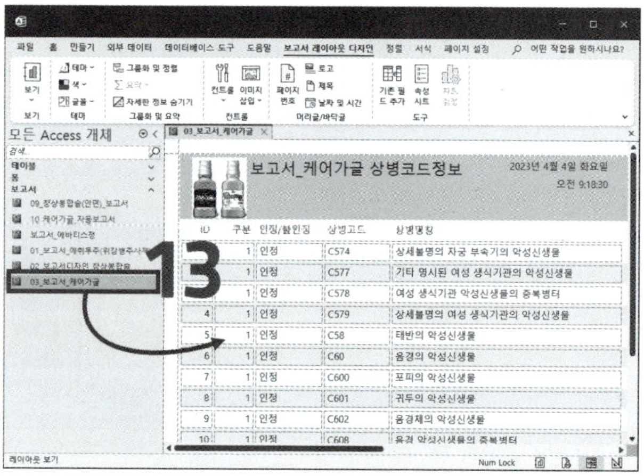

step 08 실습 요약 정리

조건①–**'09_03_보고서만들기.accdb'**이라는 DB를 불러왔다.

조건②–탐색창에서 **'10_케어가글'**이라는 테이블을 선택하고 **[만들기] → [보고서]**를 활용하여 자동 보고서를 생성하였다.

조건③–자동 보고서 아이콘은 **'09_케어가글.jpg'**를 삽입하고, [그림맞춤] 속성은 '전체 확대/축소'로 설정하였다.

조건④–자동 보고서의 머리말 제목은 **'보고서_케어가글 상병코드정보'**로 변경하였다.

조건⑤–자동 보고서를 **'03_보고서_케어가글'로 저장**, 액세스를 완료하였다.

CHAPTER

# 10

# 데이터 변환하기

# 10장 | 마인드맵(Mindmap)

- **10. 데이터 변환하기**
  - 한글(HWP)로 자료변환
  - 엑셀(EXCEL)로 자료변환
  - 웹페이지(HTML)로 자료변환
    - 웹페이지의 정의 및 기능
    - 웹페이지 만들기
  - 실습
    - 실습 10 - 1 액세스 파일을 한글(HWP)로 변환하기
    - 실습 10 - 2 엑셀(EXCEL) 파일을 액세스로 변환하기
    - 실습 10 - 3 웹문서(HTML) 만들기

액세스는 마이크로소프트 오피스365에 포함된 응용프로그램 중 하나다. 또한 현재 가장 많은 사용자를 보유한 운영체제는 마이크로소프트사에서 출시한 윈도우10, 윈도우11 등이 해당된다. 윈도우 운영체제를 기반으로 하는 모든 윈도우 응용프로그램(Application Program)은 대부분 호환성을 갖는다. 호환성(Compatibility)이란 다시 말하면, 한글2020/2013/2014/2022 등의 워드프로세서, 엑셀2010/2013/2014/2019 등의 스프레드시트, 파워포인트2010/2013/2014/2019 등의 프레젠테이션 프로그램, MS워드2010/2013/2014/2019 등의 각종 프로그램들과 액세스가 서로 저장된 내용을 주고받아 사용할 수 있음을 의미한다(모든 윈도우 응용프로그램은 상위버전에서 하위버전은 불러올 수 있으나, 그 반대는 불가하다).

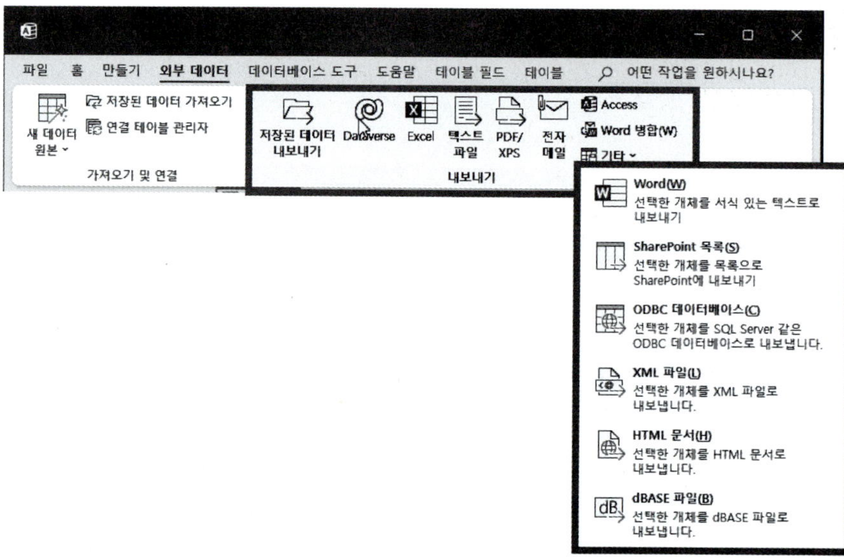


그림 10-1 [내보내기] 파일서식의 종류

**DEFINITION 10-1**

▶ 호환성(Compatibility)

• 각종 프로그램들과 액세스가 서로 저장된 내용을 주고받아 사용할 수 있음을 의미

본 장에서 우리는 액세스와 한글, 혹은 엑셀 프로그램과의 연동을 통한 액세스 파일로의 변환 방법에 대하여 살펴보도록 한다. 그 중에서도 대표적인 한글2020, 엑셀과의 자료변환 방법에 대하여 실습해보도록 한다.

## 10.1 한글(HWP)로 자료변환

액세스에서 작성한 데이터베이스 내의 테이블 정보를 한글(HWP) 파일로 변환하는 작업과 반대로 한글(HWP) 파일을 액세스 파일로 변환하는 자료변환 관계를 실습을 통해 확인해보도록 하자.

**SUMMARY 10-1 | 액세스 개체의 한글(HWP) 변환 방법**

액세스 데이터베이스 작업에서 생성된 테이블이 한글파일로 바로 변환되지는 않음.
따라서, 중간단계를 거친 후, 한글파일로 변환이 가능함.

- 방법(1) : HTML문서로 변환하여 한글로 변환할 수 있다.
- 방법(2) : MS워드로 변환하여 한글로 변환할 수 있다.
- 방법(3) : 엑셀로 변환하여 한글로 변환할 수 있다.
- 방법(4) : 텍스트파일로 변환하여 한글파일로 변환할 수 있다.

## 실습 10-1 액세스 파일을 한글(HWP)로 변환하기

■ 사용파일 : ₩실습파일₩10_01_액세스데이터변환.accdb

**[실습 10-1] 시작**

**[액세스를 한글파일로] 변환하기**
액세스 실행

↓

**DB 불러오기**

10_01_액세스데이터변환.accdb

↓

**내보내기**

(1) 'KCD-8' 테이블 선택
(2) [내보내기]⇨[텍스트 파일]

↓

**한글파일로 변환**

(1) KCD-8.txt 파일 선택
(2) [한글]⇨[불러오기]⇨[표]⇨[문자열을 표로] 변환

↓

**저장 및 완료**

'한글파일' 저장 및 데이터베이스 완료

**step 00** 아래와 같은 조건에 맞도록 액세스 파일을 한글파일로 변환하는 명령을 수행하시오.

**CONDITION**

조건①–**'10_01_액세스데이터변환.accdb'**이라는 DB를 불러온다.
조건②–탐색창에서 **'KCD-8'**이라는 테이블을 선택한다.
조건③–'KCD-8' 테이블의 데이터를 아래와 같이 변환한다.
- 'KCD-8' 테이블 데이터를 텍스트 파일로 변환(**'KCD-8.txt'**)
- 이때, 필드 사이의 구분자는 **세미콜론(;)**을 사용할 것(**[내보내기] → [텍스트 파일(T)]**)
- 변환된 텍스트 파일을 다시 한글파일로 변환(**[파일] → [불러오기]**)
- 한글문서 변환 시, 텍스트 파일의 인코딩은 (**'시스템기본값-한국(KS)'**)을 이용하고, 변환된 한글파일의 각 필드를 한글파일 내에서 표로 전환할 것(**[표] → [문자열을 표로(L)]**)

조건④–액세스 데이터베이스의 한글변환이 완성되면, 해당 한글파일을 저장하고 액세스를 완료하시오.

**step 01** [시작] → [프로그램] → [Microsoft Office] → [Access]를 실행한다. 그러면 아래와 같이 액세스 시작화면이 나타난다. 여기서 액세스의 왼쪽 맨 위에 **[파일]** → **[열기]**를 선택한다. 그런 다음, 수록된 예제 파일 중 [실습파일] 폴더 내에 파일이름이 '10_01_**액세스데이터변환**.accdb'인 액세스 파일을 선택하고 **[열기(O)]** 버튼을 선택한다.

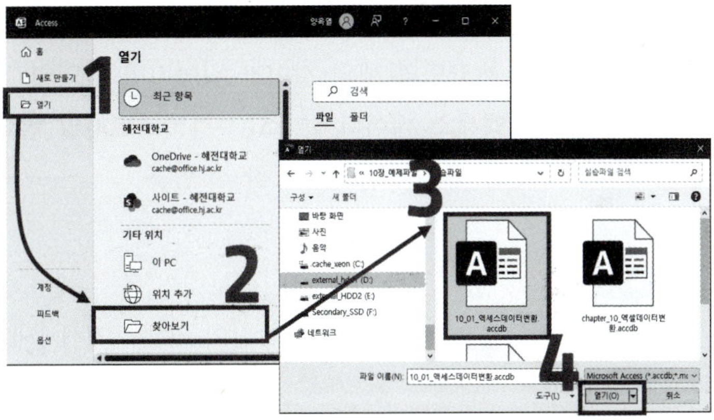


**step 02** 다음과 같이 한국표준질병사인분류를 코드화한 'KCD-8' 테이블을 확인한다. 여기에는 한국표준질병사인분류 정보 중에서 일부에 해당하는 [ID], **[표제어]**, **[분류기준]**, **[질병분류코드]**, **[한글명칭]**, **[영문명칭]**, **[최하위코드]**, **[국내세분화코드]**, **[한의병명]**, **[국내추가진단명]** 등 10개의 필드로 구성된다(참고로, KCD-8코드는 통계청(kostat.go.kr, 2022.06.30).에서 발행된 엑셀 마스터파일을 참조함).

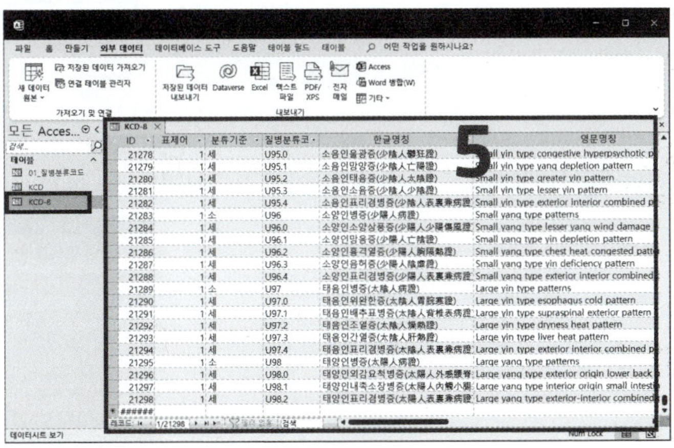

step 03 액세스 데이터베이스 작업에서 생성된 테이블이 한글파일로 바로 변환되지는 않는다. 변환을 위한 방법으로는 첫 번째, HTML문서로 변환하여 한글로 변환할 수 있다. 두 번째, MS워드로 변환하여 한글로 변환할 수 있다. 세 번째, 엑셀로 변환하여 한글로 변환할 수 있다. 네 번째, 텍스트파일로 변환하여 한글파일로 변환할 수 있다.

위와 같이 다양한 방법으로 데이터베이스 파일을 중간단계를 거친 후, 한글파일로 변환이 가능한데 레코드의 행의 길이가 길어지면 파일의 크기가 커질 수 있으므로 네 번째 방법인 **[액세스 데이터베이스]** → **[텍스트파일 변환]** → **[한글파일 변환]**의 방법이 가장 부하가 적은 방법이라고 할 수 있다.

step 04 현재 테이블의 이름 위에서 [내보내기]를 수행하기 테이블 이름 위에서 마우스 오른쪽 버튼을 클릭하여 다음과 같이 팝업창에서 **[내보내기]** → **[텍스트 파일(T)]**을 선택한다.

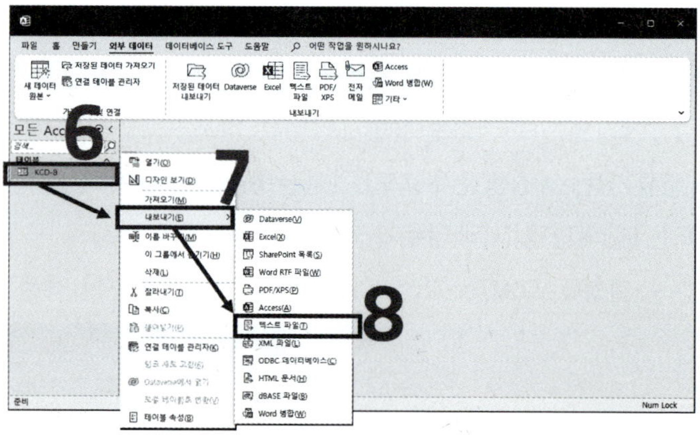

step 05 **[내보내기]** 창에서 **[찾아보기(R)]** 버튼을 눌러 저장할 폴더를 선택한다.

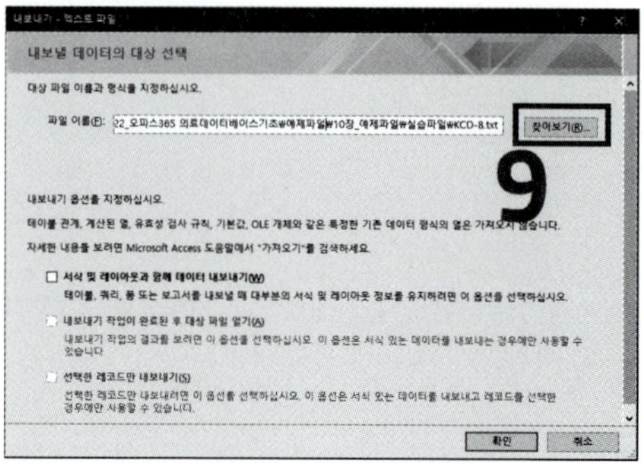

step 06 내보낼 테이블의 **[파일형식]과** [**파일이름**]을 선택한다. 본 예제에서는 [**파일형식 : 텍스트파일**], [**파일이름 : KCD-8.txt**]로 설정한 후, [**저장(S)**] 버튼을 선택한다.

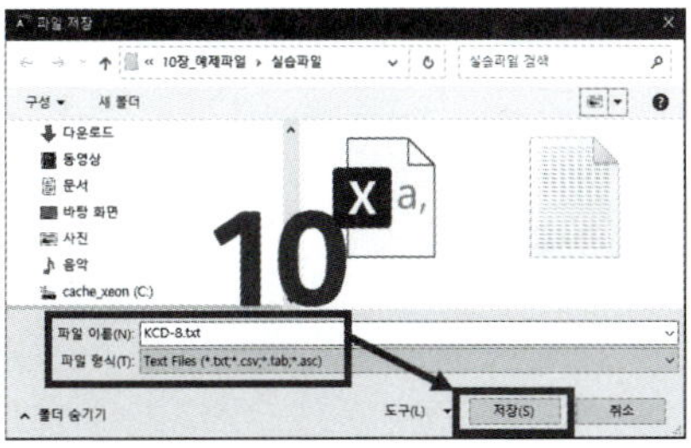


step 07 [내보내기] 창에서 [**확인**] 버튼을 눌러 저장할 폴더를 선택한다.

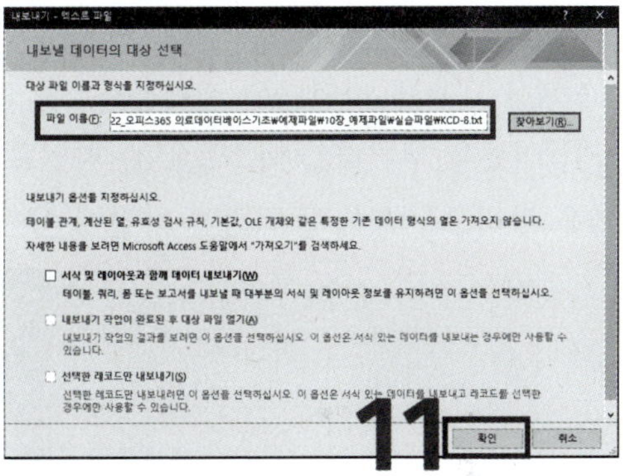


step 08 다음과 같이 [**텍스트 내보내기 마법사**] 창이 나타나면, 내보낼 형식을 디폴트로 놔두고 [**다음(N)**] 버튼을 선택한다.

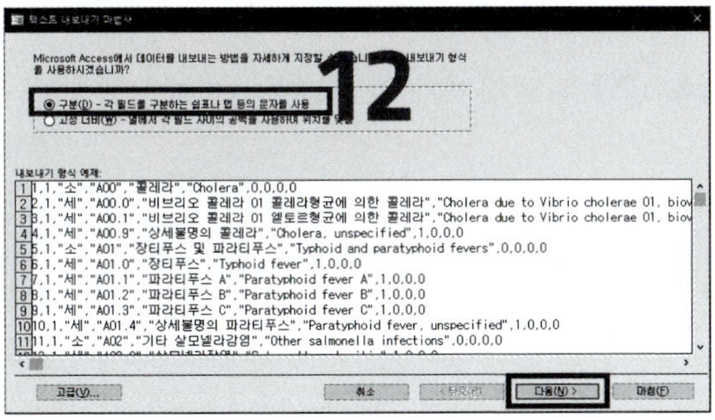

step 09 다음은 액세스의 테이블의 필드를 어떤 구분기호로 구분할 것인지를 선택한다. 여기서는 [**세미콜론(S)**] 옵션버튼을 선택하고, [**첫 행에 필드 이름이 있음(I)**]도 선택한 후, [**다음(N)**] 버튼을 선택한다.

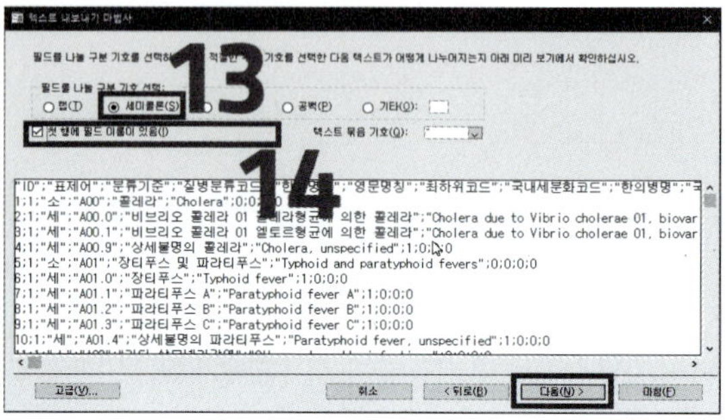


step 10 내보낼 파일명을 선택한다. 본 예제에서는 'KCD-8.txt'로 선택하고, [**마침(F)**] 버튼을 누른다. 텍스트(txt) 파일로 저장하는 이유는 한글파일에서 내보낸 파일을 불러오는데 가장 적합한 파일 형식이 텍스트(txt) 형식이기 때문이다.

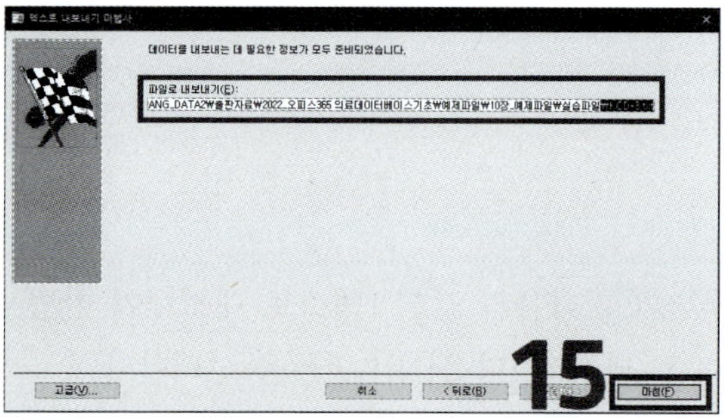


step 11 내보내기가 완료되면, [**닫기(C)**] 버튼을 누른다.

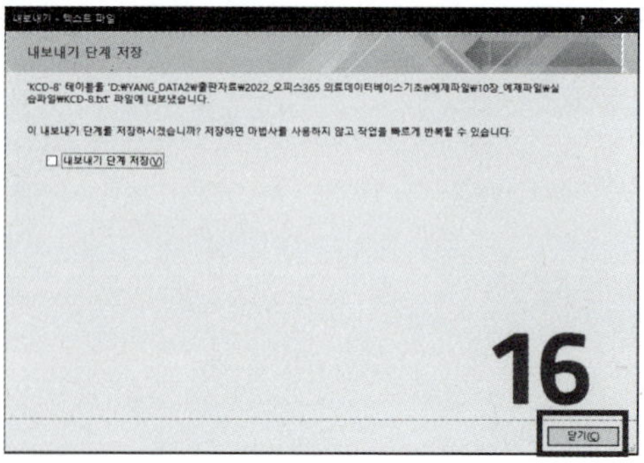

step ⑫ 완료된 내보내기 텍스트(txt) 파일을 해당 폴더에서 확인하고, 한글(HWP) 프로그램을 실행시킨다. 한글의 실행 첫 화면은 다음과 같다.

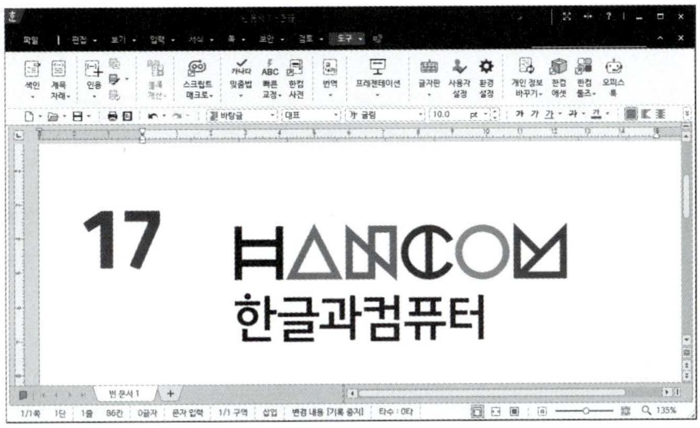


step ⑬ 한글(HWP)에서 **'KCD-8.txt'** 파일을 열기 위해, **[파일] → [불러오기]**를 실행시키거나, 혹은 단축키 [ Alt + O ]를 누른다. 그다음 해당 파일을 찾은 후 **[열기(O)]** 버튼을 누른다.

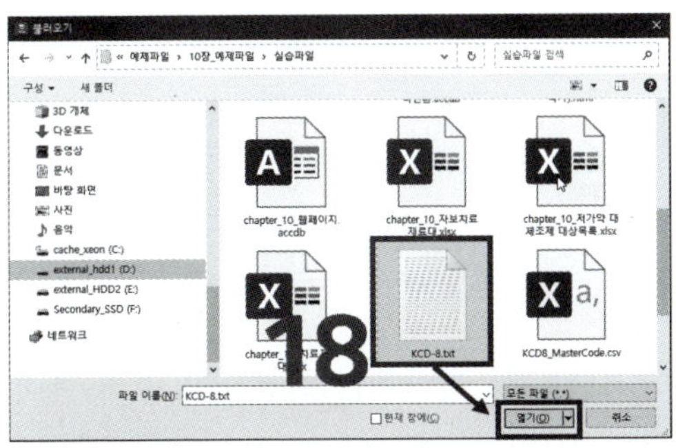


step ⑭ 열려질 **[텍스트 문서 종류]** 창에서 **'시스템 기본값-한국(KS)'**를 문자코드로 선택한다. 디폴트로 선택을 두고 **[읽기(D)]** 버튼을 선택한다.

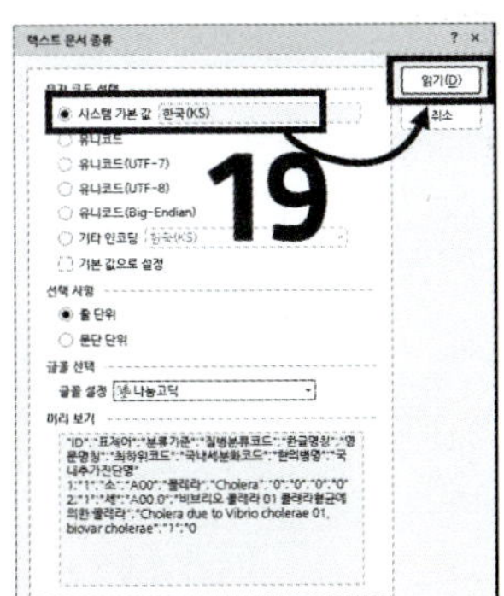

step 15 열려진 파일의 내용이 액세스의 테이블 파일이 변환되어 있음을 확인할 수 있다. 한글 단축키 [F7, F7 ]을 눌러 용지방향을 **[가로]**로 설정한다.

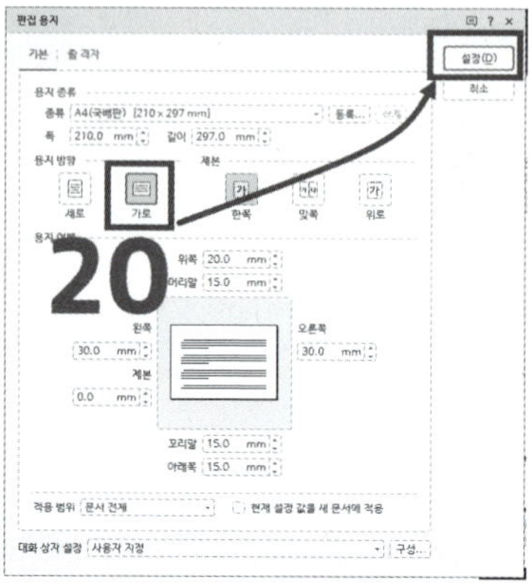

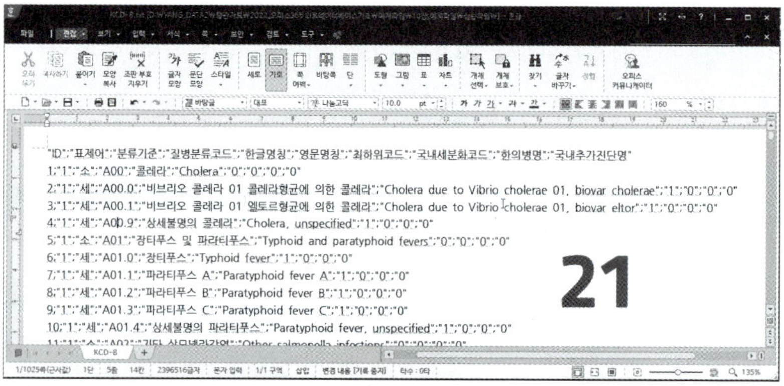

step 16 자, 이번에는 한글(HWP)에 열려진 파일 중에 **[ID]가 '500'까지만을 블록지정**하고 [입력] 메뉴에서 **[표] → [문자열을 표로(L)]**를 선택한다. 이것은 500행까지만을 표로 만들기 위해서이다(전체 행을 표로 만들지 않은 이유는 한글에서는 하나의 표에 1행에서 최대 16,384행까지 만을 만들 수 있기 때문이다). 따라서, 용량이 큰 데이터베이스 파일은 CSV 형식의 파일로 저장하면, 엑셀이나 파이썬, R과 같은 프로그램에서 용이하게 사용이 가능하다.

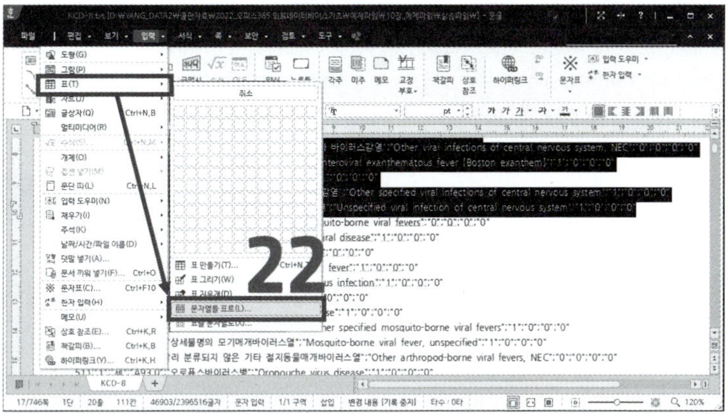

step 17 다음 창은 만들어질 표를 어떠한 구분자 단위로 분리할 것인지를 묻는 [**문자열을 표로**] 창이다. [**분리 방법 지정(M)**] 옵션에서 [**기타 문자열(E)**] 옵션을 선택한 후, **세미콜론(';')**을 입력하고 [**설정(D)**] 버튼을 선택한다.

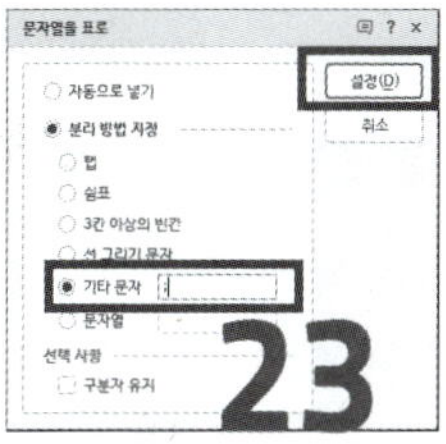

step 18 변형된 테이블을 확인한다.

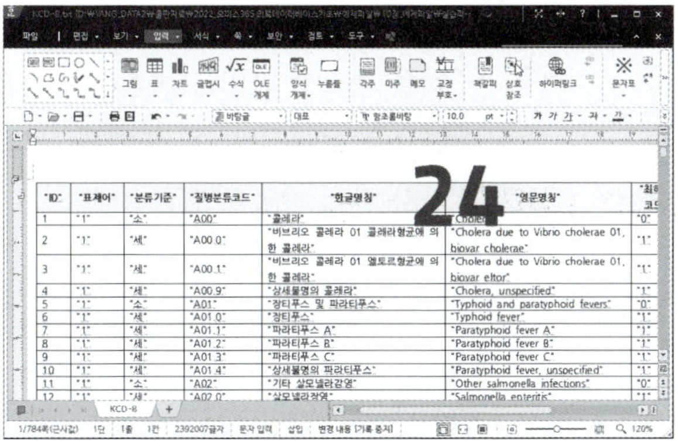

step 19 이때, 파일 내부에 이중따옴표(")와 같이 불필요한 기호들을 제거하려면, 한글에서 단축키 CTRL+F를 눌러 **[찾을 내용(")]**, **[바꿀내용( )]**으로 선택하고 **[바꾸기]** 버튼을 누르면 모든 이중따옴표(")가 제거된다.

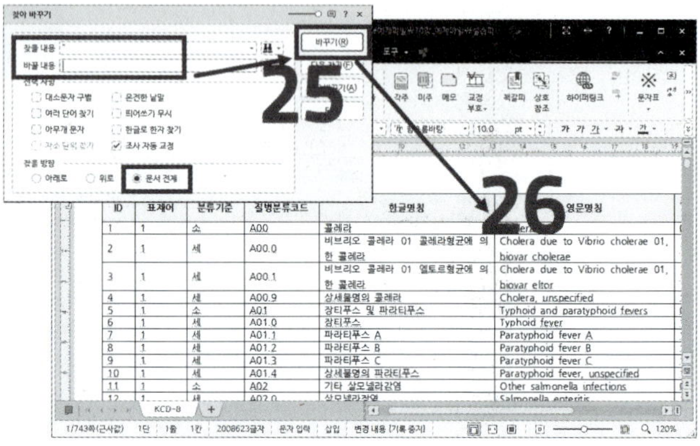

step 20 마지막으로 저장을 위해 단축키 CTRL+S를 눌러 저장하거나, 한글(HWP) 창 왼쪽 위에 있는 저장(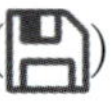) 아이콘을 눌러 저장을 완료한다.

step 21 실습 요약 정리

조건①–'10_01_**액세스데이터변환**.accdb'이라는 DB를 불러왔다.

조건②–탐색창에서 'KCD–8'이라는 테이블을 선택하였다.

조건③–**[내보내기]** → **[텍스트 파일(T)]**를 선택하여 'KCD–8' 테이블 데이터를 텍스트 파일로 변환('KCD–8.txt')하였다.

–한글을 실행시킨 후, 변환된 텍스트 파일을 **[파일]** → **[불러오기]**로 다시 한글 파일로 변환하였다.

–이때, 텍스트 파일의 인코딩은 (**'시스템기본값–한국(KS)'**)을 이용하고, 변환된 한글 파일의 각 필드를 한글 파일 내에서 **[표]** → **[문자열을 표로(L)]**을 사용하여 전환하였다.

조건④–액세스 데이터베이스의 한글변환이 완성되면, 해당 한글 파일을 저장하고 액세스를 완료하였다.

**TIPS 10-1**

약품 고유코드와 약품 성분코드의 분류기준

◎ 약품 고유코드

약품코드 총 자릿수 : 13자리, 청구코드로 사용 시 9자리만 사용

<table>
<tr><th>자릿수(13)</th><th>3</th><th>4</th><th colspan="2">5</th><th>1</th></tr>
<tr><td rowspan="2">내용</td><td rowspan="2">국가별식별코드</td><td rowspan="2">업체식별코드</td><td colspan="2">품목코드</td><td>검증번호</td></tr>
<tr><td>함량 포함한 품목코드</td><td>포장단위</td><td></td></tr>
<tr><td>부여예</td><td>880</td><td>6400-6999</td><td>0000-9999</td><td>1-9</td><td>0-9</td></tr>
</table>

청구코드 사용 시 코드체계

(1) 1-4 번째 자리 : 업체식별코드(6400-6999)

(2) 5-8 번째 자리 : 품목코드(함량포함한 품목코드)

(3) 9 번째 자리 : 포장단위( 0:허가품목, 5:신고품목 ) / 분공장( 4:품목허가, 9:품목신고 )

example 656200190(덱시프로정), 645700790(삼아탄툼액)

◎ 약품 성분코드

(1) 1-4 번째 자리 : 성분정보

(2) 5-6 번째 자리 : 규격( 00-복합성분제인 경우, 01 이상-함량 )

(3) 7 번째 자리 : 투여경로(A-경구, B-주사, C-외용)

(4) 8-9 번째 자리 : 제형(TB-정제, CH-캅셀, TR-서방정, SY-시럽, IJ-주사제 등-29가지)

example 142301ATB(덱시프로정), 116101CLQ(삼아탄툼액)

의약품 표준코드(EAN/UCC-13)는 현행 의약품 바코드와 건강보험급여의약품 제품코드를 통합하기 위해 고안된 코드로 국가코드(3자리)와 업체코드(4자리), 품목코드(5자리), 검증번호(1자리) 등으로 구성되어 있으며 2010년 1월1일부터 청구코드로 사용이 의무화 되었다.

출처 : http://www.drugabout.co.kr

## TIPS 10-2

### 의약품 식별 검색

일반적으로 개인이 원외 처방전을 통해 처방받은 의약품이 아침, 점심, 저녁 단위로 묶여 포장되어 있는 경우, 혹은 약사의 의약품 설명이 부족한 경우, 집에 상비해둔 의약품이 오래되어 어떤 약인지 잘 모를 경우 해당 의약품의 식별기호나 모양으로 검색이 가능한 서비스이다.
현재 다양한 사이트에서 제공하고 있는데, 아래는 드럭어바웃(drugabout.co.kr)에서 제공하는 서비스이다.

(1) 검색 옵션 선택

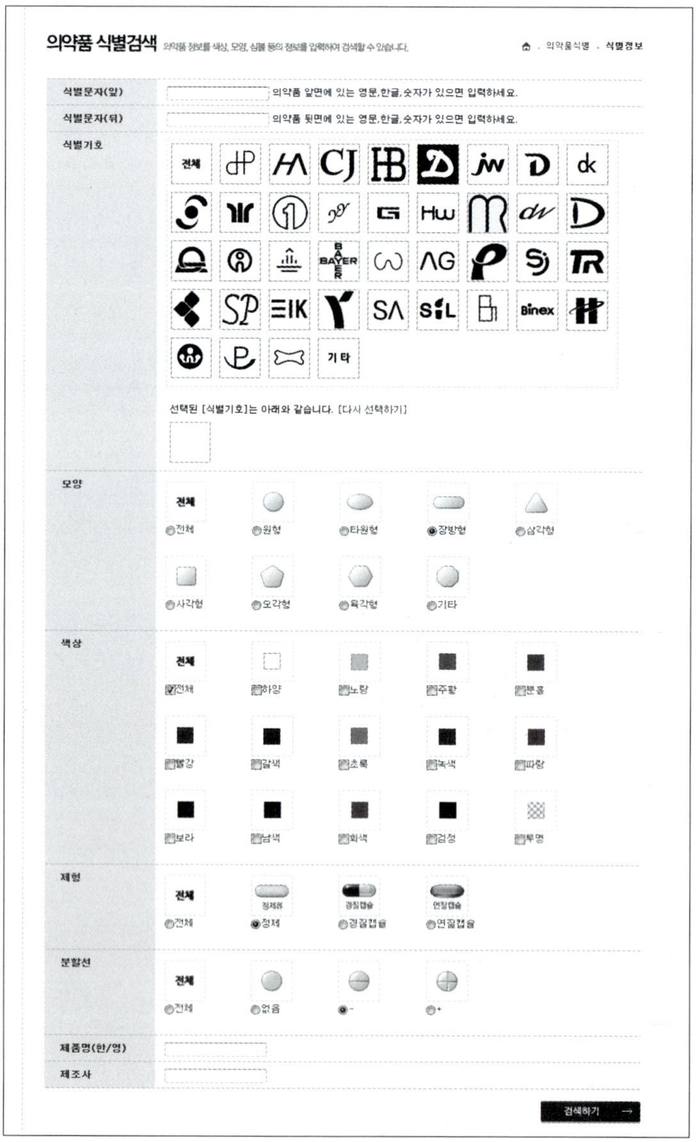

**TIPS 10-2**

(2) 검색 결과

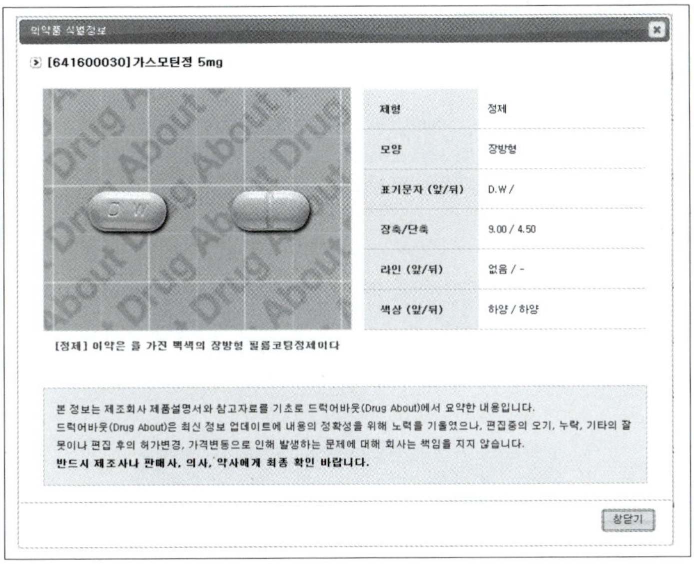


## 10.2 엑셀로 자료변환

마이크로소프트사의 오피스365는 이제 라이센스를 일회성 구독(구매)하는 방식에서 지속적으로 온라인 상에서 업데이트가 가능한 **구독형 서비스로 변경**되었다. 정확하게는 Office365가 Microsoft365라는 명칭이 정확하다. Microsoft365(오피스365)는 가정(Family) 및 개인(Personal), 중소기업(Business), 대기업, 학교(School) 및 비영리용 등으로 구분되어 판매되고 있다. Microsoft365(오피스365) 패키지는 기존의 오피스 패키지와는 메뉴와 인터페이스 파일 형식 등이 완전히 다르게 설계되어 있다. 본 항목에서는 이러한 액세스에서 Microsoft365(오피스365) 프로그램 중에 하나인 엑셀 파일을 가져오기 하는 방법을 설명한다.

기본적으로 하위버전의 응용프로그램에서 상위버전의 응용프로그램은 대부분 읽히지 않는다. 이유는 간단하다. 하위버전의 응용프로그램에서는 상위버전 응용프로그램의 전용 파일 형식을 지원하지 못하기 때문이다. 그러나 위에서 설명한 바와 같이 동일한 버전이거나 하위버전의 응용프로그램 즉, **엑셀은 액세스와 완벽히 호환되어 쉽게 변환이 가능**하다.

## 실습 10-2 엑셀(EXCEL) 파일을 액세스로 변환하기

■ 사용파일 : ₩실습파일₩10_02_액세스데이터변환.accdb
₩실습파일₩10_02_KDRG질병군명칭.xlsx

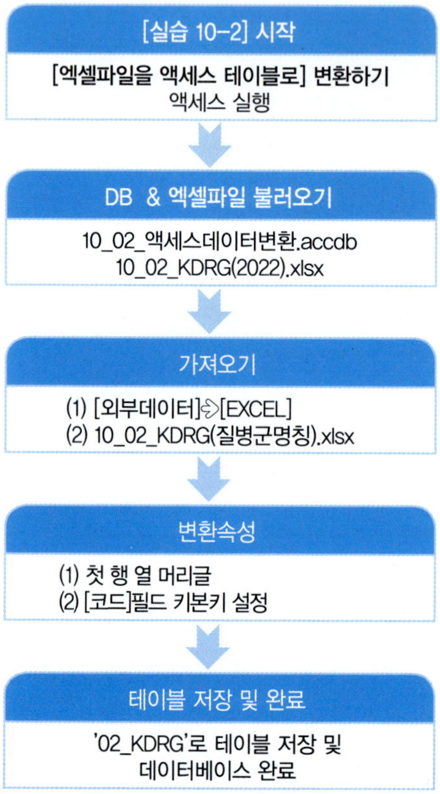


**step 00** 아래와 같은 조건에 맞게 엑셀 파일을 액세스 테이블로 가져오기 명령을 수행하시오.

**CONDITION**

조건①–액세스 파일 중에 **'10_02_액세스데이터변환.accdb'**라는 DB를 불러온다.
조건②–엑셀 파일 중에 **'10_02_KDRG(2022).xlsx'**라는 DB를 불러온다.
조건③–불러올 엑셀파일에 대하여 아래와 같은 조건을 만족시킬 것.
 –불러온 액세스 데이터베이스에서 **[외부 데이터] → [가져오기] → [새 데이터원본] → [파일에서(F)] → [Excel(X)]**을 선택하여 **'10_02_KDRG(2022).xlsx'** 파일의 워크시트를 불러온다.
 –첫 행을 열머리글로 선택할 것.
 –**[RDRG]**필드를 **기본키**로 사용할 것.
 –새롭게 생성될 테이블명을 **'02_KDRG(2022)'**로 저장할 것.
조건④–엑셀파일의 액세스 데이터베이스로의 변환이 완성되면, 해당 한글 파일을 저장하고 액세스를 완료하시오.

step 01 바탕화면에 단축아이콘 'ACCESS'를 실행시키거나, 혹은 [시작] → [앱목록] [Access]를 실행한다. 그러면 아래와 같이 액세스 시작화면이 나타난다.

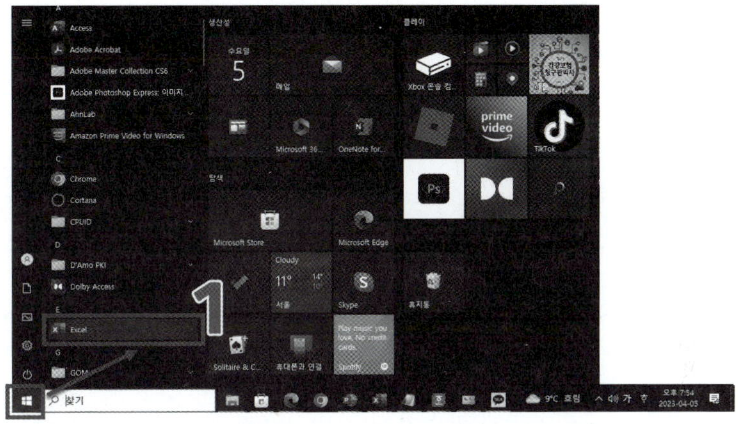


step 02 우선 마이크로소프트 오피스365 패키지에서 엑셀(EXCEL)을 실행시키면 다음과 같이 창이 나타난다.

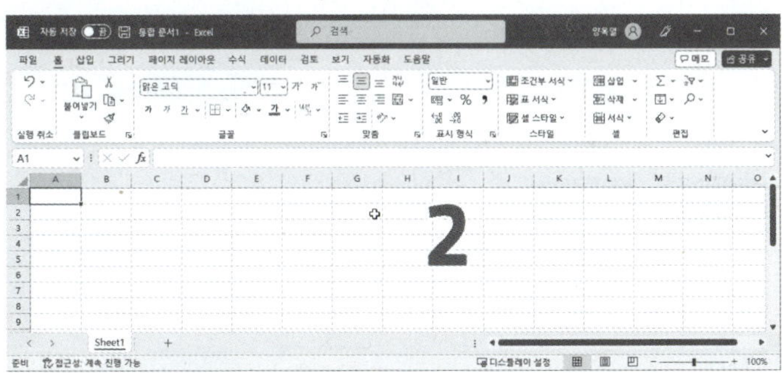


step 03 엑셀에서 파일 불러오기를 선택하여, [실습파일] 폴더에서 '10_02_KDRG(2022).xlsx' 파일을 선택한다. 엑셀 파일은 확장자는 'xlsx'이다. 파일을 선택하였다면, [열기(O)] 버튼을 클릭한다.

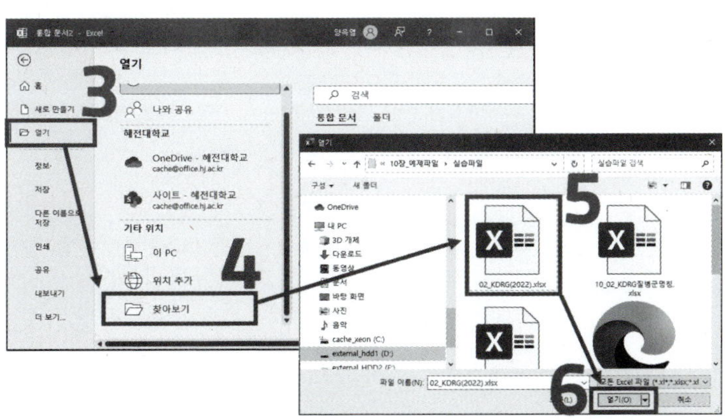

step 04 Microsoft 엑셀(EXCEL)에서 불러온 KDRG 파일은 아래와 같이 엑셀창이 나타난다.

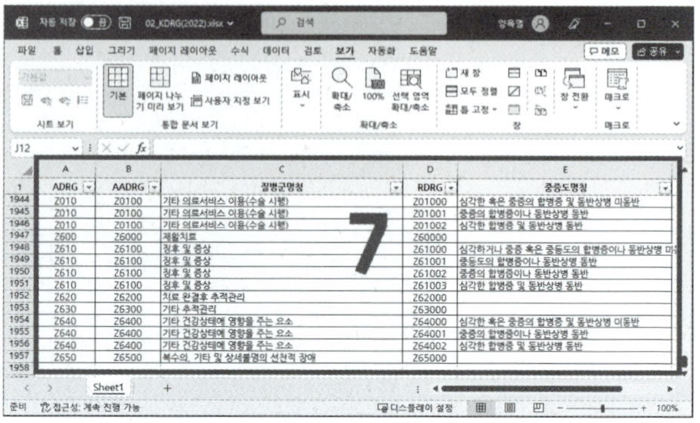

step 05 일반적으로 포괄수가제(질병군포괄수가제도)라고 하는 DRG의 구조는 아래 [그림 10-2]와 같은 구조를 갖는다.

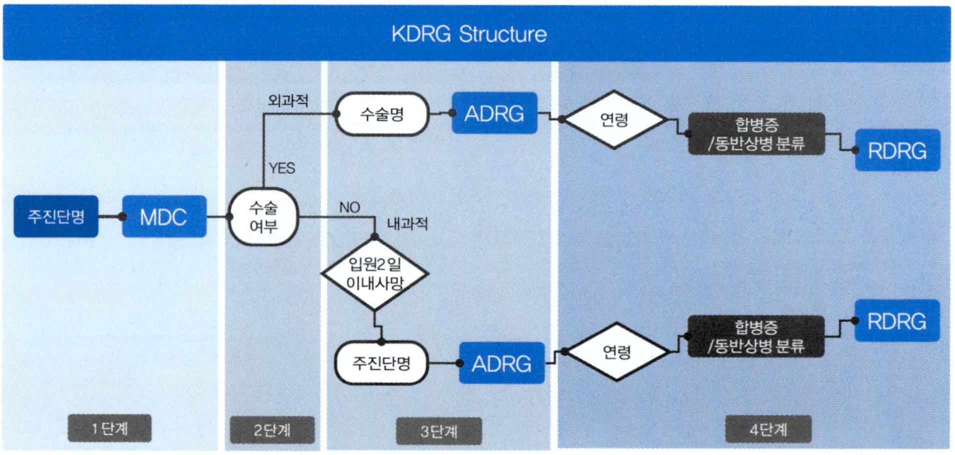


| KDRG : Korean Diagnosis Relate Group (한국형 진단명기준환자군)
| MDC : Major Diagnosis Category (주진단 범주)
| ADRG : Adjacent DRG (기본 DRG)
| RDRG : Refined DRG (최종 DRG)

**그림 [10-2] 포괄수가제(질병군포괄수가제도, DRG)의 구조**

**step 06** 다음으로 바탕화면에 단축아이콘 'ACCESS'를 실행시키거나, 혹은 **[시작]** → **[앱목록]** → [Access]를 실행한다. 그러면 아래와 같이 액세스 시작화면이 나타난다.

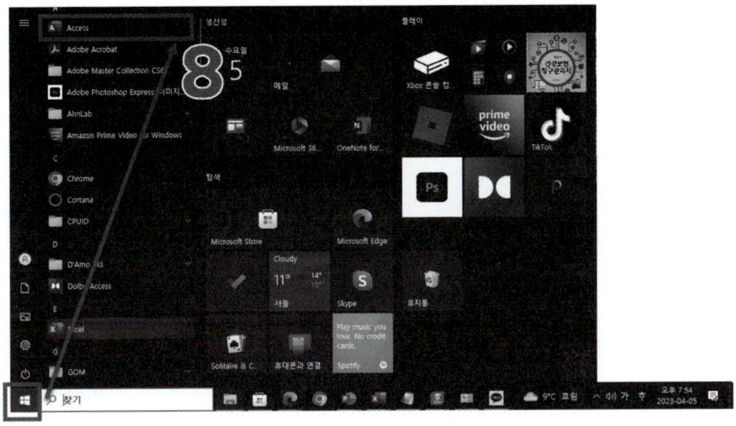

**step 07** 여기서 액세스의 왼쪽 맨 위에 **[파일]** → **[열기]**를 선택한다. 예제 목록 중 [실습파일] 폴더 내에 파일이름이 '10_02_**액세스데이터변환**.accdb'인 액세스 파일을 선택하고 **[열기(O)]** 버튼을 선택한다.

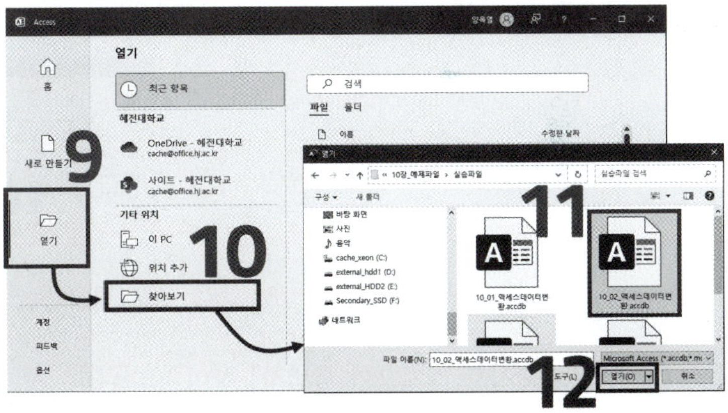

step 08 액세스 창의 위쪽 [리본메뉴]의 **[외부 데이터]** → **[가져오기]** → **[새 데이터 원본]** → **[파일에서(F)]** → [Excel(X)] 아이콘을 클릭한다. 그러면 [외부 데이터 가져오기] 창에서 [찾아보기] 버튼을 눌러 엑셀파일을 가져온다.

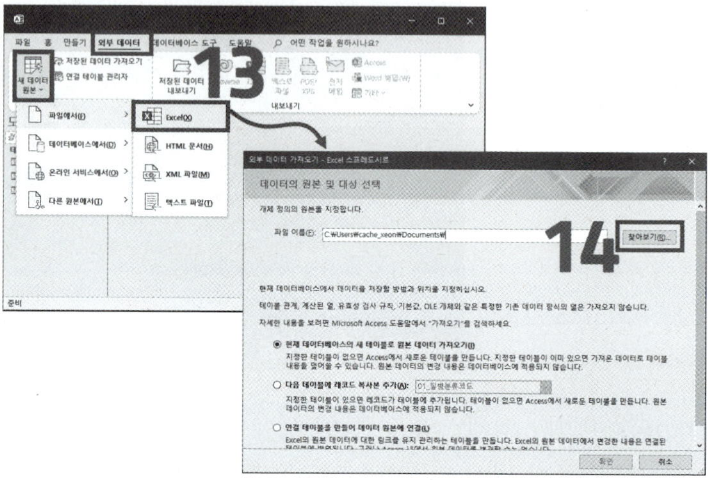

step 09 저장된 '10_02_KDRG(2022).xlsx' 파일을 선택한다. 엑셀 파일은 확장자는 'xlsx'이다. 파일을 선택하였다면, **[열기(O)]** 버튼을 클릭한다.

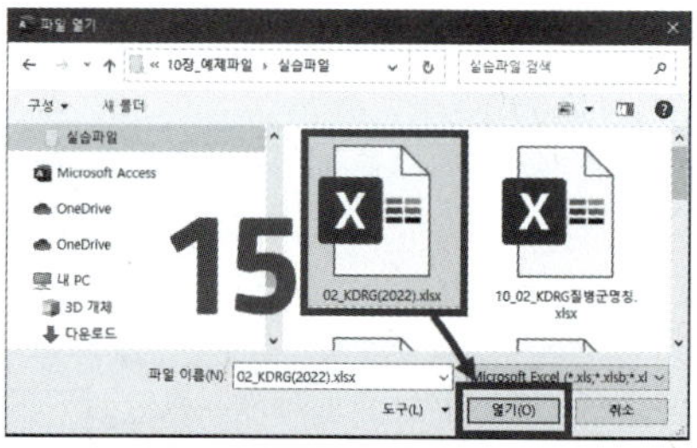

step 10 **[스프레드시트 가져오기 마법사]** 창이 나타나면, 첫 행을 제목으로 선택할 것인지를 묻는 체크박스를 선택하고, **[다음(N)]** 버튼을 선택한다.

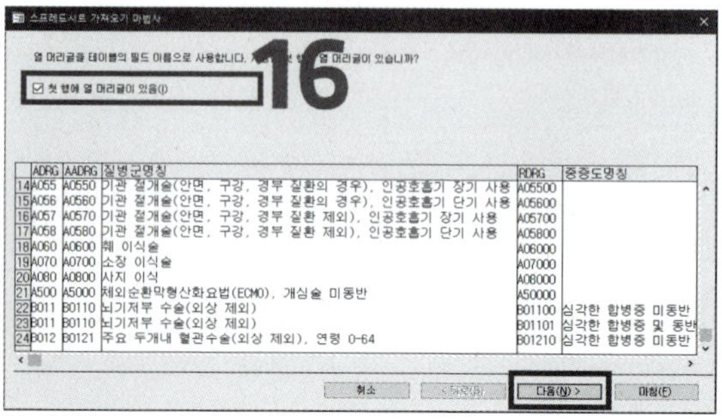

step ⓫ 데이터의 옵션 변화 없이 **[다음(N)]** 버튼을 선택한다.

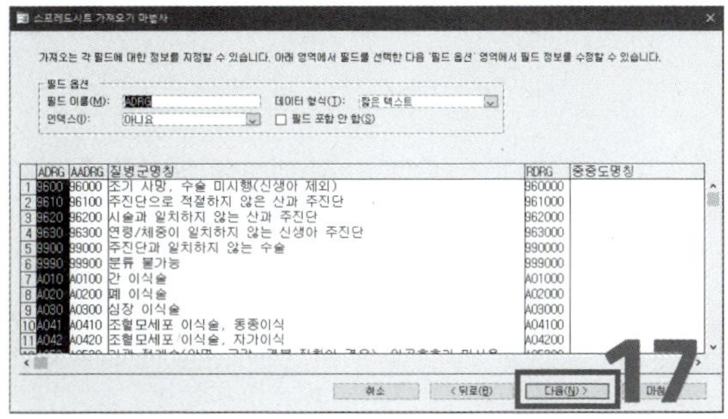


step ⓬ 다음 창은 기본키의 선택여부를 묻는 항목이다. **[기본 키 선택(C)]** 옵션버튼을 선택하고, 중복이 없을 속성값에 해당하는 [RDRG] **필드**를 기본키 선택하고 [다음(N)] 버튼을 선택한다(이는 [RDRG] 필드 중에 중복이 없는 기본키 조건을 만족한다).

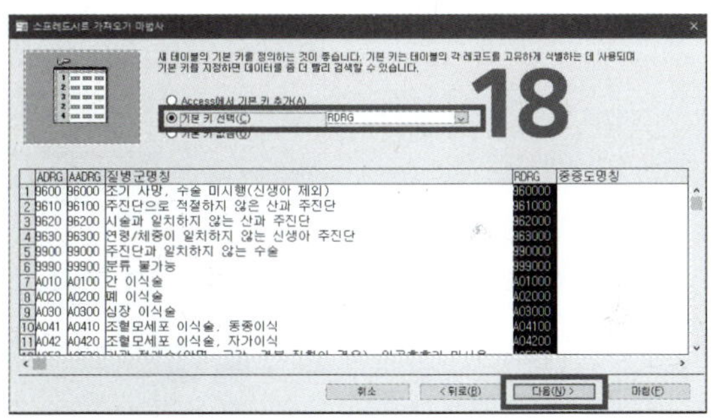


step ⓭ 새로 만들어질 테이블의 이름을 입력한다. 본 예제에서는 '02_KDRG (2022)'라고 입력하고, **[마침(F)]** 버튼을 선택한다.

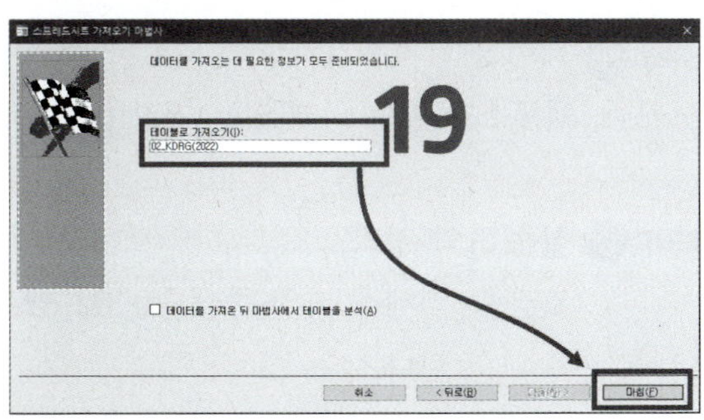

step 14 가져오기가 완료되면, **[닫기(C)]** 버튼을 누른다.

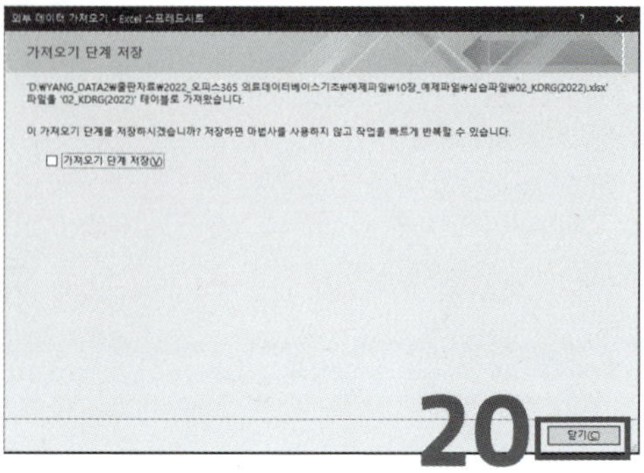

step 15 완성된 '02_KDRG(2022)' 테이블을 확인한다(만일, 엑셀파일에서 액세스로 전환 시 오류 행이 있을 경우에는 별도로 '가져오기 오류' 테이블이 생성되거나 쓰레기 필드가 생길 수도 있다).

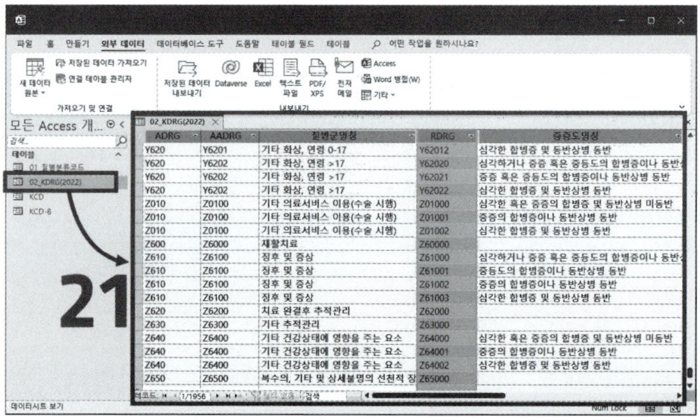

step 16 테이블 가져오기가 완성되었다. 저장을 위해 단축키 CTRL + S 를 눌러 저장하거나, 액세스창 왼쪽 위에 있는 저장(💾) 아이콘을 눌러 저장을 완료한다.

step 17 실습 요약 정리

조건①–액세스 파일 중에 '10_02_**액세스데이터변환**.accdb'라는 DB를 불러왔다.

조건②–엑셀 파일 중에 '10_02_KDRG(2022).xlsx'라는 엑셀파일을 확인했다.

조건③–불러올 액셀파일에 대하여 아래와 같은 조건을 만족시킬 것.

–불러온 액세스 데이터베이스에서 **[외부 데이터]** → **[가져오기]** →

[새 데이터원본] → [파일에서(F)] → [Excel(X)]을 선택하여 '10_02_KDRG(2022).xlsx' 파일의 워크시트를 불러왔다.
–첫 행을 열머리글로 선택함.
–[RDRG]필드를 **기본키**로 설정함.
–새롭게 생성될 테이블명을 '02_KDRG'로 저장할 것.

조건④–엑셀파일의 액세스 데이터베이스로의 변환이 완성되면, 해당 액세스 파일을 저장하고 액세스를 완료한다.

## 10.3 웹페이지(HTML)로 자료변환

2023년 현재, 웹사이트나 휴대폰을 이용한 앱 어플리케이션에서 데이터베이스와의 연동을 통한 응용서비스는 선택이 아니라 필수사항이 되었다. 웹(Web)이란 월드 와이드웹(World Wide Web)의 줄임말이다. **웹서비스(Web Service)**는 일반적으로 우리가 사용하는 **인터넷 웹 브라우저(Web Browser)를 통해 정보를 볼 수 있는 형태의 가공 및 서비스를 통칭하는 용어**이다.

보통 웹사이트(Web Site)란 용어도 많이 사용하는데, 원칙적으로 웹사이트, 웹서비스, 웹, 앱 등은 약간 그 의미가 다르지만 일반적으로 같은 의미로 혼용되어 사용되고 있다. 우리가 주로 사용하하는 윈도우(Windows) 운영체제의 경우에도 윈도우 10/윈도우11로 버전업되면서 윈도우용 응용프로그램과 앱의 경계도 매우 유사해졌다고 할 수 있다.

일반적으로 웹서비스를 제공하는 사이트가 **웹사이트(Web Site)**인데 웹사이트를 구축하는 데는 크게 3가지 요소가 필요하다. **기획(Planning)**, **디자인(Design)**, **프로그래밍(Programming)**이 이에 해당한다.

웹사이트를 통해 얻어지는 정보는 HTML(Hypertext Markup Language)라는 인터넷 언어를 사용하여 작성되는 것이 일반적이다. 이렇게 만들어진 웹 문서를 웹페이지(Web Page)라고 한다. 웹페이지는 사용자가 쉽고 세련된 정보를 웹 브라우저를 통해 서비스 받을 수 있다. 그런데 웹페이지는 매우 단순한 텍스트와 태그를 중심으로 구성되는데, 데이터베이스는 아주 크고 많은 양의 데이터를 구조적이고 체계적으로 관리할 수 있다는 장점을 갖는다.

또한, 최근 웹페이지는 웹브라우저 화면상에 세련된 표현과 데이터베이스의 체계적인 자료 관리를 접목하여 상부상조할 수 있는 방법을 많이 사용하고 있다.

아래 [표 10-1]은 웹페이지와 데이터베이스의 연동을 통해 얻을 수 있는 장점들을 나열하였다. 또한 웹페이지와 데이터베이스를 연동하기 위해서는 중간에서 역할을 해주는 통역자가 필요한데 그것이 바로 CGI(Common Gateway Interface)이다.

[그림 10-3]은 웹페이지와 데이터베이스의 연동 구조를 표현한 그림이다.

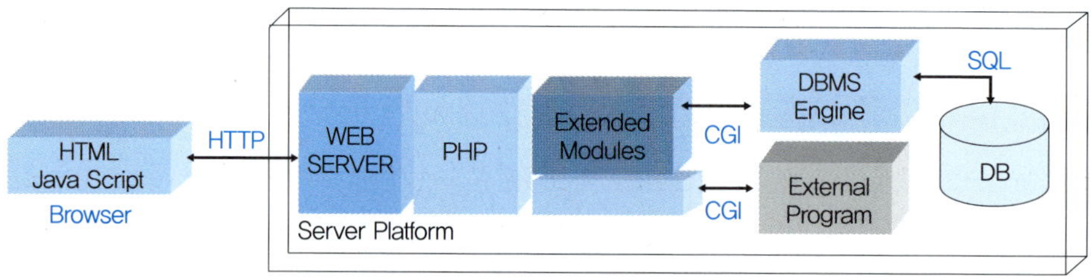


**그림 10-3 웹-데이터베이스 연동 구조**

DEFINITION 10-2

**▶ 웹(web) | 월드와이드웹(World Wide Web)**

- 월드와이드웹(World Wide Web)의 줄임말
- 웹서비스(Web Service)는 일반적으로 우리가 사용하는 인터넷 웹 브라우저(Web Browser)를 통해 정보를 볼 수 있는 형태의 가공 및 서비스를 통칭하는 용어

DEFINITION 10-3

**▶ HTML(Hyper Text Markup Language)**

- 1989년 글로벌 하이퍼텍스트 공간을 제시한 팀 버너스리(Tim Berners Lee) 에 의해 월드와이드웹의 개념이 정의되었으며, HTML(Hypertext Markup Language)은 1991년 말에 팀 버너스리가 처음으로 인터넷에서 문서를 'HTML 태그(tag)'로 불리면서 시작되었다.
- HTML은 웹 문서를 만들기 위해 사용하는 기본적인 프로그래밍 언어의 한 종류이며, 하이퍼텍스트를 작성하기 위한 언어이다.

DEFINITION 10-4

**▶ HTML 5(Hyper Text Markup Language 5)**

- HTML5는 웹 문서를 제작하는 표준규격으로 WHATWG와 W3C가 HTML 4.01을 기반으로 2014년에 완전한 표준규격으로 정립함
- HTML5는 별도의 프로그램 설치 없이도 애플, 마이크로소프트, 구글, 페이스북 등의 다양한 브라우저에서 동시에 사용이 가능하고 개인용 컴퓨터, 태블릿, 모바일 등의 다양한 플랫폼을 지원한다.
- 또한, 플랫폼이 바뀌고 창의 크기나 운영체제가 달라져도 해당 브라우저나 창의 크기에 맞춰 내용을 자동으로 변경해주는 N-Screen 기능을 제공하는 기술표준
- 2014년 HTML5 이후 2021년에 W3C는 HTML5.x버전의 표준화 작업을 모두 폐기하였으며 2022년 이후 WHATWG HTML Living Standard가 유일한 HTML표준임

DEFINITION 10-5

**▶ CGI(Common Gateway Interface)**

- 주로, 웹페이지와 데이터베이스를 연동하기 위해서는 중간에서 역할을 해주는 통역자의 역할을 담당하는 프로그램이나 스크립트 인터페이스를 의미함
- HTML에서는 불가능 인터렉티브(interactive) 요소를 웹페이지에 지원하는데 사용함
- 대표적인 CGI언어로는 PHP, ASP, Perl 등이 있음

SUMMARY 10-2 | 웹사이트 구축 구성요소 3가지

(1) **기획(Planning)** : 어떤 웹사이트를 구축할 것인가를 논의하는 단계
(2) **디자인(Design)** : 프로그램 설계 디자인, 화면구성 다자인 등을 의미함
(3) **프로그래밍(Programming)** : 실제로 웹브라우저 상에서 나타나게 될 각종 정보를 데이터베이스와 연동하거나, 사용자 인증(로그인), 검색, 출력 등이 가능하도록 기술하는 과정을 의미함

본 장에서는 따라서 웹페이지와 액세스를 사용한 데이터베이스를 연동하는 방법에 대하여 아주 간단한 실습을 통해 이해하도록 해보자.

**표 10-1** Web-CGI-DB의 특징

| 항목 | 특징 |
|---|---|
| WEB-DB<br>연동 장점 | • 웹 서버와 데이터베이스의 문제점 상호보완<br>• 복잡한 자료형과 자료들 간의 관계 모델링이 용이<br>• 사용자 질의 최적화된 수행<br>• 다중 사용자를 위한 트랜잭션 동시성 제어<br>• 파손으로 인한 데이터베이스 복구 용이성<br>• 자료 접근권한 관리<br>• 디스크, 파일, 색인 관리<br>• 데이터베이스의 시각적 접근, 편집 및 구축<br>• 하이퍼미디어 방식을 이용한 사용자 접근<br>• HTML을 이용하여 많은 종류의 플랫폼 지원<br>• HTML 문서를 서버에 저장하여 대규모 서비스 관리에 용이<br>• 표준화된 HTML, URL, HTTP 등의 프로토콜 사용으로 광범위 서비스 용이<br>• 표준연동 인터페이스(CGI) 사용<br>• 공통의 클라이언트(웹 브라우저) 제공 |
| CGI | • Common Gateway Interface<br>• 웹에서 외부 시스템을 연결할 때 사용하는 표준 방법<br>• 과정<br>**요구 → 프로세스 생성/파이프 연결 → 요구처리 → 프로세스 제거**<br><br>• CGI장점 : 기존의 웹 서버와 브라우저를 변경 없이 그대로 사용하는 방식<br>• CGI단점 : 질의 처리 때마다 새로운 프로세서를 생성하고 생성<br>• 프로세서에서 데이터베이스 연결 및 로그인 과정을 거치기 때문에 성능저하가 일어남 |

## 10.3.1 웹페이지의 정의 및 기능

액세스의 다섯 번째 개체인 **페이지(Page)**란 **데이터 액세스 페이지를 의미하는 용어로서 인터넷의 웹페이지 상에 액세스의 데이터베이스 내에 존재하는 질의어나 폼의 결과 정보를 보여주도록 하는 기능**의 개체가 바로 페이지이다.

페이지 개체와 유사한 개체로는 폼과 보고서 개체와 매우 비슷하다. 그러나 표시해주는 프로그램이 페이지는 웹브라우저를 사용하다는 점에서만 다르다고 할 수도 있으며, 인터넷에서 연동된다는 점에서도 다르다고 말할 수 있다.

DEFINITION 10-6

▶ 페이지(Page)

- 데이터 액세스 페이지(Data Access Page)를 의미함
- 웹페이지 상에 액세스의 데이터베이스 내에 존재하는 질의어나 폼의 결과 정보를 보여주도록 하는 기능

[그림 10-4]는 액세스를 활용하여 작성한 웹페이지의 예이다. 이는 액세스의 데이터베이스 테이블 데이터를 웹브라우저(인터넷 익스플로러)로 쉽게 표현할 수 있음을 보여주는 예이다.

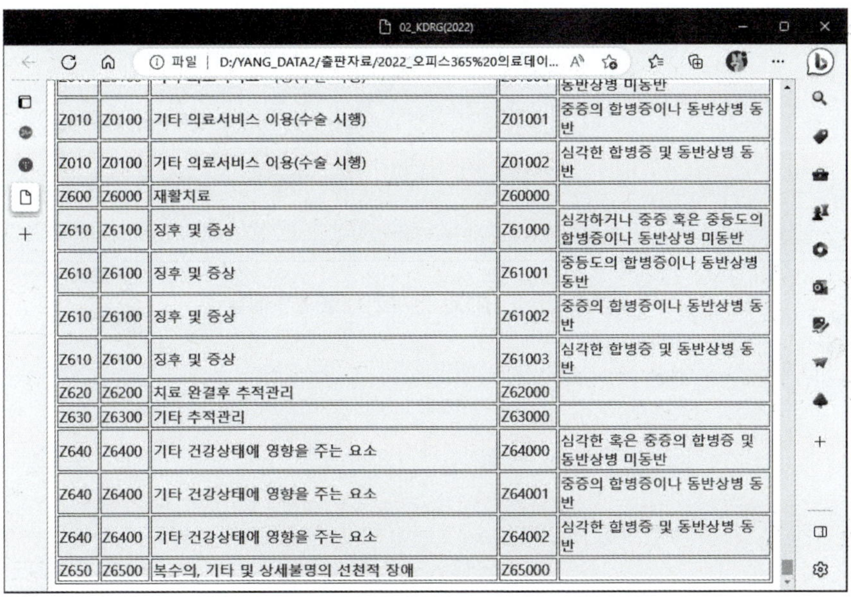


| Z010 | Z0100 | 기타 의료서비스 이용(수술 시행) | Z01001 | 중증의 합병증이나 동반상병 동반 |
|---|---|---|---|---|
| Z010 | Z0100 | 기타 의료서비스 이용(수술 시행) | Z01002 | 심각한 합병증 및 동반상병 동반 |
| Z600 | Z6000 | 재활치료 | Z60000 | |
| Z610 | Z6100 | 징후 및 증상 | Z61000 | 심각하거나 중증 혹은 중등도의 합병증이나 동반상병 미동반 |
| Z610 | Z6100 | 징후 및 증상 | Z61001 | 중등도의 합병증이나 동반상병 동반 |
| Z610 | Z6100 | 징후 및 증상 | Z61002 | 중증의 합병증이나 동반상병 동반 |
| Z610 | Z6100 | 징후 및 증상 | Z61003 | 심각한 합병증 및 동반상병 동반 |
| Z620 | Z6200 | 치료 완결후 추적관리 | Z62000 | |
| Z630 | Z6300 | 기타 추적관리 | Z63000 | |
| Z640 | Z6400 | 기타 건강상태에 영향을 주는 요소 | Z64000 | 심각한 혹은 중증의 합병증 및 동반상병 미동반 |
| Z640 | Z6400 | 기타 건강상태에 영향을 주는 요소 | Z64001 | 중증의 합병증이나 동반상병 동반 |
| Z640 | Z6400 | 기타 건강상태에 영향을 주는 요소 | Z64002 | 심각한 합병증 및 동반상병 동반 |
| Z650 | Z6500 | 복수의, 기타 및 상세불명의 선천적 장애 | Z65000 | |

그림 10-4 액세스를 활용한 웹페이지 만들기 예

## 10.3.2 웹페이지 만들기

웹페이지를 만들기 위한 페이지 개체 작성방법은 생성된 **[테이블]**, **[쿼리]**, **[폼]**, **[보고서]** 등을 모두 웹페이지로 내보내기를 통해 만들 수 있다. 액세스의 위쪽 [리본메뉴]를 선택하고 **[외부데이터]** → **[내보내기]** → **[기타]** → **[HTML 문서]**에서 생성 가능하다.

아래 [그림 10-5]는 외부데이터로 내보내기 중 [기타] 옵션을 통해 생성할 수 있는 [Word], [SharePoint], [ODBC **데이터베이스**], [XML **파일**], [HTML문서], [dBASE] 등 6가지 타입으로 내보내기 서식을 확인할 수 있는데, 이 중 HTML 문서로의 변환도 가능함을 알 수 있다.

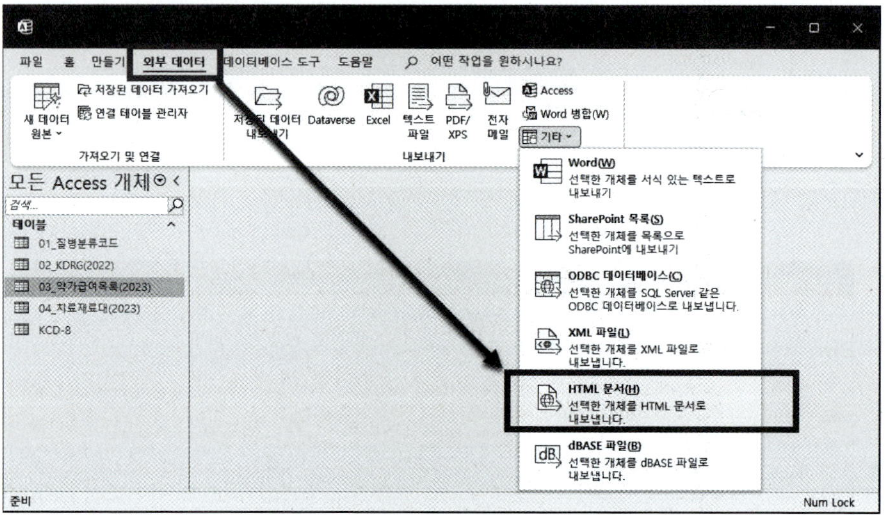


그림 10-5 HTML 문서로 내보내기 메뉴

## 실습 10-3 웹문서(HTML) 만들기

■ 사용파일 : ₩실습파일₩10_03_웹페이지.accdb

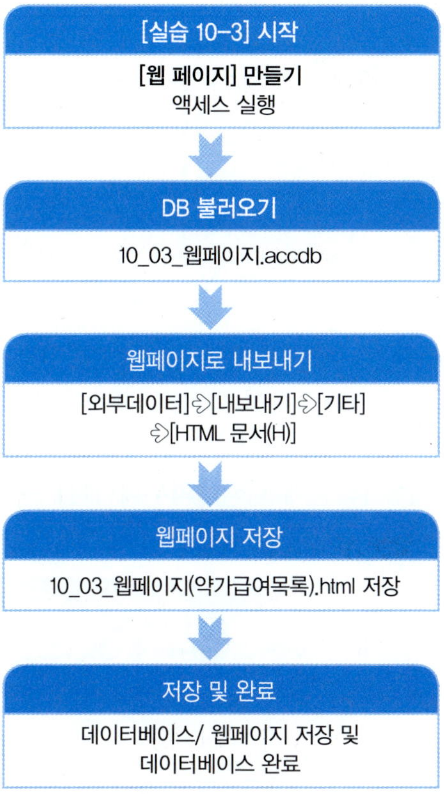


**step 00** 아래와 같은 조건에 맞게 액세스 테이블을 웹페이지로 변환하는 명령을 수행하시오.

**CONDITION**

조건①–액세스 파일 중에 **'10_03_웹페이지.accdb'**라는 DB를 불러온다.
조건②–'03_약가급여목록(2023)' 테이블을 선택한다.
조건③–'03_약가급여목록(2023)' 테이블을 웹페이지로 변환한다.
　　–**[외부데이터] → [내보내기] → [기타] → [HTML 문서(H)]**를 선택한다.
조건④–새롭게 생성될 웹페이지의 이름을 아래와 같이 선택한다.
　　–**'10_03_웹페이지(약가급여목록).html'**로 저장한다.
조건⑤–생성된 HTML문서를 확인하고 액세스 데이터베이스로의 변환을 종료한다.

step 01 [시작] → [프로그램] → [Microsoft Office] → [Access]를 실행한다. 아래와 같이 액세스 시작화면이 사용할 예제 파일을 [실습파일] 폴더 내에 파일이름이 '10_03_**웹페이지**.accdb'인 액세스 파일을 선택하고 [**열기(O)**] 버튼을 선택한다.

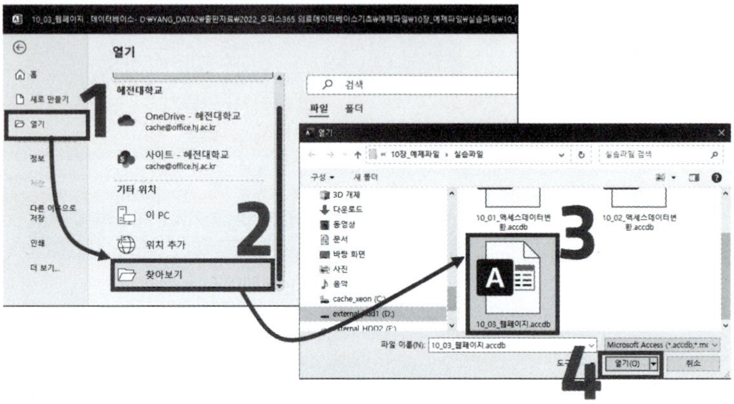

step 02 액세스의 왼쪽 [개체창] 열려있는 '03_**약가급여목록**(2023)' 테이블을 선택한 상태에서 액세스의 위쪽 [리본메뉴]의 [**외부데이터**] → [**기타**] → [HTML 문서(H)]를 선택한다.

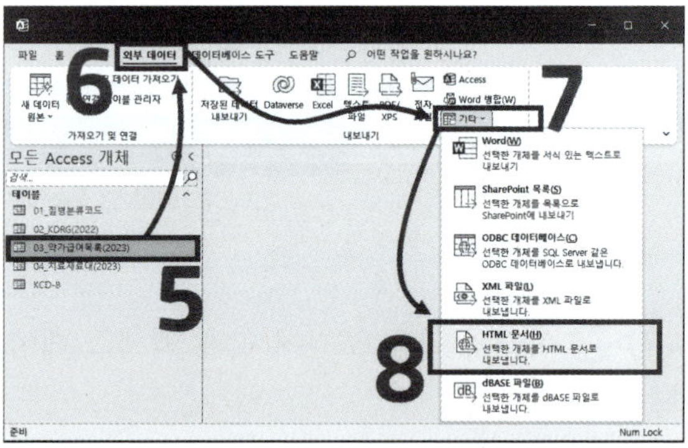

step 03 아래와 같이 [**내보내기 – HTML 문서**] 창이 나타난다. 내보내기 할 폴더와 웹문서 이름을 설정하기 위해 [**찾아보기(R)**] 버튼을 누른다.

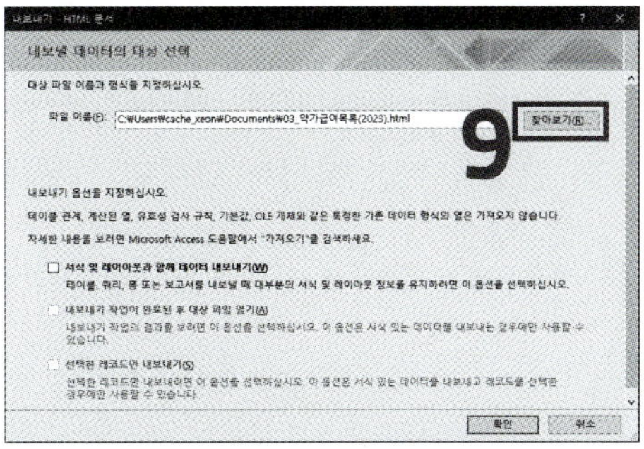

step 04 저장하고자 하는 폴더를 선택하고 HTML 문서 이름을 '10_03_**웹페이지(약가급여목록)**.html'로 입력하고 [**저장(S)**] 버튼을 누른다.

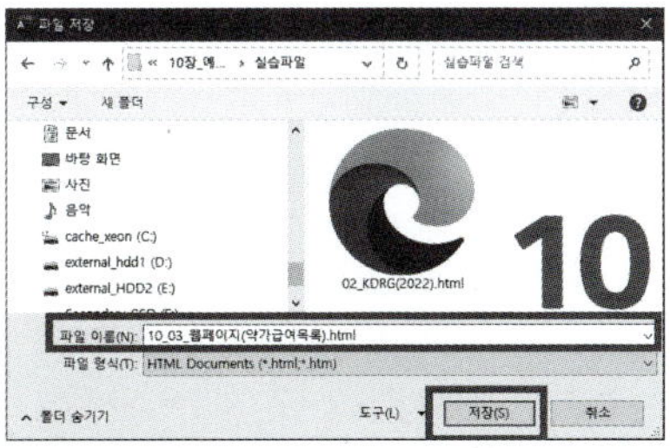

step 05 [**내보내기-HTML문서**] 창에서 내보내기 옵션을 아래와 같이 2개 모두 선택한다. 내보내기를 종료하기 위해 [**확인**] 버튼은 누른다.

여기서 중요한 점은 첫 번째 선택사항인 [**서식 및 레이아웃과 함께 데이터 내보내기(W)**]라는 선택사항의 설명에서 보는 바와 같이 [**테이블**] **이외에도** [**쿼리**], [**폼**], [**보고서**] 등을 모두 웹페이지로 내보내기가 가능하다.

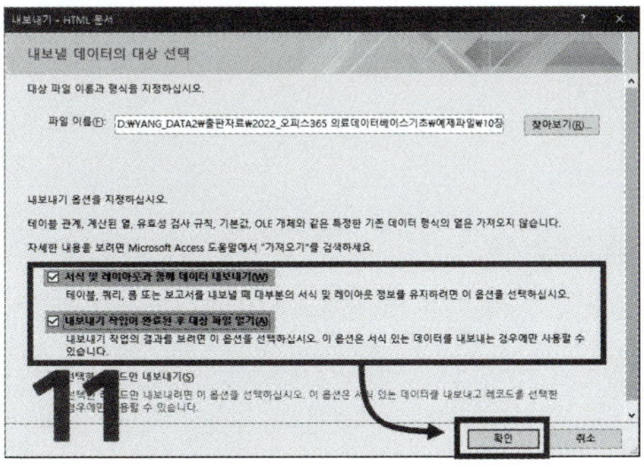

step 06 아래와 같이 [**HTML 출력 옵션**] 창이 나타나면 [**기본 인코딩(D)**] 선택 후, [확인] 버튼을 누른다(단, HTML 서식파일의 경우 CSS 등의 웹문서의 글꼴, 색상 등의 변경을 위한 서식이 있다면 연동하여 세련된 형태의 문서로 변경할 수도 있다).

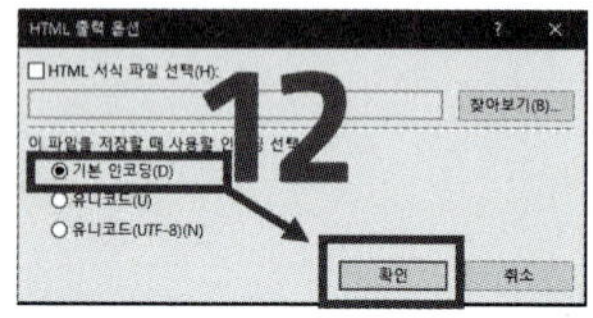


step 07 웹문서로의 내보내기와 완료되었음을 확인하는 창이다. [**닫기(C)**] 버튼을 눌러 종료한다.

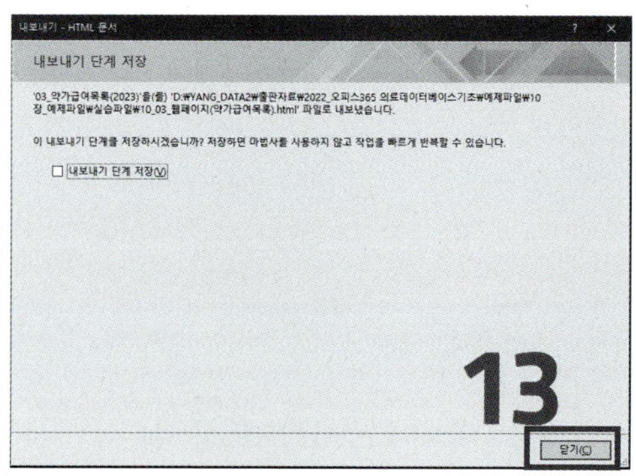


step 08 완성된 웹문서(HTML) 파일을 확인한다.

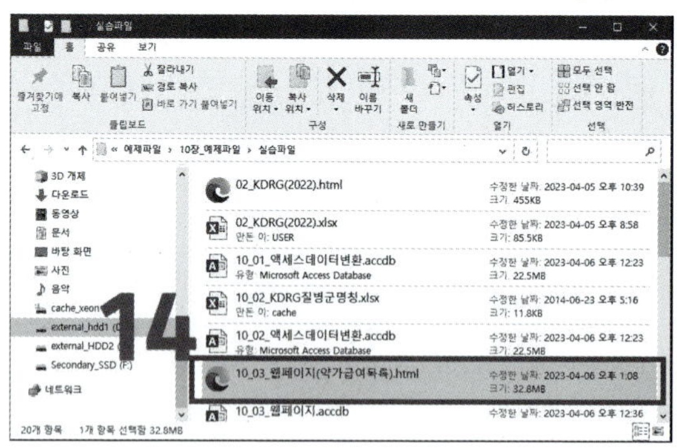

step 09 해당 파일인 '10_03_**웹페이지(약가급여목록)**.html'을 더블클릭하면, 아래와 같이 웹 상에서 테이블정보를 확인할 수 있다.

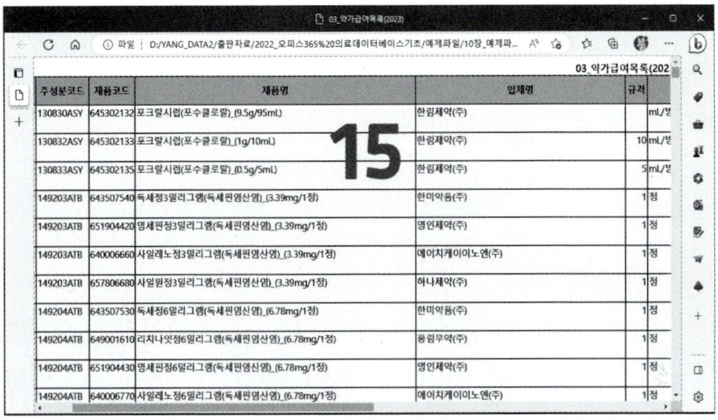


step 10 마이크로소프트사의 엣지 웹브라우저(MS EDGE Browser) 창의 마우스 오른쪽 버튼을 눌러 팝업메뉴가 나타나면 **[보기] → [페이지 원본보기]** 메뉴를 선택하면, 아래와 같이 액세스 데이터베이스의 테이블이 HTML 서식으로 변경된 소스를 확인할 수 있다(만일, 구글 크롬 브라우저를 사용한다면, 팝업창의 메뉴에서는 [보기] → [페이지 소스 보기(V)] 메뉴를 선택한다).

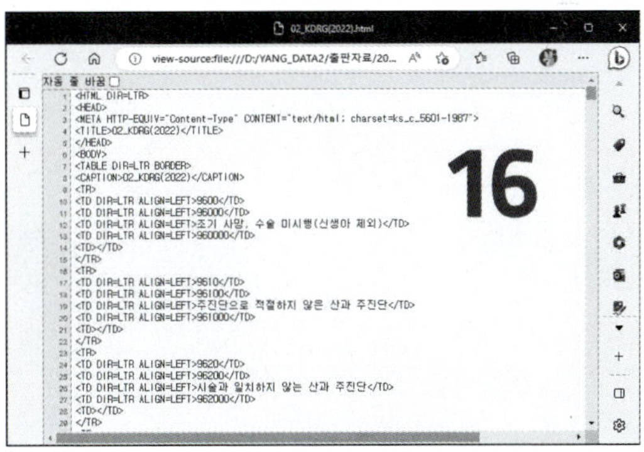

step ⓫ **다만, '10_03_웹페이지(약가급여목록).html'** 파일의 경우 2023년도 건강보험심사평가원에서 배포한 23,812개의 약가정보를 웹문서로 제공한다. 이때, 해당 파일의 소스코드를 보려고 하면([보기] → [페이지 원본보기]), 윈도우 자체에서 메모리 부족(Out of Memory) 오류가 나타날 수도 있다. 액세스 파일에 있는 **'02_KDRG(2022)'** 테이블 등을 웹문서로 만들고 소스코드보기를 수행하면 문제없이 HTML 코드도 확인할 수 있을 것이다.

step ⓬ 실습 요약 정리

조건①–액세스 파일 중에 **'10_03_웹페이지.accdb'**라는 DB를 불러왔다.

조건②–**'03_약가급여목록(2023)'** 테이블을 선택하였다.

조건③–'03_약가급여목록(2023)' 테이블을 웹페이지로 하기 위해 아래 명령을 실행하였다.

–**[외부데이터] → [내보내기] → [기타] → [HTML 문서(H)]**를 선택함.

조건④–새롭게 생성될 웹페이지의 이름을 아래와 같이 선택하였다.

–'10_03_**웹페이지(약가급여목록)**.html'로 저장함.

조건⑤–생성된 HTML문서를 확인하고 액세스 데이터베이스로의 변환을 종료하였다.

PART 5

# 액세스를 이용한 병원정보 실무

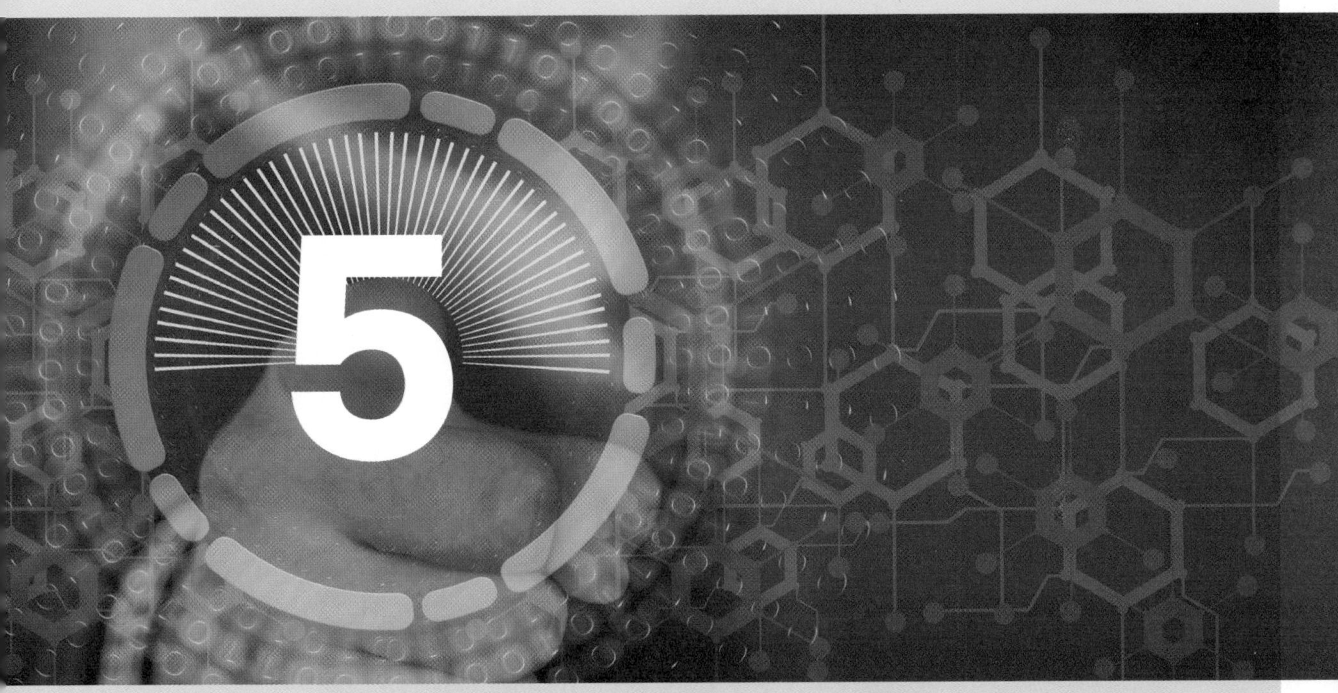

CHAPTER

# 11

# 약어사전 DB 구축

# 11장 | 마인드맵(Mindmap)

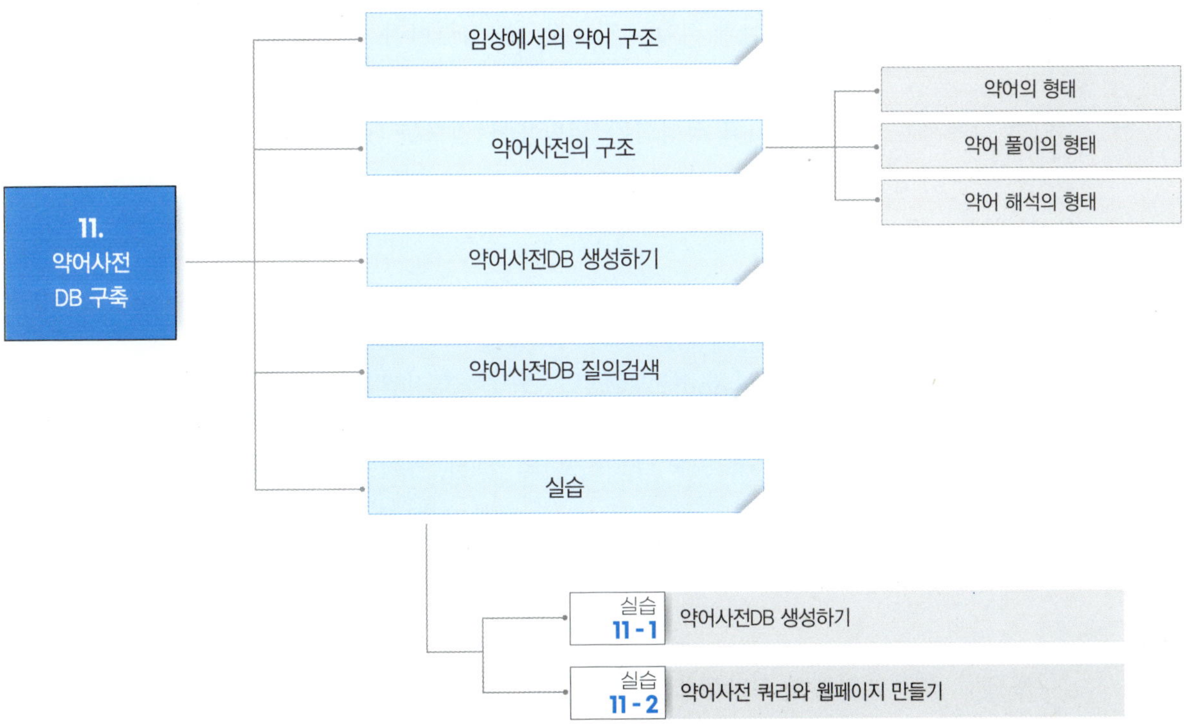

**의학용어**(Medical Terminology)란 **의학/의료계에 종사하는 사람들이 주로 쓰는 전문용어**라고 정의할 수 있다. 대학 내 보건계열, 간호계열 및 의학계열에서는 의학용어를 정규과목으로 편성하고 있다. 보건관련 학과로는 보건의료행정과, 의료정보시스템과, 언어치료과, 물리치료과, 작업치료과, 피부미용과, 치위생과, 치기공과, 의무행정과, 간호학과, 병원경영학과 등이 있다. 대학 내 의학계열 및 보건계열은 필수교과목으로 '공중보건학'과 '의학용어'를 이수해야만 전공별 전문 자격증 취득이 가능하기도 하다. 이 두 과목은 보건관련 서비스분야에서 반드시 전문가로서 숙지하고 있어야 하는 다양한 보건학적 지식과 의학적 기초지식을 습득하기 위한 필수학문이다.

이번 장에서는 텍스트화 되고 정형화된 '의학용어' 정보를 데이터베이스화 하고 이를 검색/수정/삽입/삭제가 가능한 형태로 구성하는 일련의 데이터베이스 구축작업을 수행해 보자.

DEFINITION 11-1

▶ 의학용어(Medical Terminology)

(1) 의학용어(Medical Terminology)는 의학/의료계에 종사하는 사람들이 주로 쓰는 전문용어
(2) 의학용어(Medical Terminology)는 주로 라틴계 용어로 구성되어 있으며, 서양의학에 대한 한국어 대응어라고 할 수 있음
(3) 의학용어(Medical Terminology)는 대부분 의학용어집이나 사전집 형태로 구성되어 있고, 영어식 표제어에 한국어가 대응어 혹은 번역어로 배치된 형식으로 구성됨

그렇다면, 의학용어에서 사용하는 **약어(Abbreviation)**란 무엇인지 정의해보자. 약어(Abbreviation)의 사전적 의미는 **두 단어 이상으로 이루어진 의학용어 표제어의 원말로 하여 각 단어의 첫음절 하나씩을 뽑아서 만든 어휘**를 의미한다.

본 장에서는 의학용어에서 빠지지 않고 나타나는 약어(Abbreviation) 정보 중에서 의학용어 학습에서 기본적으로 필요로 하는 기본 텍스트 정보를 가지고 데이터베이스를 만들어 보는 실습을 학습하도록 하자.

최근에 보건행정 관련 전공 대학생들은 의학용어사전이나 약어사전을 특별히 종이로 된 책 형태로 구매하지 않는 추세이다. 웹사이트 중에 KMLE(www.KMLE.co.kr)나 휴대폰 다양한 앱이 제공되고 있기 때문일 것이다. 사용 방법도 종이사전

을 찾는 것 보다 훨씬 더 쉽게 사용할 수 있다는 점도 웹(Web)이나 앱(App) 이 더 많이 이용하는 이유다.

현재 국내에서는 보건복지부에서 주관하는 **한국보건의료정보원(www.hins.or.kr)**에서 **'보건의료표준용어'**라는 이름으로 의료분야에서 사용되는 용어를 표준화시켜 배포하고 있다.

법적으로는 보건의료기본법 제3조(보건의료정보)/제57조(보건의료정보표준화)에서 '보건의료와 관련한 지식 또는 부호, 숫자, 음성, 음향, 영상 등으로 표현되는 모든 정보를 효율적으로 운영하고 호환성을 확보하기 위해 보건의료정보 표준화 시책을 국가적으로 강구해야 하는 의무를 가진다.'고 표시되어 있다.

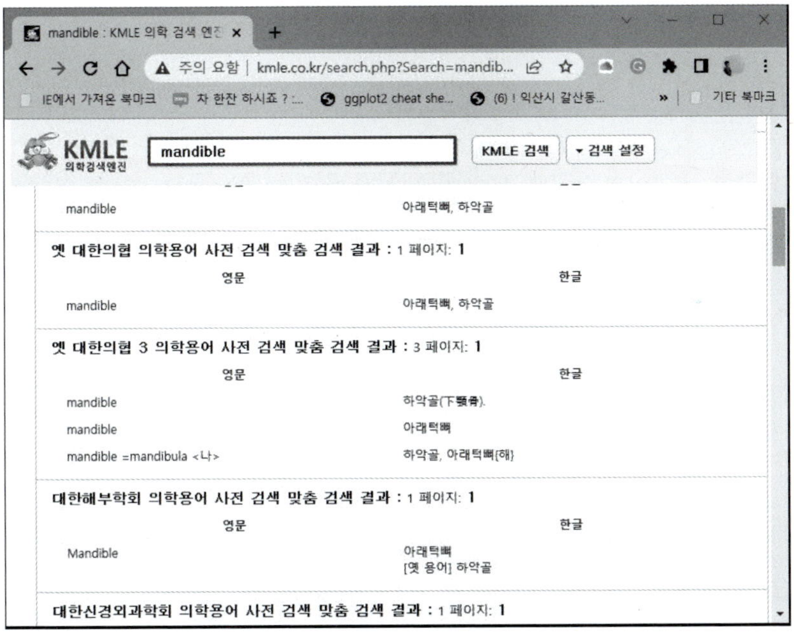


그림 11-1 의학용어 검색 사이트(KMLE.co.kr)

**DEFINITION 11-2**

▶ 의학용어 약어(Abbreviation)

(1) 약어(Abbreviation)란 어형의 일부가 줄어들어 원래의 어형보다 간략하게 만들어진 어휘나 준말

(2) 의학용어 약어(Medical Abbreviation) 혹은 약어(Abbreviation)의 사전적 의미는 두 단어 이상으로 이루어진 의학용어 표제어의 원말로 하여 각 단어의 첫음절 하나씩을 뽑아서 만든 어휘를 의미함

의학용어는 단순히 진료용 진단용어나 인체부위를 설명하는 단어만을 모아 놓은 것은 아니다. 보건의료정보의 포괄적인 개념으로 정의한다면, 보건의료표준용어라고 정의하는 것이 올바른 정의일 것이다.

보건의료용어란 의료기관 및 유관기관의 시스템 간 상호운용성을 위해 다양하게 표현되는 용어들을 동일한 의미로 사용할 수 있도록 개념화한 용어체계로 정의할 수 있다. 다시 말해, 보건의료용어는 환자 진료를 위해 사용되는 진료기록 작성에 사용되는 진단, 행위, 검사, 간호, 치과, 보건 등 보건의료분야 용어의 집합을 의미한다.

DEFINITION 11–3

▶ 보건의용어표준

(1) 진료기록 작성을 위해 사용되는 시스템 간 상호운용성을 위해 다양하게 표현되는 용어들을 동일한 의미로 사용할 수 있도록 개념화한 용어체계

(2) 진료기록 작성에 필요한 진단, 행위, 검사, 간호, 치과, 보건 등 보건의료분야 용어의 집합

현재, 국내외 보건의료용어를 분야별로 사용하는 코드는 어느 정도 완성화 단계라고 할 수 있다. 여기에 사용되는 국내외 국제표준으로 상호교환을 위한 UMLS의 개념(CUI)코드와 국제표준검사용어(LOINC) 등에 대한 연구가 보건의료분야 전반에 활용되고 있다.

그뿐만 아니라 UMLS, LOINC 등의 국제코드는 국내 한국표준질병사인분류(KCD)와 건강보험요양급여비용코드(EDI)와 상호연계되어 사용되고 있다.

DEFINITION 11–4

▶ UMLS

(1) Unified Medical Language System

(2) 미국 국립의학도서관(NLM)에서 운영 · 관리하는 약 170여개의 의학관련 용어집, 분류표 등을 연계한 통합의학용어시스템

DEFINITION 11–5

▶ LOINC

(1) Logical Observation Identifiers Names and Code

(2) 진단검사 결과 표현을 위해 개발된 표준 용어 체계

국내외 보건의료분야별 용어분류체계는 아래 [표 11-1]과 같이 사용되고 있다.

**표 11-1 국내외 보건의료용어 분류체계**

| 용어 분야 | 국내 · 외 용어분류체계 |
|---|---|
| 진단 | UMLS, KCD(ICD) |
| 의료행위 | UMLS, ICD9CM |
| 임상검사 | UMLS, LOINC, EDI |
| 방사선의학 | UMLS, EDI |
| 치과 | UMLS, KCD(ICD), ICD9CM, CDT |
| 보건 | UMLS |
| 간호 | UMLS, CCC, ICNP |
| 한의학 | UMLS, WHO/WPRO 표준경혈위치 |
| 기타 | UMLS |

또한 아래 [표 11-2]는 국내에서 실제 수집되고 사용되는 보건의료용어체계에 대한 시제 사용 세부분류로 중복을 제외한 약 339,161개로 정의되어 있다. 이중에서는 사용률이 가장 높은 한국표준질병사인분류(KCD) 및 임상용어가 97,802개로 가장 많이 비율을 차지하고 있음을 확인할 수 있다.

**표 11-2 국내 보건의료용어 실제사용 세부분류**

| No. | 분야 | 개수 | 내용 |
|---|---|---|---|
| 1 | 진단용어 | 97,802 | • 한국표준질병사인분류(KCD) 및 의료현장 임상용어로 구성 |
| 2 | 의료행위용어 | 28,337 | • 국제의료행위분류(ICD-9-CM volume Ⅲ) 및 의료현장 임상용어로 구성 |
| 3 | 임상검사용어 | 98,163 | • 국제병리검사용어체계(LOINC) 기반으로 구축, 6개 축으로 구분 표기 |
| 4 | 방사선의학용어 | 17,241 | • 영상의학과 핵의학 분야 검사 · 시술 용어로 구성, 3개 축으로 구분 표기 |
| 5 | 치과용어 | 11,483 | • 한국표준질병사인분류(KCD) 및 국제의료행위분류(ICD-9-CM), 미국치과의료행위용어(CDT)로 구성 |
| 6 | 보건용어 | 3,449 | • 지역보건법, 보건사업지침 기반의 보건소 업무관련 용어로 구성 |
| 7 | 간호용어 | 12,501 | • 국제간호실무분류체계(ICNP) 기반의 간호용어 및 임상간호체계(CCC) 진술문으로 구성 |
| 8 | 한의학용어 | 375 | • 인체 14경맥 및 361개 경혈명칭으로 구성 |

| 9 | 기타용어 | 98,711 | • 의학용어집, 주호소, 기초코드항목, 의무기록용 용어, 건강관리용어 등 |
|---|---|---|---|
| 총 계 : 339,161개 (분야간 용어 중복제거) | | | |
| 10 | 진료용그림 | 540 | 진료와 의료행위 기록에 필요한 인체그림(체형 · 골격, 머리 · 목, 장기 · 계통)과 진단 · 기록용 그림 |
| 11 | 문진표 | 670 | • (건강검진 문진표) 국민건강검진 7종 문진표 및 생활습관평가표와 처방전 5종 내 질문 193개, 분류 149개, 답변 172개, 단위 20개, 점수 6개, 서식 17개<br>– 일반건강검진, 건강검진 추가(노인기능평가), 일반구강검진, 영유아 구강검진(3종), 암검진, 흡연 · 음주 · 운동 · 영양 · 비만 생활습관평가표 및 처방 서식<br>• (WHODAS2.0) 7종 서식에 대해 질문 54개, 분류, 12개, 답변 41개, 단위 4개, 서식 7개<br>– 12항목(자가 · 면접자 · 대리자), 36항목(자가 · 면접자 · 대리자), 12+24항목 |

※참고문헌 : 한국보건의료정보원(https://www.hins.or.kr/menu.es?mid=a10303120000)

# 11.1 임상에서의 약어 구조

의학용어사전이나 의학약어사전이라 함은 시대의 흐름에 따라 조금씩 변화하고 있다. 최근에는 국내에서 사용되는 의학용어의 경우에도 한자차용어 형태로 구성된 의학용어를 순수한글을 이용한 용어를 사용하여 한글세대인 오늘날의 의학정보 학습자들에게 보다 손쉬운 학습이 되도록 노력하는 경향을 보이고 있다.

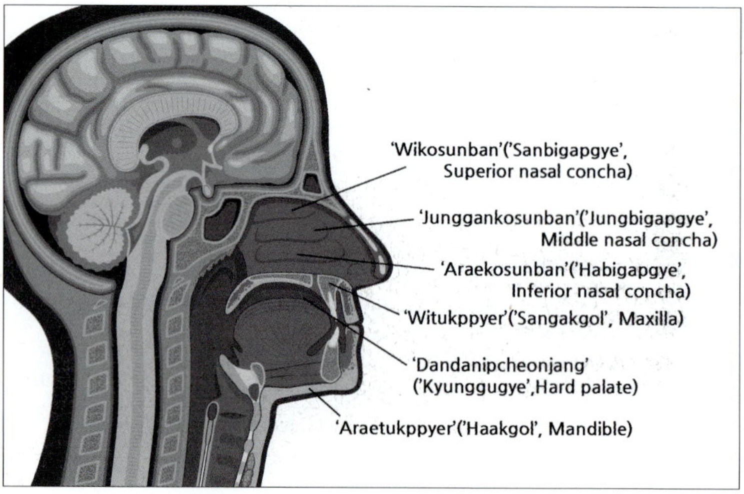


그림 11-2 의학용어의 예

예를 들어, [그림 11-2]에서와 같이 'Mandible'을 표제어로 하는 기존의 의학용어 사전에서는 '하악골(下顎骨)'이라는 한자차용어 형태의 표현을 사용하였으나 최근에는 '아래턱뼈'라는 순수한글로 된 용어를 병행하여 사용하고 있다.

이는 의학용어를 공부하는 관련학과 학습자에게는 원어(표제어), 한자차용어의미, 순수한글의미 등을 모두 학습해야 한다는 어려움이 있다. 또한 여기에 의학용어 약어 등을 포함한다면 학습의 부담이 매우 크다고 할 수 있을 것이다.

그러나 순수한글용어의미로의 학습은 장기적인 입장에서 한글세대의 의학정보 학습에는 반드시 필요한 작업이라고 할 수 있을 것이다. 이러한 의학용어 순수할글용어 풀이에 가장 많은 공헌을 한 사람은 서울대학교 의과대학 지제근 명예교수라고 할 수 있을 것이다. 현재 보건관련 학과에서 의학용어 사전 채택에서 가장 많은 비율을 차지하고 있는 것도 아카데미아의 '지제근 의학용어사전'일 것이다.

약어사전의 경우는 현재까지는 한자차용어를 풀이로 달아 놓은 사전이 대부분이다. 따라서 **약어사전의 형태**는 **[약어(표제어)]**, **[영문의미]**, **[한글의미]**의 3가지 형태로 구성되며, 대부분 알파벳순으로 나열된 방식을 사용한다.

# 11.2 약어사전의 구조

## 11.2.1 약어(abbreviation)의 형태

약어의 형태를 살펴보면, 약어사전에서 **약어의 단어 수는 대략적으로 특수문자를 사용하지 않은 순수 알파벳으로 구성되어 있는 경우에 최대 6자를 넘지 않는 것이 일반적**이다. 그리고 대부분의 약어는 3자에서 4자가 일반적으로 가장 많이 분포되어 있다.

따라서, 이러한 점을 미루어 짐작하건데 약어사전을 위한 데이터베이스 테이블 정보의 설계 및 구축 시에 약어 자체의 필드정보는 텍스트 형식의 6바이트를 최대값으로 설정해도 무방할 것이다. 그러나 특수문자를 포함하거나 이중의미를 갖는 약어 등이 포함되어 있는 경우가 발생하기 때문에 약어의 최대 글자 수는 약 15바이트, 즉 15글자로 구성하는 것이 바람직할 것이다.

## 11.2.2 약어 풀이(English, 영문의미)의 형태

약어사전에서는 약어의 풀이에 대소문자를 구분하여 표현하고 있다. 예를 들면, 소문자 'ac'는 라틴어로는 'ante cibos', 영어로는 'before meal', 한자차용어로는 **'식전(食前)'**으로 해석을 풀이한다. 또한, 대문자 'AC'는 'Air Conduction' 혹은 **'공기전도'**로 풀이하고 있다.

약어사전에서 **영문의미(영문약어풀이)**가 갖는 의미는 매우 크다. 실제 약어를 제대로 풀이해 이해하지 않으면 임상에서는 잘못된 처방에 의해 커다란 의료사고가 발생할 수 있다. 이는 매우 기초적인 오류이지만 약어는 포괄적인 의학용어 학습에 중요한 요소라고 할 수 있다.

앞서 설명한 바와 같이 약어의 풀이가 간단한 경우도 있으나, 'IPPA'와 같은 약어의 풀이를 보면 'Inspection, Palpation, Percussion, Auscultation'의 영문의미를 갖고 한글의미는 '시진(Inspection), 촉진(Palpation), 타진(Percussion), 청진(Auscultation)'의 의미를 갖는데, 이때 영문의미의 필드정보를 저장하기 위해서는 문장의 길이가 길기 때문에 필드의 크기를 최소한 **48자(48바이트)** 이상 필요하다.

따라서, 영문의미를 저장할 필드는 충분한 바이트를 고려하여 약 **60글자(60바이트) 정도를 저장할 수 있는 기억공간을 확보하면 적당**하다고 판단할 수 있다.

## 11.2.3 약어 해석(Korean, 한글의미)의 형태

약어의 한글 해석을 살펴보면, 지금까지의 약어사전은 대부분 약어에 대한 영문해석과 한자차용어를 사용한 풀이가 전부인 경우가 많다.

따라서, 본 장에서 구축할 약어사전 데이터베이스는 이러한 약어의 형식과, 풀이에 앞에서 언급한 순수한글풀이를 필드정보로 추가하여 약어사전의 기능을 조금 더 확대시킬 수 있도록 설계하고자 한다. 예를 들어, 약어 중에서 'AST'라는 용어는 영문의미로는 'Aspartate aminotransferase(ASAT, ASPAT, GOT, SGOT)' 풀이되며 한글의미로는 '아스파르테이트 아미노트란스퍼레이스, 아스파라긴산아미노트란스페라아제, 아스파라긴산 아미노전이효소'로 풀이된다.

따라서 한글의미를 테이블의 필드로 저장하기 위해서는 1바이트 형식의 한글일 경우에도 54바이트(54 bytes)가 필요하기 때문에 충분한 필드 공간이 필요함을 알 수 있다. **대략적으로 100바이트(100 bytes) 내외의 공간을 확보**하는 것이 적절하다고 판단된다.

참고로, 약어사전의 양이 방대하기 때문에 일반적으로 사용되는 의학용어 책에서 다루는 제한적인 약어를 중심으로 약어사전 데이터베이스를 구축할 것이다.

또한, 아래 [표 11-3]은 약어를 계통별로 분류하기 위한 계통별 분류표이고, [표 11-4]는 우리가 구축할 약어사전의 텍스트 정보의 예를 보여준다.

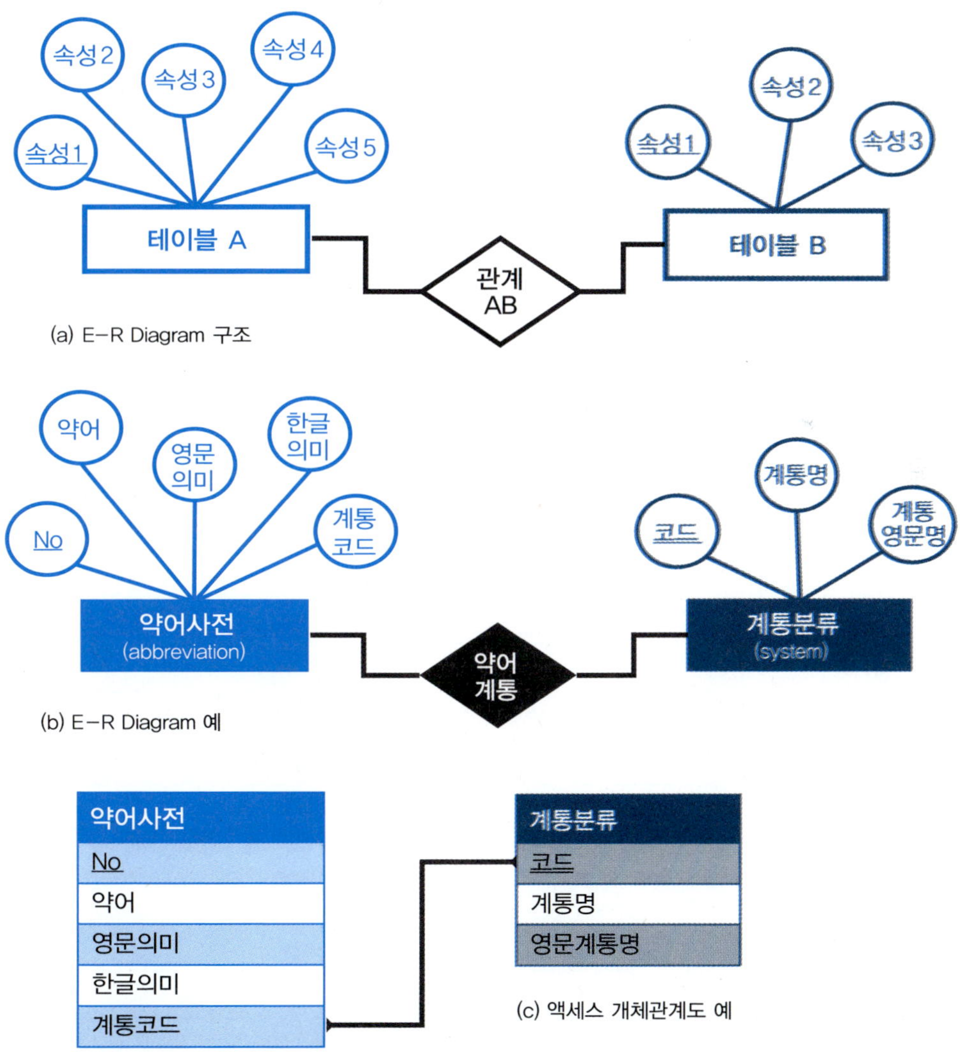


**그림 11-3** 약어사전 데이터베이스 구축을 위한 ERD

아래 [그림 11-3]은 본 장에서 구축하게 될 약어사전 데이터베이스 구축을 위해 사용하게 될 2개의 테이블의 필드(속성) 정보와 관계(Relationship)를 보여주는 개체-관계 다이어그램(ERD, Entity-Relationship Diagram)을 보여주고 있다. 두 테이블에서 기본키(Primary key)는 각각 [No], [코드]로 구성되며, 관계에 사용되는 필드(속성)는 각각 **[계통코드]**, **[코드]** 필드임을 의미한다.

**표 11-3 약어정보 계통별 분류**

| 코드 | 계통명 | 계통영문명 |
|---|---|---|
| 9000 | 용어기본 | Basic word |
| 9001 | 신체구조 | Body structure |
| 9010 | 소화계통 | Digestive system |
| 9020 | 호흡계통 | Respiratory system |
| 9030 | 심장혈관계통 | Cardiovascular system |
| 9031 | 심장계통 | Cardiac system |
| 9032 | 혈액계통 | Blood system |
| 9033 | 면역계통 | Immune system |
| 9050 | 비뇨계통 | Urinary system |
| 9051 | 여성생식계통 | Female genital system |
| 9052 | 남성생식계통 | Male genital system |
| 9070 | 신경계통 | Nervous system |
| 9080 | 근골격계통 | Musculoskeletal system |
| 9100 | 피부계통 | Integumentary system |
| 9110 | 감각계통 | Sensory system |
| 9120 | 내분비계통 | Endocrine system |
| 9130 | 정신의학 | Psychiatry |
| 9140 | 방사선학 | Radiology |
| 9150 | 종양학 | Oncology |
| 9160 | 약리학 | Pharmacology |
| 9900 | 기타용어 | Etc. |

### 표 11-4 약어사전 내용의 예

| No | 약어 | 영문의미 | 한글의미 | 계통코드 |
|---|---|---|---|---|
| 1 | 68Ga | radioactive gallium | 방사성 갈륨 | 9140 |
| 2 | 131I | radioactiveiodine | 방사성요오드 | 9140 |
| 3 | 99mTc | radioactive technetium | 방사성 테크니슘 | 9140 |
| 4 | 226Ra | radium | 라듐 (원소기호) | 9140 |
| 5 | a | before | 전에 | 9000 |
| 6 | A | accommodation | 조절 | 9000 |
| 7 | Acc | accommodation | 조절 | 9000 |
| 8 | aa | of each | 각각의 | 9000 |
| 9 | Ab | antibody | 항체 | 9033 |
| 10 | AB | abortion | 낙태, 유산 | 9051 |
| 11 | ABC | aspiration biopsy cytology | 흡인생검세포검사 | 9000 |
| 12 | ABG(s) | arterial blood gas(es) | 동맥혈가스 | 9032 |
| 13 | ABR | auditory brainstem response | 청각뇌간반응 | 9110 |
| 14 | ac | before meals, ante cibos | 식전 | 9060 |
| 15 | AC | air conduction, auris dextra | 공기전도 | 9110 |
| 16 | ACE | angiotensin-converting enzyme | 앤지오텐신변환효소 | 9033 |
| 17 | Ach | acetycholine | 아세틸콜린 | 9160 |
| 18 | ACL | anterior cruciate ligament | 전방십자형인대 | 9080 |
| 19 | ACTH | adrenocorticotrophic hormone | 부산피질 자극호르몬 | 9033 |
| 20 | ad lib | ad libitum | 임의량 | 9160 |
| 21 | AD | Alzheimer disease, right ear | 알츠하이머질병, 오른쪽 귀 | 9070 |
| 22 | AD | Alzheimer disease, right ear | 알츠하이머질병, 오른쪽 귀 | 9130 |
| 23 | ADH | antidiuretic hormone | 항이뇨호르몬 | 9050 |
| 24 | ADHD | attention deficit hyperactivity disorder | 집중결손과행위질병 | 9130 |
| 25 | ADHD | attention deficit hyperactivity disorder | 집중결손과행위질병 | 9070 |
| 26 | ADL | activities of daily living | 일상생활활동 | 9000 |
| 27 | AE | above the elbow | 팔꿈치위쪽, 상완, 팔굽위 | 9080 |
| . | ... | ... | ... | |
| 65 | AST | aspartate aminotransferase(SGOT) | 아스파르테이트아미노트란스퍼레이스, 아스파라긴산아미노트란스페라아제, 아스파라긴산 아미노전이효소 | 9000 |
| ... | ... | ... | ... | |
| 670 | VSD | ventricular septal defect | 심실중격결손 | 9031 |
| 671 | VT | ventricular tachycardia | 심실빈맥 | 9031 |

| 672 | VTE | venous thromboembolism | 정맥 혈전성 색전증 | 9032 |
|---|---|---|---|---|
| 673 | VTG | thoracic gas volume | 흉곽 가스량 | 9020 |
| 674 | vWF | von Willebrand factor | 폰 빌레브란트 인자 | 9032 |
| 675 | WBC | white blood cell; white blood (cell) count | 백혈구 | 9032 |
| 676 | WD | well developed | 잘 발달된 | 9000 |
| 677 | WNL | within normal limits | 정상범위 내 | 9000 |
| 678 | w/o | without | 없이 | 9000 |
| 679 | WPW | Wolff–Parkinson–White syndrome | 울프–파킨슨–화이트 증후군 | 9070 |
| 680 | XRT | X–ray therapy | X선요법 | 9150 |
| 681 | XT | exotropia (=ES) | 외사시 | 9110 |
| 682 | XXX | thirty | 삼십, 30 | 9000 |
| 683 | XY | normal male sex chromosome type | 정상 남성 염색제 유형 | 9033 |
| 684 | XYL | Xylocaine, lidocaine | 지로카인 혹은 리도카인 | 9160 |
| 685 | Y | yttrium | 이트륨 | 9160 |
| 686 | yr | year | 해, 년 | 9000 |
| 687 | YPPL | years of potential life lost before age 65 | 65세전 잃어버린 잠재적인 세월 | 9000 |
| 688 | YTD | year to date | 년/월/일 | 9000 |
| 689 | YTDY | yesterday | 어제 | 9000 |
| 690 | Z | impedance | 임피던스 | 9000 |
| 691 | ZIFT | zygote intrafallopian transfer | 수정란 난관 내 이동 | 9051 |
| 692 | ZIG | zoster (serrum) immune globlin | 대상포진 (혈청) 면역글로블린 | 9033 |

## 11.3 약어사전DB 생성하기

약어사전 DB를 구축하기 위한 약어사전의 구조는 앞에서 살펴보았다. 이에 따라 [표 11–3]과 [표 11–4]를 기준으로 약어사전을 위한 테이블을 작성해보도록 하자. **'계통분류'** 테이블에는 **[코드]**, **[계통명]**, **[영문계통명]** 등의 3가지 필드로 구성되고, '약어사전' 테이블에는 [No], **[약어]**, **[영문의미]**, **[한글의미]**, **[계통코드]** 등의 5가지 필드 구성이 필요하다.

아래 [그림 11-4]는 [그림 11-3]에서 설명한 바와 같이 테이블(Table), 필드(Field), 기본키(PK, Primary key), 관계(Relationship) 등을 다시 설명한 개체-관계다이어그램(ERD)이다.

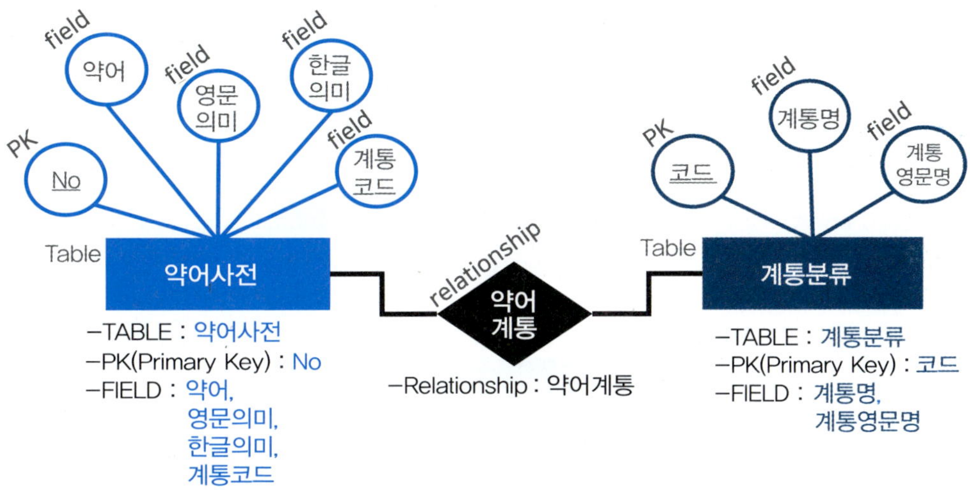


**그림 11-4** 약어사전DB의 ERD

이를 위해 테이블 작성을 위한 방법으로 **[디자인 보기에서 새 테이블 만들기]**를 사용하여 테이블 구조를 생성해보자.

## 실습 11-1 약어사전DB 생성하기

■ 사용파일 : ₩실습파일₩11_01_약어사전DB.accdb
₩실습파일₩11_01_약어사전및계통분류,xlsx

**[실습 11-1] 시작**

**[약어사전DB] 생성하기**
액세스 실행

↓

**DB 불러오기**

11_01_약어사전DB.accdb

↓

**엑셀 가져오기**

(1) [외부데이터]⇨[가져오기]⇨[EXCEL]
(2) 11_01_약어사전 및 계통분류.xlsx

↓

**속성, 기본키, 관계설정**

(1) 필드별 속성 변경
(2) 기본키 : [No], [코드]
(3) [데이터베이스도구]⇨[관계]

↓

**저장 및 완료**

데이터베이스 저장 및
데이터베이스 완료

**step 00** 아래와 같은 조건에 맞게 액세스와 엑셀 데이터를 활용하여 약어사전 데이터베이스를 생성하는 명령을 수행하시오.

CONDITION

조건①–'**11_01_약어사전DB.accdb**'이라는 DB를 불러온다.
조건②–'**약어사전**'과 '**계통분류**' 테이블의 속성을 아래와 같이 변경하라.

**표 11–5 '약어사전' 테이블의 필드 속성정보**

| | 필드이름 | 데이터형식 | 데이터크기 | 설명 |
|---|---|---|---|---|
| 1 | No | 일련번호 | 정수(Long) | '항목번호(자동번호생성)'<br>'**기본키**로 설정' |
| 2 | 약어 | 짧은 텍스트 | 15 | 'Abbreviation Word가 들어가는 곳' |
| 3 | 영문의미 | 짧은 텍스트 | 60 | '약어의 영문 풀이' |
| 4 | 한글의미 | 짧은 텍스트 | 100 | '약어의 한글 풀이' |
| 5 | 계통코드 | 숫자 | 정수 | '약어가 속한 계통 코드번호' |

**표 11–6 '계통분류' 테이블의 필드 속성정보**

| | 필드이름 | 데이터형식 | 데이터크기 | 설명 |
|---|---|---|---|---|
| 1 | 코드 | 숫자 | 정수 | '계통별 고유번호'<br>'**기본키** 설정' |
| 2 | 계통명 | 짧은 텍스트 | 30 | '계통 한글명칭' |
| 3 | 계통영문명 | 짧은 텍스트 | 50 | '계통 영문명칭' |

조건③–변경된 '약어사전'과 '계통분류' 테이블에 데이터 가져오기를 아래와 같은 조건으로 수행하라.
– 파일은 '**11_01_약어사전 및 계통분류(2023).xlsx**'을 사용할 것.
조건④– 두 테이블 간 관계설정을 아래와 같은 조건으로 수행하라.
– **[약어사전.계통코드] == [계통분류.코드]**를 1:1 대응관계 설정할 것.
조건⑤–약어사전DB 구축을 위한 설정이 완료되었다면, 액세스를 저장하고 완료하시오.

step 01 바탕화면에 단축아이콘 'ACCESS'를 실행시키거나, 혹은 [시작] → [앱목록] → [Access]를 실행한다. 그러면 아래와 같이 액세스 시작화면이 나타난다.

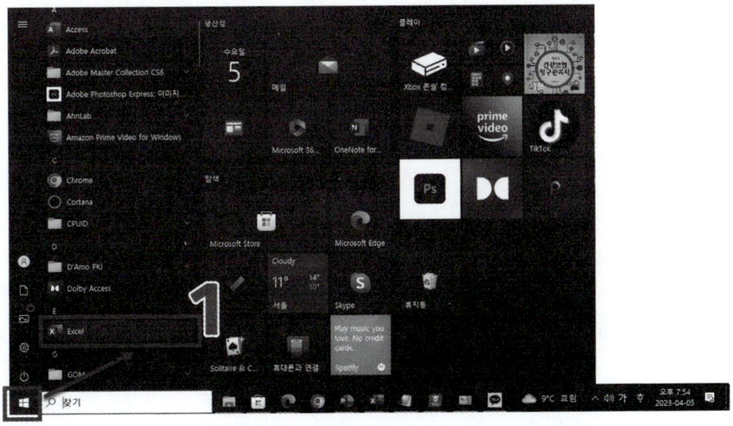

step 02 여기서 액세스의 왼쪽 맨 위에 **[파일]** → **[열기]**를 선택한다. 예제 파일 중 [예제파일] 폴더에서 11장의 [실습파일] 폴더로 이동한 다음 파일이름이 **'11_01_약어사전DB.accdb'**인 액세스 파일을 선택하고 **[열기(O)]** 버튼을 선택한다.

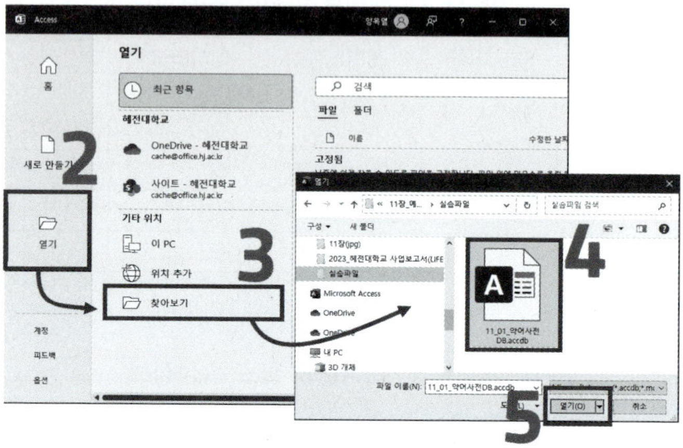

step 03 아래와 같이 [개체창] 영역에서 **'약어사전'** 테이블을 더블클릭하면 **[No]**, **[약어]**, **[영문의미]**, **[한글의미]**, **[계통코드]** 등 5개의 필드는 확인되지만 데이터(행,레코드)는 아무것도 없음을 확인할 수 있다.

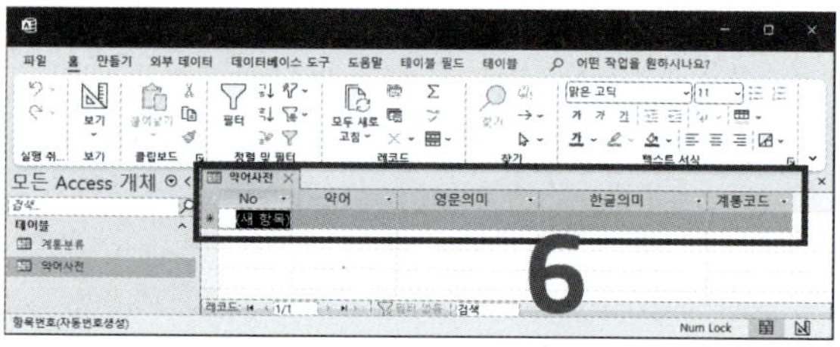

step 04 또한, **'계통분류'** 테이블을 더블클릭하면 **[코드]**, **[계통명]**, **[계통영문명]** 등 3개의 필드는 확인되지만 역시 데이터(행,레코드)는 아무것도 없음을 확인할 수 있다.

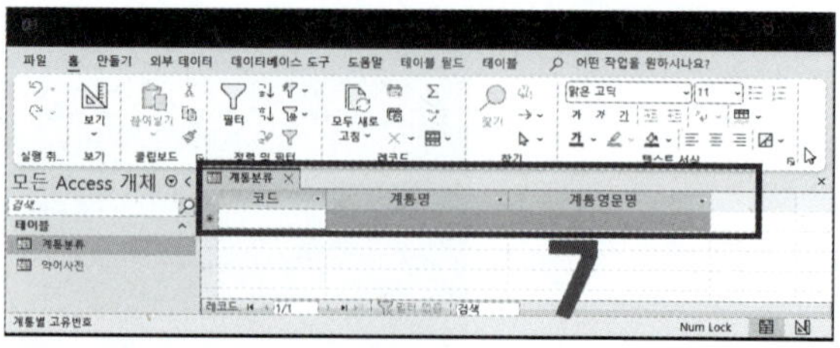

step 05 디자인 변경을 위해 **'약어사전'** 테이블명 위에서 마우스 오른쪽 버튼을 눌러 [디자인 보기(D)]를 선택하거나, 혹은 아래와 같이 [리본메뉴]의 **[홈]** → **[보기]** → **[디자인 보기(D)]**를 선택한다.

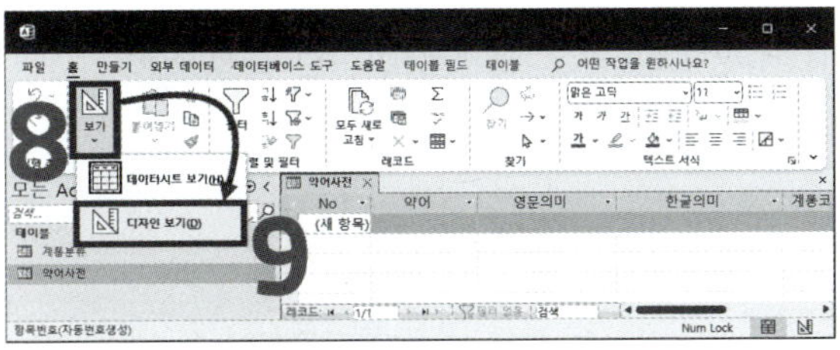

step 06 다음과 같이 **'약어사전' 테이블**의 5개의 필드 속성정보를 [표 11-5]와 같이 입력한다.

**표 11-5 '약어사전' 테이블의 필드 속성정보**

| | 필드이름 | 데이터형식 | 데이터크기 | 설명 |
|---|---|---|---|---|
| 1 | No | 일련번호 | 정수(Long) | '항목번호(자동번호생성)'<br>'**기본키**로 설정' |
| 2 | 약어 | 짧은 텍스트 | 15 | 'Abbreviation Word가 들어가는 곳' |
| 3 | 영문의미 | 짧은 텍스트 | 60 | '약어의 영문 풀이' |
| 4 | 한글의미 | 짧은 텍스트 | 100 | '약어의 한글 풀이' |
| 5 | 계통코드 | 숫자 | 정수 | '약어가 속한 계통 코드번호' |

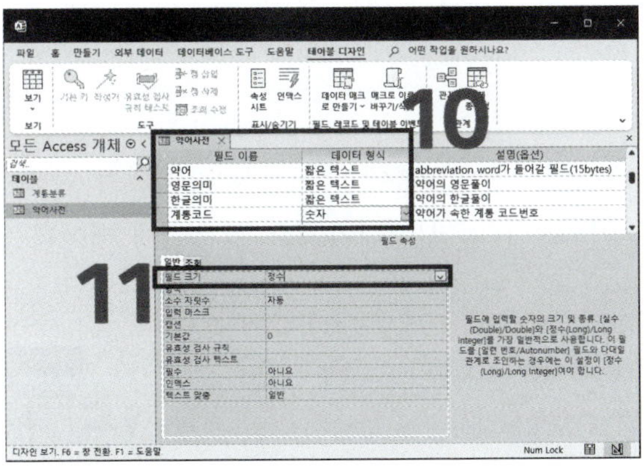

step 07 위의 step 05와 마찬가지로 **[리본메뉴]의 [홈] → [보기] → [디자인 보기(D)]**를 선택하여 다음과 같이 '계통분류' 테이블의 5개의 필드 속성정보를 [표 11-6]과 같이 입력한다.

**표 11-6 '계통분류' 테이블의 필드 속성정보**

| | 필드이름 | 데이터형식 | 데이터크기 | 설명 |
|---|---|---|---|---|
| 1 | 코드 | 숫자 | 정수 | '계통별 고유번호'<br>'**기본키** 설정' |
| 2 | 계통명 | 짧은 텍스트 | 30 | '계통 한글명칭' |
| 3 | 계통영문명 | 짧은 텍스트 | 50 | '계통 영문명칭' |

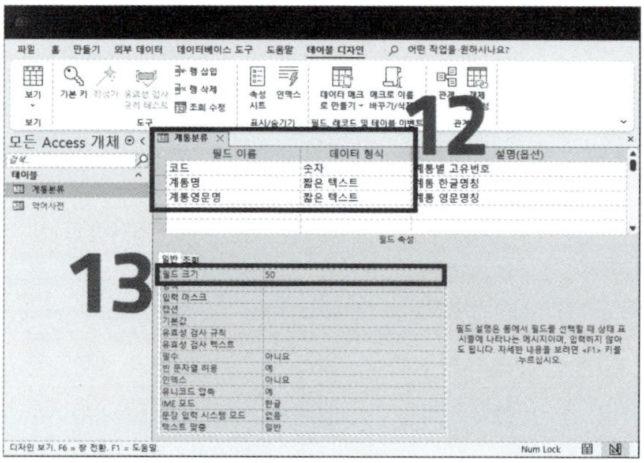


step 08 두 테이블의 속성 변경이 완료되면, 단축키 CTRL + S 를 눌러 변경된 테이블 속성을 저장한다.

step 09 빈 테이블에 데이터를 가져오기 위해 액세스 창의 위쪽에 있는 [리본메뉴]의 **[외부 데이터] → [가져오기] → [새 데이터 원본] → [파일에서(F)] → [Excel(X)]** 아이콘을 선택한다.

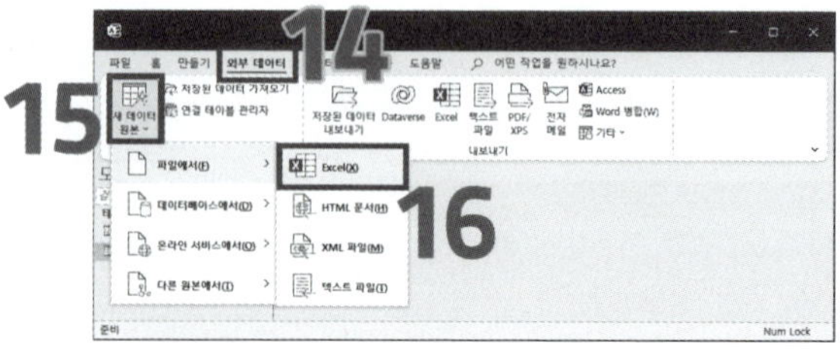

step 10 아래와 같이 **[외부 데이터 가져오기]** 창이 나타나면, **[찾아보기(R)]** 버튼을 눌러 가져올 데이터를 선택한다.

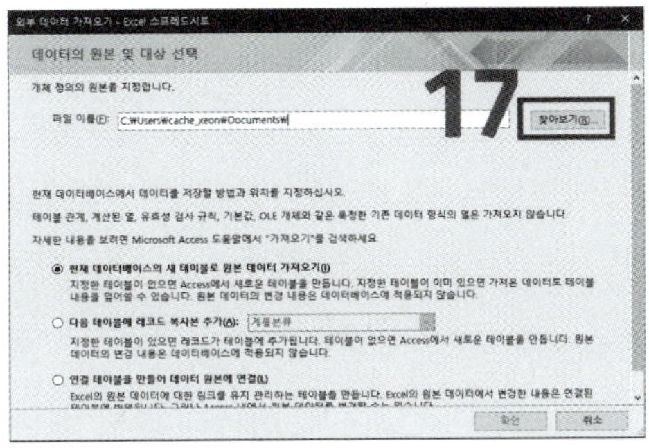


step 11 예제파일이 저장된 [예제파일] 폴더 내에 파일이름이 **'11_01_약어사전및계통분류(2023).xlsx'**인 엑셀파일을 선택하고, **[열기(O)]** 버튼을 누른다.

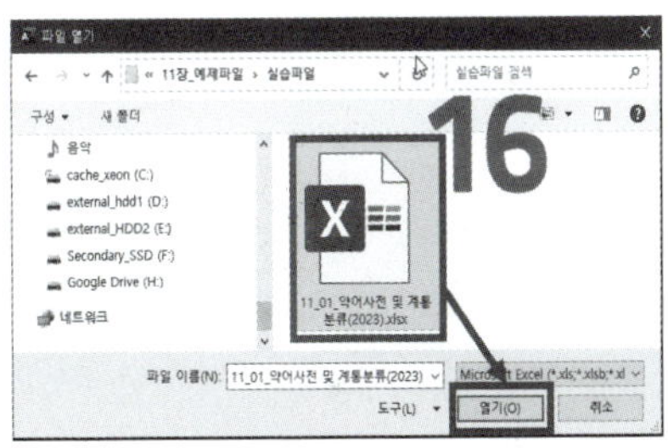


step 12 가져온 엑셀파일을 현재 열려있는 데이터베이스 내에 존재하는 **'약어사전'** 테이블에 넣기 위해, 선택옵션 중 아래와 같이 2번째 옵션버튼 **[다음 테이블에 레코드 복사본 추가(A)]**를 선택하고, [확인] 버튼을 누른다. 그러면 엑셀파일의 데이터가 '약어사전'의 필드에 순차적으로 들어가게 된다.

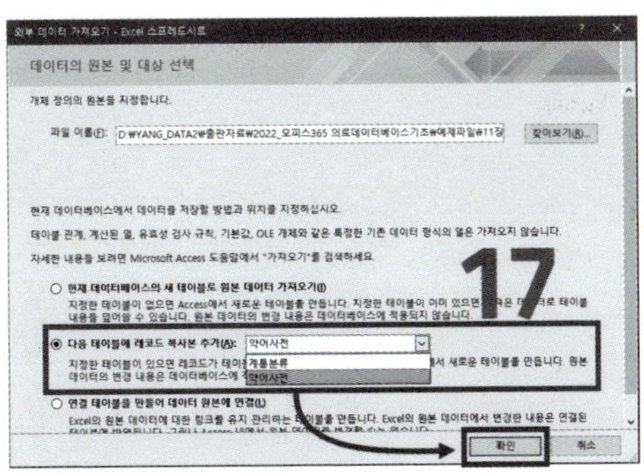

step 13 아래와 같이 **[스프레드시트 가져오기 마법사]** 창에서 해당 엑셀파일 중 테이블 이름과 동일한 **'약어사전'** 워크시트를 정확히 선택하고, **[다음(N)]** 버튼을 누른다.

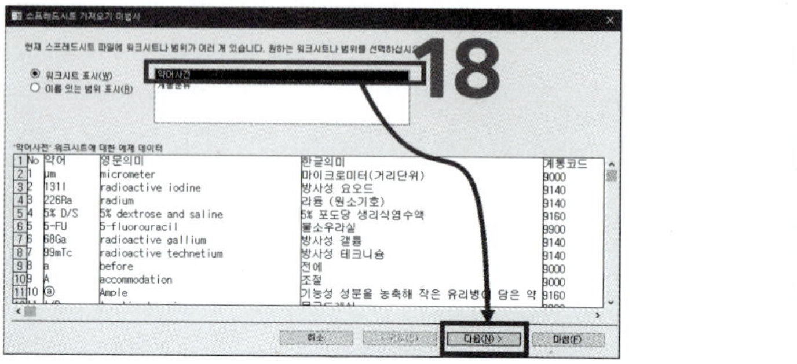


step 14 **[첫 행에 열 머리글이 있음]**이 자동으로 선택된다. 다음단계로 진행하기 위해 [다음(N)] 버튼을 누른다.

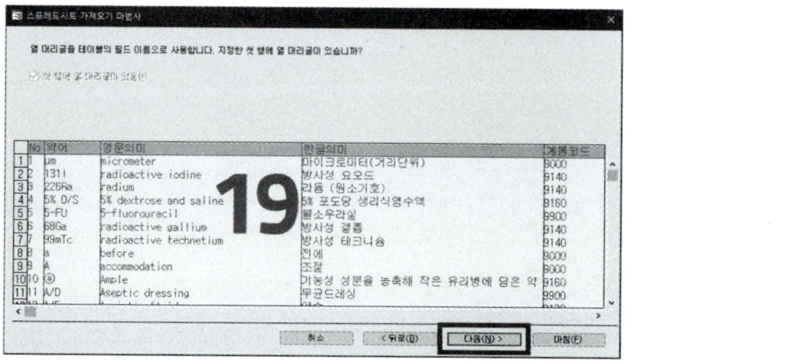


step 15 테이블명을 그대로 **'약어사전'**으로 둔 채 **[마침(F)]** 버튼을 눌러 가져오기를 완료한다.

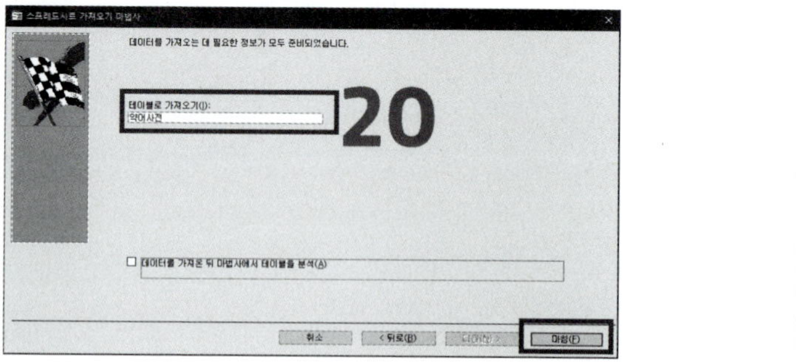

step 16 [외부 데이터 가져오기] 창을 [닫기(C)] 버튼을 눌러 닫는다.

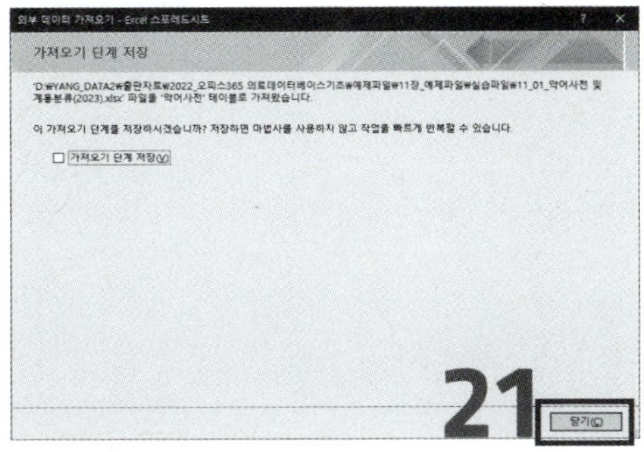


step 17 이번에는 **'계통분류'** 테이블에 데이터 가져오기를 수행하기 위해, 동일한 방법으로 위의 step 09에서 step 16까지 동일한 방법을 수행한다.

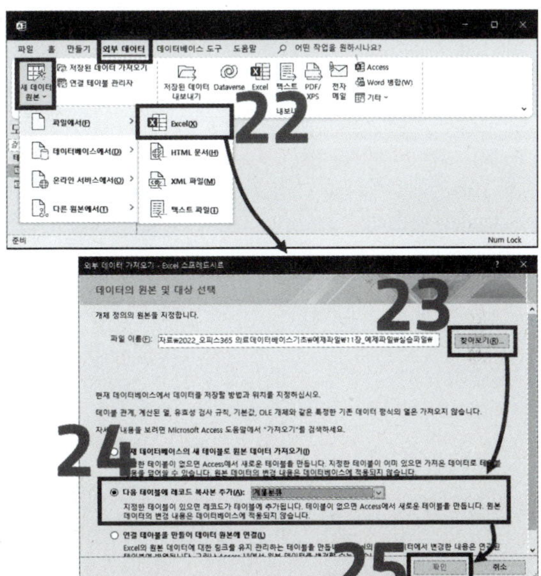


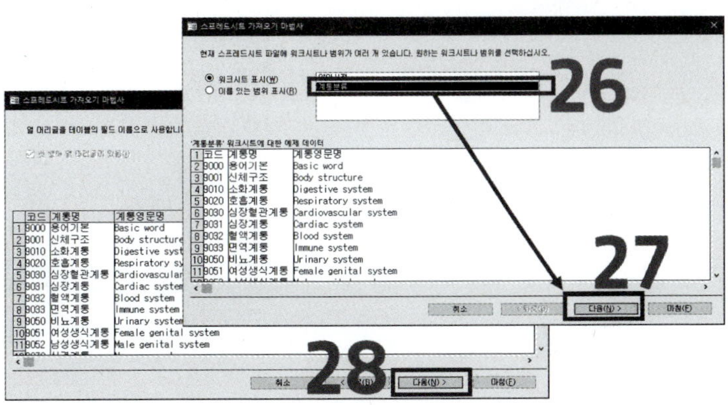

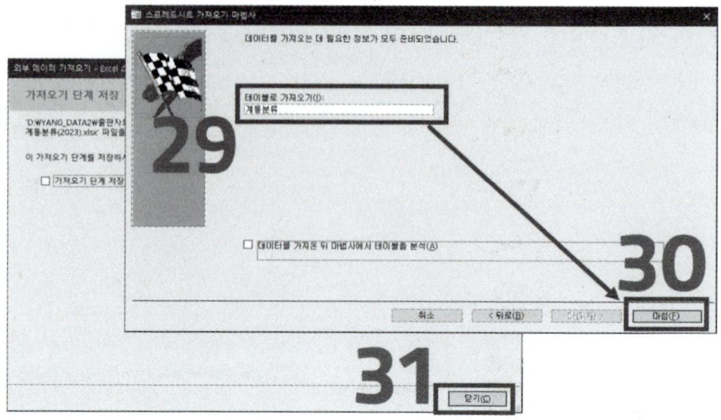

step 18 아래와 같이 각 테이블에 입력(가져오기)이 완료된 테이블의 레코드(Row, 행)를 확인한다.

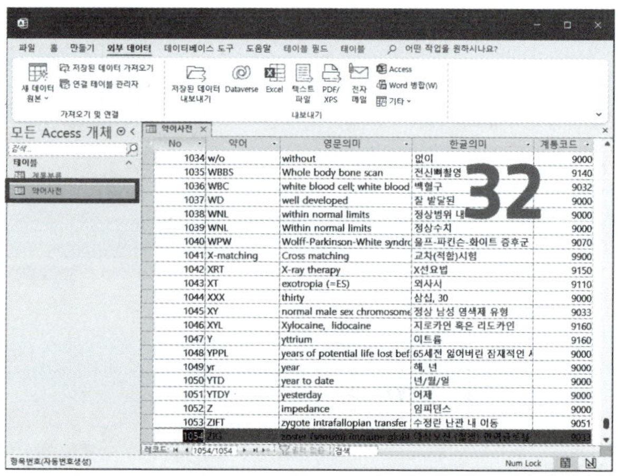

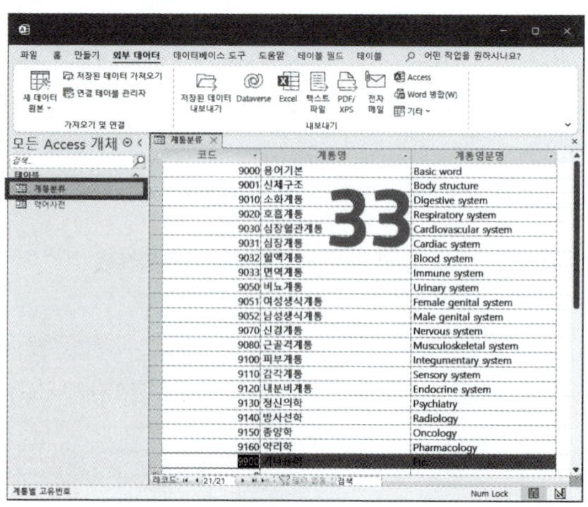

step ⑲ **'약어사전'**과 **'계통분류'** 테이블에 조건에서 정의한 대로, 각각 **[No]**, **[코드]** 필드를 **[테이블 디자인]** → **[보기]**에서 기본키(Primary Key)로 설정한 다음 저장한다.

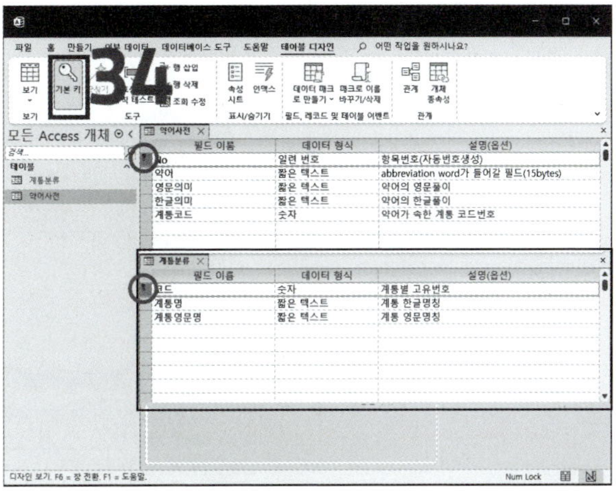

step ⑳ 마지막으로 **'약어사전'**과 **'계통분류'** 테이블 간에 관계설정을 아래와 같이 [리본메뉴]의 **[데이터베이스 도구]** → **[관계]** 아이콘을 눌러 관계설정에 필요한 **[관계 디자인]** 메뉴 창을 확인한다. 오른쪽 아래에 **[테이블추가]** 속성창이 나타나면 '약어사전'과 '계통분류' 테이블을 선택하고 **[선택한 표 추가]**를 누른다.

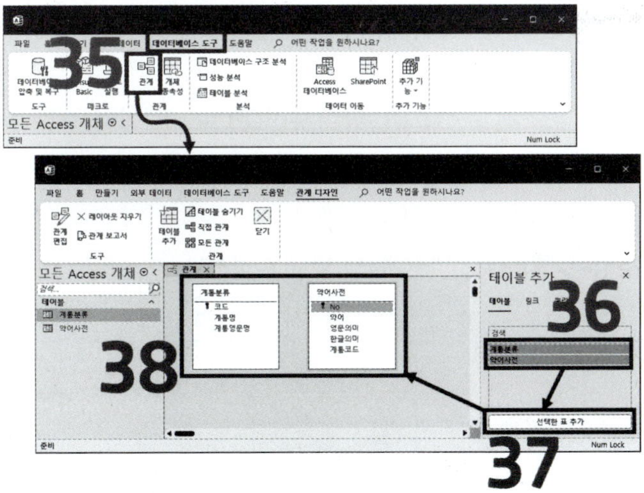

step 21 '약어사전'과 '계통분류' 테이블에서 **[계통코드]-[코드]** 간에 관계 설정을 완료한다. 관계설정은 마우스로 해당 속성과 속성을 드래그하여 끌어놓으면 **[관계편집]**창이 아래와 같이 나타난다. **[만들기]** 버튼을 눌러 완성하면 두 테이블 간에 선이 연결되었는데, 이것이 관계설정이 완료되었다는 의미이다.

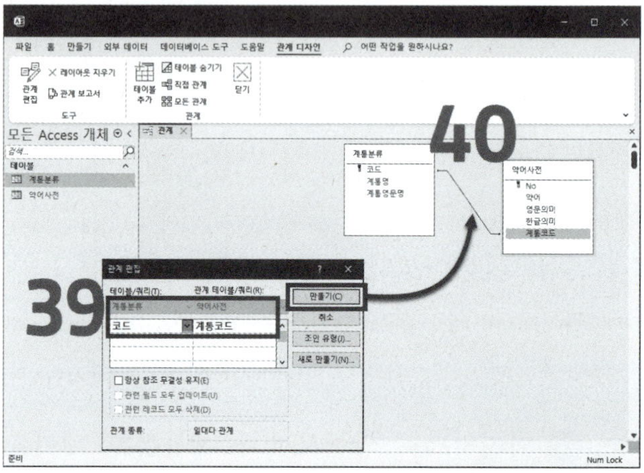


step 22 마지막으로 저장을 위해 단축키 CTRL + S 를 눌러 저장하거나, 액세스 창 왼쪽 위에 있는 저장(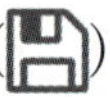) 아이콘을 눌러 저장 후 완료한다.

step 23 실습 요약 정리

조건①–'11_01_**약어사전**DB.accdb'이라는 DB를 불러왔다.

조건②–**'약어사전'**과 **'계통분류'** 테이블의 속성을 아래와 같이 변경하였다.

**표 11-5 '약어사전' 테이블의 필드 속성정보**

| | 필드이름 | 데이터형식 | 데이터크기 | 설명 |
|---|---|---|---|---|
| 1 | No | 일련번호 | 정수(Long) | '항목번호(자동번호생성)'<br>'**기본키**로 설정' |
| 2 | 약어 | 짧은 텍스트 | 15 | 'Abbreviation Word가 들어가는 곳' |
| 3 | 영문의미 | 짧은 텍스트 | 60 | '약어의 영문 풀이' |
| 4 | 한글의미 | 짧은 텍스트 | 100 | '약어의 한글 풀이' |
| 5 | 계통코드 | 숫자 | 정수 | '약어가 속한 계통 코드번호' |

**표 11-6 '계통분류' 테이블의 필드 속성정보**

| | 필드이름 | 데이터형식 | 데이터크기 | 설명 |
|---|---|---|---|---|
| 1 | 코드 | 숫자 | 정수 | '계통별 고유번호'<br>'**기본키** 설정' |
| 2 | 계통명 | 짧은 텍스트 | 30 | '계통 한글명칭' |
| 3 | 계통영문명 | 짧은 텍스트 | 50 | '계통 영문명칭' |

조건③–변경된 '약어사전'과 '계통분류' 테이블에 데이터 가져오기를 아래와 같은 조건으로 수행하였다.

– 파일은 **'11_01_약어사전 및 계통분류(2023).xlsx'**을 사용함

조건④– 두 테이블 간 관계설정을 아래와 같은 조건으로 수행하였다.

– **[약어사전.계통코드]** == **[계통분류.코드]**를 1:1 대응관계 설정함

조건⑤–약어사전DB 구축을 위한 설정이 완료되었다면, 액세스를 저장하고 완료하였다.

# 11.4 약어사전DB 질의검색

이번에는 [실습 11-1]에서 보여준 [약어사전] 테이블을 기준으로 쿼리질의를 만들어보자. 쿼리질의와 웹페이지 문서를 만들어보자. 쿼리(Query)는 약어사전 전체와 특정한 알파벳으로 시작하는 약어만을 골라 출력할 수 있는 기능의 쿼리(Query)를 만들어보고, 웹페이지의 경우에는 약어사전 전체를 볼 수 있도록 웹페이지를 디자인해보도록 하자. [그림 11-5]는 웹페이지의 예이다.

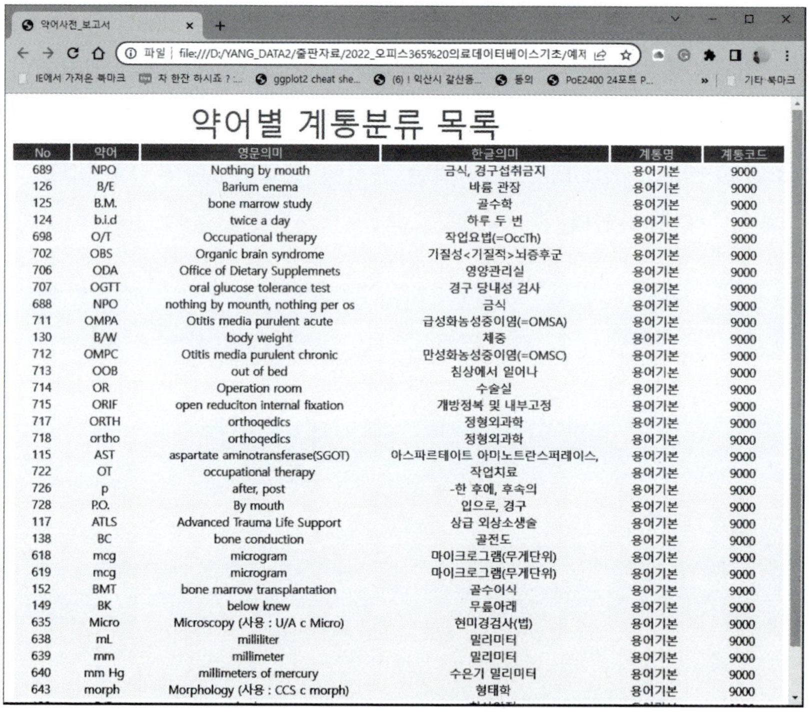


약어별 계통분류 목록

| No | 약어 | 영문의미 | 한글의미 | 계통명 | 계통코드 |
|---|---|---|---|---|---|
| 689 | NPO | Nothing by mouth | 금식, 경구섭취금지 | 용어기본 | 9000 |
| 126 | B/E | Barium enema | 바륨 관장 | 용어기본 | 9000 |
| 125 | B.M. | bone marrow study | 골수학 | 용어기본 | 9000 |
| 124 | b.i.d | twice a day | 하루 두 번 | 용어기본 | 9000 |
| 698 | O/T | Occupational therapy | 작업요법(=OccTh) | 용어기본 | 9000 |
| 702 | OBS | Organic brain syndrome | 기질성<기질적>뇌증후군 | 용어기본 | 9000 |
| 706 | ODA | Office of Dietary Supplemnets | 영양관리실 | 용어기본 | 9000 |
| 707 | OGTT | oral glucose tolerance test | 경구 당내성 검사 | 용어기본 | 9000 |
| 688 | NPO | nothing by mounth, nothing per os | 금식 | 용어기본 | 9000 |
| 711 | OMPA | Otitis media purulent acute | 급성화농성중이염(=OMSA) | 용어기본 | 9000 |
| 130 | B/W | body weight | 체중 | 용어기본 | 9000 |
| 712 | OMPC | Otitis media purulent chronic | 만성화농성중이염(=OMSC) | 용어기본 | 9000 |
| 713 | OOB | out of bed | 침상에서 일어나 | 용어기본 | 9000 |
| 714 | OR | Operation room | 수술실 | 용어기본 | 9000 |
| 715 | ORIF | open reduciton internal fixation | 개방정복 및 내부고정 | 용어기본 | 9000 |
| 717 | ORTH | orthoqedics | 정형외과학 | 용어기본 | 9000 |
| 718 | ortho | orthoqedics | 정형외과학 | 용어기본 | 9000 |
| 115 | AST | aspartate aminotransferase(SGOT) | 아스파르테이트 아미노트란스퍼레이스, | 용어기본 | 9000 |
| 722 | OT | occupational therapy | 작업치료 | 용어기본 | 9000 |
| 726 | p | after, post | -한 후에, 후속의 | 용어기본 | 9000 |
| 728 | P.O. | By mouth | 입으로, 경구 | 용어기본 | 9000 |
| 117 | ATLS | Advanced Trauma Life Support | 상급 외상소생술 | 용어기본 | 9000 |
| 138 | BC | bone conduction | 골전도 | 용어기본 | 9000 |
| 618 | mcg | microgram | 마이크로그램(무게단위) | 용어기본 | 9000 |
| 619 | mcg | microgram | 마이크로그램(무게단위) | 용어기본 | 9000 |
| 152 | BMT | bone marrow transplantation | 골수이식 | 용어기본 | 9000 |
| 149 | BK | below knew | 무릎아래 | 용어기본 | 9000 |
| 635 | Micro | Microscopy (사용 : U/A c Micro) | 현미경검사(법) | 용어기본 | 9000 |
| 638 | mL | milliliter | 밀리미터 | 용어기본 | 9000 |
| 639 | mm | millimeter | 밀리미터 | 용어기본 | 9000 |
| 640 | mm Hg | millimeters of mercury | 수은기 밀리미터 | 용어기본 | 9000 |
| 643 | morph | Morphology (사용 : CCS c morph) | 형태학 | 용어기본 | 9000 |

그림 11-5 약어사전DB를 이용한 웹페이지 생성 예

## 실습 11-2 약어사전 쿼리와 웹페이지 만들기

■ 사용파일 : ₩실습파일₩11_02_약어사전쿼리.accdb
₩실습파일₩10_02_dictionary.png

**[실습 11-2] 시작**

**[약어사전쿼리 및 웹페이지] 만들기**
액세스 실행

**DB 불러오기**

11_02_약어사전쿼리.accdb

**쿼리 만들기 조건(1)**

(1) [만들기]⇨[쿼리]⇨[쿼리마법사]⇨[단순쿼리마법사]이용
(2) '약어사전', '계통분류' 테이블 이용
(3) [No], [약어], [한글의미], [계통코드], [계통명] 필드이용
(4) 쿼리명 : '약어사전_전체보기'

**쿼리 만들기 조건(2)**

(1) [만들기]⇨[쿼리]⇨[쿼리디자인]이용
(2) '약어사전', '계통분류' 테이블 이용
(3) [No], [약어], [영문의미], [계통명] [영문계통명]이용
(4) [LIKE "*blood*"]
(5) 쿼리명 : 'blood가 포함된 약어들'

**웹페이지 만들기 조건(3)**

(1) [보고서] 우선 생성 후, 페이지 생성
(2) '약어사전', '계통분류' 테이블 이용
(3) [No],[약어],[영문의미],[한글의미],[계통명], [(2) 계통코드]
(4) 보고서명 : '약어사전_보고서'
(5) 웹페이지명 : '약어사전_보고서.html'

**저장 및 완료**

데이터베이스 저장 및
데이터베이스 완료

**step 00** 아래와 같은 조건에 맞게 액세스를 이용하여 쿼리를 생성하는 명령을 수행하시오.

| CONDITION |
| --- |
| 조건①–**'11_02_약어사전쿼리.accdb'**이라는 DB를 불러온다.<br>조건②–첫 번째, 다음 조건을 만족하도록 쿼리를 작성하라.<br>– **[쿼리마법사]의 [단순쿼리마법사]**를 활용할 것.<br>– **'약어사전'** 테이블 선택필드 : **[No], [약어], [한글의미], [계통코드]**<br>– **'계통분류'** 테이블 선택필드 : **[계통명]**<br>– 저장 쿼리명 : **'약어사전_전체보기'**<br>조건③–두 번째, 다음 조건을 만족하도록 쿼리를 작성하라.<br>– **[쿼리디자인]**를 활용할 것.<br>– **'약어사전'** 테이블 선택필드 : **[No], [약어], [영문의미]**<br>– **'계통분류'** 테이블 선택필드 : **[계통명], [영문계통명]**<br>– 조건 : [영문의미]에 'blood'라는 단어가 들어간 레코드만을 출력<br>– 저장 쿼리명 : **'blood가 포함된 약어들'**<br>조건④– 세 번째, 다음 조건을 만족하도록 웹페이지를 작성하라.<br>– '약어사전' 테이블 선택필드 : [No], [약어], [영문의미], [한글의미], [계통코드]<br>– '계통분류' 테이블 선택필드 : [계통명]<br>– 웹페이지는 디자인된 서식으로 한 페이지씩 테이블의 정보가 끊어져서 저장되도록 설계할 것.<br>– 웹페이지의 맨 앞에는 **[제목]**은 **'약어에 따른 계통정보 목록'**, [로고]에는 '11_02_dictionary.png'파일을 선택하고, 그림은 [크기조절모드]에서 '전체 확대/축소' 모드로 선택할 것.<br>– 페이지의 필드명, 각 레코드, 등은 왼쪽정렬, 배경색변경 등을 시행할 것.<br>조건⑤–보고서명 : **'약어사전_보고서'**로 작성할 것.<br>조건⑥–약어사전DB를 이용한 웹페이지 작성이 완료되었다면, 액세스를 저장 및 완료하시오. |

**step 01** 사용할 기본 데이터베이스 파일인 **'11_02_약어사전쿼리.accdb'**인 액세스 파일을 선택하고 파일을 액세스에서 연다.

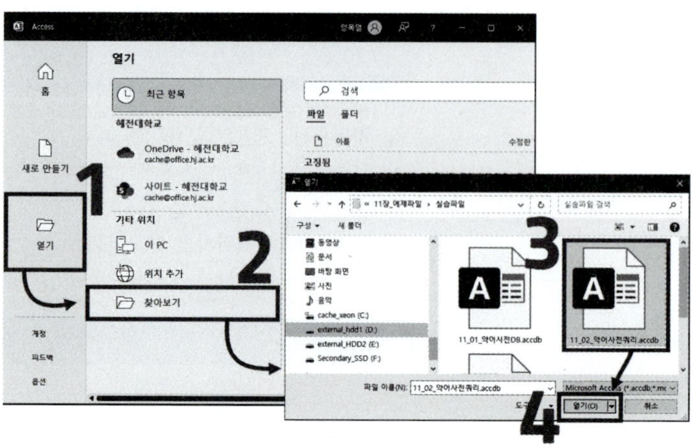

**step 02** 우선 쿼리를 만들어보자. [리본메뉴]의 **[만들기]** → **[쿼리]** → **[쿼리 마법사]**를 선택한다.

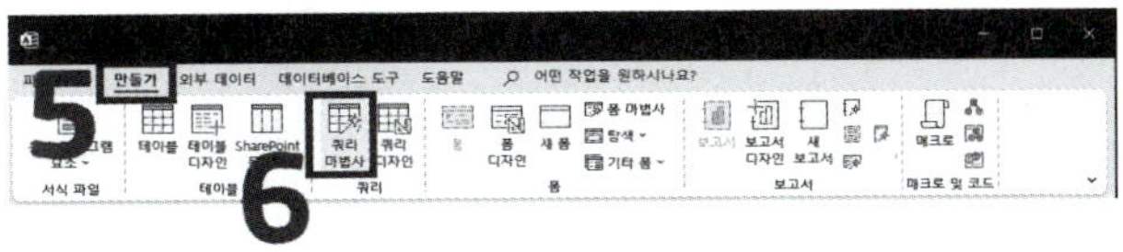


**step 03** 아래와 같이 **[새 쿼리]** 창이 나타나면 **[단순 쿼리 마법사]** 항목을 선택하고 [확인] 버튼을 누른다.

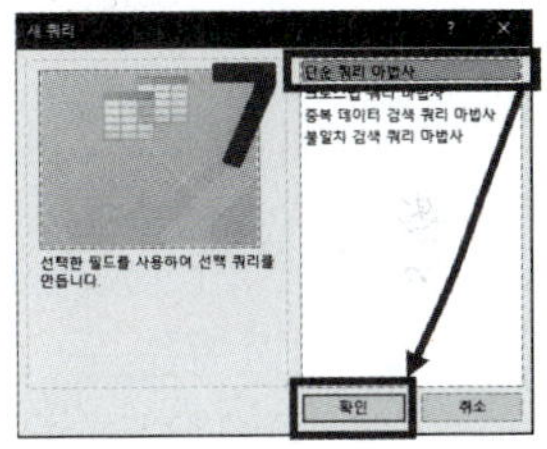


**step 04** [단순 쿼리 마법사] 창이 나타나면, **'약어사전'** 테이블에서 **[No]**, **[약어]**, **[한글의미]**, **[계통코드]** 필드를 선택하고, **'계통분류'** 테이블에서는 **[계통명]** 필드를 선택한다. 그다음에 [다음(N)] 버튼을 누르면 아래 두 번째 창에서 역시 [다음(N)] 버튼을 누른다.

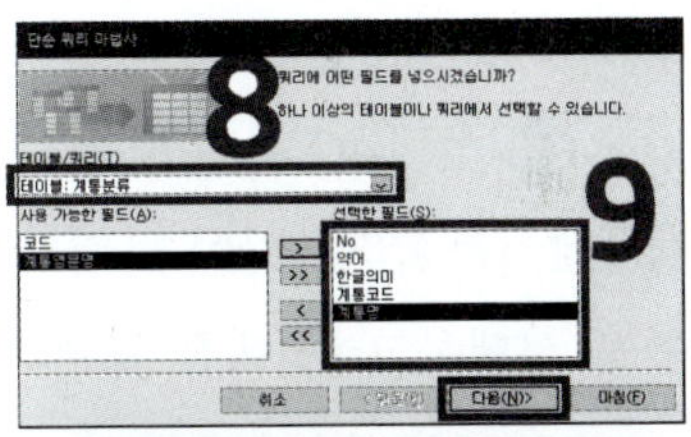


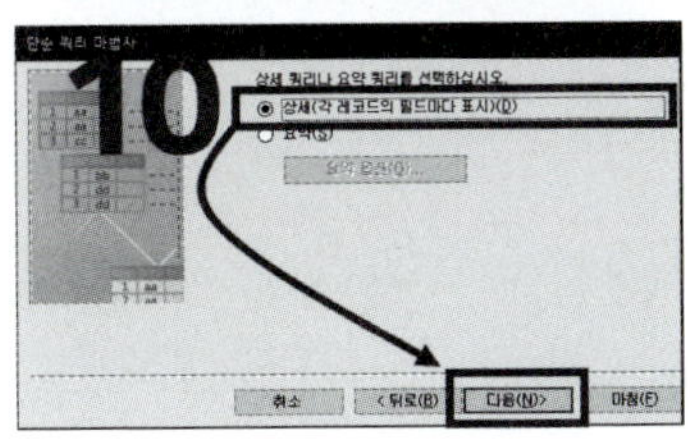


**step 05** 쿼리의 이름을 저장한다. **[약어사전_전체보기]**라고 입력한 후, [마침(F)] 버튼을 누른다.

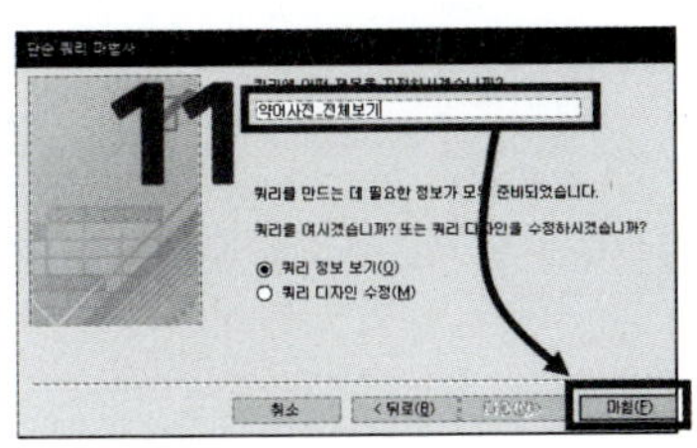

**step 06** 두 개의 테이블(약어사전, 계통분류)이 결합되어 완성된 쿼리를 확인한다.

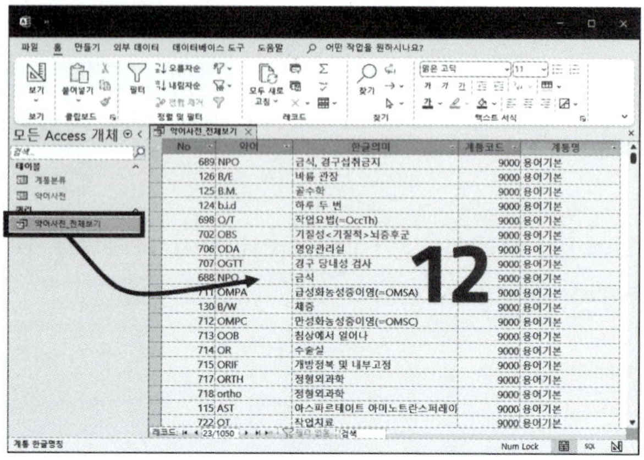


**step 07** 이번에는 두 번째 조건을 만족하는 쿼리를 수행해보자. 여기서는 특정한 알파벳으로 시작되는 약어사전의 레코드만을 검색할 것이다. 이를 위해 [리본메뉴]의 **[만들기] → [쿼리] → [쿼리 디자인]** 메뉴를 선택한다.

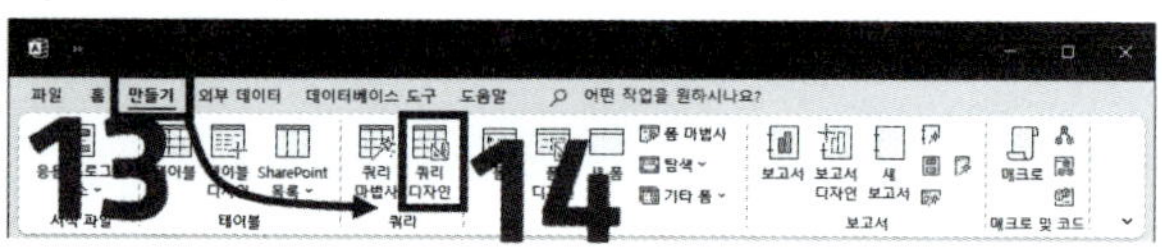


**step 08** 그러면, 아래와 같이 **[쿼리디자인]** 옵션창이 나타난다. 여기서 오른쪽 아래에 [테이블 추가] 창이 나타나면, [테이블] 탭을 선택하고 **'약어사전'**, **'계통분류'** 테이블을 선택하고 **[선택한 표 추가]** 버튼을 누른다.

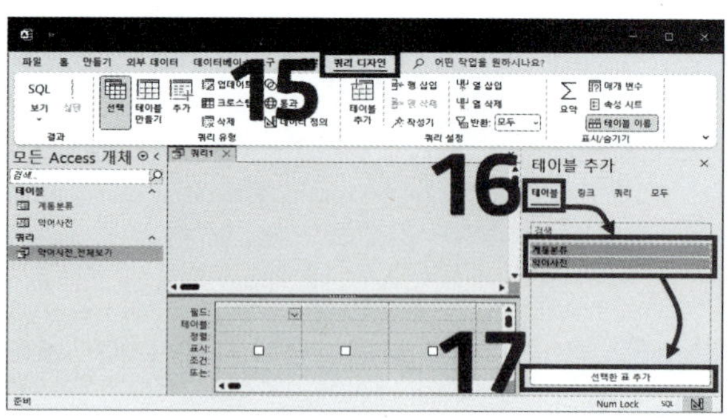

step 09 다음과 같이 **[쿼리]** 창이 나타나면, 두 테이블에서 각각 [No], **[약어]**, **[영문의미]**, **[계통명]**, **[영문계통명]** 등 필드를 선택하여 [쿼리] 창 아래쪽의 [디자인 눈금 영역]에 드래그 한다. 조건은 'blood'라는 단어가 [영문의미] 필드에 들어간 내용만을 출력하기 위해 **[영문의미]** 필드의 조건에 [LIKE "*blood*"]와 같이 입력한다.

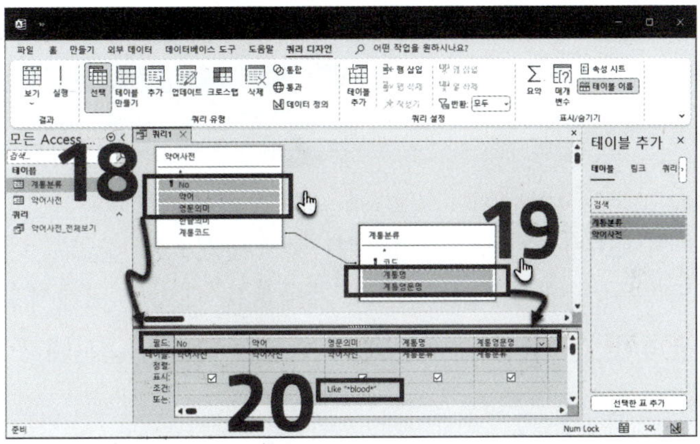


step 10 위의 step 09에서 [쿼리]창을 닫거나 단축키 CTRL + S 를 누르면 다음과 같이 쿼리를 저장할 이름을 묻는 메시지창이 나타난다. 본 예제에서는 'blood가 포함된 약어들'로 입력하고 [확인] 버튼을 누른다.

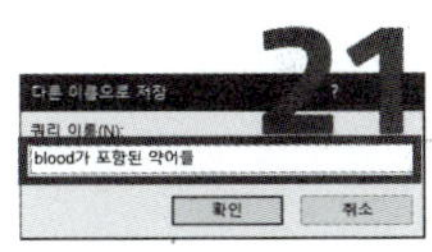


step 11 조건의 실행을 위해 [리본메뉴]의 **[디자인]** → **[실행]**의 아이콘을 누른다. 그러면 **[영문의미]** 필드에 'blood'라는 단어가 포함된 모든 레코드들을 출력해준다.

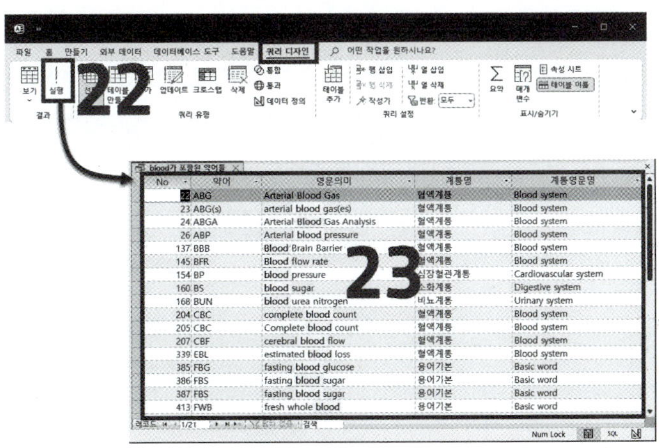

step ⑫ 자 이번에는 세 번째 조건에 해당하는 웹페이지를 만들어보자. 웹페이지를 만들기 위해 우선 [보고서] 개체를 통해 웹상의 디자인을 먼저 구축한 다음에 조건을 수행한다.

step ⑬ [리본메뉴]의 **[만들기]** → **[보고서]** → **[새 보고서]**를 선택한다.

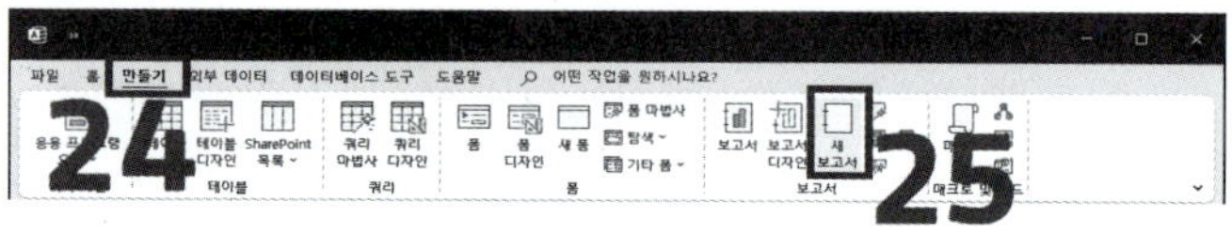


step ⑭ 다음과 같이 **[보고서]** 개체와 오른쪽 부분의 **[필드목록]** 창을 확인하고, [필드목록] 창에서 **'약어사전'**과 **'계통분류'** 테이블 내에서 [No], **[약어]**, **[영문의미]**, **[한글의미]**, **[계통명]**, **[계통코드]** 필드를 하나씩 순서대로 드래그하여 [보고서] 개체 영역에 붙여넣는다.

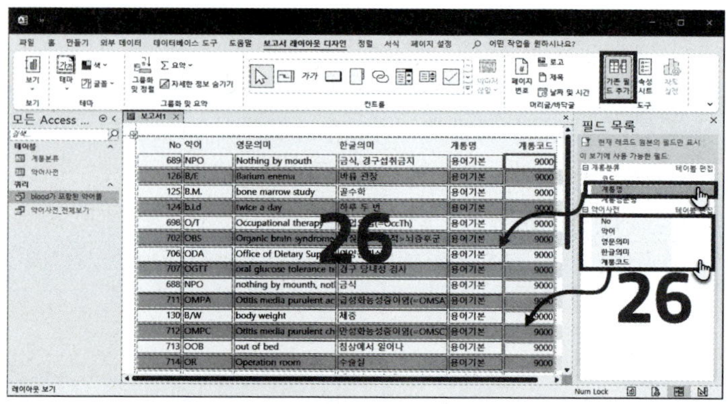


step ⑮ 제목과 그림을 입력하기 위해 액세스 창 위쪽 [리본메뉴]의 **[보고서 레이아웃 디자인]** → **[머리글/바닥글]** 묶음 내에 존재하는 아이콘들을 사용하거나, **[제목]**, **[로고]** 등의 아이콘을 클릭하면 자동으로 **[보고서]** 영역에 추가된다.

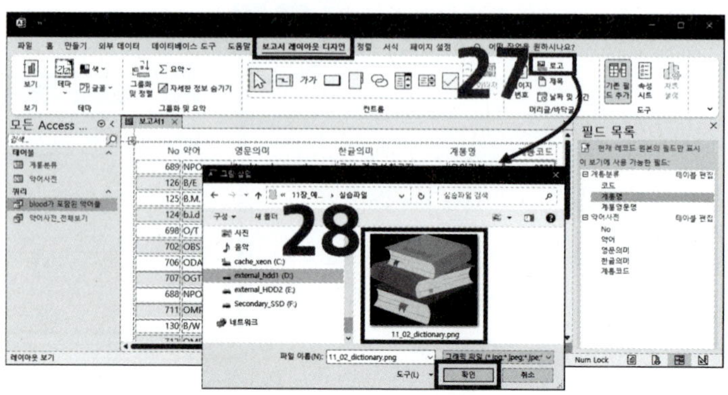

**step 16** [**제목**]은 **'약어별 계통분류 목록'**으로 입력하고, [**로고**]는 실습파일 폴더 내에 있는 '11_02_dictionary.png' 파일을 선택한다.

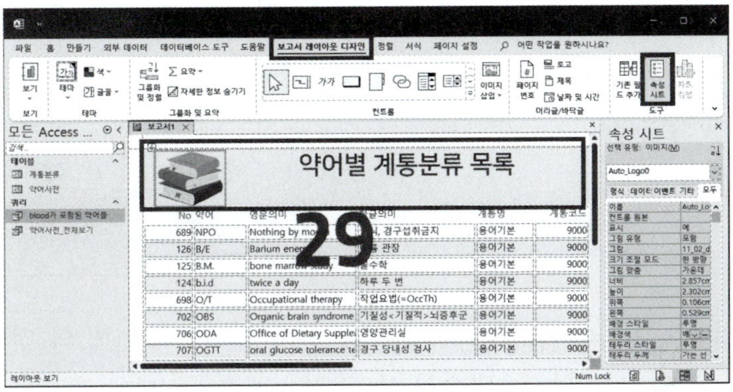


**step 17** 만일, 기존에 존재하는 서식 디자인을 사용하려면, [리본메뉴]의 [**보고서 레이아웃 디자인**] → [**테마**] → [**테마**] 묶음을 선택하면, 아래와 같이 자동 서식이 나타난다. 적당한 서식을 선택한다.

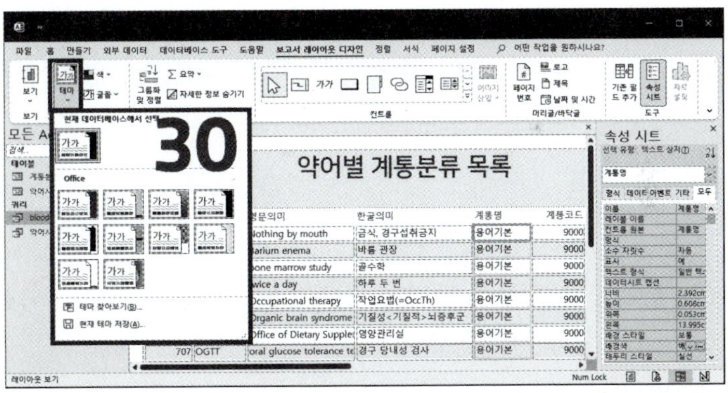


**step 18** 또한, [**로고**] 이미지나 [**제목**]의 크기, 정렬, 배경색 등의 변경을 위해서는 오른쪽 [**속성시트**]**창**의 각 속성정보를 변경하여 다양한 속성의 변화를 줄 수 있다.

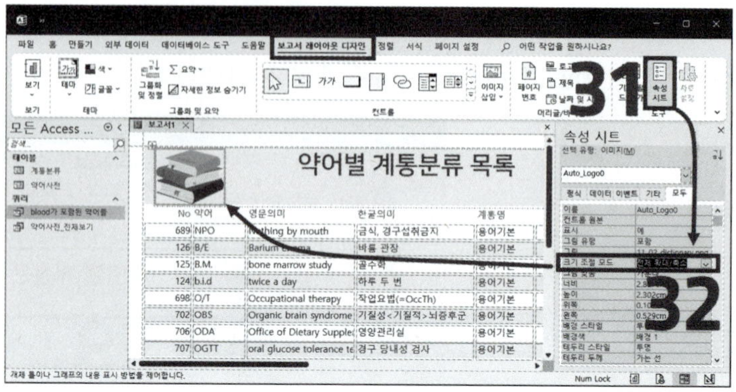


step 19 만일 [보고서]의 본문에 나타나는 레코드(행)의 정보를 줄무늬로 나타나게 하려면, 아래와 같이 [**속성 시트**]에서 **'배경색'**, **'다른 배경색'**의 색상을 변경한다.

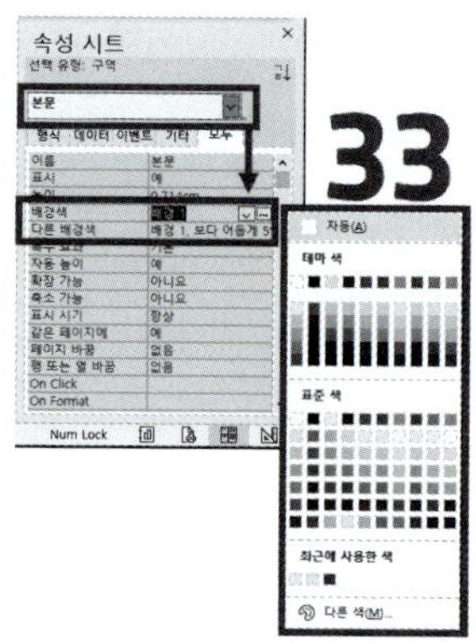


step 20 [보고서]창을 닫거나 단축키 CTRL + S 를 누르면 다음과 같이 보고서를 저장할 이름을 묻는 메시지창이 나타난다. 보고서 이름은 '약어사전_보고서'로 입력하고 저장한다.

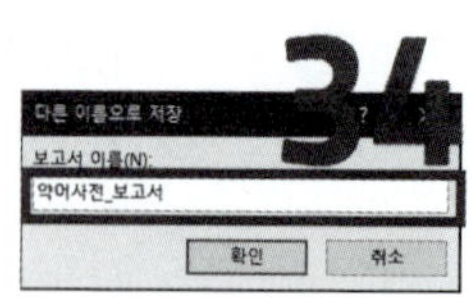

step 21 자, 이제 원래의 세 번째 조건인 웹페이지를 만들어보자. 우선 **'약어사전_보고서'**라는 이름의 보고서 개체를 선택하고, **[리본메뉴]의 [외부데이터]** → **[내보내기]** → [기타] → [HTML 문서(H)]를 선택한다.

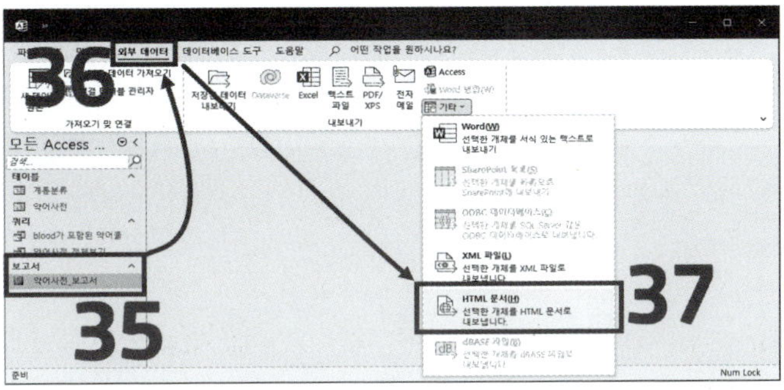

step 22 아래와 같이 [**내보내기**] 창이 나타나면 대상이 되는 **[파일이름(F)]**과 **[내보내기 작업이 완료된 후 대상 파일 열기(A)]**의 옵션을 선택하고, [확인] 버튼을 누른다.

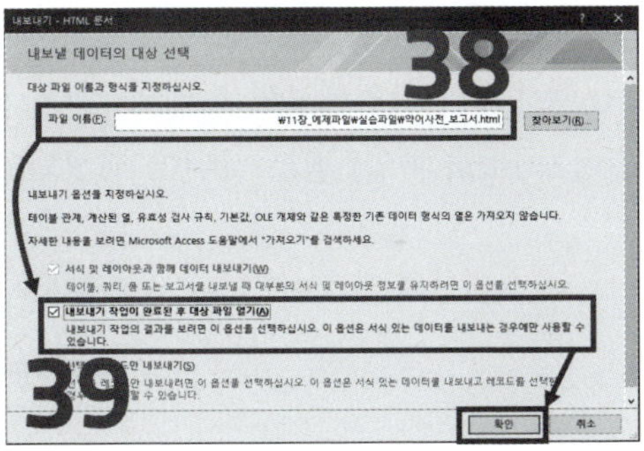

step 23 HTML 출력 옵션을 기본으로 둔 채, [확인] 버튼을 누른다(만일, HTML 문서의 배경, 글꼴, 박스 등을 꾸미기 위한 스타일시트인 CSS를 적용하려면 [HTML 서식파일 선택(H)] 선택박스를 선택한 후 미리 만들어진 CSS파일을 선택해 주면 가능하다).

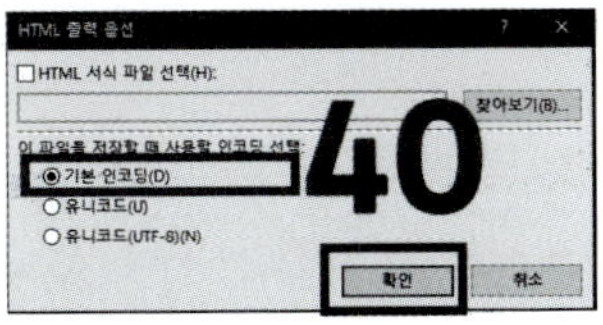

step 24 그러면, 아래와 같이 각 페이지에 맞는 HTML 파일을 여러 개 생성한다.

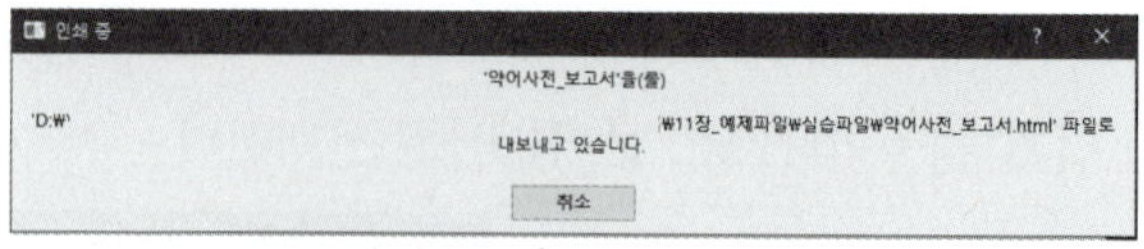

인쇄 중
'약어사전_보고서'을(를)
'D:₩'
'₩11장_예제파일₩실습파일₩약어사전_보고서.html' 파일로
내보내고 있습니다.
취소


step 25 **[내보내기]**가 완료되었다면, **[닫기(C)]** 버튼을 누른다.

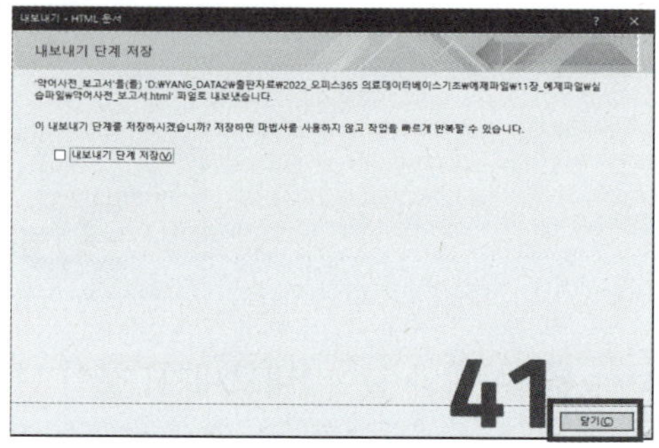


step 26 완성된 HTML 문서를 엣지(Edge)나 크롬(Chrome) 등 웹브라우저(Web Brower)에서 확인해보면 아래와 같다. 이때, 생성된 HTML 파일을 각각 별도의 웹 페이지(html 파일) 별로 나뉘어 생성되었음을 확인할 수 있다.

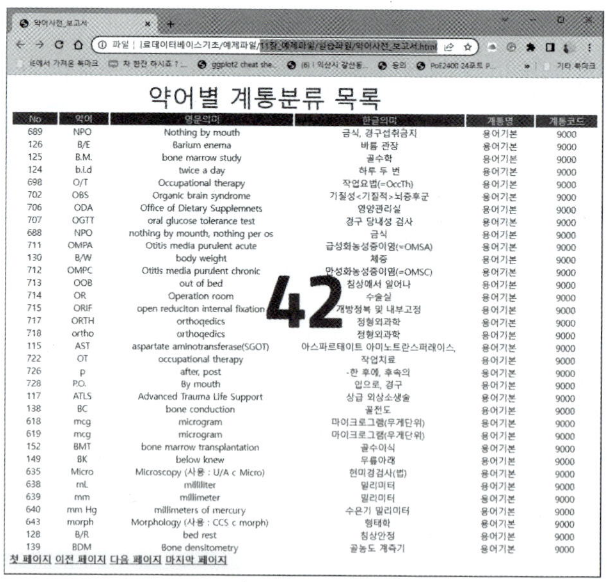

약어별 계통분류 목록

| No | 약어 | 영문의미 | 한글의미 | 계통명 | 계통코드 |
|---|---|---|---|---|---|
| 689 | NPO | Nothing by mouth | 금식, 경구섭취금지 | 용어기본 | 9000 |
| 126 | B/E | Barium enema | 바륨 관장 | 용어기본 | 9000 |
| 125 | B.M. | bone marrow study | 골수학 | 용어기본 | 9000 |
| 124 | b.i.d | twice a day | 하루 두 번 | 용어기본 | 9000 |
| 698 | O/T | Occupational therapy | 작업요법(=OccTh) | 용어기본 | 9000 |
| 702 | OBS | Organic brain syndrome | 기질성<기질적>뇌증후군 | 용어기본 | 9000 |
| 706 | ODA | Office of Dietary Supplemnets | 영양관리실 | 용어기본 | 9000 |
| 707 | OGTT | oral glucose tolerance test | 경구 당내성 검사 | 용어기본 | 9000 |
| 688 | NPO | nothing by mounth, nothing per os | 금식 | 용어기본 | 9000 |
| 711 | OMPA | Otitis media purulent acute | 급성화농성중이염(=OMSA) | 용어기본 | 9000 |
| 130 | B/W | body weight | 체중 | 용어기본 | 9000 |
| 712 | OMPC | Otitis media purulent chronic | 만성화농성중이염(=OMSC) | 용어기본 | 9000 |
| 713 | OOB | out of bed | 침상에서 일어나 | 용어기본 | 9000 |
| 714 | OR | Operation room | 수술실 | 용어기본 | 9000 |
| 715 | ORIF | open reduciton internal fixation | 개방정복 및 내부고정 | 용어기본 | 9000 |
| 717 | ORTH | orthoqedics | 정형외과학 | 용어기본 | 9000 |
| 718 | ortho | orthoqedics | 정형외과학 | 용어기본 | 9000 |
| 115 | AST | aspartate aminotransferase(SGOT) | 아스파르테이트 아미노트란스퍼레이스, | 용어기본 | 9000 |
| 722 | OT | occupational therapy | 작업치료 | 용어기본 | 9000 |
| 726 | p | after, post | -한 후에, 후속의 | 용어기본 | 9000 |
| 728 | P.O. | By mouth | 입으로, 경구 | 용어기본 | 9000 |
| 117 | ATLS | Advanced Trauma Life Support | 상급 외상소생술 | 용어기본 | 9000 |
| 138 | BC | bone conduction | 골전도 | 용어기본 | 9000 |
| 618 | mcg | microgram | 마이크로그램(무게단위) | 용어기본 | 9000 |
| 619 | mcg | microgram | 마이크로그램(무게단위) | 용어기본 | 9000 |
| 152 | BMT | bone marrow transplantation | 골수이식 | 용어기본 | 9000 |
| 149 | BK | below knew | 무릎아래 | 용어기본 | 9000 |
| 635 | Micro | Microscopy (사용 : U/A c Micro) | 현미경검사(법) | 용어기본 | 9000 |
| 638 | mL | milliliter | 밀리미터 | 용어기본 | 9000 |
| 639 | mm | millimeter | 밀리미터 | 용어기본 | 9000 |
| 640 | mm Hg | millimeters of mercury | 수은기 밀리미터 | 용어기본 | 9000 |
| 643 | morph | Morphology (사용 : CCS c morph) | 형태학 | 용어기본 | 9000 |
| 128 | B/R | bed rest | 침상안정 | 용어기본 | 9000 |
| 139 | BDM | Bone densitometry | 골농도 계측기 | 용어기본 | 9000 |

첫 페이지 이전 페이지 다음 페이지 마지막 페이지

42

step 27 실습 요약 정리

조건①–'11_02_**약어사전쿼리**.accdb'이라는 DB를 불러왔다.

조건②–첫 번째, 다음 조건을 만족하도록 쿼리를 작성하였다.

–[**만들기**] → [**쿼리**] → [**쿼리마법사**] → [**단순쿼리마법사**]를 실행한 후, '**약어사전**' 테이블의 [No], [**약어**], [**한글의미**], [**계통코드**], '**계통분류**' 테이블의 [**계통명**]을 선택하여 '약어사전_전체보기' 이름으로 쿼리를 저장하였다.

조건③–두 번째, 다음 조건을 만족하도록 쿼리를 작성하였다.

–[**만들기**] → [**쿼리**] → [**쿼리디자인**]을 활용하여 '**약어사전**' 테이블의 [No], [**약어**], [**영문의미**], '**계통분류**' 테이블의 [**계통명**], [**영문계통명**]을 사용하고, [영문의미] 필드 조건에 [LIKE "*blood*"]라는 쿼리를 실행하였다.

–저장된 쿼리명은 'blood가 들어간 약어목록'로 저장하였다.

조건④– 세 번째, 다음 조건을 만족하도록 웹페이지를 작성하였다.

–'**약어사전**' 테이블의 [No], [**약어**], [**영문의미**], [**한글의미**], [**계통코드**], '**계통분류**' 테이블의 [**계통명**] 필드를 사용하여, 웹페이지의 [제목]은 '약어에 따른 계통정보 목록', [**로고**]에는 'dictionary.png' 파일을 선택하고, 그림은 [**크기조절모드**]에서 '전체 확대/축소' 모드로 선택하였다.

–페이지의 필드명, 각 레코드, 등은 왼쪽정렬, 배경색변경 등을 시행하였다.

조건⑤–보고서명은 '**약어사전_보고서**'로 웹페이지는 '약어사전_보고서.html'로 저장하였다.

조건⑥–**약어사전DB**를 이용한 **웹페이지 작성을 완료**하고, 액세스를 저장하고 완료하였다.

이상으로 11장의 약어사전 데이터베이스 구축 예제를 완료하였다.

CHAPTER

# 12

# 의학용어사전 DB 구축

## 12장 | 마인드맵(Mindmap)

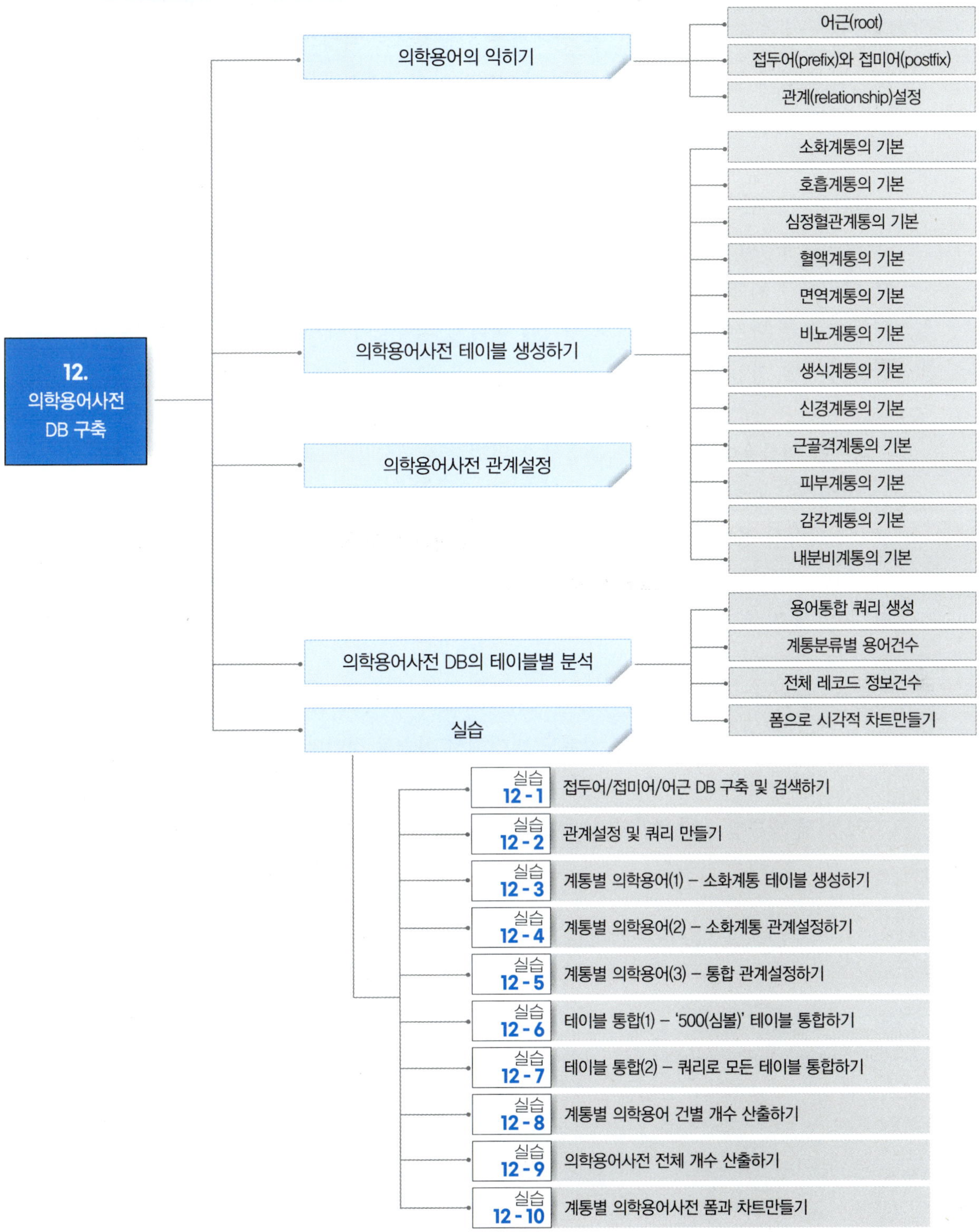

앞 장에서의 학습을 통해 액세스를 활용한 다양한 데이터베이스의 기본 구조 및 내용을 실습으로 이해하였다. 본 장에서는 최종적으로 액세스를 활용하여 의학용어 표준화 작업에 필요한 의학용어사전 데이터베이스 구축을 위해 계통별 데이터의 수집, 편집, 생성, 검색에 이르는 전체  과정을 실습해보자.

의학용어는 앞서 언급한 바와 같이 대학내 보건관련 학과에서 반드시 이수해야 하는 필수과목이다. 따라서 필수적으로 학습해야 하는 의학용어 정보를 보다 효율적으로 학습하기 위해 의학용어 정보의 표준화가 필요한데, 이 장에서 이러한 표준화 작업의 기초를 다지고 단계적으로 하나씩 하나씩 의학용어 데이터베이스 구축하는 실습을 수행할 것이다.

**계통별 의학용어사전** DB를 구축하기 위해서는 의학용어 교과서 정보의 기본구조를 이해해야 한다. 대부분 의학용어 교재의 기본구조는 어근, 접두어, 접미어, 해부·생리학적 용어, 증상용어, 진단용어, 수술처치용어, 약어 등으로 구성되어 있다. 이런 형식의 의학용어를 구조화하면 **'의학용어사전 DB'**는 다양한 목적으로 사용할 수 있게 된다.

또한, 구축된 의학용어사전 DB는 사용자의 요구에 따라 검색도 가능하고, 웹페이지에서 사용할 수 있도록 하는 설계도 병행해서 실습할 것이다.

자, 이제 계통별 의학용어사전 데이터베이스 구축을 위한 학습을 시작해보자.

## 12.1 의학용어의 기본구조 익히기

의학용어(medical terminology)는 라틴어를 어원으로 하는 단어가 대부분이다. 또한, 우리나라는 특이하게도 의학용어가 일본을 통해 유입되어 한자어와 뒤섞인 임상용어를 단어의 설명을 학습하는 특이한 구조를 가지고 있다.

따라서, **의학용어(medical terminology)**를 정의하면, 임상에서 의사와 간호사 등의 의료인에 의해 사용되는 **인체에 대한 해부 · 생리학적 용어, 증상용어, 진단용어, 수술처치용어, 접두어, 접미어, 약어 등의 통칭**을 의미한다. 의학용어는 의학정보를 활용해야 하는 의학적 정보 전달자들에게 있어서 매우 중요하다.

그런데, 4월에서 5월에 벤치에서 그늘을 만들어준 쌍떡잎식물 장미목 콩과의 낙엽성관목인 등나무(Wisteria)는 'wiseful'은 '탐나는 듯한, 생각에 잠긴'을 의미한다. 등나무의 학명은 사용되는 이름보다 긴 이름인 'Wisteria Floribunda'로 매우 어렵고 길다. 'flori'는 꽃, 'bunda'는 다발을 의미한다. 또한, 'floribunda'는 라틴어 한 단어로는 '풍성한 꽃'을 의미한다. 직역하자면 등나무는 '풍성한 다발의 등나무 꽃' 정도로 해석할 수 있을 것이다.

의학용어에서 이와 비슷하게 길고 어려운 라틴어의 어근을 갖는데 바로 다음과 같다. 혈소판감소증(hemorrhagic diathesis)이라는 혈액관련 의학용어의 어원은 '트롬보사이토피니아(thrombocytopenia)'라는 이름을 갖는다. 이는 혈액응고(thrombo)와 세포(cyto), 결핍(penia)라는 단어가 합쳐진 합성어이다. 이렇게 의학용어 정보는 어근(root)과 접두어(prefix), 접미어(postfix)가 절묘하게 결합된 형식을 갖는다.

**DEFINITION 12-1**

▶ 의학용어(Medical Terminology)

(1) 의학용어(Medical Terminology)는 주로 라틴계용어로 구성되어 있으며, 서양의학에 대한 한국의의 대응어라고 할 수 있음
(2) 의학용어(Medical Terminology)는 대부분 의학용어집이나 사전집 형태로 구성되어 있고, 영어식 표제어에 한국어가 대응어 혹은 번역어로 배치된 형식으로 구성됨
(3) 의학용어(Medical Terminology)는 인체에 대한 해부 · 생리학적 용어, 증상용어, 진단용어, 수술처치용어, 접두어, 접미어, 약어 등을 통칭

또한, 의학용어는 다시 일반의학용어, 일반해부, 계통해부, 간호용어, 의학약어, 물리치료, 임상병리, 방사선, 치의학, 의약품 등의 다양한 세부분야로 구분하기 때문에 어휘의 범위가 매우 광범위하다고 할 수 있다.

| [접두어] | [어근] | [접미어] |
|---|---|---|
| • Super | • Gastr/o | • –iasis |
| • Inferior | • Nephr/o | • –cele |
| • Bi | • Cardi/o | • –cyte |
| • Tri | • Aden/o | • –itis |
| • Tachy | • Oste/o | • –lithiasis |
| • Chrom | • Path/o | • –tomy |
| **Prefix** | **Root** | **Postfix** |

**그림 12-1 의학용어의 구성 기본 형태**

의학용어의 구성요소를 좀 더 자세히 살펴보면, 의학용어의 뿌리에 해당하는 **어근**(Root), 용어의 끝부분의 **접미어**(Prefix), 용어의 시작 부분인 **접두어**(Postfix), 어근+접미어, 어근+어근, 어근+어근+접두어, 접두어+접미어 등을 연결하는 **결합형모음**(Combing Vowel), 어근+결합형모음을 연결하는 **결합형**(Combining Form) 등 5가지로 구분할 수 있다.

**SUMMARY 12-1 | 의학용어(Medical Terminology)의 구성요소**

(1) 어근(Root)
(2) 접미어(Prefix)
(3) 접두어(Postfix)
(4) 결합형모음(Combing Vowel)
(5) 결합형(Combining Form)

### 12.1.1 어근(Root)

어근(Root) 혹은 어간(Stem)은 의학용어에서도 가장 기본이면서 중요한 의미를 포함한다. 어근의 대표적인 예로, 심장을 의미하는 '카디오' 즉, 'cardio–'의 어근에 '악셀러레이션' 즉, 'acceleration'을 합치면 심장촉진을 의미하는 'cardioacceleration'이라는 단어가 만들어진다. 또한, 소변이나 배뇨를 의미하는 어근으로 'uro–', 'urine-'은 출생, 생식을 의미하는 'genit-'라는 어근과 만나면 비뇨생식기관이라는 'urogenital organ' 단어가 만들어진다.

이와 같이 어근(Root)은 의학용어 구조에서 가장 중요한 의미를 포함하고 있는 '말뜻의 중심'이며 대표적인 의미를 표현하는 근원적 표현이다.

**DEFINITION 12-2**

▶ 어근(Root) VS. 어간(Stem) VS. 어미(Ending)

(1) 어근(Root) : 단어의 '형태소'를 분석하는 개념이며, 말뜻의 중심이 되는 부분
(2) 어간(Stem) : 동사나 형용사 등의 용언의 다양한 활용형에서 말뜻을 담당하며 변하지 않는 부분을 의미함
(3) 어미(Ending) : 어간의 반대되는 개념으로 단어(동사, 형용사)의 뒤에 붙는 문법을 의미함

## 12.1.2 접두어(prefix)와 접미어(postfix)

**접두어(prefix)**는 접두사와 같은 말로 파생어를 만드는 접사를 의미하며, **어근이나 단어의 앞에 붙어 새로운 단어가 되게 하는 말**로 정의한다. 접두어(prefix)는 매우 다양한 형태로 나타난다.

대표적인 접두어로 '이전'을 의미하는 'pre-', '이후'를 의미하는 'post-', '반대'를 의미하는 'a-', 'dis-','non-', 'de-', '위쪽'을 의미하는 'super-', '아래쪽'을 의미하는 'sub-, inferior-', '옆쪽'을 의미하는 'latero', '오른쪽'을 의미하는 'dextro', '왼쪽'을 의미하는 'sinistro' 등이 있다.

이밖에도 **접두어(prefix)**에는 **숫자, 색상, 반대, 방향, 정도, 크기비교, 시간, 위치 등을 나타내는 접두어가 사용**된다.

**DEFINITION 12-3**

▶ 접두어(prefix)

- 접두사와 같은 말
- 어떤 단어(어근)의 앞에 붙어 뜻을 첨가하여 하나의 다른 단어를 이루는 말
- 어근이나 단어의 앞에 붙어 새로운 단어가 되게 하는 말

**표 12-1 의학용어의 접두어(prefix)의 형태**

| No | 접두어 | 접두어의 의미 | 예시1 | 예시2 | 용어타입 | 용어타입설명 |
|---|---|---|---|---|---|---|
| 1 | prim/i- | 처음, 최초의 | primitive | 최초의 | 101 | 숫자 접두어 |
| 2 | mon/o | 하나 | monocular | 단안의 | 101 | |
| 3 | uni- | 하나 | unicellular | 단세포 | 101 | |
| 4 | hemi- | 반쪽; 한쪽 면 | hemisphere | 반구체 | 101 | |
| 5 | semi- | 반쪽; 부분적인 | semisolid | 반고체 | 101 | |
| 6 | bi- | 2개, 두 번 | bicuspid | 쌍두치, 어금니 | 101 | |
| 7 | di- | 2개, 두 번 | dimorphuos | 2형태의, 2형의 | 101 | |
| 8 | dipl/o | 배, 복 | diploid | 이배체 | 101 | |
| 9 | tri- | 3개, 삼 | triplet | 세쌍둥이의 하나 | 101 | |
| 10 | quadr/i | 사, 4분의 1 | quadrant | 사분원 | 101 | |
| 11 | tetra- | 사, 4개 | tetrahedron | 4면체 | 101 | |
| 12 | multi- | 수가 많은 | multiple | 복식의, 다수의 | 101 | |
| 13 | poly- | 양과 수가 많은 | polysaccharide | 다당류 | 101 | |
| 14 | cyan/o- | 푸른 | cyanosis | 청색증 | 102 | 색상 접두어 |
| 15 | erythr/o- | 붉은 | erythrocyte | 적혈구 | 102 | |
| 16 | leuk/o- | 희거나 색깔이 없음 | leukoplakia | 백반증 | 102 | |
| 17 | melan/o- | 검거나 어두운 | melanin | 멜라닌 | 102 | |
| 18 | xanth/o- | 황색, 노란 | xanthoderma | 피부 황색증 | 102 | |
| 19 | a-, an- | 아님; ~없이 | aseptic | 무균성 | 103 | 반대 접두어 |
| 20 | anti- | ~에 반하는 | antidote | 해독제 | 103 | |
| 21 | contra- | 에 반하는, 반대쪽 편의 | contraception | 피임 | 103 | |
| 22 | de- | 아래, ~없이 | depilatory | 탈모약, 제모제 | 103 | |
| 23 | dis- | 부재, 제거, 분리 | dissect | 절개하다 | 103 | |
| 24 | in-, im- | 아님 | insignificant | 하찮은 | 103 | |
| 25 | non- | 아님 | noninfectious | 비전염성 | 103 | |
| 26 | un- | 아님 | unconscious | 무의식의 | 103 | |
| 27 | ab- | ~으로부터 멀리 | abduct | 중심으로부터 멀리 이동시키는 것 | 104 | 방향 접두어 |
| 28 | ad- | 향한 : 가까이 | adhere | 서로 붙이거나 고착시키다 | 104 | |
| 29 | dia- | ~을 통하여 | dialysis | 막을 통하여 분리시키는 것 | 104 | |
| 30 | per- | ~을 통하여 | percutaneous | 피부를 통하여 | 104 | |
| 31 | trans- | ~을 통하여 | transfusion | 혈류로 혈액이나 혈액성분을 주입함 | 104 | |
| 32 | hyper- | 이상, 초과한, 비정상적으로 높은, 증가된 | hyperventilation | 과호흡 | 105 | 정도 접두어 |

| | | | | | | |
|---|---|---|---|---|---|---|
| 33 | hypo– | 미만, 아래, 비정상적으로 낮은, 감소된 | hypoxia | 저산소증 | 105 | |
| 34 | olig/o– | 적은, 부족한 | oligomenorrhea | 과소월경 | 105 | |
| 35 | pan– | 모두 | panacea | 만병통치약 | 105 | |
| 36 | super– | 위, 초과한 | supernumerary | 정원 외의 | 105 | |
| 37 | equi– | 동등한, 같은 | equilateral | 등변의 | 106 | 크기비교 접두어 |
| 38 | eu– | 진실, 쉬운, 정상 | euthanasia | 안락사 | 106 | |
| 39 | hetero– | 다른, 같지 않은 | heterosexual | 이성애의 | 106 | |
| 40 | homo–, homeo– | 같은, 변화되지 않는 | homothermic | 항온성 | 106 | |
| 41 | iso– | 동등한, 같은 | isograft | 동종이식 | 106 | |
| 42 | macro | 큰, 비정상적으로 큰 | macrocyte | 거대적혈구 | 106 | |
| 43 | mega–, megalo– | 큰, 비정상적으로 큰 | megabladder | 거대방광 | 106 | |
| 44 | micro– | 작은 | microscopic | 미세한 현미경적인 | 106 | |
| 45 | neo– | 새로운 | neonate | 신생아 | 106 | |
| 46 | normo– | 정상 | normovolemia | 정상 혈량 | 106 | |
| 47 | ortho– | 곧은, 똑바른, 교정 | orthotic | 정위의, 직립의 | 106 | |
| 48 | poikilo– | 다양한 불규칙한 | poikiloderma | 다형 피부증 | 106 | |
| 49 | pseudo– | 거짓 | pseudoplegia | 가성 미비 | 106 | |
| 50 | re– | 다시, 뒤로 | regurgitation | 역류 | 106 | |
| 51 | ante– | 전, 앞 | antenatal | 출산 전의 | 107 | 시간 접두어 |
| 52 | pre– | 앞, ~앞에 | predisposing | 소인 | 107 | |
| 53 | pro– | 앞, ~앞에 | prodrome | 전구증 | 107 | |
| 54 | post– | 후, 뒤에 | postmenopausal | 폐경 후 | 107 | |
| 55 | dextr/o– | 오른쪽 | dextrocardia | 우심증 | 108 | 위치 접두어 |
| 56 | sinistr/o– | 왼쪽 | sinistrad | 왼쪽의 | 108 | |
| 57 | ec–, ecto | 바깥쪽 | ectodem | 외배엽 | 108 | |
| 58 | ex/o | 밖의 | excise | 절개하다 | 108 | |
| 59 | end/o | 안의 | endoscope | 직장경 | 108 | |
| 60 | mes/o | 중간의 | mesencephalon | 중뇌 | 108 | |
| 61 | syn–, sym– (used bef | 다함께 | synapse | 신경근연접 | 108 | |
| 62 | tel/e, tel/o | 끝 | telangion | 종말동맥 | 108 | |

이와 같이 접두어(prefix)의 경우에는 의학용어의 어근이 갖는 의미에 대한 부가적인 의미를 포함하게 하는 기능을 한다. [표 12-1]은 의학용어에서 사용하는 대표적인 접두어 목록이다.

**접미어**(postfix)란 접미사와 같은 의미로, **어근이나 단어의 뒤에 붙어 새로운 단어가 되게 하는 말**로 정의한다. 접미어의 경우에는 접두어와 다르게 의학용어에서는 다양한 의미를 갖는 접미어가 존재한다.

대표적인 의학용어의 접미어로는 '염증'을 나타내는 '−itis', '병적상태'를 나타내는 '−asis', '통증'을 나타내는 '−algia', '세포'를 나타내는 '−cyte', '구토'를 나타내는 '−emesis', '결석'을 나타내는 '−lithiasis', '호흡'을 나타내는 '−ptosis', '출혈'을 나타내는 '−rrhage', '수면'을 나타내는 '−somnia', '절제'를 나타내는 '−ectomy', '문합'을 나타내는 '−stomy', '절개'를 나타내는 '−tomy' 등이 있다.

이렇게 접미어의 경우에는 의학적 상태, 학문적 분야, 의학적 관련 상태 등을 의미하는 경우가 일반적이다.

**DEFINITION 12-4**

▶ 접미어(postfix)
- 접미사와 같은 말
- 꼬리에 붙는 말
- 어근이나 단어의 뒤에 붙어 새로운 단어가 되게 하는 말

[표 12−2]는 대표적인 접미어 목록을 보여준다.

**표 12-2 의학용어의 접미어(postfix)의 형태**

| No | 접미어 | 접미어의 의미 | 예시1 | 예시2 | 용어타입 | 용어타입설명 |
|---|---|---|---|---|---|---|
| 1 | −ia | 병명, 속명, 나라이름에 붙이는 접미어 | phobia | 공포증 | 201 | 상태 접미어 |
| 2 | −ism | 행동, 상태, 병적상태 | alcoholism | 알콜중독증 | 201 | |
| 3 | −sis | 과정이나 활동의 의미 | acidosis | 산증 | 201 | |
| 4 | −y | 명사형, 동사의 행위 | tetany | 테타니 | 201 | |
| 5 | −ian | 학문 분야에서 전문가 | physician | 의사 | 202 | 학문분야 접미어 |
| 6 | −iatrics | 의학전문 분야 | geriatrics | 노년학 | 202 | |
| 7 | −iatry | 의학전문 분야 | podiatry | 족병학 | 202 | |
| 8 | −ics | 의학전문 분야 | orthopedics | 정형외과학 | 202 | |
| 9 | −ist | 학술 분야에서의 전문가 | cardiologist | 심장의 | 202 | |
| 10 | −logy | 학문 | physiology | 생리학 | 202 | |

| 11 | -ac | 형용사어미(~과 같은 ~에 관한), 명사어미(병[증]의 환자) | cardiac | 심장의 | 203 | 관련 접미어 |
|---|---|---|---|---|---|---|
| 12 | -al | 형용사어미(~한 성질의 뜻), 명사어미(~함의 뜻) | skeleta | 골격의 | 203 | |
| 13 | -ar | ~한 성질, ~한 사람 | muscular | 근육의 | 203 | |
| 14 | -ary | 형용사어미(~의, ~에 관한), 명사어미(~에 관한 사람, 사물, 장소의 뜻) | dietary | 식이의 | 203 | |
| 15 | -form | 형태 | muciform | 점액 형태 | 203 | |
| 16 | -ic | ~의(형용사 형) | metric | 미터의 | 203 | |
| 17 | -ical (ic+al) | ~의(형용사 형) | anatomical | 해부학적 | 203 | |
| 18 | -ile | ~에 관한, ~와 관련있는 것, ~할 수 있는, ~에 적합한 | febrile | 열성 | 203 | |
| 19 | -oid | ~같은 것, ~모양의 것, ~질 | toxoid | 유독소 | 203 | |
| 20 | -ory | 형용사어미(~같은, ~의 성질[기능, 효력]이 있는), 명사어미(~하는 곳, 장소) | respiratory | 호흡성 | 203 | |
| 21 | -ous | 형용사어미(~이 많은, ~성질의, ~을 닮은) | venous | 정맥의 | 203 | |

자, 이제 접두어(prefix)와 접미어(postfix), 그리고 어근(Root)을 가지고 액세스를 활용하여 데이터베이스를 구축해보자. 여기에 필요한 정보는 위의 [표 12-1]과 [표 12-2]의 테이블 정보와 어근 정보를 포함한다. 여기에 접미어, 접두어, 어근 중에 어디에 해당하는지를 알 수 있도록 필드 하나의 필드를 더 추가하는 방법을 실습해 보자.

## 실습 12-1 접두어/접미어/어근 DB 구축 및 검색하기

■ 사용파일 : ₩실습파일₩12_01_접두어접미어어근DB.accdb
₩실습파일₩12_01_SampleDB.accdb

**[실습 12-1] 시작**
[접두어/접미어/어근] DB 구축 및 검색하기
액세스 실행

↓

**DB 불러오기**
12_01_접두어접미어어근DB.accdb

↓

**가져오기**
(1) [외부 데이터]⇨[새 데이터 원본]⇨[데이터베이스에서(D)]⇨[ACCESS]
(2) 12_01_SampleDB.accdb
(3) '접두어_접미어_어근' / '용어타입' 테이블 가져오기

↓

**필드 속성 변경**
(1) Primary Key : [ID], [용어타입]
(2) [표 12-3], [표 12-4]에 조건에 맞게 변경

↓

**테이블 저장 및 완료**
'접두어_접미어_어근' / '용어타입' 테이블 저장 및 데이터베이스 완료

**step 00** 아래와 같은 조건에 맞게 '접두어_접미어_어근' 테이블과 '용어타입' 테이블을 생성하는 명령을 수행하시오.

CONDITION

조건①–**'12_01_접두어접미어어근DB.accdb'**이라는 DB를 불러온다.
조건②–**'12_01_SampleDB.accdb'**에 저장된 아래와 같은 **'접두어_접미어_어근'** 테이블을 조건에 맞게 수정하라.

**표 12-3 '접두어_접미어_어근' 테이블 필드의 구성**

| 필드 이름 | 필드 타입 | 필드 범위 | 키(key) | 필드 설명 |
|---|---|---|---|---|
| ID | 일련번호 | 정수 | 기본키 | 항목번호가 들어갈 필드 |
| 용어 | 짧은 텍스트 | 20 | | 접두어, 접미어, 어근이 들어갈 용어 필드 |
| 용어의미 | 짧은 텍스트 | 30 | | 용어(term)의 의미 |
| 예제 | 짧은 텍스트 | 50 | | 용어(term)의 실제 사용 예 |
| 예제의미 | 짧은 텍스트 | 50 | | 용어의 실제 사용 예의 해석 |
| 용어타입 | 숫자 | 정수 | | 용어(term)의 타입 설정<br>1xx(접두어) / 2xx(접미어) / 3xx(어근) / 4xx(기타)<br>500(심볼) / 600(측정단위) / 800(약어) / 9xxx(계통별 의학용어) |
| 동의어 | 짧은 텍스트 | 50 | | 동의어 사전정보 입력 필드 |

조건③-**'12_01_SampleDB.accdb'**에 저장된 아래와 같은 '용어타입' 테이블을 조건에 맞게 수정하라.

**표 12-4 '용어타입' 테이블 필드의 구성**

| 필드 이름 | 필드 타입 | 필드 범위 | 키(key) | 필드 설명 |
|---|---|---|---|---|
| 용어코드 | 숫자 | 정수 | 기본키 | [용어(term)의 코드 설정]<br>1xx(접두어)-101:숫자접두어, 102:색상접두어, 103:반대접두어, 104:방향접두어, 105:정도접두어, 106:크기비교접두어, 107:시간접두어, 108:위치접두어, 109:기타접두어<br>2xx(접미어)-201:상태접미어, 202:학문분야접미어, 203:관련접미어, 204:치료 및 수술접미어, 205:진단검사접미어, 206:기타접미어<br>3xx(어근)-301:일반어근, 302:기타어근<br>4xx(기타)-401:묵음 402:비정상발음 403:분류불가<br>500(심볼) / 600(측정단위) / 800(약어)<br>9xxx(계통별 의학용어) –<br>9000:의학용어일반, 9001:신체구조<br>9010:소화계통, 9020:호흡계통, 9030:심장혈관계통<br>9031:심장계통, 9032:혈액계통, 9033:면역계통<br>9050:비뇨계통, 9051:여성생식계통,<br>9052:남성생식계통, 9070:신경계통,<br>9080:근골격계통, 9100:피부계통, 9110:감각계통<br>9120:내분비계통, 9130:정신의학, 9140:방사선학<br>9150:종양학, 9160:약리학, 9900:기타용어 |
| 용어타입영문 | 짧은 텍스트 | 30 | | 용어(term)의 타입 영어 설명 |
| 용어타입한글 | 짧은 텍스트 | 30 | | 용어(term)의 타입 한글 설명 |

조건④-**'접두어_접미어_어근'** 테이블과 '용어타입' 테이블의 DB 구축을 위한 설정이 완료되었다면, 액세스를 저장하고 완료하시오.

step **01** 바탕화면에 단축아이콘 'ACCESS'를 실행시키거나, 혹은 **[시작]** → **[앱목록]** [Access]를 실행한다. 그러면 아래와 같이 액세스 시작화면이 나타난다.

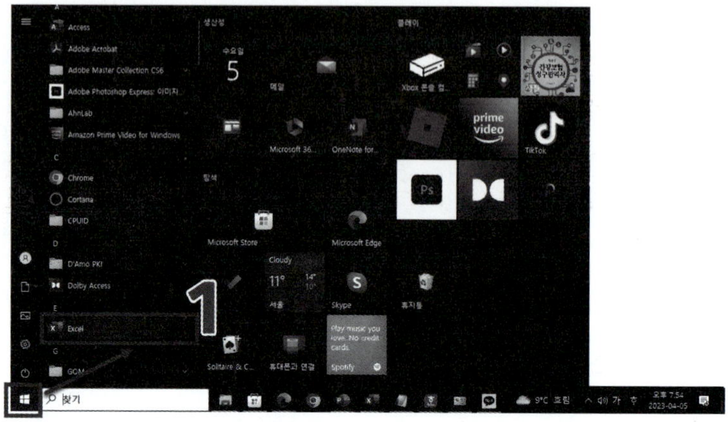

step **02** [예제파일] 내 12장에 해당하는 실습파일 폴더에서 파일이름이 '12_01_**접두어접미어어근**DB.accdb'인 액세스 파일을 선택하고 **[열기(O)]** 버튼을 선택한다.

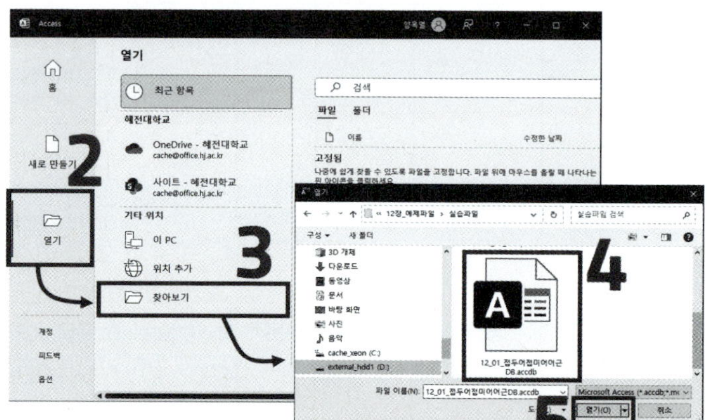

step **03** 이미 작업한 테이블을 불러오기 위해 [리본메뉴]의 **[외부 데이터]** → [**새 데이터 원본**] → **[데이터베이스에서(D)]** → [ACCESS] 메뉴를 선택한다.

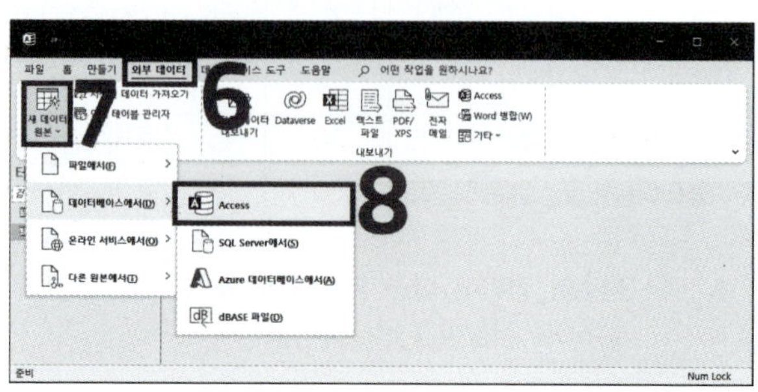

step 04 그러면 아래와 같이 **[외부 데이터 가져오기]** 창이 나타날 것이다. 이때 [찾아보기(R)] 버튼을 눌러 기존 액세스 데이터베이스에서 테이블을 불러온다.

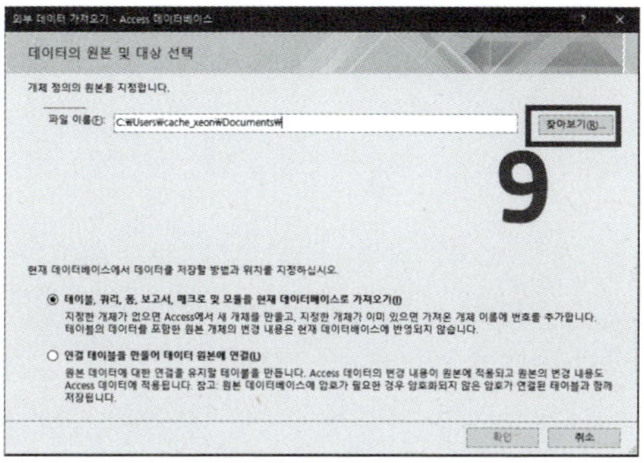


step 05 같은 실습파일 폴더 내에 미리 만들어진 '12_01_SampleDB.accdb' 파일을 선택하고 [열기(O)] 버튼을 누른다.

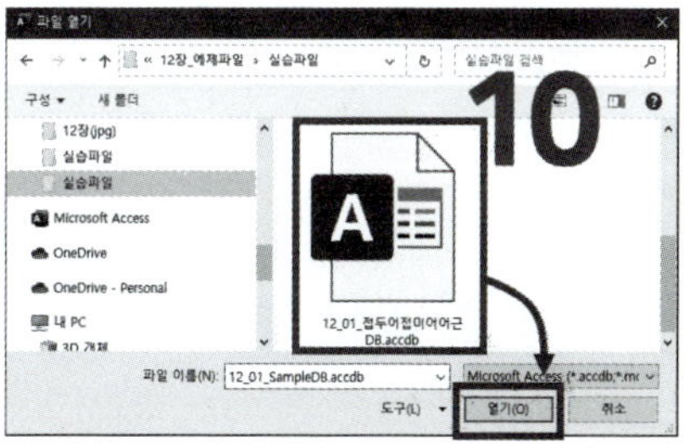


step 06 파일을 선택하였다면, [확인] 버튼을 누른다.

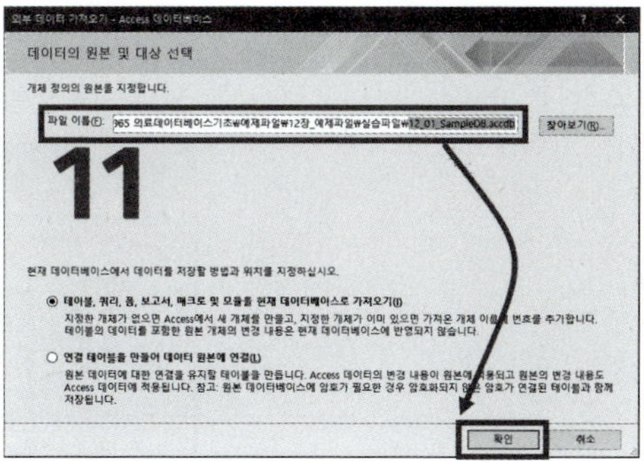

step 07 아래와 같이 '12_01_SampleDB.accdb' 파일 중에 [테이블] 탭에서 **'용어타입'**, **'접두어_접미어_어근'** 등 2가지 테이블을 모두 선택하고 [확인] 버튼을 누른다.

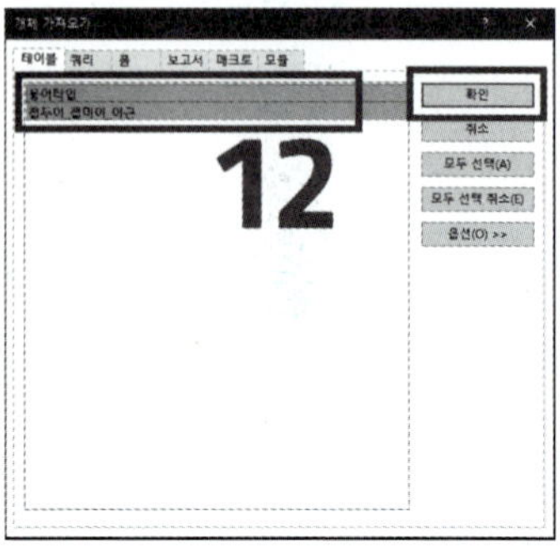

step 08 테이블 선택이 완료되었다면, **[외부 데이터 가져오기]** 창을 [닫기(C)] 버튼을 눌러 종료한다.

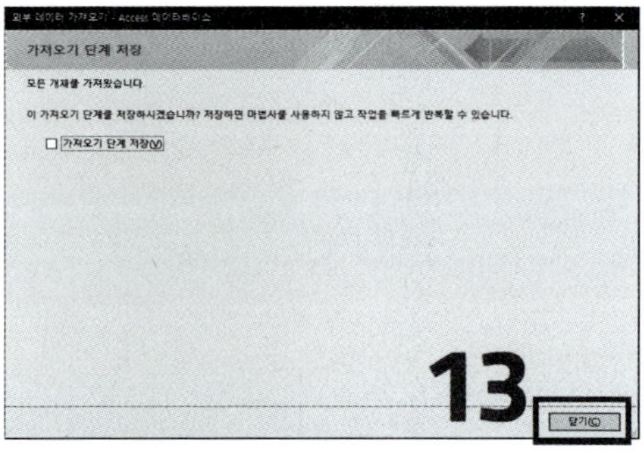

step 09 **'접두어_접미어_어근'**과 **'용어타입'** 테이블을 더블클릭하면 [개체창]에 [가져오기]를 통해 완료된 테이블 내의 내용을 확인한다.

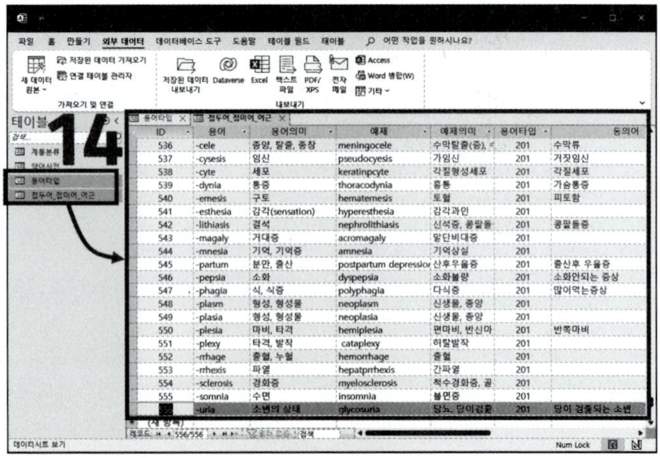

step ⑩ **'접두어_접미어_어근'** 테이블이 열려있는 상태에서 추가적으로 필드의 속성을 변경하기 위해 [리본메뉴]의 **[테이블 필드]** → **[보기]** → **[디자인 보기(D)]**를 선택한다.

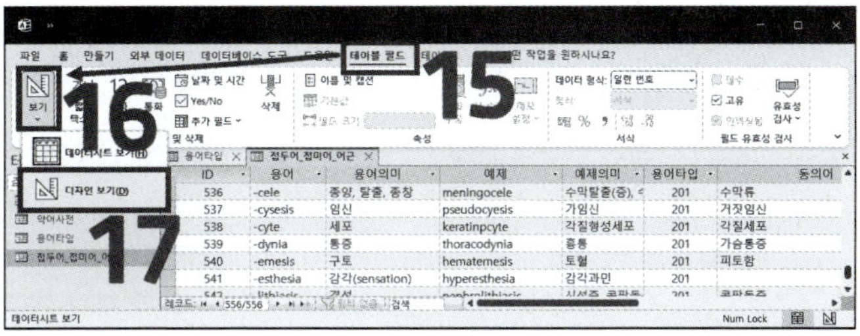

step ⑪ [표 12-3]의 조건에 맞추어 **'접두어_접미어_어근'** 테이블에 따라 필드타입, 필드범위 속성을 변경한다.

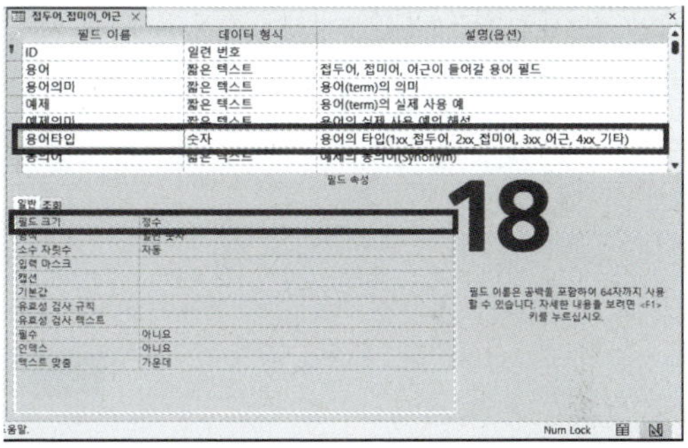

step ⑫ [표 12-4]의 필드설명을 기준으로 **[용어코드] 필드**의 세부 정보는 접두어 그룹으로 숫자접두어(101), 색상접두어(102), 반대접두어(103), 방향접두어(104), 정도접두어(105), 크기비교접두어(106), 시간접두어(107), 위치접두어(108), 기타접두어(109) 등이 있다.

또한, 접미어 그룹으로 상태접미어(201), 학문분야접미어(202), 관련접미어(203), 치료및수술접미어(204), 진단검사접미어(205), 기타접미어(206) 등으로 설정되었다.

어근 그룹으로는 일반어근(301), 기타어근(302), 기타 그룹으로는 묵음(401), 비정상발음(403), 분류불가(403)로 설정되었다.

step 13 다음으로는 **'용어타입'** 테이블의 내용도 [표 12-4] 조건과 일치하는지 **[용어코드]**, **[용어타입영문]**, **[용어타입한글]**로 필드의 데이터형식과 필드크기를 확인한다.

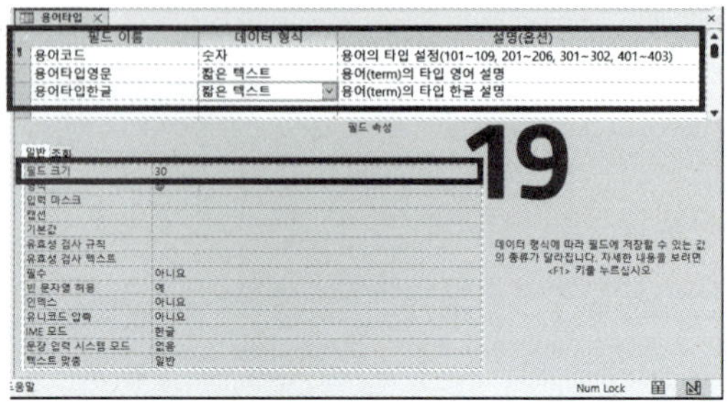

19
용어코드
숫자
용어의 타입 설정(101~109, 201~206, 301~302, 401~403)
용어타입영문
짧은 텍스트
용어(term)의 타입 영어 설명
용어타입한글
짧은 텍스트
용어(term)의 타입 한글 설명


step 14 [표 12-4]의 필드설명을 기준으로 다음과 같이 101~109, 201~206, 301~302, 401~403까지의 용어타입(term_type)을 설정하였다. 또한, 후반부에 사용하게 될 통합된 의학용어사전DB를 위한 심볼(500), 측정단위(600), 약어(800), 의학용어일반(9000), 신체구조(9001), 소화계통(9010), 호흡계통(9020), 심장혈관계통(9030), 심장계통(9031), 혈액계통(9032), 면역계통(9033), 비뇨계통(9050), 여성생식계통(9051), 남성생식계통(9052), 신경계통(9070), 근골격계(9080), 피부계통(9100), 감각계통(9110), 내분비계통(9120), 정신의학(9130), 방사선학(9140), 종양학(9150), 약리학(9160), 기타용어(9900) 등으로 설정하였다.

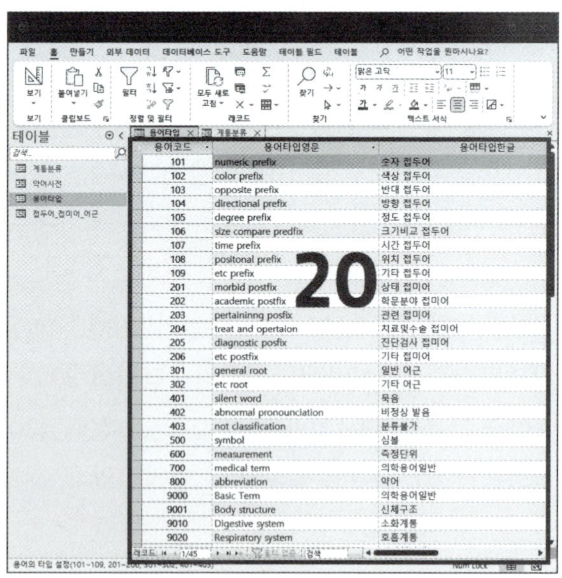


step 15 마지막으로 저장을 위해 단축키 CTRL + S 를 눌러 저장하거나, 액세스 창 왼쪽 위에 있는 저장( ) 아이콘을 눌러 저장 후 완료한다.

step 16 실습 요약 정리

완료①–'12_01_**접두어접미어어근DB.accdb**'이라는 DB를 불러왔다.

완료②–외부 데이터베이스에서 테이블 가져오기를 수행하였다.

- –**[리본메뉴]의 [외부 데이터] → [새 데이터 원본] → [데이터베이스에서(D)] → [ACCESS]**실행
- –'**12_01_SampleDB.accdb**'에 저장된 아래와 같은 '접두어_접미어_어근' 및 '용어타입' 테이블을 조건에 맞게 수정하였다.
- –이때, 기본키는 **[접두어_접미어_어근.ID]**, **[용어타입.용어타입]** 필드로 설정함

완료③–두 테이블의 필드 설정은 아래와 같이 수행하였다.

**표 12-5 '접두어_접미어_어근' 테이블 주요필드 설정**

| 필드 이름 | 필드 설명 |
|---|---|
| 용어타입 | 용어(term)의 타입 설정<br>1xx(접두어) / 2xx(접미어) / 3xx(어근) / 4xx(기타) / 500(심볼) / 600(측정단위) / 700(의학용어일반) / 800(약어) / 9xx(계통별 의학용어) |

**표 12-6 '용어타입' 테이블 필드의 구성**

| 필드 이름 | 필드 설명 |
|---|---|
| 용어타입 | [용어(term)의 타입 설정]<br>1xx(접두어)–101:숫자접두어, 102:색상접두어, 103:반대접두어, 104:방향접두어, 105:정도접두어, 106:크기비교접두어, 107:시간접두어, 108:위치접두어, 109:기타접두어<br>2xx(접미어)–201:상태접미어, 202:학문분야접미어, 203:관련접미어, 204:치료및수술접미어, 205:진단검사접미어, 206:기타접미어<br>3xx(어근)–301:일반어근, 302:기타어근<br>4xx(기타)–401:묶음 402:비정상발음 403:분류불가<br>500(심볼) / 600(측정단위) / 700(의학용어일반) / 800(약어)<br>9xxx(계통별 의학용어) –<br>9000:의학용어일반, 9001:신체구조, 9010:소화계통, 9020:호흡계통, 9030:심장혈관계통, 9031:심장계통, 9032:혈액계통, 9033:면역계통, 9050:비뇨계통, 9051:여성생식계통, 9052:남성생식계통, 9070:신경계통, 9080:근골격계통, 9100:피부계통, 9110:감각계통, 9120:내분비계통, 9130:정신의학, 9140:방사선학 9150:종양학, 9160:약리학, 9900:기타용어 |

완료④–'**접두어_접미어_어근**' 테이블과 '**용어타입**' 테이블의 DB 구축을 위

한 설정을 완료하고, 액세스를 저장하였다.

## 12.1.3 관계(Relationship)설정

**관계**(Relationship)란 **데이터베이스 내에서 테이블 간에 상호 연관성이 있는 상태**를 의미한다. 데이터모델의 관점에서 보자면 엔터티(Entity)의 인스턴스(Instance, Value) 사이에 논리적인 연관성을 존재 자체의 형태나 행위를 엔터티 서로에게 부여된 상태를 의미한다. 관계에 대한 설명은 앞서 3장에서 자세히 설명한 바가 있으니 참조하기 바란다.

**DEFINITION 12-5**

▶ 관계(Relationship)

(1) 데이터베이스 내에서 테이블 간에 상호 연관성이 있는 상태
(2) 엔터티의 인스턴스 사이에 논리적인 연관성을 존재 자체의 형태나 행위를 엔터티 서로에게 부여된 상태

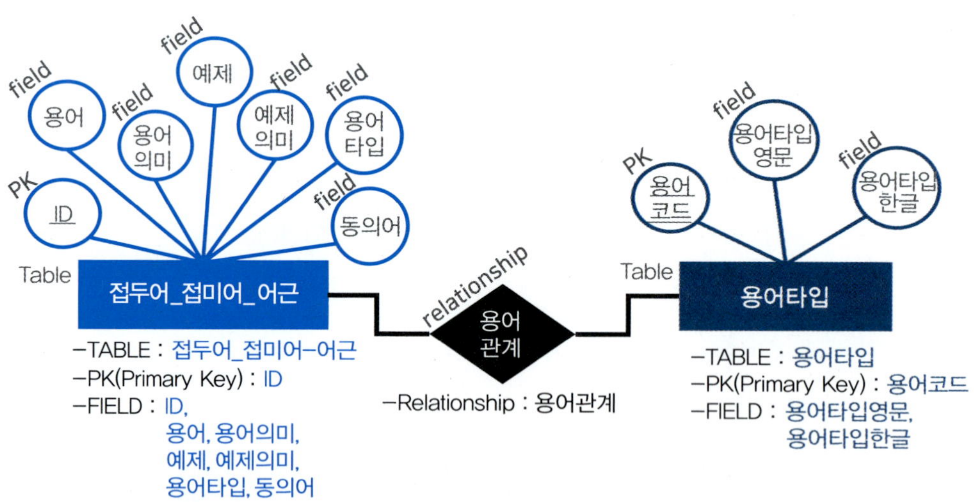


**그림 12-2 '접두어_접미어_어근'테이블과 '용어타입'테이블의 ERD**

자, 이번에는 [실습 12-1]을 통해 얻어진 2개의 테이블을 가지고 관계형 데이터베이스의 꽃이라고 할 수 있는 관계(Relationship)를 만들어보자.

## 실습 12-2 관계설정 및 쿼리 만들기

■ 사용파일 : ₩실습파일₩12_02_관계설정DB.accdb

**[실습 12-2] 시작**

**[관계설정 및 쿼리 만들기] 실습하기**
액세스 실행

↓

**DB 불러오기**

12_02_관계설정DB.accdb

↓

**관계설정**

(1) [데이터베이스 도구]⇨[관계]그룹⇨[관계]
(2) '접두어_접미어_어근' / '용어타입' 테이블 표시하기
(3) [용어타입] ═[용어코드]

↓

**쿼리설정**

(1) [만들기]⇨[쿼리 디자인]
(2) [ID], [용어], [예제], [예제의미], [용어타입한글] 필드 선택
(3) 쿼리명 : '접두어접미어어근_용어타입 쿼리'
(4) [ID]필드로 오름차순 정렬

↓

**관계 / 쿼리 저장 및 완료**

'접두어_접미어_어근' / '용어타입' 테이블
관계설정 및 쿼리 데이터베이스 완료

**step 00** 아래와 같은 조건에 맞게 '접두어_접미어_어근' 테이블과 '용어타입' 테이블을 이용하여 관계설정 및 쿼리 명령을 수행하시오.

**CONDITION**

조건①–**'12_02_관계설정DB.accdb'**이라는 DB를 불러온다.
조건②–아래와 같이 첫 번째 조건을 수행하라.
–**'접두어_접미어_어근'** 테이블과 **'용어타입'** 테이블의 관계를 설정할 것.
–각 테이블의 **[용어타입]** 필드와 **[용어코드]** 필드를 관계설정 할 것.
조건③–아래와 같이 두 번째 조건을 수행하라.

–[쿼리디자인]을 이용하여 쿼리를 작성할 것.
–출력할 필드 : **[ID], [용어], [예제], [예제의미], [용어타입한글]**
–출력필드 정렬 : **[ID]**를 오름차순으로 정렬할 것.
–쿼리저장명 : **'접두어접미어어근_용어타입 쿼리'**

조건④–**'접두어_접미어_어근'** 테이블과 **'용어타입'** 테이블의 관계설정 및 쿼리 설정이 완료되었다면, 액세스를 저장하고 완료하시오.

step 01 [시작] → [프로그램] → [Microsoft Office] → [Access]를 실행한다. 그러면 아래와 같이 액세스 시작화면이 나타난다. 여기서 액세스의 왼쪽 맨 위에 [파일] → [열기]를 선택한다. 그런 다음, 수록된 예제 파일 중 [실습파일] 폴더 내에 파일이름이 '12_02_**관계설정**DB.accdb'인 액세스 파일을 선택하고 [열기(O)] 버튼을 선택한다.

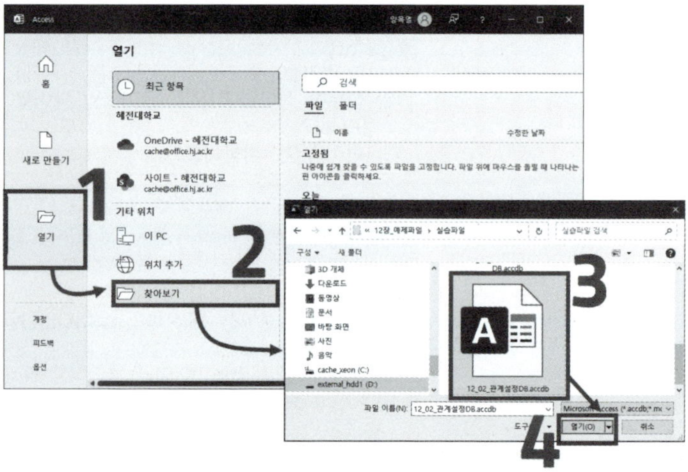

step 02 액세스의 위쪽 [리본메뉴]의 **[데이터베이스 도구]** → **[관계]그룹** → **[관계]** 아이콘을 선택한다. 이를 통해, '접두어_접미어_어근'과 '용어타입' 테이블의 관계를 설정해보자.

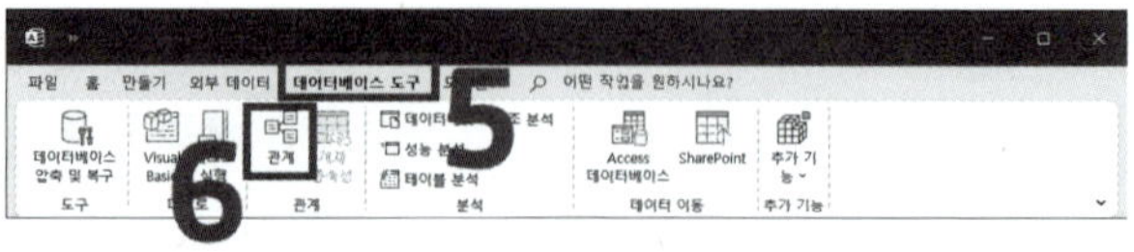

step 03 그러면 아래와 같이 앞서 예제들에서 수행한 기존에 관계설정 테이블들이 보일 것이다. 새로운 관계설정을 위해 [리본메뉴]의 **[디자인]** → **[관계]그룹** → **[테이블 추가]** 아이콘을 선택한다. 그러면 오른쪽에 [테이블 추가] 창이 나타나는데 여기서 '용어타입'과 '접두어_접미어_어근' 테이블을 선택한 후 **[선택한 표 추가]** 버튼을 누른다.

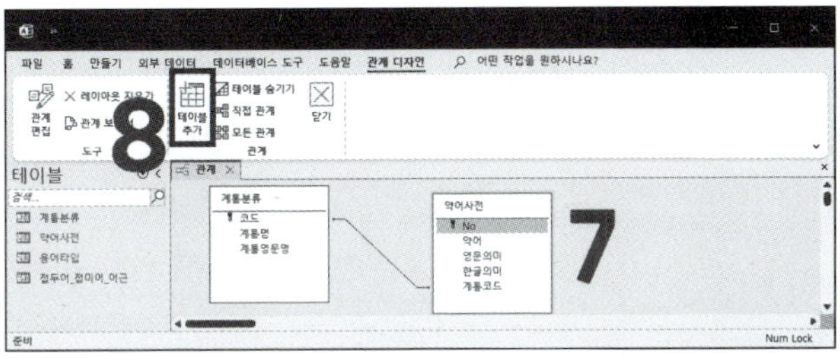

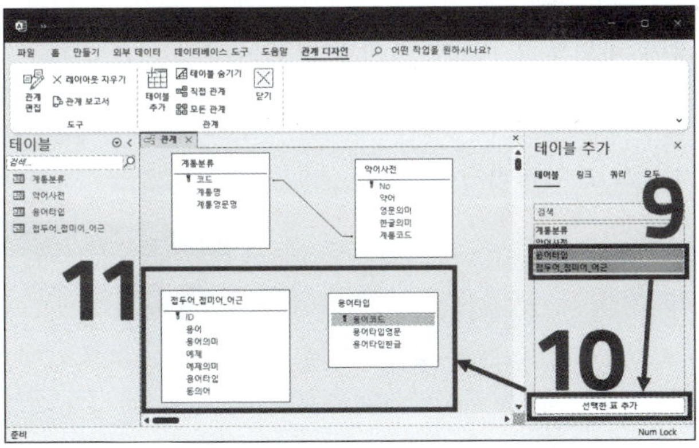

step 04 다음과 같이 [관계] 창의 2개의 테이블인 **'접두어_접미어_어근'**과 **'용어타입'** 테이블을 확인한다. **'접두어_접미어_어근'** 테이블에서 **[용어타입] 필드**(속성)를 선택한 후, **'용어타입'** 테이블의 **[용어코드] 필드**에 드래그한다(액세스에서는 필드이름이 동일할 경우 자동으로 관계설정(실선)이 미리 자동으로 되어있음을 확인할 수 있을 것이다).

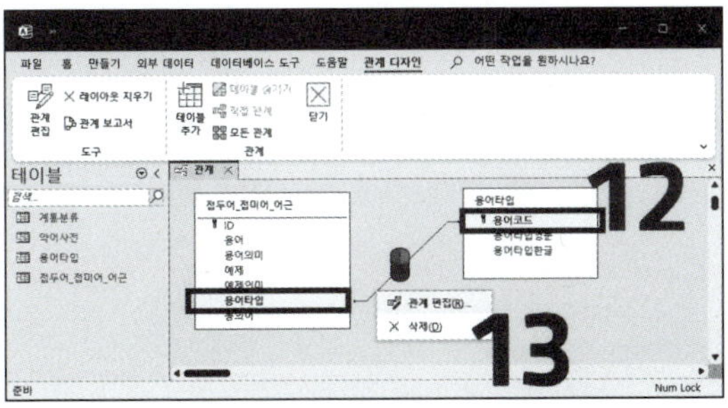

**step 05** 테이블 사이에 생성된 실선 위에서 마우스 오른쪽 버튼을 누르면, **[관계 편집]** 팝업창이 나타난다. 두 개의 서로 다른 테이블의 관계를 설정하기 위해 각각 포함하고 있는 동일한 이름의 필드(속성)를 선택한다. 여기에서는 **[용어코드]와 [용어타입]의 두 필드를 선택**하고 [확인(C)] 버튼을 눌러 관계를 완료한다.

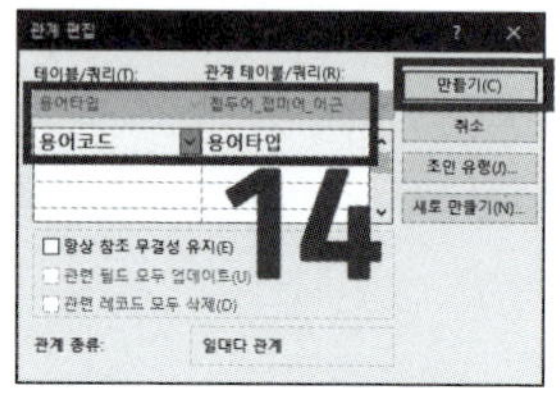


**step 06** 2개의 테이블과 1개의 관계를 추가(설정)하였다. 이번에는 이렇게 생성된 2개의 테이블과 1개의 관계를 통해 얻을 수 있는 질의(쿼리)를 만들어보도록 하자. 두 번째 조건인 쿼리를 생성하기 위해 [리본메뉴]의 **[만들기] → [쿼리] → [쿼리 디자인]** 아이콘을 선택한다.

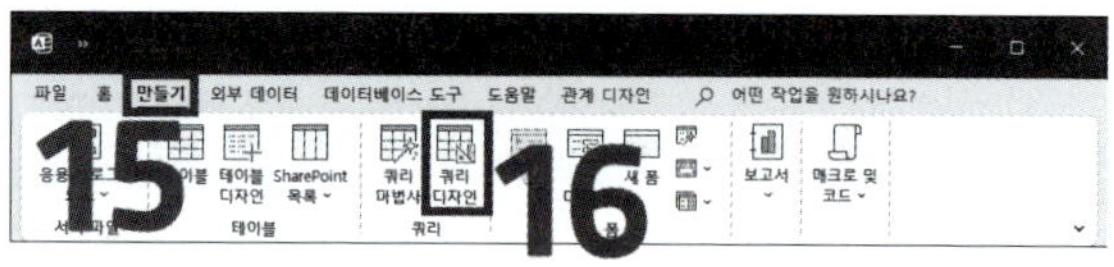


**step 07** 그러면 [쿼리]창이 열리면서 오른쪽에 **[테이블 추가]** 창이 나타난다. 우리가 작업하고자 하는 **'용어타입'**과 **'접두어_접미어_어근'**을 선택하고 **[선택한 표 추가]** 버튼을 누른다. 선택한 테이블이 [쿼리] 창에 추가되었다면, **[테이블 추가]** 창을 닫는다.

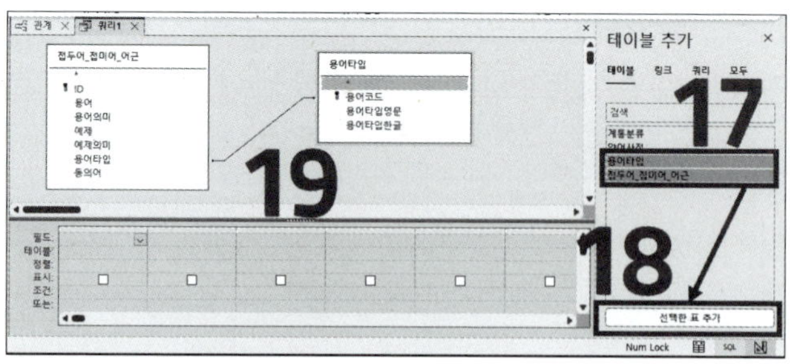

**step 08** 다음과 같이 [**쿼리**] 창이 나타나면, **'접두어_접미어_어근'** 테이블의 필드(속성) 중에 [ID], [**용어**], [**예제**], [**예제의미**]를 선택하고, **'용어타입'** 테이블에서는 [**용어타입한글**] 필드를 선택하여 그림과 같이 아래로 드래그한다.

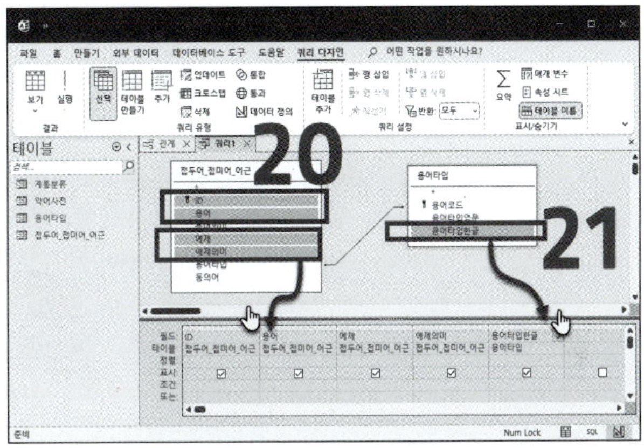


**step 09** 생성된 쿼리를 저장하려면 마지막으로 저장을 위해 단축키 CTRL + S 를 눌러 저장하거나, 액세스 창 왼쪽 위에 있는 저장() 아이콘을 누르면 아래와 같이 쿼리 저장 메시지 창이 나타난다.

쿼리 이름을 **'접두어접미어어근_용어타입 쿼리'**로 입력하고 [확인] 버튼을 누른다.

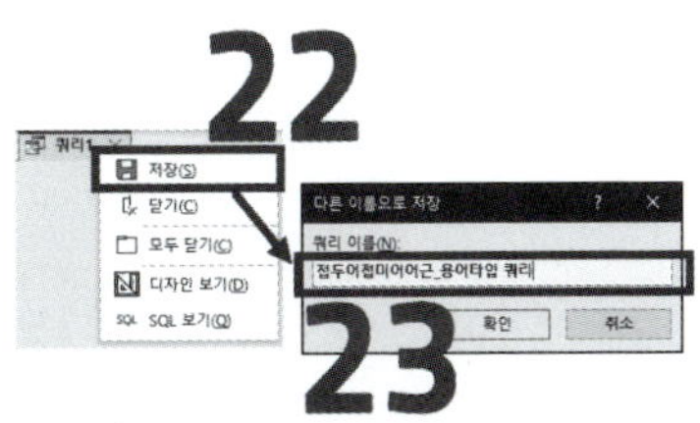


**step 10** 쿼리 실행을 위해 [리본메뉴]의 [**쿼리디자인**] → [**결과**] → [**실행**]을 수행한다.

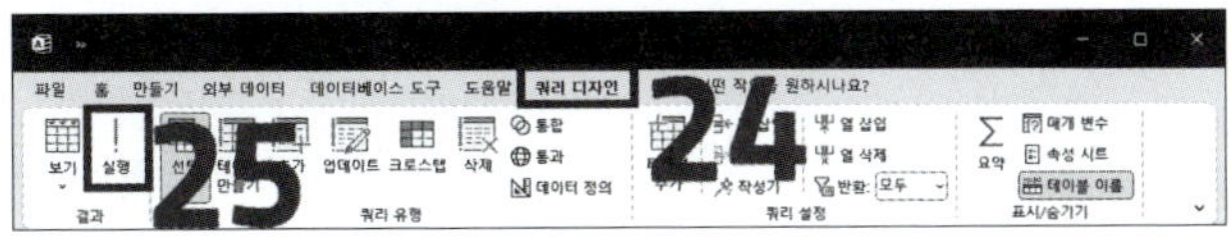

step ⑪ 또 다른 쿼리 실행 방법은 액세스 창의 왼쪽 탐색창의 **[쿼리] 개체목록**에서 새로 생성한 **'접두어접미어어근_용어타입 쿼리'**를 더블클릭하여 실행할 수 있다. 그러면 다음과 같이 용어타입이 한글로 설명된 **[용어타입한글] 필드**를 확인할 수 있다.

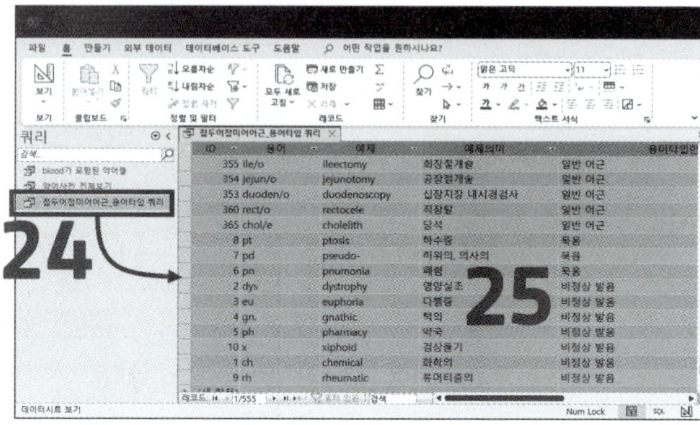


step ⑫ 그런데, 이상하게도 위의 step ⑪의 결과창에서 [ID]**필드**가 제대로 정렬되어 있지 않음을 확인할 수 있다. [ID] 필드로 정렬하려면 **[쿼리 디자인] → [보기] → [디자인 보기(D)]**를 선택하고, 오른쪽 아래 **[디자인 눈금]** 영역에서 [ID] 필드의 [정렬]속성을 '오름차순'으로 변경하면 간단히 정렬이 완성된다. 위의 step ⑩에서와 같이 쿼리실행을 위해 [리본메뉴]의 **[쿼리디자인] → [결과] → [실행]**으로 결과를 확인할 수 있다.

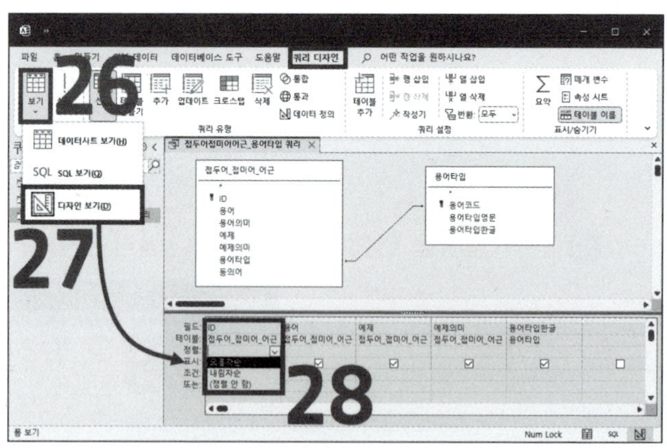

step ⑬ 완료되었다면 저장을 위해 단축키 CTRL + S 를 눌러 저장하거나, 액세스 창 왼쪽 위에 있는 저장( ) 아이콘을 눌러 저장 후 완료한다.

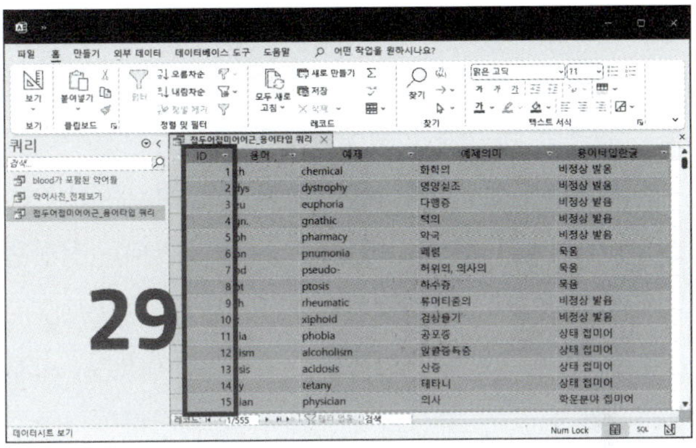

step ⑭ 실습 요약 정리

완료①–'12_02_**관계설정**DB.accdb'이라는 DB를 불러왔다.

완료②–아래와 같이 첫 번째 조건을 수행

– **[데이터베이스 도구] → [관계]그룹 → [관계]**를 이용하여 **'접두어_접미어_어근'** 테이블과 **'용어타입'** 테이블의 각각 **[용어타입]**, **[용어코드] 필드를 관계설정**함

완료③–아래와 같이 두 번째 조건을 수행

– **[만들기] → [쿼리] → [쿼리 디자인]**을 이용하여 디자인창에서 출력할 필드를 [ID], [**용어**], [**예제**], [**예제의미**], [**용어타입한글**] 선택하였다.

– 출력할 필드는 [ID]**를 오름차순**으로 정렬하고 쿼리명은 **'접두어접미어어근_용어타입 쿼리'로 저장**함

완료④–'접두어_접미어_어근' 테이블과 '용어타입' 테이블의 관계설정 및 쿼리 설정을 완료하고, 액세스를 저장하였다.

## 12.2 의학용어사전 테이블 생성하기

교재에서 생성하고자 하는 계통별 의학용어 사전을 만들기 위해 이전 항목에서 구축한 **접두어, 접미어, 어근 테이블** 정보에 추가로 인체해부학적 체계에 따른 **21개의 세부 계통별 테이블을 생성**하고자 한다.

분류하고자 하는 의학용어사전 계통별 분류는 크게 의학용어일반(9000), 신체구조(9001), 소화계통(9010), 호흡계통(9020), 심장혈관계통(9030), 심장계통(9031), 혈액계통(9032), 면역계통(9033), 비뇨계통(9050), 여성생식계통(9051), 남성생식계통(9052), 신경계통(9070), 근골격계(9080), 피부계통(9100), 감각계통(9110), 내분비계통(9120), 정신의학(9130), 방사선학(9140), 종양학(9150), 약리학(9160), 기타용어(9900) 등 21개로 구분하고자 한다.

여기에 추가로 앞 절에서 설명한 의학용어 구축에 사용된 **심볼(500), 측정단위(600), 약어(800), 접두어(101)~(109), 접미어(201)~(206), 어근(301)~(302), 기타(401)~(403)** 등을 포함하면 매우 다양한 의학용어 카테고리가 필요함을 알 수 있을 것이다. 여기서 수행하는 의학용어사전의 계통별 분류는 실습을 위한 임의적인 내용이지 공식적이거나 표준화된 구분은 아님을 일러둔다.

아래 [표 12-7]은 이러한 해부학적 체계를 모두 만족하기 위한 테이블에 필요한 필드(속성) 정보를 나열할 것인데, 이는 [표 12-3]의 '접두어_접미어_어근' 테이블을 확장한 것이라고 할 수 있다.

크게 **8개의 필드**로 구성된 인체해부학적 계통별 테이블에는 일련번호를 넣어줄 [ID], 실제 의학용어가 들어갈 **[용어]**, 용어의 한자차용 의미를 위한 **[용어한자]**, 용어의 순수한글 의미를 위한 **[용어한글]**, 용어의 한글용어 기본풀이를 위한 **[설명]**, 용어와 관련된 해부도 이미지를 연결할 [OLE_link], 용어가 어떤 인체해부학적 체계에 해당하는지를 알려주기 위한 **[용어타입]**, 용어나 용어한글, 용어한자의 동의어, 유사어, 관련어 목록을 위한 **[동의어]** 등으로 구성(구분)하였다.

**표 12-7 계통별 의학용어 테이블의 필드 구성**

| 필드 이름 | 필드 타입 | 필드 범위 | 키(key) | 예 | 필드 설명 |
|---|---|---|---|---|---|
| ID | 일련번호 | 정수 | **기본키** | 1 | 항목 일련번호가 들어갈 필드 |
| 용어 | 짧은 텍스트 | 50 | | anus | 용어<br>Term |
| 용어한자 | 짧은 텍스트 | 70 | | 항문 | 용어(term)의 한자차용 의미<br>Meaning Chinese–Korean |
| 용어한글 | 짧은 텍스트 | 70 | | 똥구멍 | 용어의 순수한글 의미<br>Meaning Original Korean |
| 설명 | 짧은 텍스트 | 70 | | 소화기계의<br>말단개구부 | 용어의 한글용어 기본풀이<br>Meaning Explain |
| OLE_link | 짧은 텍스트 | 5 | | | OLE_link 번호 |
| 용어타입 | 숫자 | 정수 | | 9010 | 용어타입인 소화계통 설정 |
| 동의어 | 짧은 텍스트 | 70 | | anal | 용어나 용어한글 동의어 모음<br>Meaning Synonym |

또한, 앞서 [표 12-4]에서 구축한 용어타입 테이블 필드의 **[용어타입] 필드를 3자리/4자리로 수정**하고 다음 [표 12-8]과 같이 추가적인 [용어타입] 필드를 추가하여 구성하였다. 이는 계통별 의학용어 체계에 따른 용어 그룹으로 **'100'에서 '9xxx'로 끝나는 필드 값을 추가 및 수정**하였다.

**표 12-8 '용어타입' 테이블 필드의 구성**

| 필드 이름 | 필드 타입 | 필드 범위 | 키(key) | 필드 설명 |
|---|---|---|---|---|
| 용어코드 | 숫자 | 정수 | 기본키 | [용어(term)의 코드 설정]<br>1xx(접두어)–101:숫자접두어, 102:색상접두어,<br>103:반대접두어, 104:방향접두어,<br>105:정도접두어, 106:크기비교접두어,<br>107:시간접두어, 108:위치접두어,<br>109:기타접두어<br>2xx(접미어)–201:상태접미어, 202:학문분야접미어,<br>203:관련접미어, 204:치료및수술접미어,<br>205:진단검사접미어,<br>206:기타접미어<br>3xx(어근)–301:일반어근, 302:기타어근<br>4xx(기타)–401:묶음 402:비정상발음 403:분류불가 |

| | | | | |
|---|---|---|---|---|
| | | | | 500(심볼) / 600(측정단위) / 800(약어)<br>9xxx(계통별 의학용어) –<br>9000:의학용어일반, 9001:신체구조,<br>9010:소화계통, 9020:호흡계통,<br>9030:심장혈관계통, 9031:심장계통,<br>9032:혈액계통, 9033:면역계통,<br>9050:비뇨계통, 9051:여성생식계통,<br>9052:남성생식계통,<br>9070:신경계통, 9080:근골격계통,<br>9100:피부계통, 9110:감각계통,<br>9120:내분비계통, 9130:정신의학,<br>9140:방사선학, 9150:종양학,<br>9160:약리학, 9900:기타용어 |
| 용어타입영문 | 짧은 텍스트 | 30 | | 용어(term)의 타입 영어 설명 |
| 용어타입한글 | 짧은 텍스트 | 30 | | 용어(term)의 타입 한글 설명 |

아래 [표 12-9]는 이러한 용어타입에 대한 수정을 통해 얻어진 필드들의 결과 값을 보여준다. 앞서 [표 12-4]에서 보여주었던 용어타입 테이블의 필드 중에 용어의 타입을 의미하는 **[용어타입] 필드의 값범위를 3자리 혹은 4자리로 변환**하였다. 자릿수를 다르게 구분한 것은 계통별 의학용어사전 정보와 접두어, 측정단위 등의 기초 의학용어사전 정보를 구분하기 위해서이다. 또한 추후 타입의 확장성을 고려하여 4자리를 사용하였다.

**표 12-9 '용어타입' 테이블의 최종 값**

| 용어코드 | 용어타입영문 | 용어타입한글 |
|---|---|---|
| 101 | numeric prefix | 숫자 접두어 |
| 102 | color prefix | 색상 접두어 |
| 103 | opposite prefix | 반대 접두어 |
| 104 | directional prefix | 방향 접두어 |
| 105 | degree prefix | 정도 접두어 |
| 106 | size compare prefix | 크기비교 접두어 |
| 107 | time prefix | 시간 접두어 |
| 108 | positional prefix | 위치 접두어 |
| 109 | etc prefix | 기타 접두어 |
| 201 | morbid postfix | 상태 접미어 |

| 용어코드 | 용어타입영문 | 용어타입한글 |
|---|---|---|
| 9000 | Basic Term | 의학용어일반 |
| 9001 | Body structure | 신체구조 |
| 9010 | Digestive system | 소화계통 |
| 9020 | Respiratory system | 호흡계통 |
| 9030 | Cardiovascular system | 심장혈관계통 |
| 9031 | Cardiac system | 심장계통 |
| 9032 | Blood system | 혈액계통 |
| 9033 | Immune system | 면역계통 |
| 9050 | Urinary system | 비뇨계통 |
| 9051 | Female genital system | 여성생식계통 |

| 202 | academic postfix | 학문분야 접미어 | 9052 | Male genital system | 남성생식계통 |
|---|---|---|---|---|---|
| 203 | pertaining postfix | 관련 접미어 | 9070 | Nervous system | 신경계통 |
| 204 | treat and operation postfix | 치료및수술 접미어 | 9080 | Musculoskeletal system | 근골격계통 |
| 205 | diagnostic postfix | 진단검사 접미어 | 9100 | Integumentary system | 피부계통 |
| 206 | etc postfix | 기타 접미어 | 9110 | Sensory system | 감각계통 |
| 301 | general root | 일반 어근 | 9120 | Endocrine system | 내분비계통 |
| 302 | etc root | 기타 어근 | 9130 | Psychiatry | 정신의학 |
| 401 | silent word | 묵음 | 9140 | Radiology | 방사선학 |
| 402 | abnormal pronunciation | 비정상 발음 | 9150 | Oncology | 종양학 |
| 403 | not classification | 분류불가 | 9160 | Pharmacology | 약리학 |
| 500 | symbol | 심볼 | 9900 | Etc. Term | 기타용어 |
| 600 | measurement | 측정단위 | | | |
| 700 | medical term | 의학용어일반 | | | |
| 800 | abbreviation | 약어 | | | |

또한, 아래 [표 12-10]은 의학용어 테이블의 속성 중에서 관련된 해부학 이미지를 보여주기 위한 링크이다. 링크에 필요한 OLE_link 정보를 별도의 테이블로 구성하여 이미지의 생성, 추가, 삭제, 변경이 용이하도록 하나의 독립적인 테이블로 만들었다.

**표 12-10 OLE_link 테이블의 구조**

| 필드 이름 | 필드 타입 | 필드 범위 | 키(key) | 예시 | 필드 설명 |
|---|---|---|---|---|---|
| ID | 일련번호 | 정수 | | 1 | 항목 일련번호가 들어갈 필드 |
| OLE링크 | 짧은 텍스트 | 5 | 기본키 | 005 | OLE 링크 번호 |
| OLE데이터 | OLE | 비트맵 이미지 | | c:₩data₩xxx.jpg | 실제 비트맵이미지(JPG)를 삽입 |
| OLE의미 | 짧은 텍스트 | 50 | | 인체해부도 전면 이미지 | 해당 OLE 데이터의 설명 |
| 설명 | 짧은 텍스트 | 50 | | CVA | OLE 데이터의 실제 내용 설명 |

### 12.2.1 소화계통의 기본

소화계통(digestive system)은 섭취한 영양소를 저장 · 소화 · 흡수작용을 하는 인체 기관을 통칭하는 용어이다. 소화계통을 통한 음식물 소화 순서를 살펴보면 구강(oral cavity) → 인두(pharynx) → 식도(esophagus) → 위(stomach) → 소장(small intestine) → 대장(large intestine) → 직장(rectum) → 항문(anus) 등의 순서로 음식물이 분해되고 흡수되면서 소화되고 부산물을 배출하게 된다.

소화계통은 음식의 소화에 필요한 장기들로 이루어진 계통으로서 음식의 저작(씹는 운동), 저작물의 이동, 흡수, 배설, 음식의 소화에 필요한 소화효소분비 등을 수행하는 장기들로 구성되어 있다.

구강(oral cavity)에서 분비되는 침(saliva), 간에서 분비되는 담즙(bile), 췌장에서 분비되는 췌장액(pancreatic juice) 등은 모두 소화효소인데 이는 음식물의 분해를 촉진한다. 또한 이(치아/teeth)는 음식물을 씹는 기능을 한다. 인두(pharynx)와 식도(esophagus)는 음식물을 운반하는 기능을 하고 소장(small intestine)은 소화 및 흡수, 대장(large intestine)은 최종적인 소화흡수와 흡수된 후 남은 찌꺼기를 배설하도록 움직이는 역할을 담당한다.

결론적으로, 소화계통 장기기능을 정리하면 첫째 미각작용, 둘째 저작작용(씹는작용), 셋째 연하작용(넘기는작용), 넷째 발성 기능, 다섯째 소화 및 배설 기능으로 구분할 수 있다.

자 이제 위 항목에서 정의한 내용을 기준으로 각 분류별 데이터를 데이터베이스 내에 스키마로 만들기 위해  속성(필드)에 맞게 데이터 구조를 만들어보자.

처음으로 시작할 항목은 소화계통에 관련된 용어들을 위한 테이블을 생성해보자. 앞서 [표 12-8]과 [표 12-9]에서 용어타입 테이블 필드의 구성에서 소화계통 코드를 901로 설정하였다.

**소화계통 용어**를 위한 테이블 설계에 들어갈 필드(속성)에는 [ID], [**용어**], [**용어한자**], [**용어한글**], [**설명**], 용어와 관련된 해부도 이미지를 연결할 [OLE_link], 해부학적 계통정보인 [**용어타입**], 용어나 용어한글, 용어한자의 동의어, 유사어, 관련어 목록을 위한 [**동의어**] 등으로 8개로 구성하였다.

이와 관련된 테이블의 연관관계 보다 보기 편하게 설명하기 위해 아래 [그림 12-3]과 같은 ERD(Entity Relationship Diagram)로 표현하였다.

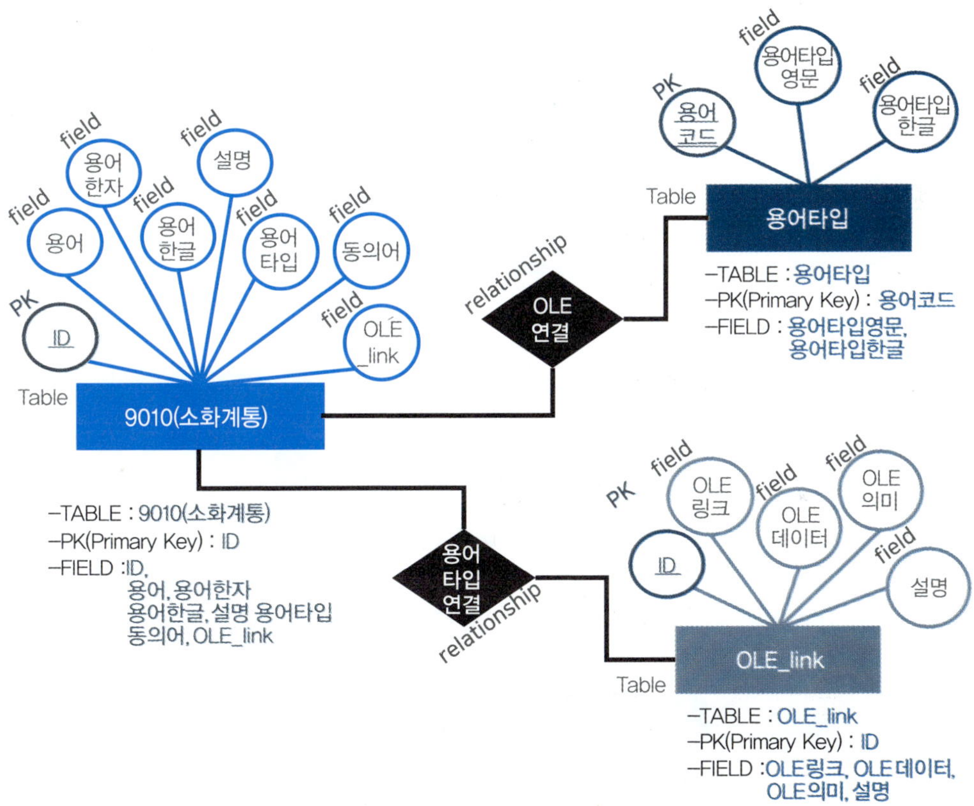


그림 12-3 의학용어(소화계통) 테이블 생성을 위한 ERD

준비된 예제 파일 중에 [12_03_**계통별의학용어**(9010_**소화계통**).xlsx]라는 엑셀 파일에는 액세스에 저장할 데이터의 구성 형태가 아닌 수정 전의 워크시트와 수정 후의 워크시트를 정리하였다. 보통의 경우 의학용어는 영문용어와 해석의 두 부분이 가장 중요한 목록이다. 이를 이용하여 소화기계 테이블을 만들도록 한다.

## 실습 12-3 계통별 의학용어(1)-소화계통 테이블 생성하기

■ 사용파일 : ₩실습파일₩12_03_계통별의학용어사전(1단계).accdb

**[실습 12-3] 시작**

**[계통별의학용어(1)] 소화계통 테이블 생성하기**
액세스 실행

↓

**DB 불러오기**

12_03_계통별의학용어사전(1단계).accdb

↓

**기존 테이블 / 속성 확인하기**

(1) '용어타입', '100(접두어_접미어_어근)' 테이블 확인
(2) 'OLE_link' 테이블 및 비트맵이미지 속성 확인

↓

**외부데이터 가져오기**

(1) [외부 데이터]⇨[가져오기및연결]그룹⇨[새 데이터원본]⇨[파일에서(F)]⇨[Excel(X)]
(2) '12_03_계통별의학용어(9010_소화계통).xlsx' 사용
(3) '9010(소화계통)' 테이블 생성

↓

**기존 / 외부데이터 가져오기 저장 및 완료**

'접두어_접미어_어근' / '용어타입' / 'OLE_link' / '9010(소화계통)' 테이블 생성 및 데이터베이스 완료

**step 00** 아래와 같은 조건에 맞게 '계통별 의학용어사전DB'를 위한 첫 번째 테이블로 '소화계통' 테이블 생성과 기존 테이블 내용을 확인하는 명령을 수행하시오.

**CONDITION**

조건①–**'12_03_계통별의학용어사전(1단계).accdb'**이라는 DB를 불러온다.
조건②–아래와 같이 첫 번째 조건을 수행하라.
- 기존 테이블인 **'용어타입', 'OLE_link', '100(접두어_접미어_어근)'** 테이블의 필드 구성내용을 확인할 것.
- **'OLE_link'** 테이블에 연결된 비트맵이미지 연결내용을 확인할 것.

조건③–아래와 같이 두 번째 조건을 수행하라.
- [리본메뉴]의 **[외부 데이터] → [가져오기및연결] 그룹 → [Excel]**을 활용할 것.
- **'12_03_계통별의학용어(9010_소화계통).xlsx'** 엑셀파일을 선택하여 **'9010(소화계통)' 테이블**을 생성할 것.

조건④–**'9010(소화계통)'** 테이블 가져오기가 **완료**되었다면, 액세스를 저장하고 완료하시오.

**step 01** 우선 준비된 엑셀 파일 **'12_03_계통별의학용어(9010_소화계통).xlsx'**을 실행시킨 후 워크시트 내에 내용을 확인한다. 3개의 워크시트 중에서 '9010(소화계통_수정후)' 시트를 선택하고 내용을 아래와 같이 확인한다(여기에는 의학용어사전DB 구축에 필요한 [표 12-7]에 해당하는 [ID], [용어], [용어한자], [용어한글], [설명], [OLE_link], [용어타입], [동의어] 등 8개의 열을 확인할 수 있을 것이다).

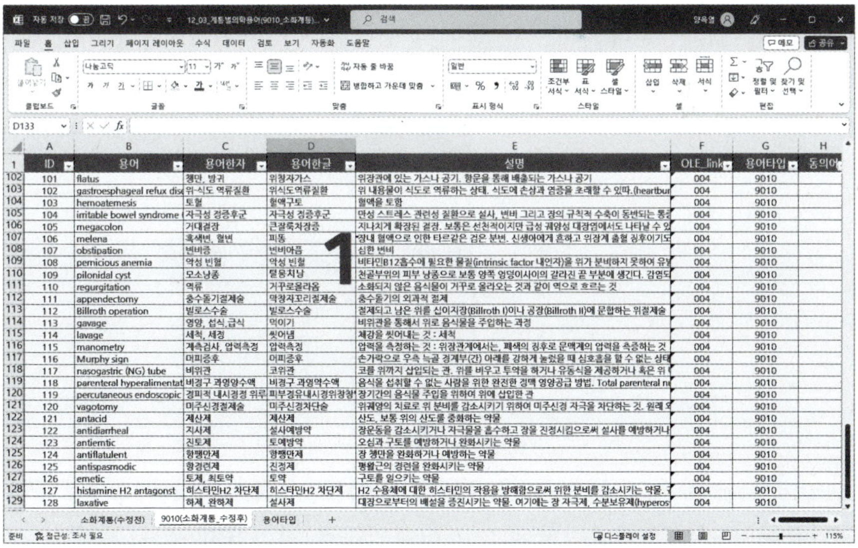

step 02 [시작] → [프로그램] → [Microsoft Office] → [Access]를 실행한다. 그러면 아래와 같이 액세스 시작화면이 나타난다. 여기서 액세스의 왼쪽 맨 위에 [파일] → [열기]를 선택한다. 그런 다음, 수록된 예제 파일 중 [실습파일] 폴더 내에 파일이름이 **'12_03_계통별의학용어사전(1단계).accdb'**인 액세스 파일을 선택하고 [열기(O)] 버튼을 선택한다.

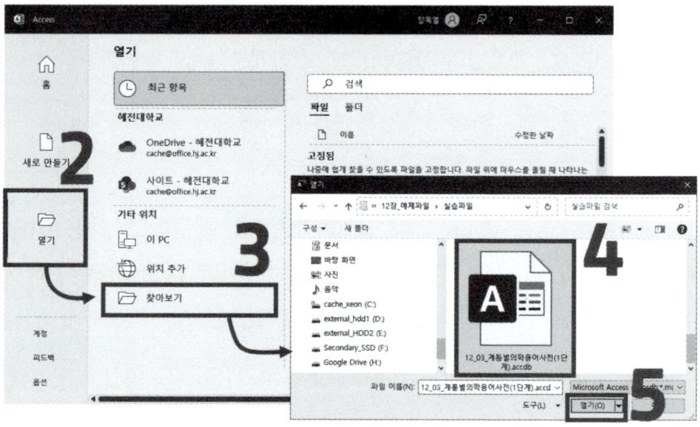

step 03 **'12__03계통별의학용어사전(1단계).accdb'** 내에 미리 만들어진 테이블들을 아래와 같이 확인한다. 이는 앞 장에서 생성한 의학용어약어, 접두어, 접미어, 어근, 용어타입 등을 모아둔 테이블 개체들이다.

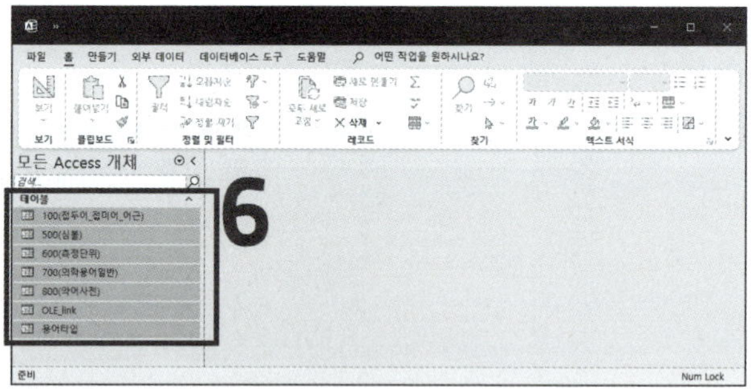

step 04 우선 미리 만들어진 **'용어타입' 테이블**은 [표 12-9]를 그대로 구현한 내용으로 **[용어코드]**, **[용어타입영문]**, **[용어타입한글]**의 3가지 필드(속성)로 구성하여 다음과 같이 구성하였다.

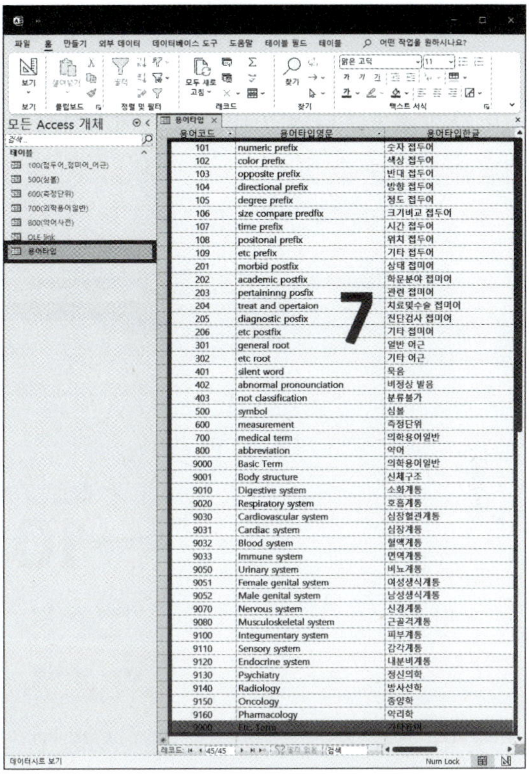


**step 05** 미리 작성된 테이블 중 이번에는 **'OLE_link' 테이블**의 내용을 확인해보자. [표 12-10]의 구조를 그대로 활용하여 [ID], [**OLE링크**], [**OLE데이터**], [**OLE의미**], [**설명**] 등의 5개 필드로 구성되어 있음을 확인한다.

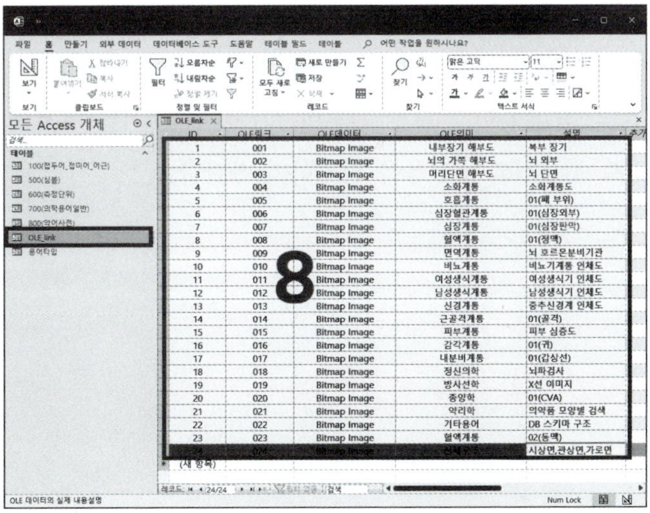

step 06 'OLE_link' 테이블의 **[OLE데이터] 필드**는 비트맵이미지 형식으로 구성되어 있으며, 이를 더블클릭하면 연동되어 있는 이미지가 아래와 같이 나타난다(연동된 이미지가 JPEG 타입의 비트맵 이미지이기 때문에 윈도우에 설치된 [그림판]으로 연결됨을 확인할 수 있음).

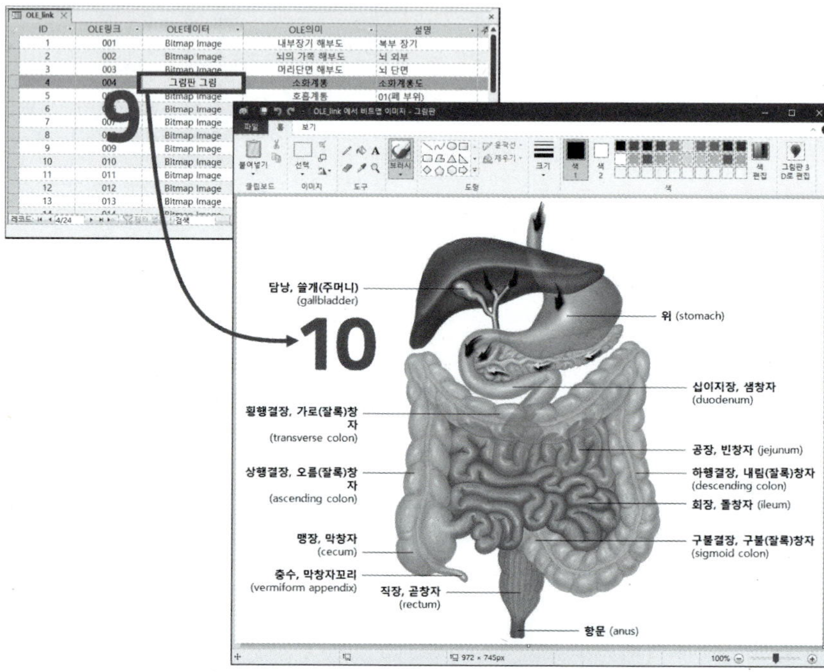


step 07 미리 만들어진 세 번째 테이블은, 위의 [표 12-3]에서 정의한 **'접두어_접미어_어근'** 테이블을 이름을 변경하여 **'100(접두어_접미어_어근)'** 테이블로 이름을 변경하여 설정되어 있음을 확인한다(단, '100(접두어_접미어_어근)' 테이블의 필드 구조는 그 구조의 특성상 계통별 의학용어 테이블 작성에 사용되는 필드 구조와 약간 다르게 구성되어 있음을 참고하기 바란다).

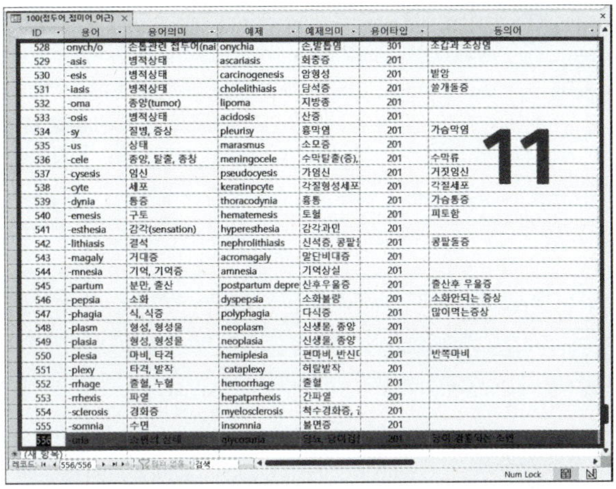

**step 08** 자, 이제 본격적으로 앞서 **step 01**에서 확인한 엑셀로 만들어져 있는 소화계통 의학용어 데이터의 가져오기를 수행해보자. 액세스 창의 위쪽 [리본메뉴]의 **[외부 데이터] → [가져오기및연결]그룹 → [새 데이터원본] → [파일에서(F)] → [Excel(X)]** 메뉴를 클릭한다. [외부 데이터 가져오기] 창이 나타나면, [찾아보기(R)] 버튼을 누른 후, 미리 저장된 '12_03_**계통별의학용어**(9010_**소화계통**).xlsx' 파일을 선택하여 연다.

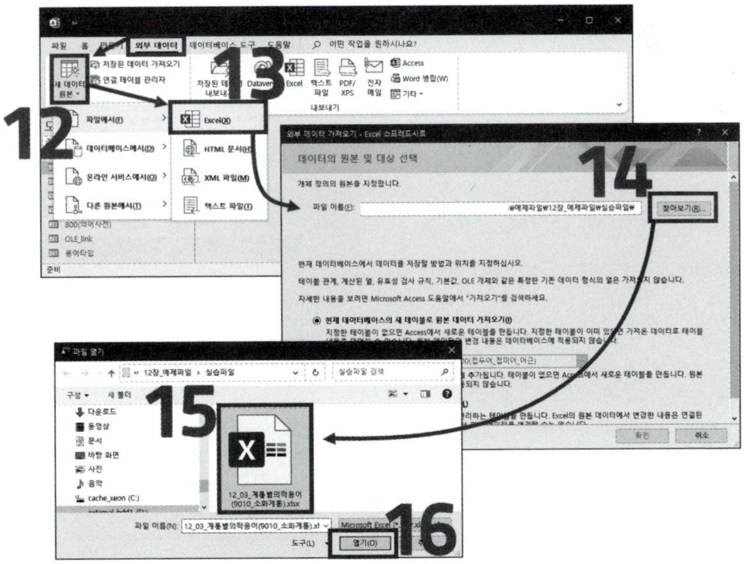

**step 09** **[외부 데이터 가져오기]** 창에서 엑셀파일이 정확한지 보고 [확인] 버튼을 누른다.

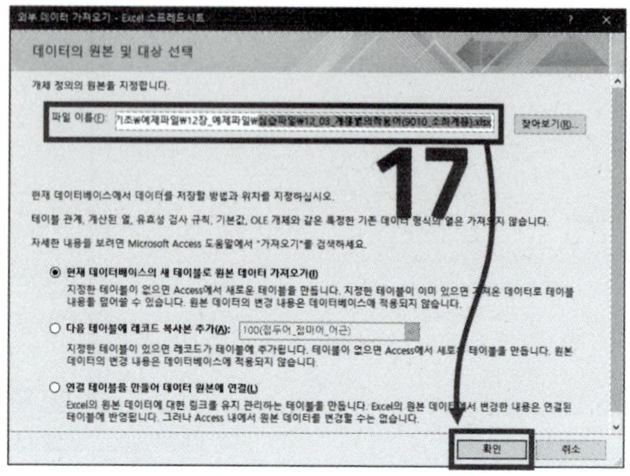


**step 10** 다음과 같이 **[스프레드시트 가져오기 마법사]**에서 선택한 엑셀파일 중에서 해당 [워크시트]를 선택한다. 선택할 워크시트의 이름은 **[9010(소화계통_수정후)]**라는 이름의 워크시트를 선택하고 [다음(N)] 버튼을 누른다.

두 번째 창은 **[첫 행에 열 머리글이 있음(I)]**을 선택 후, [다음(N)] 버튼을 누른다.

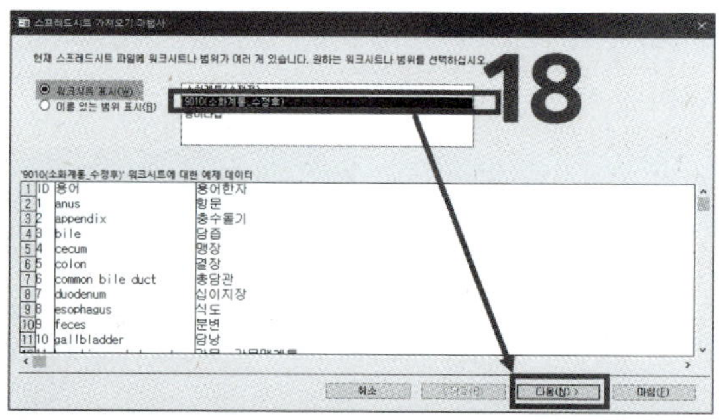


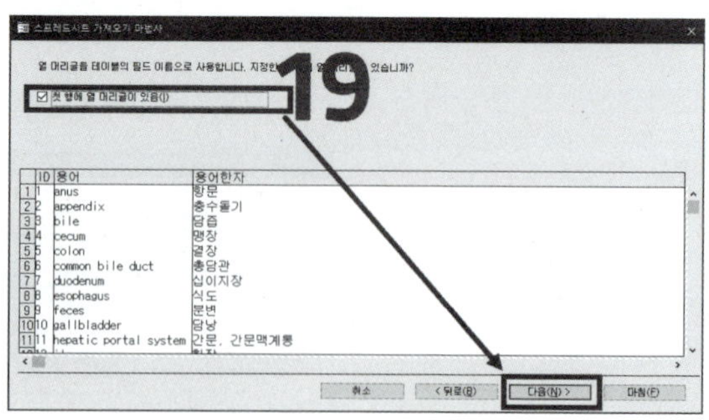

step 11 아래 **[스프레드시트 가져오기 마법사]** 창 중에 첫 번째 창의 필드별 속성은 수정 없이 그대로 두고, 두 번째 창에서 [Access**에서 기본 키 추가**(A)] 옵션을 선택한 상태에서 [다음(N)] 버튼을 누른다.

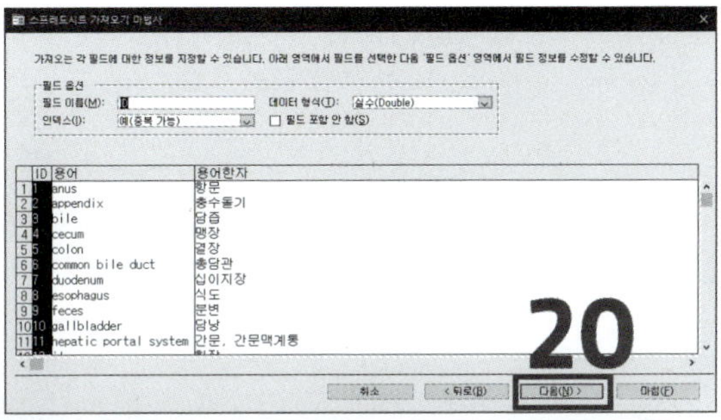

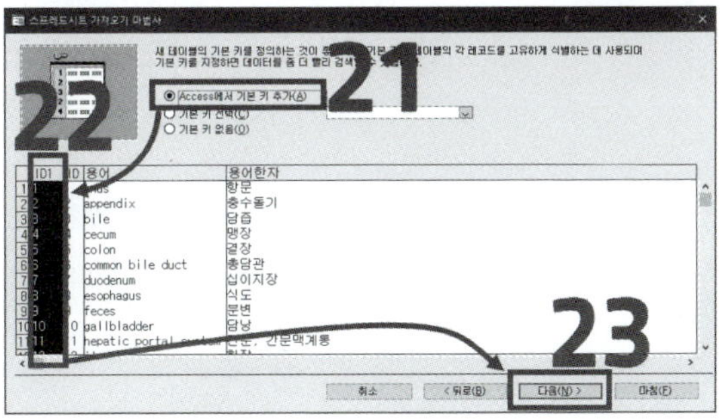

step 12 가져올 테이블의 이름을 '9010(**소화계통**)'으로 입력하고 [마침(F)] 버튼을 눌러 가져오기를 종료한다.

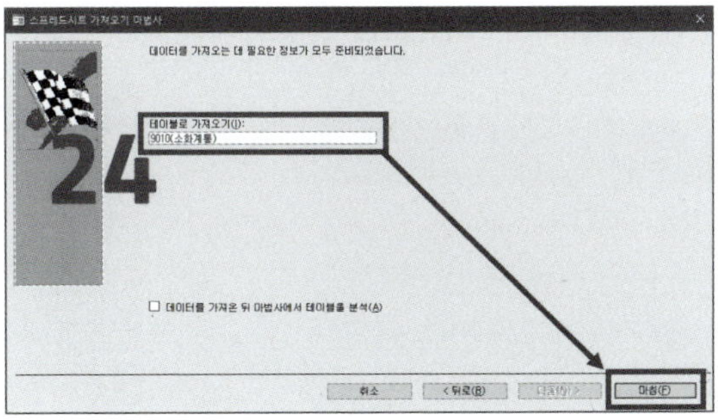

step⓭ 생성된 테이블에서 [ID]라는 필드(속성)를 제거한다. 제거를 위해서는 필드 이름이 있는 셀을 선택하고 오른쪽 마우스 버튼을 누르고 팝업창이 열리면, **[필드 삭제(L)]**를 누른다. 선택한 필드를 삭제하기 위한 아래와 같은 창이 나타나면, [예(Y)]를 눌러 삭제를 완료한다.

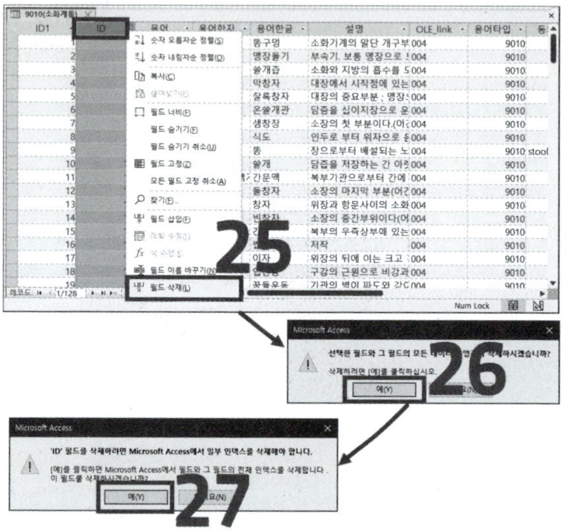


step⓮ 불필요한 엑셀의 워크시트에 남아 있던 맨 아래 줄의 레코드를 선택하여 레코드를 삭제한다. 또한 아래와 같이 엑셀파일에서 데이터 가져오기 중에 만들었던 [ID1]로 되어 있는 필드명을 선택하고 마우스 오른쪽 버튼을 눌러 **[필드 이름 바꾸기(N)]**을 선택하여 [ID]**로 변경**한다.

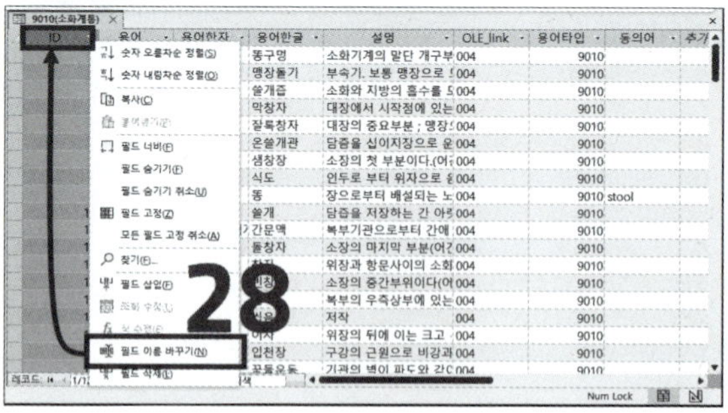

step 15 완성된 **'9010(소화계통)'** 테이블의 각 필드와 레코드를 확인한다.

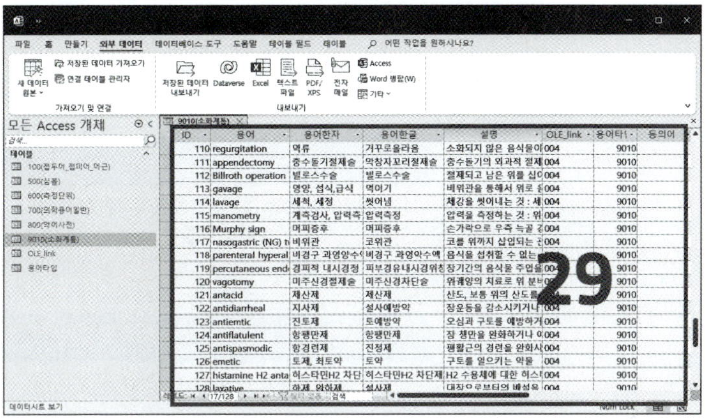

step 16 실습 내용이 완료되었다면 단축키 CTRL + S 를 눌러 저장하거나, 액세스 창 왼쪽 위에 있는 저장( ) 아이콘을 눌러 테이블 가져오기를 완료한다.

step 00 실습 요약 정리

완료①–**'12_03_계통별의학용어사전(1단계).accdb'**이라는 DB를 불러왔다.

완료②–아래와 같이 첫 번째 조건을 수행 완료하였다.

–기존 테이블인 '용어타입', 'OLE_link', '100(접두어_접미어_어근)' 테이블의 필드 구성내용을 확인하고, 'OLE_link' 테이블에 연결된 비트맵이미지 연결내용을 확인 완료함

완료③–아래와 같이 두 번째 조건을 수행하였다.

–**[외부 데이터] → [가져오기및연결] → [새 데이터원본] → [파일에서(F)] → [Excel(X)]**을 실행

–'12_03_계통별의학용어(9010_소화계통).xlsx' 엑셀파일을 선택하여 '9010(소화계통)' 테이블을 생성 완료

완료④–**'9010(소화계통)' 테이블 가져오기가 완료**되었다면, 액세스를 저장하고 완료하였다.

## 실습 12-4 계통별 의학용어(2)-소화계통 관계설정하기

■ 사용파일 : ₩실습파일₩12_04_계통별의학용어사전(2단계).accdb

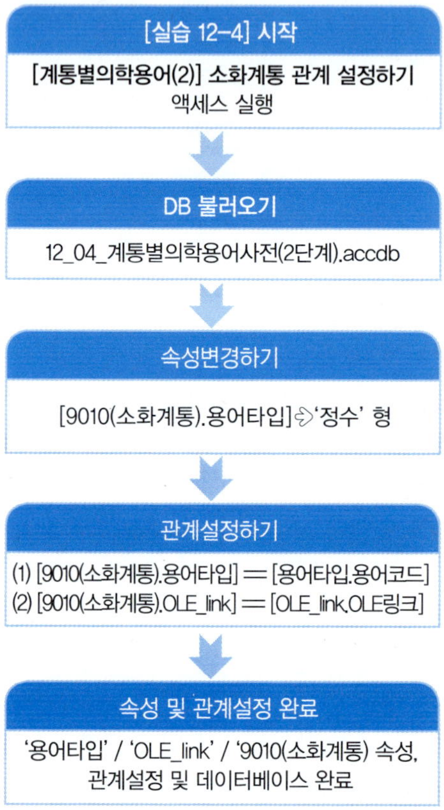


[그림 12-2]에서와 같은 개체-관계 다이어그램(ERD)을 실제로 설정하기 위해서는 액세스의 [관계] 설정을 이용해야 한다. 이를 통해 [그림 12-2]에서와 같은 3개의 테이블의 관계를 설정할 수 있다. 다음 예제는 소화기계에 대한 관계설정을 생성하기 위한 실습이다.

step 00 아래와 같은 조건에 맞게 '계통별 의학용어사전DB'를 위한 첫 번째 테이블로 '소화계통' 테이블 생성과 기존 테이블 내용을 확인하는 명령을 수행하시오.

| CONDITION |
|---|
| 조건①–**'12_04_계통별의학용어사전(2단계).accdb'**이라는 DB를 불러온다.<br>조건②–**'9010(소화계통)', '용어타입', 'OLE_link'** 테이블 사이에 관계를 설정할 것.<br>조건③–관계설정 시 **[항상 참조 무결성 유지(E)]** 속성을 활성화 할 것.<br>조건④–설정 테이블 관계설정 시 **'9010(소화계통)'** 테이블의 **[용어타입]** 필드의 속성을 **'정수'**로 변경할 것.<br>조건⑤–**'9010(소화계통)', '용어타입', 'OLE_link'** 테이블의 관계설정이 **완료**되었다면, 액세스를 저장하고 완료하시오. |

step 01 우선 [실습 12-3]에서 작업한 내용을 포함하고 있는 **'12_04_계통별의학용어사전(2단계).accdb'**을 불러온다. 액세스에서 [리본메뉴]의 **[데이터베이스 도구] → [관계]그룹 → [관계,** 관계**]** 아이콘을 선택한다. 관계설정에 사용할 [테이블 추가]창이 나타나면 **'9010(소화계통)', '용어타입', 'OLE_link'** 테이블을 **선택**한다.

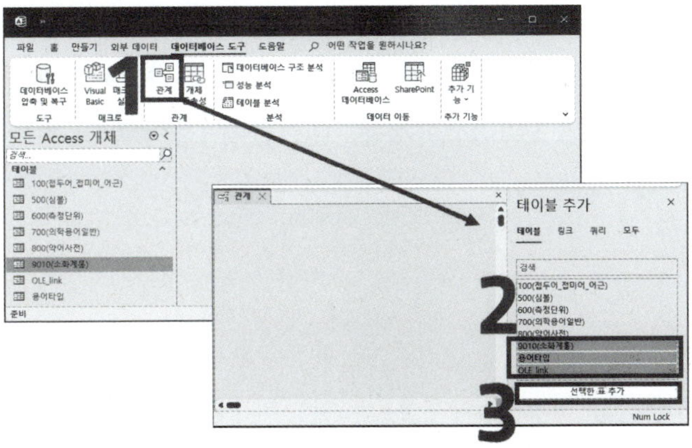

step 02 **[관계]** 창에서 **[용어타입]** 필드와 **[용어코드]** 필드, 그리고 [OLE_link] **필드**와 [OLE**링크] 필드**를 연결시킨다. 우선 [용어타입]과 [용어코드] 필드를 연결시킨다. 연결방법은 마우스로 해당 필드를 선택(드래그)하여 상대측 테이블의 같은 이름의 필드에 선택(드롭)하면 된다.

그러면 아래와 같은 **[관계 편집]** 창이 나타난다. 서로 관계를 설정할 필드(속성)가 나타나고, 체크박스로 **[항상 참조 무결성 유지(E)]**를 선택한 후 [만들기(C)] 버튼을 누른다.

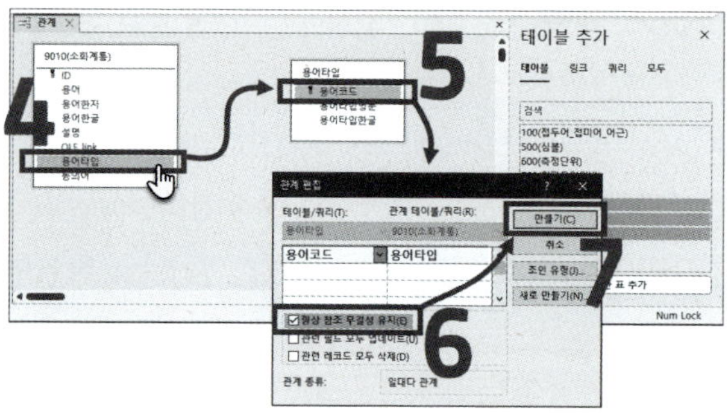


step 03 아래 창은 관계설정에서 발생하는 **에러 메시지 창**이다. 이 창이 나타나는 이유는 대부분 간단한 이유일 경우가 많다. 이때에는 **'용어타입'** 테이블의 **[용어코드]** 필드와 '9010(**소화계통)'** 테이블의 **[용어코드]** 필드의 **[데이터 형식]이 같은지 확인**해 보도록 하자.

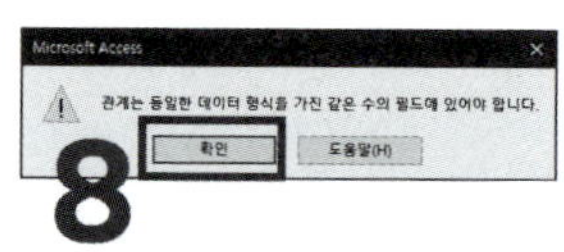
Microsoft Access
관계는 동일한 데이터 형식을 가진 같은 수의 필드에 있어야 합니다.
확인
도움말(H)
8

step 04 **'9010(소화계통)'** 테이블의 **[용어타입]** 필드를 **[숫자]** 타입으로 변경하고 아래 부분에서 **'필드 크기'**항목을 **[정수(long)]가 아닌 [정수]로 설정**한 후, [관계] 설정을 수행하면 이상 없이 설정이 가능할 것이다.

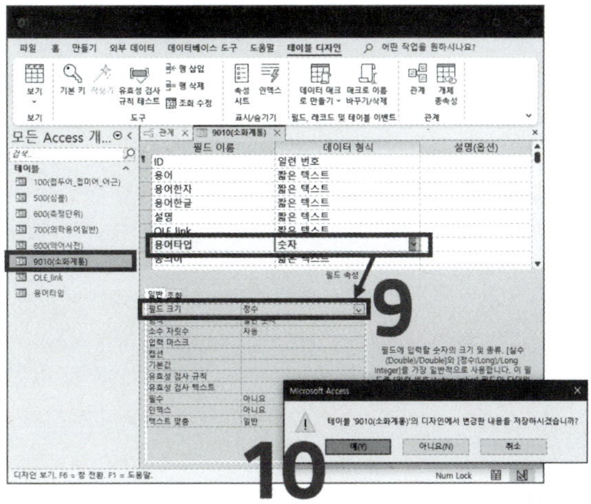


step 05 다시 한번, **[관계 편집] 창**을 열고, 서로 관계를 설정할 필드(속성)가 나타나고, 체크박스로 **[항상 참조 무결성 유지(E)]**를 선택한 후 **[만들기(C)]** 버튼을 누른다.

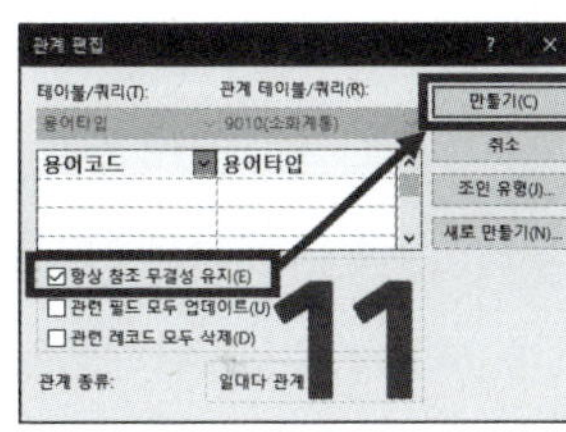


step 06 '9010(**소화계통**)' 테이블과 'OLE_link' 테이블의 경우에도 동일하게 드래그 앤드롭으로 관계설정을 아래와 같이 수행한다.

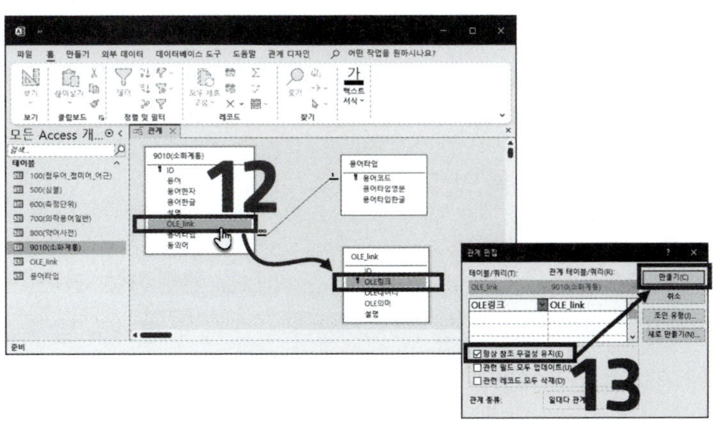

step 07 **[관계] 창**에서 완성된 관계설정 다이어그램을 다음과 같이 확인할 수 있다.

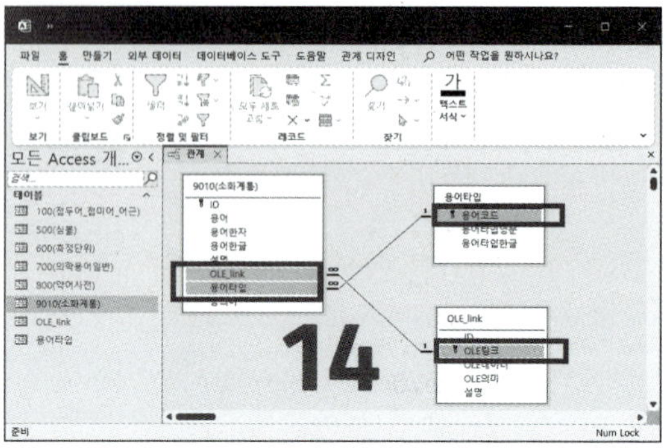


step 08 관계설정이 완료되었다면 단축키 CTRL + S 를 눌러 저장하거나, 액세스 창 왼쪽 위에 있는 저장( ) 아이콘을 눌러 저장 후 완료한다.

step 09 실습 요약 정리

조건①–'**12_04_계통별의학용어사전(2단계)**.accdb'이라는 DB를 불러옴

조건②–[데이터베이스 도구] → [관계]그룹 → [관계]를 실행하여, '9010(소화계통)', '용어타입', 'OLE_link' 테이블 사이에 관계를 설정함

조건③–이때, 관계설정 **[항상 참조 무결성 유지(E)]** 속성을 활성화 함

조건④–설정 테이블 관계설정 시 '9010(소화계통)' 테이블의 [용어타입] 필드의 속성을 '정수'로 변경함

조건⑤–**'9010(소화계통)', '용어타입', 'OLE_link'** 테이블의 관계설정이 완료되었다면, 액세스를 **저장**하고 완료하였음

## 12.2.2 호흡계통의 기본

**호흡계통(Respiration System)**은 **호흡을 관장하는 기관의 계통을 의미하는 용어로, 공기 중의 산소를 흡입하고 에너지 대사의 결과로 발생한 이산화탄소를 배출하는 기능의 인체계통**을 의미한다.

사람의 경우 비강(nasal cavity), 인두(pharynx), 후두(larynx), 기관(trachea), 기관지(bronchus), 허파(lung) 등으로 이루어져 있다.

해부학적으로 호흡계통은 기도(respiratory tract), 허파(lung), 호흡근(respiratory muscle), 가슴우리(thoracic cage)로 구성되며, 가스교환은 허파의 가장 기본 단위인 허파꽈리(alveolar) 공간에서 폐포모세혈관막(alveolar – capillary membrane)을 통해 이루어진다. 인체의 숨은 들숨(inspiration)과 날숨(exhalation)으로 구성되는데 들숨은 능동적 운동으로, 날숨은 수동적으로 탄력반동(elastic recoil)에 의해 이루어진다.

DEFINITION 12-6

▶ 호흡계통(Respiration System)

(1) 호흡을 관장하는 기관의 계통

(2) 공기 중의 산소를 흡입하고 에너지 대사의 결과로 발생한 이산화탄소를 배출하는 기능의 인체 계통

## 12.2.3 심장혈관계통의 기본

또한 **심장혈관계통**(Cardiovascular System)은 **신체의 혈액순환을 담당하는 기관을 의미**하는데, 혈액(blood), 혈관(vessel), 심장(heart)으로 구성되며 영양분(stored food)과 산소(oxygen)를 모든 기관과 세포에 수송하는 역할과 체내 노폐물을 폐(lung)와 콩팥(kidney)으로 보내 체외로 제거하도록 하는 역할을 담당한다. 또한, 혈액(blood)과 림프(lymph)를 만들고 이를 몸 전체에 순환시키는 기관이 심혈관계통이다.

심장혈관계통(Cardiovascular System)은 순환계통이라고도 하는데, 이는 혈액과 림프, 이들을 운반하는 혈관계와 림프관계, 혈관의 일부가 특수화하여 혈액을 내보내는 펌프로 된 심장(heart, 350~600g), 혈액과 림프를 생성하거나 파괴하는 골수(bone marrow), 지라(비장, spleen), 림프절(lymph node) 등으로 구성된다.

이중 가장 중요한 부위는 심장인데, 심장은 수축과 이완에 의해 심장박동이 나타나는데, 휴식상태에서 심장은 보통 1분에 60~70회 수축한다. 따라서 하루 평균 약 10만회, 70세를 기준으로 평생 26억 회를 수축한다. 100세를 기준으로 하면 36억 회 수축한다. 또한 한 번 심장이 수축할 때 대략 80ml 정도의 혈액을 대동맥으로 내보내므로, 1분당 약 5리터의 피가 심장을 거쳐 우리 몸을 돌고 40~50초 만에 다시 심장으로 돌아온다.

DEFINITION 12–7

▶ 심장혈관계통(Cardiovascular System)

(1) 신체의 혈액순환을 담당하는 기관
(2) 구성 : 혈액(blood), 혈관(blood vessel), 심장(heart)으로 구성
(3) 역할 : ① 영양분(waste product)과 산소(oxygen)를 모든 기관과 세포에 수송하는 역할
② 체내 노폐물을 폐(lung)와 콩팥(kidney)으로 보내 체외로 제거하도록 하는 역할

### 12.2.4 혈액계통의 기본

**혈액계통**(Blood System)은 심장혈관계통의 세부 계통으로 볼 수 있는데, 혈관(blood vessel)을 통해 혈액(blood)은 순환을 하게 된다. 혈액을 통해 산소와 영양분을 몸 구석구석의 세포에 공급하고 노폐물을 운반하는 역할을 담당하는 것이 혈액이다. 또한 우리 몸에 혈액의 양은 약 5리터에 달하며 그 구성성분은 혈장(plasma)과 고형성분인 혈구(blood corpuscle) 로 구성된다.

DEFINITION 12–8

▶ 혈액계통(Blood System)

(1) 혈액을 통해 산소와 영양분을 몸 구석구석의 세포에 공급하고 노폐물을 운반하는 역할을 담당
(2) 구성 : 혈장(plasma)과 고형성분인 혈구(blood corpuscle)로 구성

### 12.2.5 면역계통의 기본

또한 **면역계통**(Immune System)이란 동물의 몸속으로 들어오는 외부 이물질로부터 **스스로 지키기 위한 방어 능력을 가진 기관**(organ) **및 세포**(cell)**를 통틀어 이르는 용어**이다. 즉, 생물체 내에서 병원체(pathogen)와 종양 세포(tumor cell) 등을 탐지하고 죽임으로써 질병으로부터 생명체를 보호하는 기능을 지닌 생물학적인 구조 및 과정을 의미한다.

면역(immune)에는 크게 태어날 때부터 지니는 선천면역, 후천적으로 얻어지는 획득면역으로 구분한다. 선천면역(congenital immunity)은 자연면역(natural immunity)이라고도 하며, 항원(antigen)에 대해 비특이적 반응을 한다. 후천면역

(adoptive immunity)은 획득면역(acquired immunity)이라고도 하며, 처음에 침입한 항원에 대해 기억할 수 있고 다시 침입할 때 특이적으로 반응하여 효과적으로 항원을 제거하는 특징을 갖는다.

**DEFINITION 12-9**

▶ 면역계통(Immune System)

(1) 몸속으로 들어오는 외부 이물질에 대하여 스스로를 지키기 위하여 방어 능력을 가지는 기관(organ) 및 세포(cell)를 통틀어 이르는 용어

(2) 병원체(pathogen)와 종양 세포(tumor cell) 등을 탐지한 다음 죽임으로써 질병으로부터 생명체를 보호하는 기능을 지닌 생물학적인 구조 및 과정

### 12.2.6 비뇨계통의 기본

**비뇨계통(Urinary System)**이란 콩팥(신장, kidney)으로부터 시작해서 요관(ureter), 방광(urinary bladder), 요도(urethra)에 이르는 일련의 기관으로 **소변의 생성 및 저장을 관장하는 배설기관**을 일컫는다. 콩팥(kidney)은 길이 약 2.5cm, 폭 약 5.1cm, 두께 약 2.5cm, 무게 약 120~160g으로서, 내측에 콩팥문(renal hilum)이 있어 혈관, 신경, 요관이 출입하고 있다. 콩팥은 속질(puple)과 겉질(cortex)로 이루어져 있으며 수질은 10~15개의 추체(petrosa, 오줌을 모으는 역할)를 형성하고 겉질은 약 100만개의 콩팥 단위 네프론(nephron)으로 구성되어 있다. 요세관(renal tubule)은 토리쪽뇨세관, 헨레고리, 먼쪽뇨세관, 집합관으로 형성되어 있으며, 추체와 술잔, 깔때기를 거쳐 요관으로 연결된다.

콩팥(신장, kidney)은 혈액을 여과하여 신체 신진대사의 최종산물을 소변의 형태로 배설하며, 세포외액(extracellular fluid)의 전해질농도를 조절한다.

**DEFINITION 12-10**

▶ 비뇨계통(Urinary System)

(1) 콩팥(신장, kidney)으로부터 시작해서 요관(ureter), 방광(urinary bladder), 요도(urethra)에 이르는 일련의 소변의 생성 및 저장을 관장하는 배설기관을 이르는 용어

(2) 소변의 배출 경로 : 콩팥(kidney) → 요관(ureter) → 방광(urinary bladder) → 요도(urethra)

콩팥에서 형성된 소변(urine)은 요관(ureter)을 거쳐 방광(urinary bladder)에서 저장되고 있다가 적당한 시기가 되면 요도(urethra)를 통해 외계로 배출된다.

### 12.2.7 생식계통의 기본

**생식계통**(Reproductive System)은 **생식을 목적으로 하는 생물의 기관**(organ)을 의미하며, 기관 이외에도 체액(body fluid), 호르몬(hormone), 페로몬(pheromone)과 같은 물질이 관여한다.

생식계통(Reproductive System)은 크게 남성생식계통(Male genital System)과 여성생식계통(Female genital System)으로 구분할 수 있다.

DEFINITION 12-11

▶ 생식계통(Reproductive System)
(1) 생식을 목적으로 하는 생물의 기관
(2) 기관 이외에도 체액(body fluid), 호르몬(hormone), 페로몬(pheromone)과 같은 물질이 관여
(3) 종류 : 남성생식계통(Male genital System)과 여성생식계통(Female genital System)으로 구분

남성생식계통(Male genital System)은 정자(sperm)를 생성하는 고환(testis)과 정자의 성숙, 운반, 사정(ejaculation)에 관여하는 부고환(epididymis), 정관(deferent duct), 음경(penis) 등으로 이루어져 있으며, 부속기관으로 외분비샘인 정낭(seminal vesicle), 전립샘(prostate gland), 망울요도샘(bulbourethral gland, Cowper's gland) 등을 갖추고 있다.

고환(testis)은 정자를 생산하는 생식샘(sexual gland)인 동시에 남성호르몬(테스토스테론, testosterone)을 분비하는 내분비샘이다. 고환에서 분비되는 남성호르몬은 정자생성과 생식기의 발달 및 유지에 필수적인 역할을 하므로 남성생식기능의 원천은 고환에 있다고 볼 수 있다.

DEFINITION 12-12

▶ 남성생식계통(Male genital System)
(1) 구성 : 고환(testis)과 정자의 성숙, 운반, 그리고 사정에 관여하는 부고환(epididymis), 정관(deferent duct), 음경(penis) 등으로 구성
(2) 부속기관 : 외분비샘인 정낭(seminal vesicle), 전립샘(prostate), 망울요도샘(bulbourethral gland) 등으로 구성

여성생식계통(Female genital System)은 난자(ovum)를 생성하는 난소(ovary)와 난자를 자궁(uterus)으로 운반하는 난관(uterine tube), 그리고 자궁(uterus)과 질(vagina)로 이루어져 있으며 외분비선인 바르톨린샘(Bartholin's gland)을 갖추고 있다.

난소(ovary)는 난자를 생성하는 생식샘인 동시에 여성호르몬을 분비하도록 하는 내분비샘이다. 월경주기(menstruation cycle) 전반부에 난자를 생성시키기 위해 성숙되고 있는 난포(follicular)에서 분비되는 에스트로겐(estrogen)은 여성의 2차 성징 발달을 관장하고, 자궁내막을 장차 수정될 수정란이 착상하기에 알맞은 상태로 만들어주는 역할을 한다. 난자(ovum)가 분비되고 남은 황체(corpus luteum)에서 분비되는 프로게스테론은 자궁내막을 붓도록 하면 분비액을 증가시키며 자궁근(myometrium)의 수축을 방해하여 임신 시 임신을 지속시키는 역할을 한다.

**DEFINITION 12-13**

▶ **여성생식계통(Female genital System)**

(1) 구성 : 난자(ovum)를 생성하는 난소(ovary), 난자를 자궁(uterus)으로 운반하는 난관(uterine tube), 그리고 자궁(uterus), 질(vagina)로 구성

## 12.2.8 신경계통의 기본

**신경계통**(Nervous System)은 **신체의 내부와 외부에서 일어나는 여러 가지 정보를 받아들이고 이를 종합, 분석하여 기능이 다른 수많은 세포의 활동을 조절**함으로써 신체 활동을 상황에 알맞도록 조절, 통제하는 고도로 발달한 특수 조직계통으로 정의한다.

다시 말해, 인체의 기관들 상호간의 연결체계를 의미하는데, 신경계통(Nervous System)은 크게 중추신경계(CNS, Central Nerve System)와 말초신경계(PNS, Peripheral Nerve System)로 구분할 수 있으며, 중추신경계의 대표적인 기관인 뇌(brain)와 척수(spinal cord)를 말한다.

말초신경계(PNS)에는 12쌍의 뇌신경(cranial nerve : 뇌에서 기시하여 주로 얼굴 부위와 목 부위에 분포)과 31쌍의 척수신경(spinal nerve : 척수에서 각기 양쪽으로 쌍을 이루어 나오는데 주로 목 이하 부위의 신체 각 부분으로 분포)으로 구성되어 있다. 또한 말초신경계는 3가지의 신경조직들로 구성되어 있는데 뇌신경과 척수신경,

자율신경계가 여기에 해당된다.

자율신경계(autonomic nervous system)는 다시 교감신경(sympathetic nerves)과 부교감신경(parasympathetic nerves)으로 나뉘고 올바른 상호작용으로 생체 여러 작용을 수행한다.

DEFINITION 12-14

▶ 신경계통(Nervous System)

(1) 수많은 세포의 활동을 조절함으로써 신체 활동을 상황에 알맞도록 조절, 통제하는 고도로 발달한 특수 조직계통
(2) 구성 : 중추신경계(CNS : Central Nerve System)와 말초신경계(PNS : Peripheral Nerve System)
(3) 중추신경계(CNS) : 뇌(brain)와 척수(spinal cord)로 구성
(4) 말초신경계(PNS) : 뇌신경(cranial nerv), 척수신경(spinal nerve), 자율신경계(autonomic nervous system)로 구성
(5) 자율신경계(autonomic nervous system) : 교감신경(sympathetic nerves)과 부교감신경(parasympathetic nerves)으로 구성

## 12.2.9 근골격계통의 기본

**근골격계통(Musculoskeletal System)**의 구성은 근육(muscle)을 지탱하고 몸 안의 장기를 보호하는 역할을 담당하는 인체의 기둥이 되는 기관인 골격(skeleton)과 인체의 필요에 따라 오므라들었다가 다시 본래 상태로 돌아감으로써 몸을 움직일 수 있는 근육(muscle)의 합친 체계를 의미한다.

이를 세부적으로 구분하면, 골격계통(Skeletal System)의 구성은 두개골(skull)에서 시작해서 온 몸의 기본을 이루는 206개의 뼈(성인기준)로 구성되어 있다.

몸의 중심이 되는 척추(vertebrae)에서 상하지(limbs)의 긴 뼈들이 있고, 흉부를 보호하는 갈비뼈(rib) 등이 있다. 이런 골격이 서로 유기적으로 원활하게 움직일 수 있도록 하는 뼈와 뼈를 이어주는 것이 관절(joint)이다. 관절은 우리 몸의 곳곳에 위치하여 우리 몸의 활동을 원활하게 하는 역할을 담당한다.

다시 골격(skeleton)을 구분하면, 크게 체간골격(axial skeleton)과 체지골격(appendicular skeleton)으로 구분한다. 더 들어가면 체간골격은 두개골(skull), 척추

(vertebrae), 갈비뼈(rib), 흉골(sternum)로 구성된다. 체지골격은 팔(upper limb)과 다리(lower limb), 어깨(shoulder), 골반(pelvis) 등의 다양한 뼈로 구성된다.

근육계통(Mmuscular System)이란 우리 몸의 뼈에 붙어있는 근육을 의미한다. 근육(muscle)이란 인체의 필요에 따라 오므라들었다가 다시 본래 상태로 돌아감으로써 몸을 움직일 수 있다.

근육의 생리적 특성을 살펴보면 다음과 같은 4가지 특성을 갖는다.
(1) **수축성** : 근섬유는 자극을 받으면 근원섬유의 길이가 수축한다.
(2) **탄성** : 근섬유가 잡아당겨 길어졌을 경우 그냥 두면 원상태로 돌아간다.
(3) **흥분성** : 자극을 받으면 흥분하여 여러 가지 변화를 일으킨다.
(4) **전도성** : 근섬유의 한끝을 자극하면 흥분이 근섬유 전체에 전달된다.

근육(muscle)은 하는 일에 따라 골격근육(skeletal muscle), 내장근육(visceral muscle), 심장근육(myocardium) 등 3가지로 나눌 수 있다.

### (1) 골격근육(가로무늬근, skeletal muscle)

뼈에 붙어서 운동을 할 수 있게 하는 근육이 골격근육이다. 몸을 이루는 대부분의 근육은 골격근육이다. 이 근육은 내 생각대로 움직이기 때문에 '수의근육(voluntary muscle)'이라고 부르며 현미경으로 보면 가로로 줄무늬가 있어 '가로무늬근육'이라고도 한다. 이 근육은 큰 힘을 낼 수 있으나 사용하면 쉽게 피로해지므로 오랫동안 힘을 쓸 수는 없다. 손, 발, 복부, 혀, 인후(수의근), 동안근, 성대, 항문 등 대부분이 골격근육에 해당한다. 근육이 한 뼈에서 시작되어 관절을 지나서 다른 한쪽 끝은 다른 뼈의 부분에 부착되어 정지한다. 골격근육의 굵기는 약 10~100μ 정도이며, 길이는 5~12cm의 가늘고 긴 근육섬유의 집합체이다.

### (2) 내장근육(visceral muscle)

심장을 제외한 내장의 벽을 이루는 근육을 내장근육이라고 한다. 위(stomach)나 장(intenstine)은 이 내장근육이 오므라들고 펴지는 운동을 통해 음식물을 부수고 아래로 내려보내는 근육이며 내 생각이나 의지로 조절할 수 없는 '불수의근육(involuntary muscle)'이라고 하고 가로무늬가 없어 '민무늬근육'이라고도 한다. 심장 이외의 내장기관인 혈관, 자궁, 소화관, 방광, 수뇨관 등의 벽에 평활근 분포되어 있다.

### (3) 심근(심장근육, myocardium)

심장을 움직이는 심장근육(myocardium)은 골격근육과 내장근육의 특징을 다 가지고 있다. 이 근육은 우리 마음대로 움직이게 하거나 멈추게 할 수 없는 '불수의근육'이지만 가로무늬가 있는 '가로무늬근육'이다.

DEFINITION 12–15

▶ 근골격계통(Musculoskeletal System)

(1) 구성 : 근육(muscle)을 지탱하고 몸 안의 장기를 보호하는 역할을 담당하는 인체의 기둥이 되는 기관인 골격(skeleton)과 인체의 필요에 따라 오므라들었다가 다시 본래 상태로 돌아감으로써 몸을 움직일 수 있는 근육(muscle)의 합친 체계

(2) 골격계통(Skeletal System)의 구성 : 두개골(skull), 척추(vertebrae), 갈비뼈(rib)
- 체간골격 : 두개골(skull), 척추(vertebrae), 갈비뼈(rib), 흉골(sternum)로 구성
- 체지골격 : 팔(upper limb)과 다리(lower limb), 어깨(shoulder), 골반(pelvis)으로 구성

(3) 근육(muscle)의 구성 : 골격근육(skeletal muscle), 내장근육(visceral muscle), 심장근육(myocardium)

## 12.2.10 피부계통의 기본

**피부계통(Integumentary System)**은 사람 몸의 피부를 의미하며, 신체를 싸고 있는 바깥층으로서 **표피(epidermis), 진피(dermis), 피하조직(subcutis)으로 구성**되며, 외부 환경으로부터 신체를 보호하고 체온을 조절하는 기능을 갖는다.

피부(skin)는 가장 바깥부분을 표피(epidermis)라고 하는데 이는 4~5층의 상피세포(epithelial cell)로 구성된다. 이러한 상피세포는 점차적으로 피부 바깥쪽으로 성장해 오면서 생명력을 잃고 두껍고 단단한 단백질인 케라틴(keratin)으로 채워진다.

표피(epidermis)의 일부 세포는 멜라닌(melanin)을 생성하여 피부의 색깔을 만들게 된다. 이러한 멜라닌(melanin)은 태양 빛과 같은 빛을 우리 몸으로부터 차단하는 역할도 담당한다.

표피(epidermis) 바로 아래에는 피부를 지지하고 영양분을 공급하는 진피(dermis)가 존재하며, 진피(dermis)의 구성은 크게 결합조직(connective tissue), 신경

(nerve), 혈관(blood vessel), 림프계(lymphatic system)로 구성된다.

또한, 진피(dermis) 아래에는 피하조직(subcutis)이 존재하며, 피하조직(subcutis)은 크게 결합조직(connective tissue)과 지방(fat)으로 구성되어 있다.

DEFINITION 12–16

▶ **피부계통(Integumentary System)**

(1) 구성 및 기능 : 피부는 신체를 싸고 있는 바깥층으로서 표피, 진피, 피하조직으로 구성되며, 외부 환경으로부터 신체를 보호하고 체온을 조절하는 기능

(2) 진피(dermis)
- 표피(epidermis) 바로 아래에는 피부를 지지하고 영양분을 공급
- 결합조직(connective tissue), 신경(nerve), 혈관(blood vessel), 림프계(lymphatic system)로 구성

(3) 피하조직(subcutis)
- 진피(dermis) 아래에 조직
- 결합조직(connective tissue)과 지방(fat)으로 구성

## 12.2.11 감각계통의 기본

**감각계통(Sensory System)**은 몸의 외부와 내부에서 **전달되는 자극(stimulus)을 수용하고 이를 중추신경(central nerve)에 전달하는 기관**이다. 또한, 감각계통(Sensory System)은 감각수용기(sensory receptor)를 통해 신체의 내부나 외부로부터 들어오는 다양한 형태의 자극에 반응해 신경자극을 뇌(brain)로 전달하는 기관이다.

감각계통(Sensory System)은 시각(visual sense), 청각(auditory sensation), 미각(gustatory sense), 후각(olfactory sense), 촉각(tactile sense) 등의 5가지 자극을 지각하며, 뇌(brain)로 전달된 신경자극은 각각 뇌의 특정 부위에서 해석된다.

감각(sense)은 감각수용체(sensory receptor)와 신경전달 경로의 복잡성에 따라 일반감각(common sense)과 특수감각(special sense)으로 분류된다.

일반감각(common sense)은 몸 전체에 널리 분포되어 있고 구조적으로 단순하며, 촉각(tactile sense), 압각(pressure sense), 온각(thermesthesia), 냉각(arhigosis), 통각(nociception) 등의 피부감각이 이에 속한다.

특수감각(special sense)은 복잡한 감각수용체를 가지며 광범위한 신경경로를 통해 신경자극을 뇌에 전달하는데, 시각(visual sense), 청각(auditory sensation), 미각(gustatory sense), 평형감각(labyrinthine sense) 등이 여기에 속한다.

한편, 수용체(receptor)의 위치에 따라 감각을 신체감각(somatesthesia)과 내장감각(visceral sense)으로 나누기도 하는데, 신체감각은 수용체가 신체의 벽 부분에 있는 것으로서 피부수용체를 비롯하여 근육(muscle), 건(tendon, 힘줄), 관절(joint) 등에 있는 수용체를 포함한다. 내장감각은 공복감과 같이 내부장기에 있는 수용체가 지각하는 감각을 말한다.

또한, 감각계통(Sensory System)은 적합자극(adequate stimulus)을 선택하고 자극을 효율적으로 감각세포에 전달하기에 적절한 구조를 이루고 있으며, 이를 위해 부속장치를 가진다.

눈(eye)의 경우, 망막(retina)에 있는 시세포(visual cell)에 빛 자극을 전달하기 위해 눈에 있는 수정체(lens), 모양체(ciliary body) 등의 기관이 빛의 굴절(refraction) 등을 조절하게 된다.

DEFINITION 12-17

▶ **감각계통(Sensory System)**

(1) 몸의 외부와 내부에서 전달되는 자극(stimulus)을 수용하고 이를 중추신경(central nerve)에 전달하는 기관

(2) 감각계통(Sensory System) 5가지 자극 : 시각(visual sense), 청각(auditory sensation), 미각(gustatory sense), 후각(olfactory sense), 촉각(tactile sense)

(3) 감각(sense)의 종류

- 일반감각(common sense) : 촉각(tactile sense), 압각(pressure sense), 온각(thermesthesia), 냉각(arhigosis), 통각(nociception)
- 특수감각(special sense) : 시각(visual sense), 청각(auditory sensation), 미각(gustatory sense), 평형감각(labyrinthine sense)

## 12.2.12 내분비계통의 기본

**내분비계통**(Endocrine System)이란 **인체의 조절 기능을 담당하는 기관을 통칭**하는 용어이다. 이는 세포간의 대화를 화학 물질인 호르몬(hormone)을 통해 화학적인 신호가 표적 세포들에게 작용하도록 한다.

내분비계통(Endocrine System)에 이상이 생기면 비정상적인 성장, 에너지 수준 변화, 온도 변화에의 부적응, 설명되지 않는 체중 변화 등이 나타날 수 있다. 다뇨(polyuria), 과도한 갈증(dipsesis), 체중 감소(weight loss)를 동반한 식욕과다(hyperorexia)는 당뇨병(DM : Diabetes Mellitus)의 특징을 보인다. 시력 변화, 신장 기능장애, 사지의 혈액 순환 감소는 장기간의 당뇨로 인한 진행된 혈관 경화(cirrhosis)의 증상이다.

대표적인 내분비선(endocrine glands)에는 뇌의 하부에 있는 뇌하수체(pituitary), 목의 후두 양쪽에 있는 갑상선(thyroid)과 부갑상선(parathyroid), 신장 위에 위치한 부신(adreanals), 소화액을 분비하는 췌장(pancreas) 등이 있다.

DEFINITION 12-18

▶ **내분비계통(Endocrine System)**

(1) 인체의 조절 기능을 담당하는 기관을 통칭
(2) 세포간의 대화를 화학 물질인 호르몬(hormone)을 통해 화학적 신호를 이용한 표적 세포들에 작용
(3) 내분비선(endocrine glands)의 종류 : 뇌하수체(pituitary), 갑상선(thyroid), 부갑상선(parathyroid), 부신(adreanals), 췌장(pancreas)

# 12.3 의학용어사전 관계설정

앞서 작업한 '9010(소화계통)' 테이블 설정과 동일한 방법으로 '12_03_계통별의학용어(통합).xlsx'에 저장된 각 워크시트를 액세스에서 외부데이터 가져오기를 수행하여 모두 테이블로 완성한다.

미리 만들어진 **'12_03_계통별의학용어사전(3단계).accdb'**에는 '용어타입', 'OLE_link', '100(접두어_접미어_어근)', '500(심볼)' ,'600(측정단위)', '700(의학용어일반)', '9010(소화계통)', '9020(호흡계통)', '9030(심장혈관계통)', '9031(심장계통)', '9032(혈액계통)', '9050(비뇨계통)', '9051(남성생식계통)', '9052(여성생식계통)', '9070(신경계통)', '9080(근골격계통)', '9100(피부계통)', '9110(감각계통)', '9120(내분비계통)' 등 모두 20개의 테이블이 존재한다.

완성된 테이블에 대하여 아래 실습과 같이 관계설정을 완료해보자.

## 실습 12-5 계통별 의학용어(3)-통합 관계설정하기

■ 사용파일 : ₩실습파일₩12_05_계통별의학용어사전(3단계).accdb

**[실습 12-5] 시작**

[계통별의학용어(3)]통합 관계설정하기
액세스 실행

↓

**DB 불러오기**

12_05_계통별의학용어사전(3단계).accdb

↓

**관계설정하기**

(1) [데이터베이스 도구]⇨[관계]그룹⇨[관계]
(2) '100(접두어_접미어_어근)'을 제외한 19개 테이블 [항상 참조 무결성 유지(E)] 설정

↓

**관계설정 및 속성 완료**

20개의 테이블 관계설정
및 데이터베이스 완료

**step 00** 아래와 같은 조건에 맞게 '계통별 의학용어사전DB'의 모든 테이블에 대한 관계설정 명령을 수행하시오.

**CONDITION**

조건①–**'12_05_계통별의학용어사전(3단계).accdb'**이라는 DB를 불러온다.
조건②–다음 20개의 테이블을 사용할 것.
–'용어타입', 'OLE_link', '100(접두어_접미어_어근)', '500(심볼)' ,'600(측정단위)', '700(의학용어일반)', '9010(소화계통)', '9020(호흡계통)', '9030(심장혈관계통)', '9031(심장계통)', '9032(혈액계통)', '9050(비뇨계통)', '9051(남성생식계통)', '9052(여성생식계통)', '9070(신경계통)', '9080(근골격계통)', '9100(피부계통)', '9110(감각계통)', '9120(내분비계통)'
조건③–다음 관계설정 선택사항을 설정할 것.
–**[항상 참조 무결성 유지(E)]** 선택을 활성화 할 것.
–단, **'100(접두어_접미어_어근)'**은 **[항상 참조 무결성 유지(E)]** 선택을 하지 않음.
조건④– 모든 테이블의 관계설정이 완료되었다면, 액세스를 저장하고 완료하시오.

**step 01** [시작] → [프로그램] → [Microsoft Office] → [Access]를 실행한다. 그러면 아래와 같이 액세스 시작화면이 나타난다. 여기서 액세스의 왼쪽 맨 위에 [파일] → [열기]를 선택한다. 그런 다음, 수록된 예제 파일 중 [실습파일] 폴더 내에 파일이름이 **'12_05_계통별의학용어사전(3단계).accdb'**인 액세스 파일을 선택하고 [열기(O)] 버튼을 선택한다.

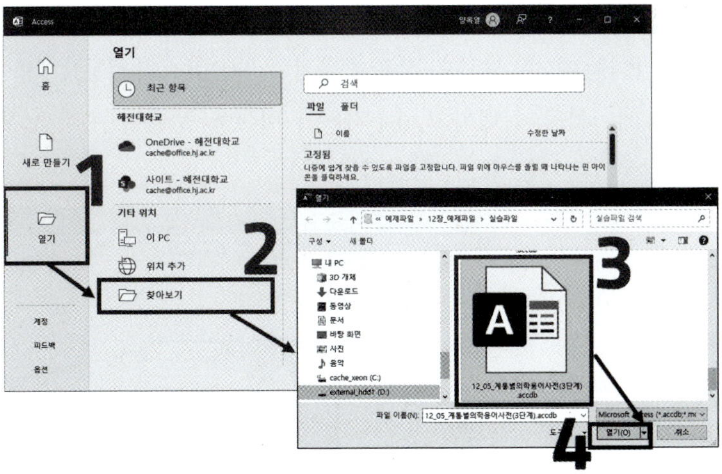

step 02 아래와 같이 '12_05_계통별의학용어사전(3단계).accdb'의 데이터베이스에 열려있는 화면 왼쪽의 [탐색창] 영역에서 20개의 테이블을 확인한다.

그런 다음, [리본메뉴]의 **[데이터베이스 도구]** → **[관계]그룹** → **[관계]** 아이콘을 선택한다.

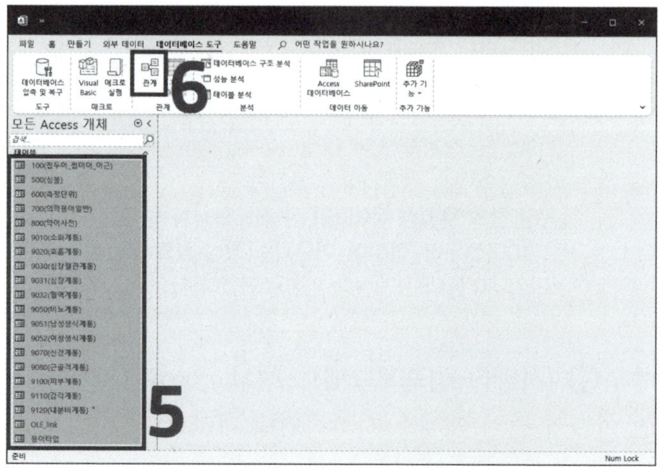


step 03 [리본]메뉴의 **[관계 디자인]** → **[관계]그룹** → **[테이블 추가]**를 선택하거나, 혹은 메뉴 [관계] 창에서 빈 영역에서 오른쪽버튼을 누르면 팝업창이 나타나는데, 여기서 [테이블 표시(T)]를 선택한다. 그러면 **[관계]**창 오른쪽과 같이 **[테이블 추가]** 창이 나타나는데, 우선적으로 관계설정할 **'9010(소화계통)'**, **'용어타입'**, 'OLE_link' 등 3개의 테이블을 선택하고, [추가(A)] 버튼을 누른다(추가가 완료되면, [닫기(C)] 버튼을 눌러 [테이블 표시] 창을 닫는다).

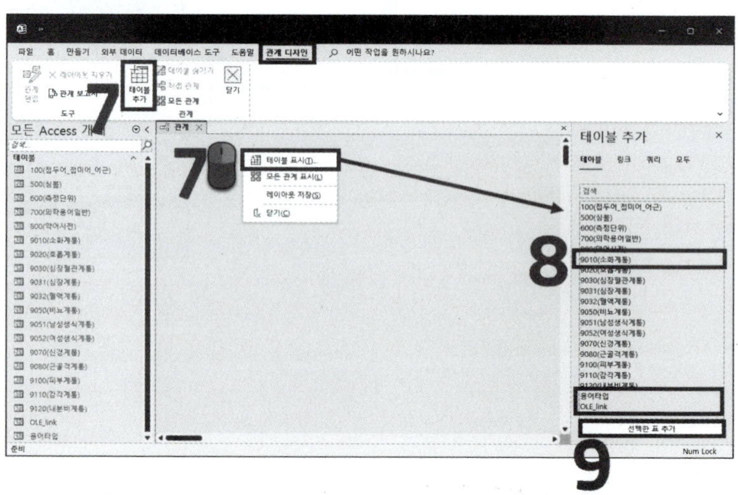

step 04 우선 **[관계] 창**에서 **'9010(소화계통)'**, 'OLE_link' 테이블에서 각각 [OLE_link] 필드와 [OLE**링크**] 필드를 **연결**시킨다. 두 번째로는 **'9010(소화계통)'**, **'용어타입'** 테이블에서 각각 [**용어타입**] 필드와 [**용어코드**] 필드를 **연결**시킨다. 연결방법은 마우스로 해당 필드를 선택(드래그, Drag)하여 상대측 대상 필드에 선택(드롭, Drop)하면 된다.

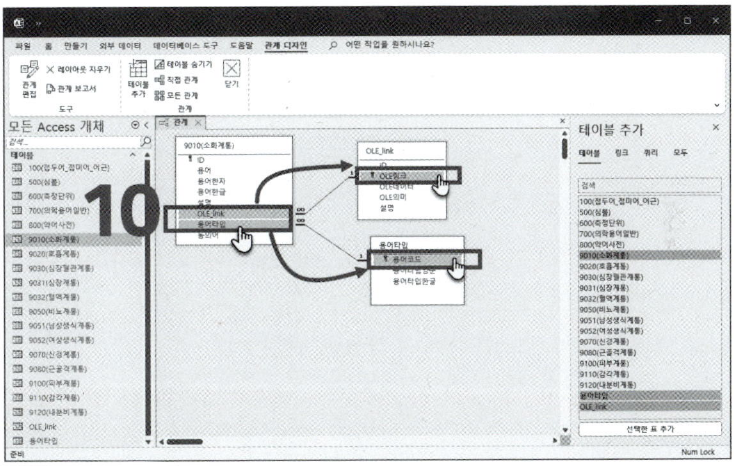


step 05 **[관계 편집]** 창이 열리면, 서로 관계를 설정할 필드(속성)가 나타나고, 체크박스로 **[항상 참조 무결성 유지(E)]**를 선택한 후 **[만들기(C)]** 버튼을 누른다.

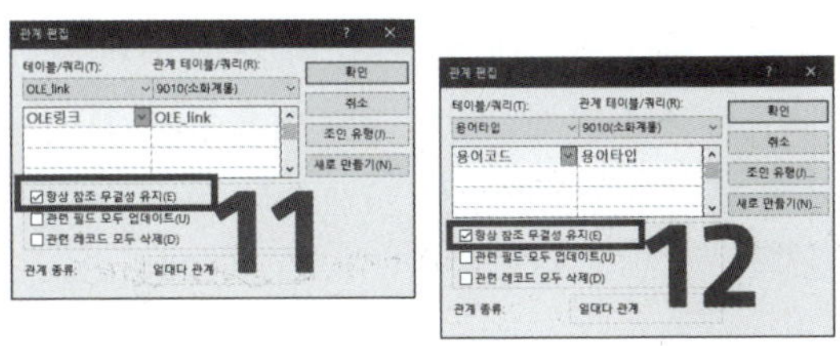


step 06 [관계] 창에서 완성된 관계설정 다이어그램을 다음과 같이 확인할 수 있다.

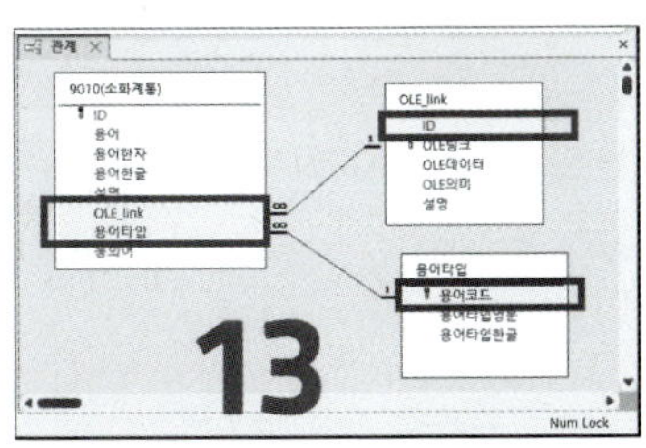

step 07 위의 step 04에서 step 05까지의 단계를 반복하여 '500(심볼)' ,'600(측정단위)', '700(의학용어일반)', '9010(소화계통)', '9020(호흡계통)', '9030(심장혈관계통)', '9031(심장계통)', '9032(혈액계통)', '9050(비뇨계통)', '9051(남성생식계통)', '9052(여성생식계통)', '9070(신경계통)', '9080(근골격계통)', '9100(피부계통)', '9110(감각계통)', '9120(내분비계통)' 등의 테이블도 동일한 관계설정을 완성한다.

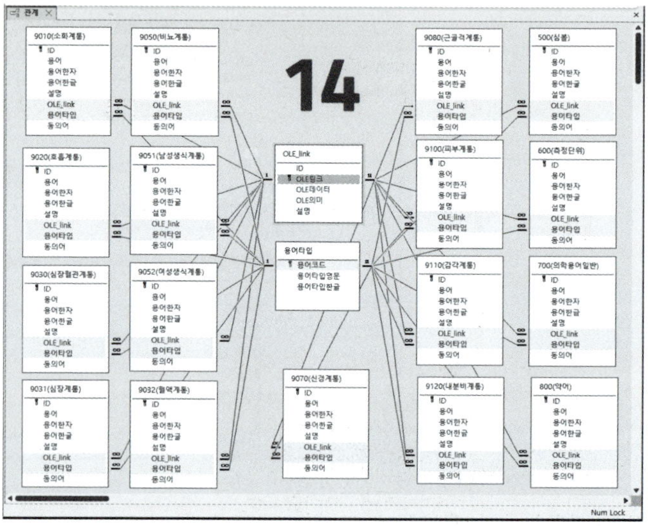


step 08 예외적으로, 여기서 **'100(접두어_접미어_어근)'** 테이블의 경우만 별도로 필드의 내용이 다르게 구성되어 있다. 따라서, **'100(접두어_접미어_어근)'**과 **'용어타입'** 테이블 간의 관계설정만 각각 **[용어타입]**, **[용어코드]**를 관계설정 한다. 이때, [항상 참조 무결성 유지(E)]를 선택하지 않고, 만들기를 실행한다.

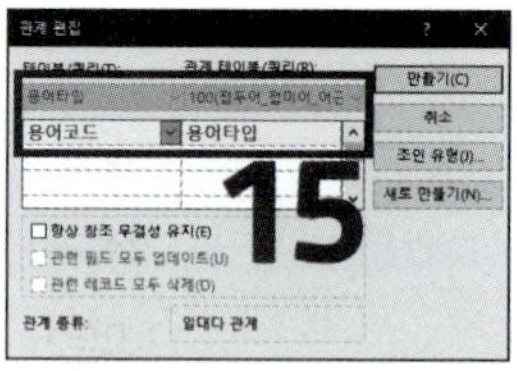

step 09 완성된 20개의 모든 테이블이 들어있는 관계다이어그램은 아래와 같다.

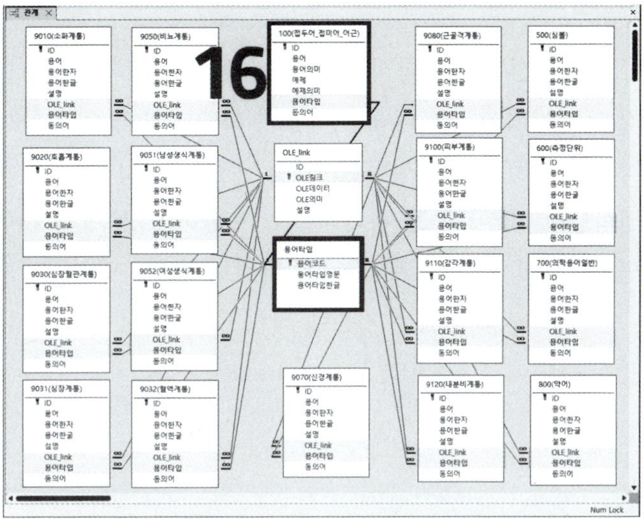

step 10 관계설정이 완료되었다면 단축키 CTRL + S 를 눌러 저장하거나, 액세스 창 왼쪽 위에 있는 저장() 아이콘을 눌러 관계설정 저장을 완료한다.

step 11 실습 요약 정리

완료①–'12_05_**계통별의학용어사전(3단계)**.accdb'이라는 DB를 불러왔다.

완료②–존재하는 20개의 테이블을 **[데이터베이스 도구]** → **[관계]그룹** → **[관계]**를 통해 관계설정하였음

완료③–[관계설정]창에서 **[항상 참조 무결성 유지(E)]** 선택을 활성화 함
–단, '100(**접두어_접미어_어근**)'은 **[항상 참조 무결성 유지(E)] 선택을 하지 않음**

완료④–모든 테이블의 관계설정을 완료하고, 액세스를 저장하고 완료하였다.

# 12.4 의학용어사전 DB의 테이블별 분석

앞서 작성한 해부학적 체계에 따른 계통별 의학용어사전 테이블 생성을 통해 얻어진 데이터베이스에 의해 의학용어 학습에서 필요로 하는 기본적인 **14가지 계통별 의학용어사전DB를 생성**하였다. 여기에 **접두어, 접미어, 어근과 심볼, 측정단위, 일반 의학용어, 약어 등을 추가적으로 포함하여 20개의 테이블**을 완성하여 '12_05_계통별의학용어사전(3단계).accdb' 파일로 생성하였다.

아래 [그림 12-4]는 기존에 작업 완료된 전체 테이블의 연관관계를 표현한 개체-관계 다이어그램(ERD, Entity Relationship Diagram)이다.

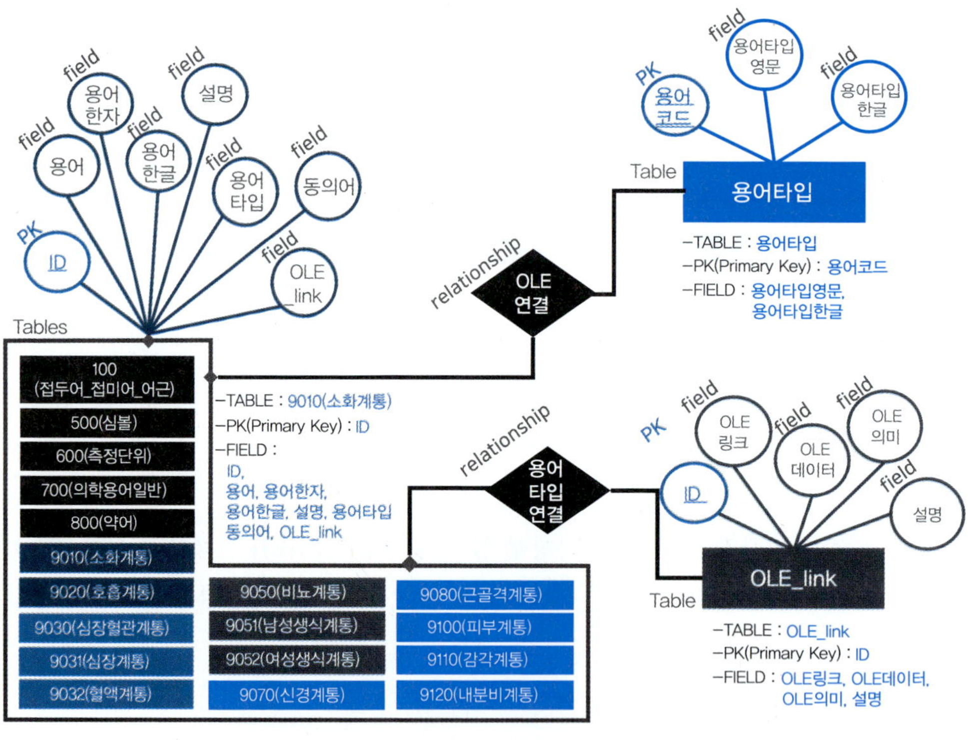


**그림 12-4 계통별 의학용어사전DB의 전체 테이블 ERD**

이번 절에서는 각 테이블 정보의 다양한 분석을 하기 위해 다음과 같은 4가지 작업을 실습해 보도록 할 것이다.

① 테이블을 하나로 통합

② 통합한 테이블 내에 의학용어별 용어건수 및 내용 산출

③ 산출된 내용의 시각적 데이터 차트 생성

④ 웹기반 보고서 작성

또한, 아래 [그림 12-5]는 본 절에서 [그림 12-5]의 계통별 의학용어 테이블을 하나로 통합해서 보다 원활한 쿼리(질의) 및 분류자료에 대한 분석이 쉽게 가능하도록 하고자 한다.

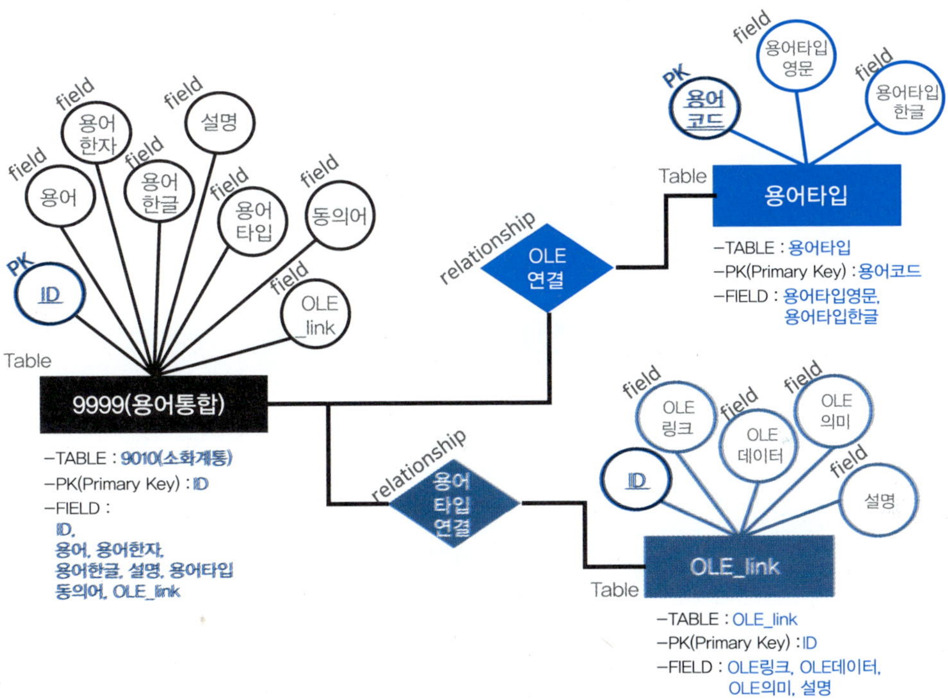


**그림 12-5** 통합된 계통별 의학용어사전DB의 전체 테이블 ERD

## 12.4.1 용어통합 쿼리 생성

이번 항목에서는 우선 필요한 필드만을 추출(Extract)하여 새로운 테이블을 만들기 위한 쿼리질의를 만들고 만들어진 쿼리로 통합된 계통별 의학용어사전 테이블을 완성해보도록 하자.

계통별로 구분된 18개의 테이블 통합을 위해서는 2단계를 거쳐야 하는데, 아래 [실습 12-6], [실습 12-7]을 수행하여 의학용어 통합 및 쿼리가 가능해질 것이다.

통합된 테이블의 형태는 다음 [그림 12-5]와 같이 구성할 수 있다.

## 실습 12-6 테이블 통합(1) – '500(심볼)' 테이블 통합하기

■ 사용파일 : ₩실습파일₩12_06_계통별의학용어사전(통합단계).accdb

**[실습 12-6] 시작**

**[테이블통합(1)] '500(심볼)' 테이블 통합하기**
액세스 실행

↓

**DB 불러오기**

Chapter_12_계통별의학용어사전(통합단계).accdb

↓

**테이블 및 쿼리 생성하기**

(1) [만들기]⇨[쿼리]그룹⇨[쿼리 디자인] 새 쿼리 생성
(2) [쿼리 디자인]⇨[쿼리유형]그룹⇨[테이블 만들기] 새 테이블생성

↓

**쿼리 설정 및 테이블 생성 완료**

새로운 테이블 생성과 쿼리생성 저장 및 데이터베이스 완료

**step 00** 아래와 같은 조건에 맞게 '계통별 의학용어사전DB'의 모든 테이블을 통합하는 명령을 수행하시오.

**CONDITION**

조건①–**'Chapter_12_계통별의학용어사전(통합단계).accdb'**이라는 DB를 불러온다.
조건②–다음 테이블을 생성 조건을 사용할 것.
- **'500(심볼)'**을 선택하고 **[쿼리디자인]**으로 새로운 테이블을 생성할 것.
- **[디자인] → [쿼리유형]그룹 → [테이블 만들기]**를 이용할 것.
- 새로 생성될 테이블 명은 **'9999(용어통합)'**을 설정할 것.
- 저장할 쿼리명은 **'용어통합_500(심볼)_쿼리'**로 저장할 것.

조건③–테이블 생성을 위한 쿼리와 새로운 테이블 생성이 완료되었다면, 액세스를 저장하고 완료하시오.

step 01 [시작] → [프로그램] → [Microsoft Office] → [Access]를 실행한다. 그러면 아래와 같이 액세스 시작화면이 나타난다. 여기서 액세스의 왼쪽 맨 위에 **[파일]** → [**열기**] → [**찾아보기**]를 선택한다.

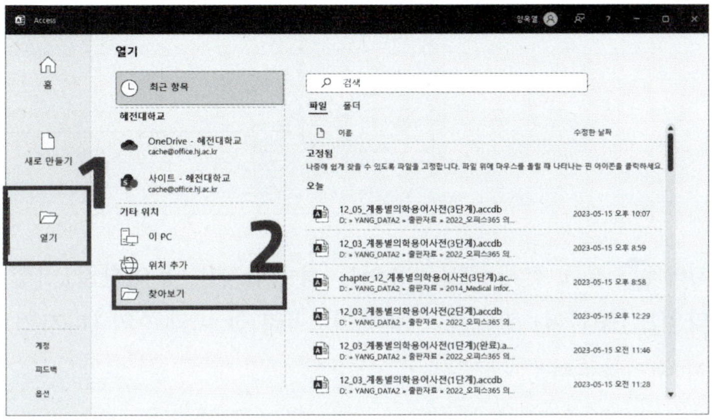

step 02 수록된 파일 중 [실습파일] 폴더 내에 파일이름이 '**12_06_계통별의학용어사전(통합단계)**.accdb'인 액세스 파일을 선택하고 [열기(O)] 버튼을 선택한다.

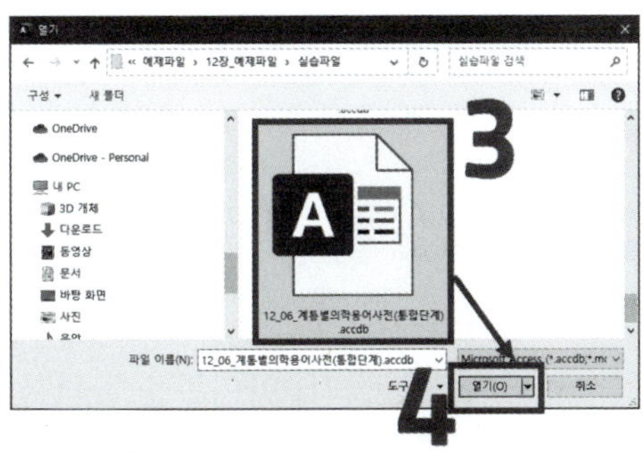

step 03 테이블 통합을 위한 쿼리를 위해 [리본메뉴]의 **[만들기]** → **[쿼리]그룹** → **[쿼리 디자인]** 아이콘을 선택한다. [쿼리] 창과 [테이블 추가] 창이 나타나면, **[테이블 추가]** 창에서 **'500(심볼)'** 테이블을 선택하고 [선택한 표 추가] 버튼을 누른다. 테이블이 추가되었다면, [테이블 추가] 창을 닫는다(단, 링크된 '용어타입'이나 'OLE_link'는 모든 테이블이 통합된 이후에 연동해야 에러가 나지 않는다).

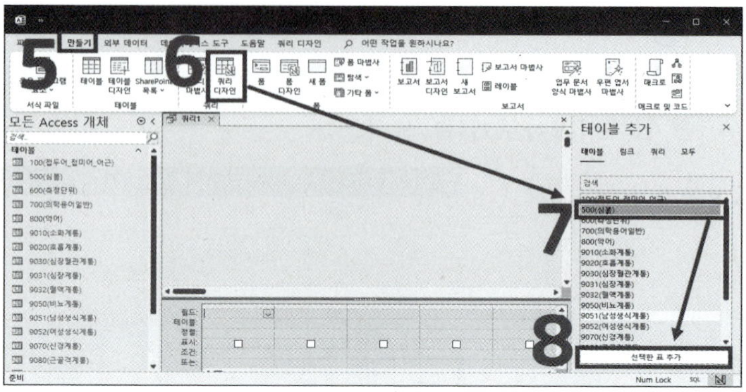

step 04 필드 전체 [ID], [**용어**], [**용어한자**], [**용어한글**], [**설명**], [OLE_link], [**용어타입**], [**동의어**] 필드를 선택하여 [쿼리]창 아래쪽의 [**디자인 눈금**] 영역에 드래그하여 내려놓는다.

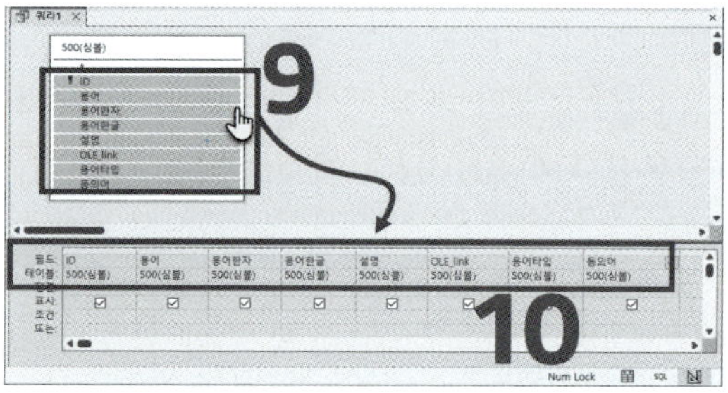

step 05 선택된 필드를 가지고 이제 새로운 테이블을 만들어보도록 하자. 여기에는 2가지 방법이 있는데, 첫 번째 방법은 [리본메뉴]의 [**쿼리 디자인**] → [**쿼리유형**]**그룹** → [**테이블 만들기**] 아이콘을 눌러 선택하는 방법이다.

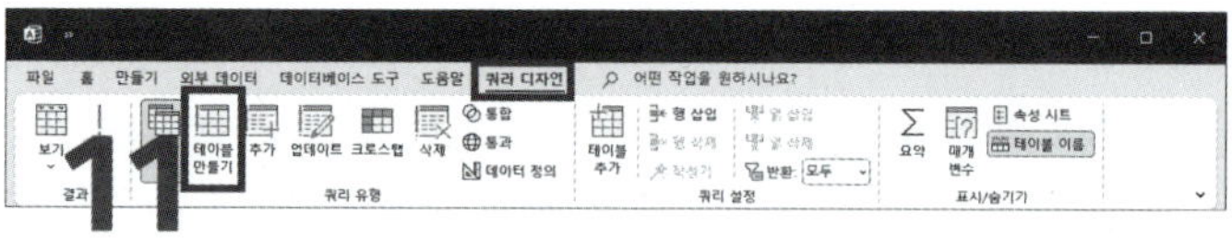

또는, 두 번째 방법으로 [쿼리] 창의 빈 영역에서 마우스 오른쪽 버튼을 누르고 [**쿼리유형(U)**] → [**테이블 만들기 쿼리(K)**]를 선택하는 것도 같은 방법이다.

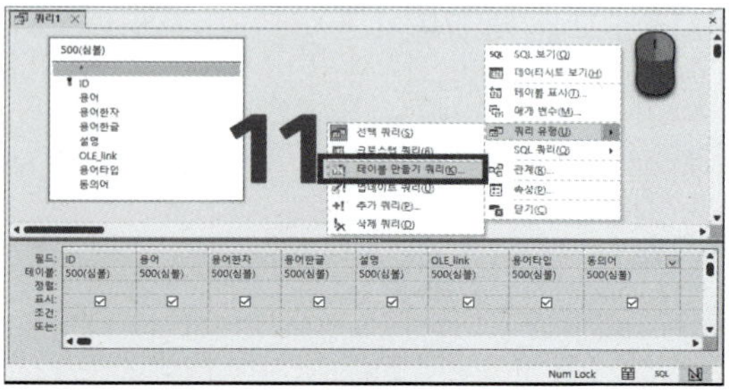

step 06 그러면 다음과 같이 **[테이블 만들기]** 창이 나타난다. 다음과 같이 테이블 이름을 **'9999(용어통합)'**으로 입력한 후 [확인] 버튼을 누른다(이 상태에서 바로 테이블이 생성되는 것은 아니며, 만들어진 쿼리의 실행을 거쳐야 테이블 생성이 완료된다는 것을 참고하기 바란다).

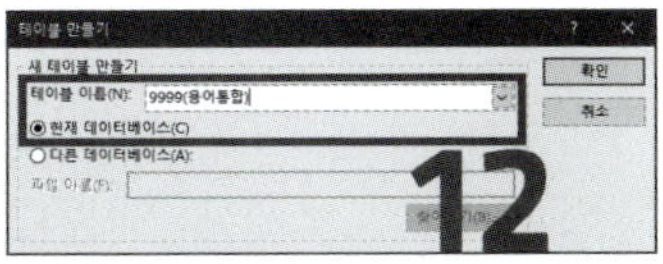


step 07 [쿼리1]탭을 선택하고 마우스 오른쪽버튼을 눌러 저장( )을 실행하면 다음과 같이 step 06단계까지 실행한 쿼리를 저장할 것인지를 묻는 창이 나타난다. [다른 이름으로 저장]창이 나타나면 쿼리의 이름은 **'용어통합_500(심볼)_쿼리'**로 입력하고 [확인] 버튼을 눌러 저장한다.

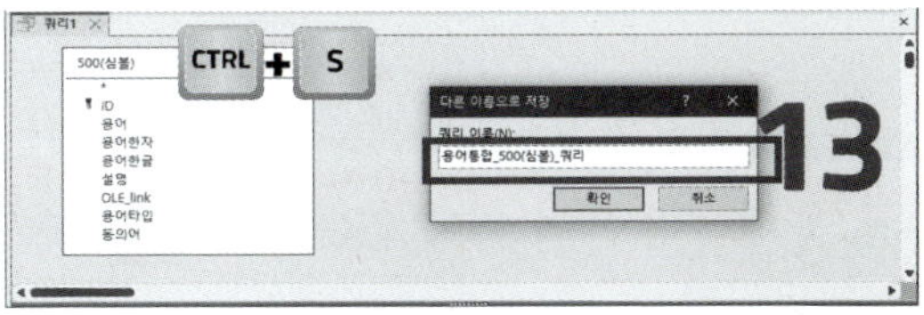


step 08 만들어진 쿼리인 **'용어통합_500(심볼)_쿼리'**의 실행은 해당 쿼리의 이름 위에서 더블클릭하거나 [리본메뉴]의 **[쿼리 디자인] → [결과]그룹 → [실행]** 아이콘을 클릭한다(※ 주의사항 반드시 1회만 실행시켜야 한다. 그렇지 않으면 실행버튼을 누를 때마다 반복해서 동일한 레코드가 중복되어 들어가게 되기 때문이다).

그러면 다음과 같이 테이블에 레코드를 생성했음을 확인하는 메시지창을 확인할 수 있다.

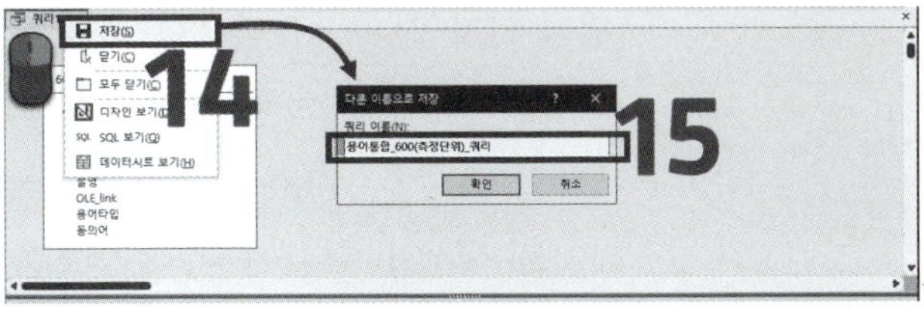


step 09 만일, 실행이 안 될 경우에는 액세스 화면 중간에 [보안경고]의 [옵션] 버튼을 클릭하면 아래와 같이 [Microsoft Office 보안 옵션] 창이 나타난다. 그러면 [이 콘텐츠 사용(E)] 옵션을 선택 후 [확인] 버튼을 누른다.

step ⑩ 쿼리가 제대로 실행되면 쿼리를 통해 완성된 테이블인 **'9999(용어통합)' 테이블**을 액세스의 왼쪽 탐색창 영역의 **[테이블] 개체**로 이동하여 더블클릭하여 내용을 확인한다.

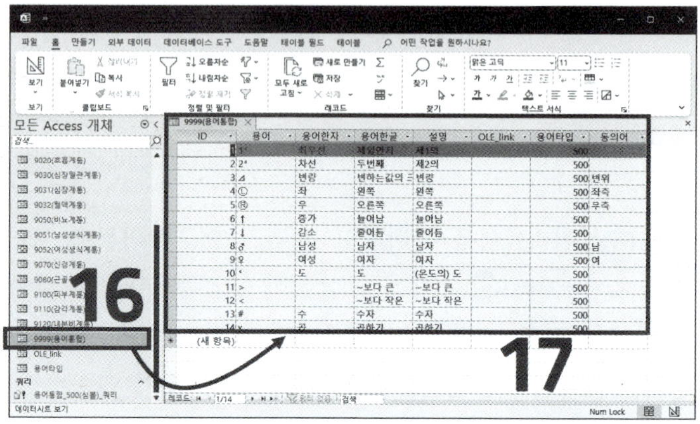

step ⑪ 쿼리를 통한 테이블생성이 완료되었다면 단축키 CTRL + S 를 눌러 저장하거나, 액세스 창 왼쪽 위에 있는 저장(💾) 아이콘을 눌러 새로 만들어진 테이블 확인을 완료한다.

step ⑫ 실습 요약 정리

완료①–**'12_06_계통별의학용어사전(통합단계).accdb'**이라는 DB를 불러왔다.

완료②–다음 테이블을 생성 조건을 사용하였다.

–'500(심볼)'을 선택하고 **[만들기] → [쿼리]그룹 → [쿼리 디자인]**으로 새로운 테이블을 생성하였음

–**[쿼리 디자인] → [쿼리유형]그룹 → [테이블 만들기]**를 이용하여 새 테이블 이름을 **'9999(용어통합)'**을 설정하였음

–저장할 쿼리명은 **'용어통합_500(심볼)_쿼리'**로 설정하였음

완료③–테이블 생성을 위한 쿼리와 새로운 테이블 생성을 완료하고, 액세스를 저장하였다.

## 실습 12-7 테이블 통합(2)- 쿼리로 모든 테이블 통합하기

■ 사용파일 : ₩시습파일₩12_07_계통별의학용어사전(통합단계).accdb

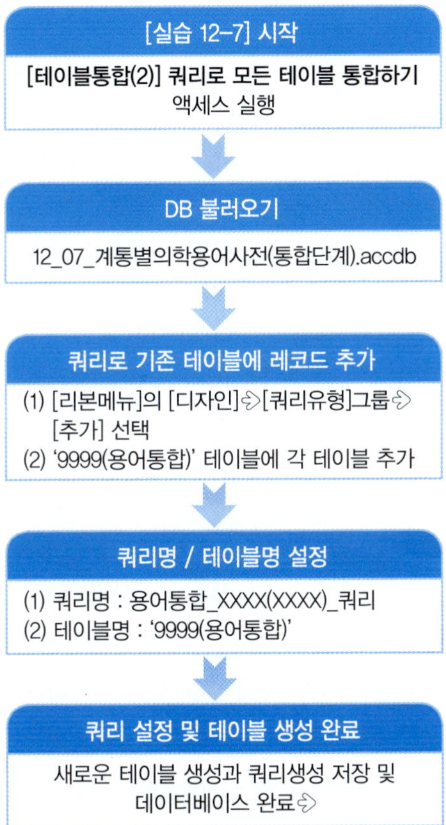


앞 절을 [실습 12-6]을 통해 얻어진 '9999(용어통합)' 테이블이 만들어졌다.

여기에 '600(측정단위)', '700(의학용어일반)', '9010(소화계통)', '9020(호흡계통)', '9030(심장혈관계통)', '9031(심장계통)', '9032(혈액계통)', '9050(비뇨계통)', '9051(남성생식계통)', '9052(여성생식계통)', '9070(신경계통)', '9080(근골격계통)', '9100(피부계통)', '9110(감각계통)', '9120(내분비계통)' 등의 테이블의 내용을 추가시켜보도록 하자. 단, '100(접두어_접미어_어근)' 테이블의 경우에는 필드의 정보가 약간 다르므로 통합하지 않고 별도로 활용할 것이다.

이를 위해 각 테이블 별로 쿼리(질의)를 만들고 [실습 12-6]에서와 다르게

'9999(용어통합)'테이블에 쿼리의 결과를 [추가] 시키는 과정을 실행해 보자.

step 00 아래와 같은 조건에 맞게 '9999(용어통합)' 테이블에 관련된 계통별 의학용어사전 테이블을 통합하는 명령을 수행하시오.

| CONDITION |
|---|
| 조건①–**'12_07_계통별의학용어사전(통합단계).accdb'**이라는 DB를 불러온다.<br>조건②–다음 테이블을 생성 조건을 사용할 것.<br>–기존 **'9999(용어통합)'** 테이블에 아래 테이블을 쿼리로 추가할 것.<br>–추가할 테이블은 '700(의학용어일반)', '9010(소화계통)', '9020(호흡계통)', '9030(심장혈관계통)', '9031(심장계통)', '9032(혈액계통)', '9050(비뇨계통)', '9051(남성생식계통)', '9052(여성생식계통)', '9070(신경계통)', '9080(근골격계통)', '9100(피부계통)', '9110(감각계통)', '9120(내분비계통)' 등 임.<br>–단, 필드의 특성이 다른 **'100(접두어_접미어_어근)'은 제외**할 것.<br>**–[리본메뉴]의 [디자인] → [쿼리유형]그룹 → [추가]** 기능을 이용하여 추가할 것<br>–저장할 쿼리명은 **'용어통합_XXXX(XXXX)_쿼리'**로 저장할 것.<br>조건③–기존 테이블에 테이블 추가를 위한 쿼리가 완료되었다면, 액세스를 저장하고 완료하시오. |

step 01 [시작] → [프로그램] → [Microsoft Office] → [Access]를 실행한다. 그러면 아래와 같이 액세스 시작화면이 나타난다. 여기서 액세스의 왼쪽 맨 위에 [파일] → [열기] → [찾아보기]를 선택한다. 수록된 파일 중 [실습파일] 폴더 내에 파일이름이 **'12_07_계통별의학용어사전(통합단계).accdb'**인 액세스 파일을 선택하고 [열기(O)] 버튼을 선택한다.

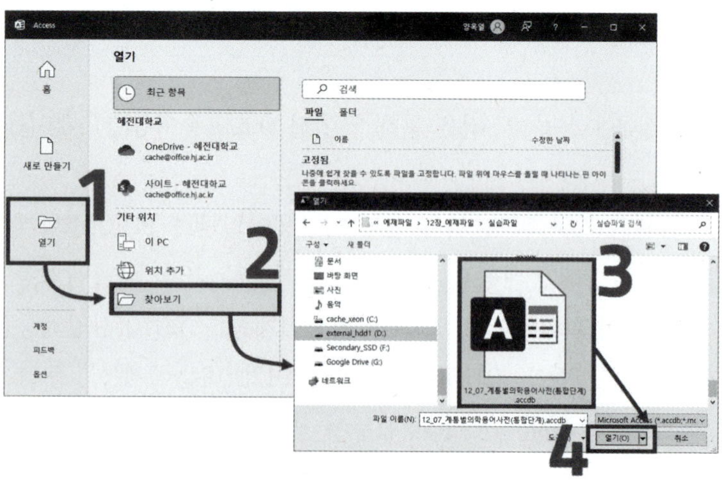

step 02 테이블 통합을 위한 쿼리를 위해 [리본메뉴]의 **[만들기]** → **[쿼리]그룹** → **[쿼리 디자인]** 아이콘을 선택한다.

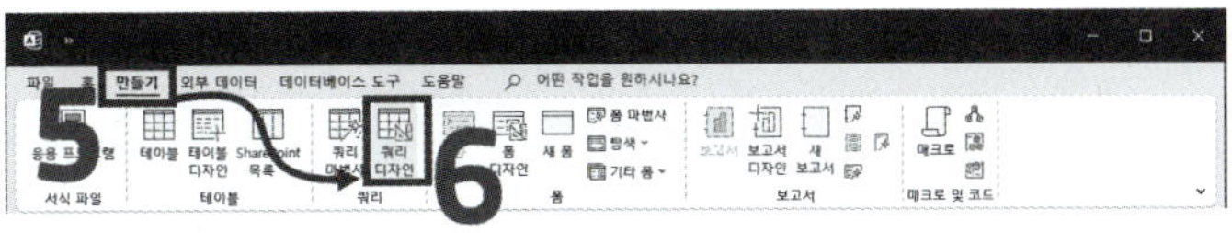

step 03 그러면 [쿼리] 창과 [테이블 추가] 창이 나타나면, **[테이블 추가]** 창에서 우선 **'600(측정단위)'** 테이블을 선택하고 [선택한 표 추가] 버튼을 누른다. 테이블이 추가되었다면, [테이블 추가] 창을 닫는다.

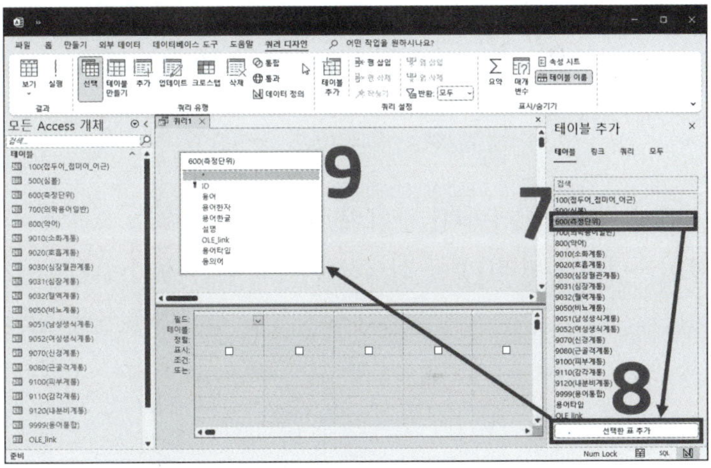

step 04 필드 전체 [ID], **[용어]**, **[용어한자]**, **[용어한글]**, [설명], [OLE_link], **[용어타입]**, **[동의어]** 필드를 선택하여 [쿼리]창 아래쪽의 **[디자인 눈금]** 영역에 드래그하여 내려놓는다.

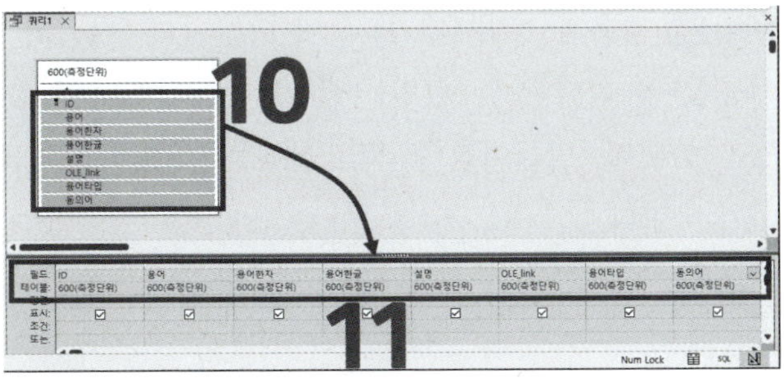

step 05 선택된 필드를 가지고 이제 **'9999(용어통합)'** 테이블에 추가해 보자. [실습 12-6]과 마찬가지로 여기에는 2가지 방법이 있는데, 첫 번째 방법은 [리본메뉴]의 **[쿼리 디자인] → [쿼리유형]그룹 → [추가]** 아이콘을 눌러 선택하는 방법이다.

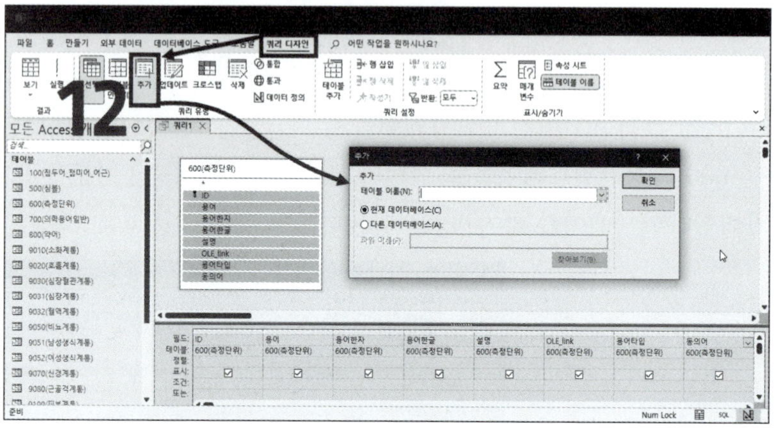


두 번째 방법은 [쿼리] 창의 빈 영역에서 마우스 오른쪽 버튼을 누르고 **[쿼리유형(U)] → [추가 쿼리(P)]**를 선택하는 것도 같은 방법이다.

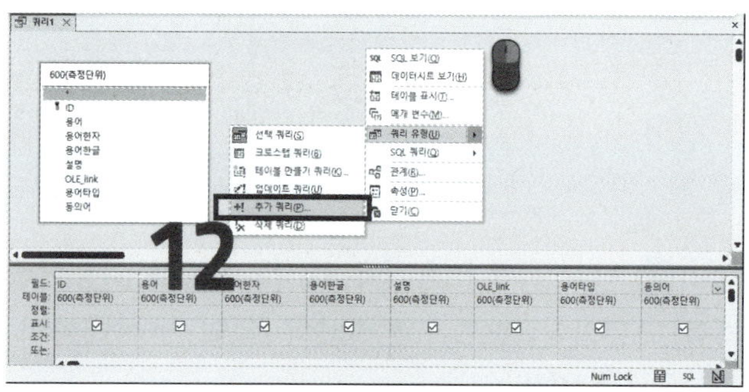


step 06 다음과 같이 [추가] 창이 나타난다. 다음과 같이 테이블 이름에서 **'9999(용어통합)'**을 선택한 후 [확인] 버튼을 누른다(단, 이 상태에서 바로 테이블이 추가되는 것은 아니며, 만들어진 쿼리의 실행을 거쳐야 테이블 추가가 완료된다는 것을 참고하기 바란다).

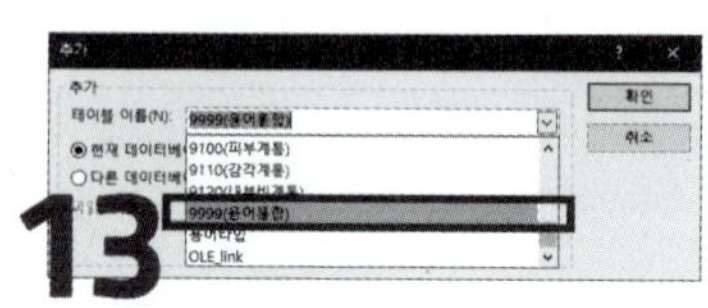

**step 07** [쿼리1]탭을 선택하고 단축키 CTRL + S 를 눌러 저장하거나, 마우스 오른쪽 버튼을 눌러 저장( )을 실행하면 다음과 같이 **step 06** 단계까지 실행한 쿼리를 저장할 것인지를 묻는 창이 나타난다. [다른 이름으로 저장]창이 나타나면 쿼리의 이름은 '용어통합_600(측정단위)_쿼리'로 입력하고 [확인] 버튼을 눌러 저장한다.

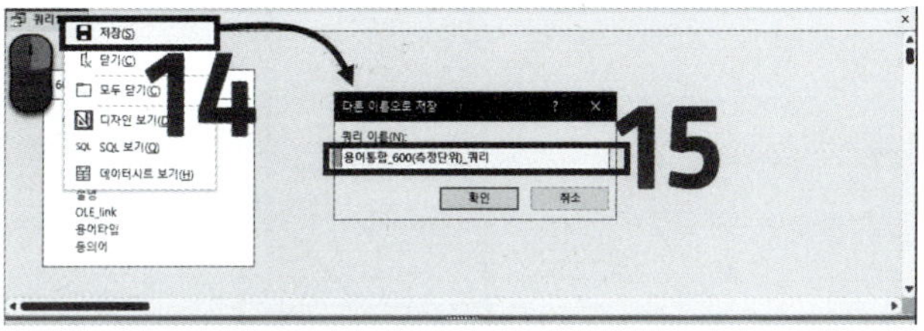


**step 08** 만들어진 쿼리인 **'용어통합_600(측정단위)_쿼리'**의 실행은 해당 쿼리의 이름 위에서 더블클릭하거나 [리본메뉴]의 **[디자인] → [결과]그룹 → [실행]** 아이콘을 클릭한다. 그러면 다음과 같이 테이블에 레코드를 생성했음을 확인하는 메시지창을 확인할 수 있다.

(※ 단, 1회만 실행시켜야 한다. 그렇지 않으면 동일한 레코드가 중복되어 들어가게 되기 때문이다.)

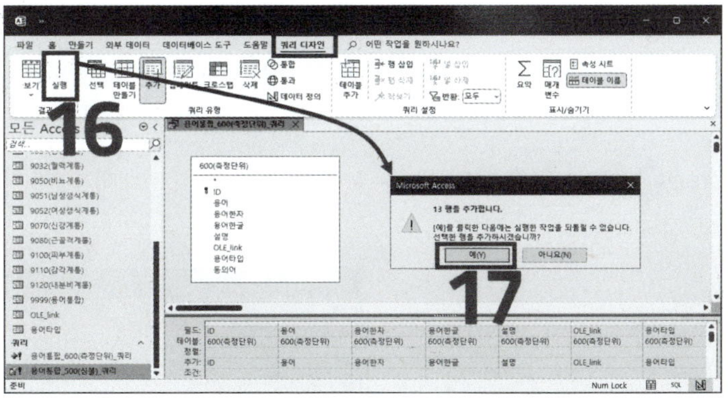


**step 09** 쿼리가 제대로 실행되면 쿼리를 통해 완성된 테이블인 **'9999(용어통합)'** 테이블에 추가된 측정단위 관련 레코드를 확인할 수 있을 것이다(참고로 '600(측정단위)' 테이블의 [용어타입] 필드의 값은 '600'이다).

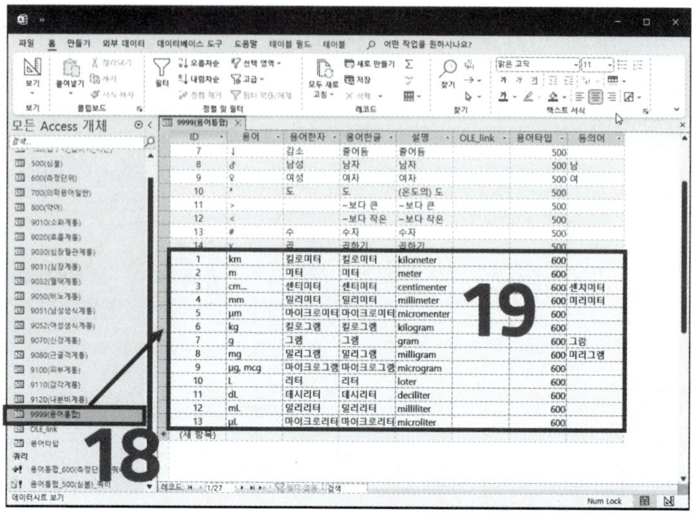


step 10 위의 step 02 에서 step 09 까지에 이르는 순서를 반복하여 나머지 테이블 '700(의학용어일반)', '9010(소화계통)', '9020(호흡계통)', '9030(심장혈관계통)', '9031(심장계통)', '9032(혈액계통)', '9050(비뇨계통)', '9051(남성생식계통)', '9052(여성생식계통)', '9070(신경계통)', '9080(근골격계통)', '9100(피부계통)', '9110(감각계통)', '9120(내분비계통)' 등의 테이블의 내용을 추가시켜보도록 하자. (※ 단, 필드의 특성이 다른 **'100(접두어_접미어_어근)' 테이블은 별도로 관리**한다.)

step 11 완성된 추가쿼리 목록은 다음과 같다. 이제 나머지 모든 쿼리를 더블클릭하여 실행시킨다.

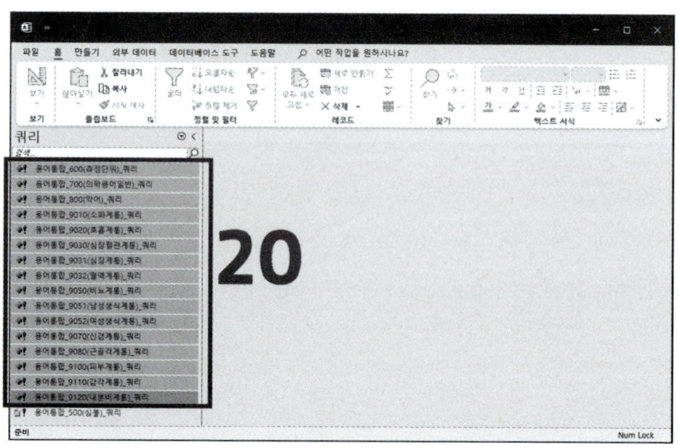

step⑫ 통합된 **'9999(용어통합)'** 테이블의 내용 중에 [ID] 필드의 정보가 아래와 같이 번호가 중복되어 일련번호로서의 역할을 잃게 된다.

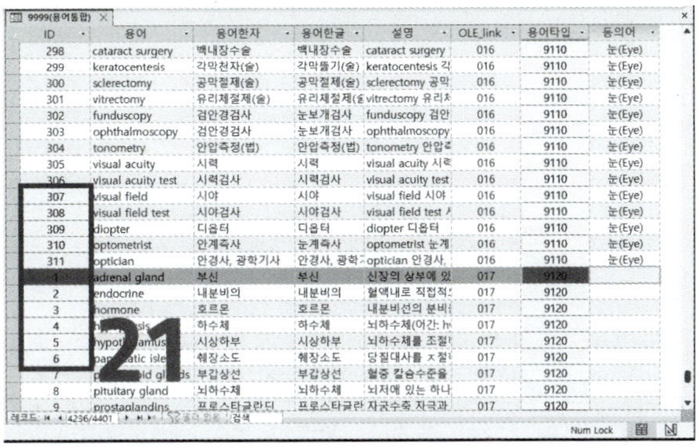

step⑬ 따라서, **'9999(용어통합)'** 테이블을 선택한 후 **[홈] → [보기] → [디자인 보기(D)]** 이동하여 맨 위의 [ID] 필드를 삭제한다. 삭제 방법은 그림과 같이 [ID] 필드를 선택하고 우선 [행 삭제(D)]를 실행한다.

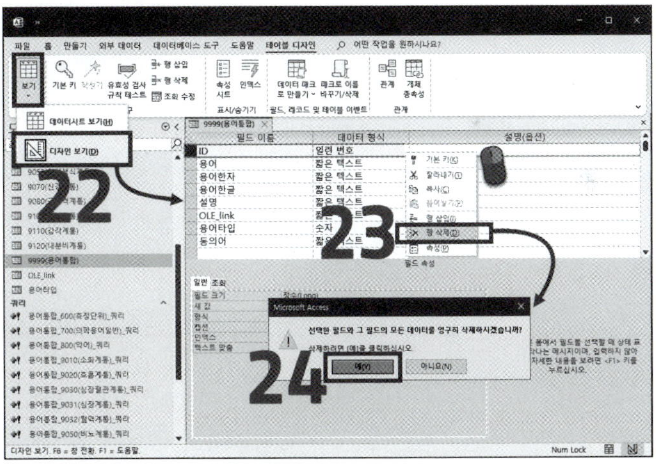

step⑭ **[용어]**필드가 위치한 곳에서 다시 삭제된 행을 만들어 넣기 위해 마우스 오른쪽 버튼을 눌러 **[행 삽입(I)]을 선택**하여 행을 다시 삽입한다.

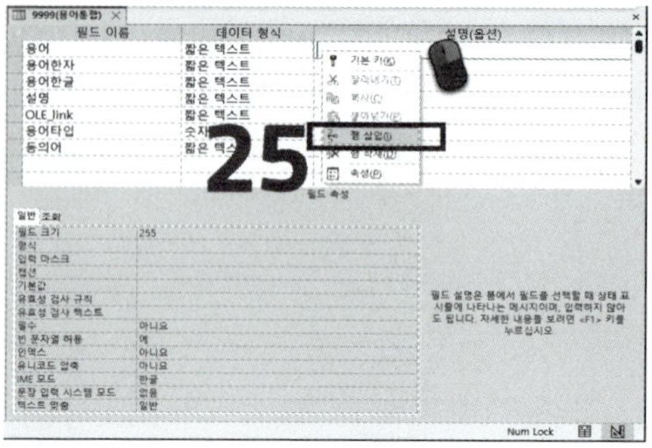

step 15 삽입된 빈 필드에 다음과 같이 새롭게 필드 이름을 [ID]로 입력하고 데이터 형식은 [**일련 번호**]로 선택한다.

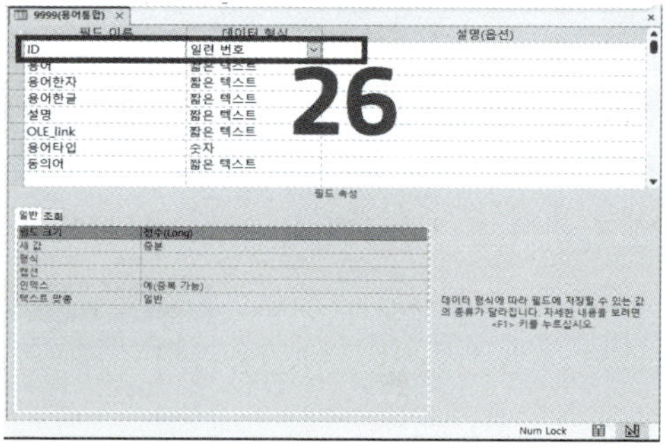

step 16 변경된 필드 속성을 저장하고 [탐색창]의 [테이블] 개체에서 완성된 '9999(**용어통합**)' 테이블을 확인한다. 아래와 같이 [ID] 필드의 순번이 순차적으로 증가되어 있음을 확인할 수 있다.

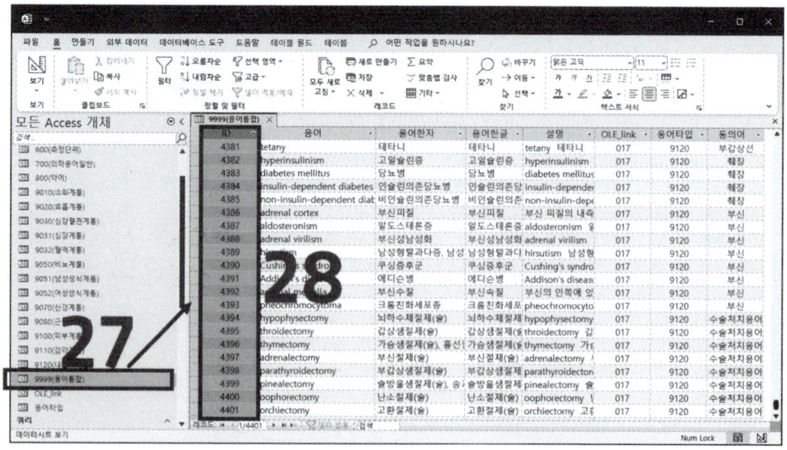

step 17 쿼리를 통한 테이블 추가가 완료되었다면 단축키 CTRL + S 를 눌러 저장하거나, 액세스 창 왼쪽 위에 있는 저장(💾) 아이콘을 눌러 테이블 통합 저장을 완료한다. (※ **거듭 강조하지만 '100(접두어_접미어_어근)'은 제외한 테이블 통합임을 알고 있기 바란다.**)

step 18 실습 요약 정리

완료①–**'12_07_계통별의학용어사전(통합단계).accdb'**이라는 DB를 불러왔다.

완료②–다음 테이블을 생성 조건을 사용하였음

–기존 **'9999(용어통합)'** 테이블에 아래 테이블을 쿼리로 **추가**하였음

–추가한 테이블은 '700(의학용어일반)', '9010(소화계통)', '9020(호흡계통)', '9030(심장혈관계통)', '9031(심장계통)', '9032(혈액계통)', '9050(비뇨계통)', '9051(남성생식계통)', '9052(여성생식계통)', '9070(신경계통)', '9080(근골격계통)', '9100(피부계통)', '9110(감각계통)', '9120(내분비계통)' 등을 추가함

–단, 필드의 특성이 다른 **'100(접두어_접미어_어근)'은 제외**함

–[리본메뉴]의 **[디자인]** → **[쿼리유형]그룹** → **[추가]** 기능을 이용하여 추가함.

–저장할 쿼리명은 **'용어통합_XXXX(XXXX)_쿼리'**로 저장함

완료③–기존 테이블에 테이블 추가를 위한 쿼리를 완료하고, 액세스를 저장하고 완료하였다.

## 12.4.2 계통 분류별 용어건수

앞서 [실습 12–7]을 통해 얻어진 의학용어 통합 테이블을 사용하여 각 용어별 레코드 정보의 개수를 분석해 보는 과정을 수행해 보도록 하자.

## 실습 12-8 계통별 의학용어 건별 개수 산출하기

■ 사용파일 : ₩실습파일₩12_08_계통별의학용어사전(통합단계_용어건수산출).accdb

**[실습 12-8] 시작**
[계통별 의학용어 건별 개수 산출하기]
액세스 실행

⬇

**DB 불러오기**
12_08_계통별의학용어사전(통합단계_용어건수산출).accdb

⬇

**용어건수산출 쿼리**
(1) '9999(용어통합)' 테이블과 '용어타입' 테이블 선택
(2) [용어타입한글], [용어코드], [용어타입영문], [용어타입의개수] 필드 출력
(3) [쿼리 디자인]⇨[표시/숨기기]그룹⇨[요약] 명령 이용

⬇

**쿼리명 설정 및 완료**
(1) 쿼리명 : '9999(용어타입별개수)_쿼리'
(2) 저장 및 데이터베이스 완료

**step 00** 아래와 같은 조건에 맞게 '9999(용어통합)' 테이블에 관련된 계통별 의학용어의 개수를 산출하는 명령을 수행하시오.

**CONDITION**

조건①–**'12_08_계통별의학용어사전(통합단계_용어건수산출).accdb'**이라는 DB를 불러온다.
조건②–다음 테이블을 생성 조건을 사용할 것.
–기존**'9999(용어통합)'** 테이블'에 존재하는 계통별 의학용어의 개수를 **'용어타입'** 테이블의 분류별로 구분하여 출력할 것.
–출력된 결과를 SQL문장으로도 확인할 것.
–생성한 쿼리이름은 **'9999(용어타입별개수)_쿼리'**로 저장할 것
조건③–계통별 의학용어의 건별 개수를 산출하는 쿼리가 완료되었다면, 액세스를 저장하고 완료하시오.

step 01 **[시작]** → **[프로그램]** → [Microsoft Office] → [Access]를 실행한다. 그러면 아래와 같이 액세스 시작화면이 나타난다. 여기서 액세스의 왼쪽 맨 위에 [파일] → [열기] → [찾아보기]를 선택한다. 수록된 파일 중 [실습파일] 폴더 내에 파일이름이 '12_08_**계통별의학용어사전(통합단계_용어건수산출)**.accdb인 액세스 파일을 선택하고 [열기(O)] 버튼을 선택한다.

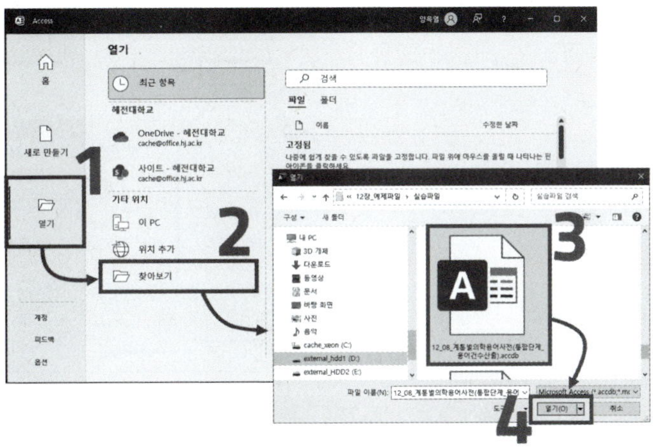


step 02 액세스 창의 위쪽 [리본메뉴]의 **[데이터베이스 도구]** → **[관계]그룹** → **[관계,** 관계**]** 아이콘을 선택한다.

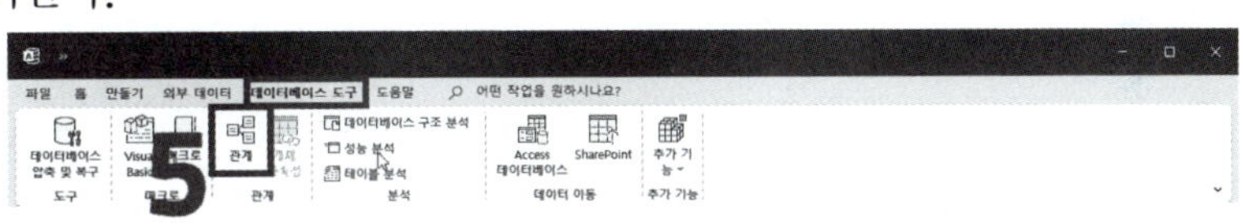


step 03 그러면, 앞서 [실습 12-5]에서 통합 관계설정하기를 통해 설정된 내용을 모두 확인할 수 있다.

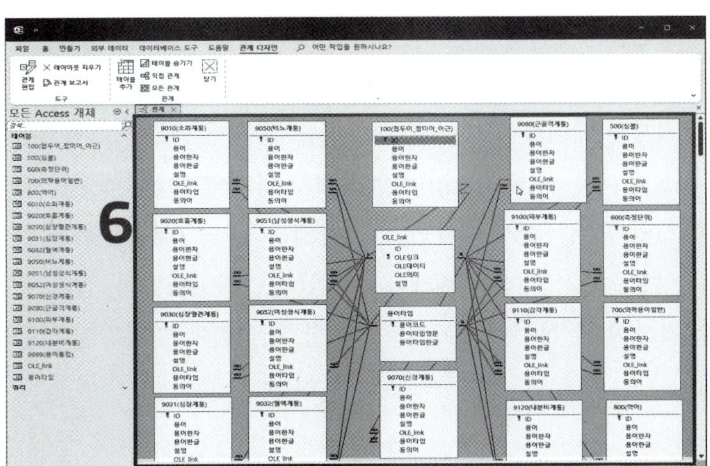

step 04 자, 이제부터 지금까지 실습에서 맺었던 관계설정을 모두 없애고 새로운 마음으로 실습을 진행하려고 한다. 통합 테이블인 **'9999(용어통합)'** 테이블의 관계설정을 위 기존에 설정된 모든 관계를 제거해 보자. 이를 위해 **[관계 디자인] → [도구]그룹 → [레이아웃 지우기]**를 선택한다. 그러면 아래 (8)번과 같이 메시지창이 나타나는데 [예(Y)]를 눌러 지금까지의 모든 관계를 깨끗이 삭제한다.

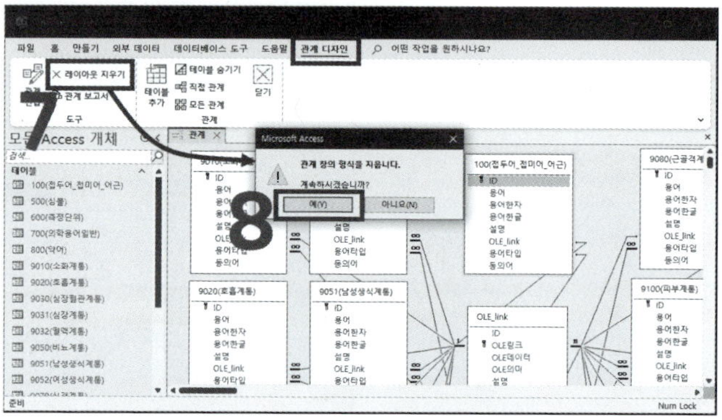


step 05 완전히 삭제된 관계창을 확인한다.

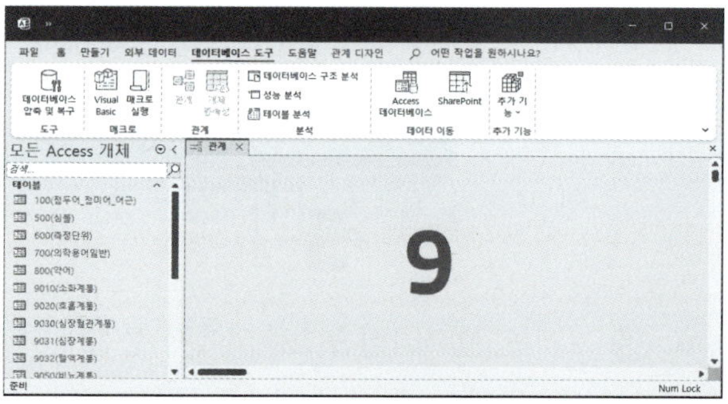


step 06 이제부터는 분류된 각 의학용어별로 의학용어의 수량(갯수)이 얼마나 되는지를 알아보기 위한 본 실습에서 필요한 **'9999(용어통합)'**, **'용어타입'**, **'OLE_Link'** 등 3개의 테이블에 대한 관계설정을 새롭게 만들어보자. [관계]창의 빈 영역에서 마우스 오른쪽 버튼을 눌러 팝업창에서 아래와 같이 **[테이블 표시(T)]** 메뉴를 선택하거나, 리본메뉴 **[관계 디자인] → [관계]그룹 → [테이블추가]**를 선택한다.

(※ [실습 12-7]에서 추가하지 않았던, '100(접두어_접미어_어근)' 테이블의 구조를 변경하여 본 실습의 '9999(용어통합)'테이블에 추가되어 있음을 알려둔다.)

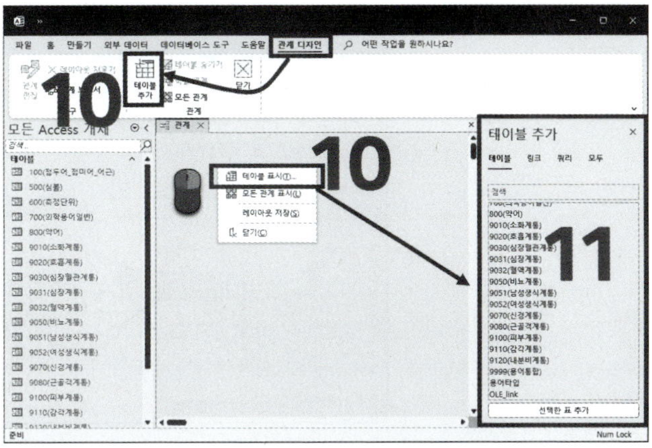

**step 07** [**테이블 추가**]창에서 **'9999(용어통합)'**, **'용어타입'**, 'OLE_Link' 테이블을 선택하고 [**선택한 표 추가**] 버튼을 누른다. 선택이 완료되면 [테이블 추가]창의 버튼을 누른다.

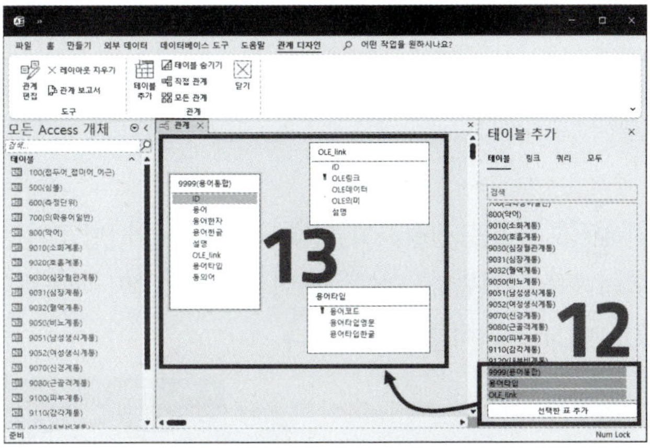

**step 08** 선택된 3개의 테이블인 '9999(용어통합)', '용어타입', 'OLE_Link' 테이블의 관계를 필드 각각 **[OLE_link]와 [OLE링크]** 필드끼리, **[용어타입]과 [용어코드]** 필드끼리 **연결**한다. 이전까지의 관계설정에서는 [항상 참조 무결성 유지(E)] 체크박스를 선택하였으나, 본 실습에서는 **선택하지 않고 [만들기(C)]** 버튼을 누른다.

(※ [항상 참조 무결성 유지(E)] 옵션을 선택하지 않는 이유는, 모든 OLE_link 속성에 값이 채워져 있지 않기 때문에 관계설정 이후에 재대로 된 결과값이 나오지 않을 수 있기 때문이다.)

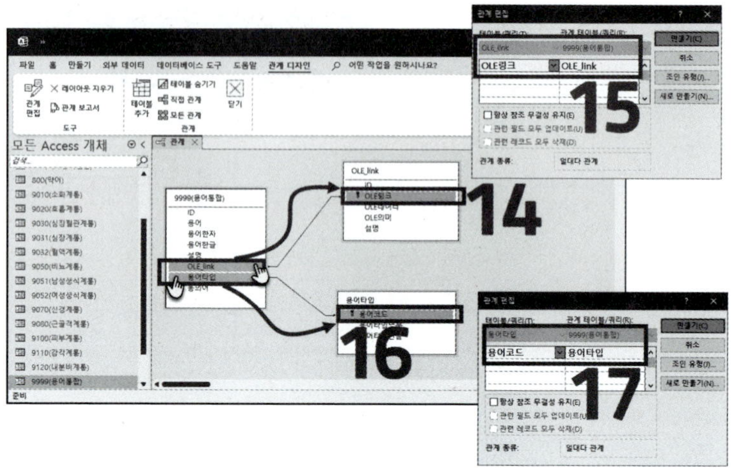


step **09** 완료된 관계설정은 아래와 같다.

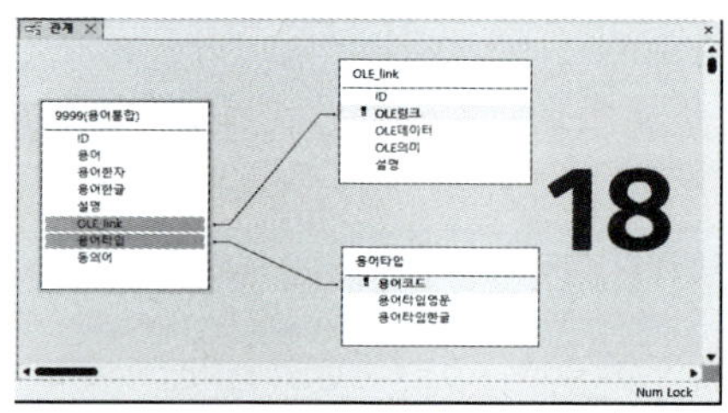


step **10** 쿼리를 생성하기 위해 [리본메뉴]의 **[만들기]** → **[쿼리]그룹** → **[쿼리 디자인]** 아이콘을 선택한다. 이때, [테이블 추가] 창이 나타나면 **'9999(용어통합)'**, **'용어타입'**, **'OLE_Link'** 테이블을 선택한다.

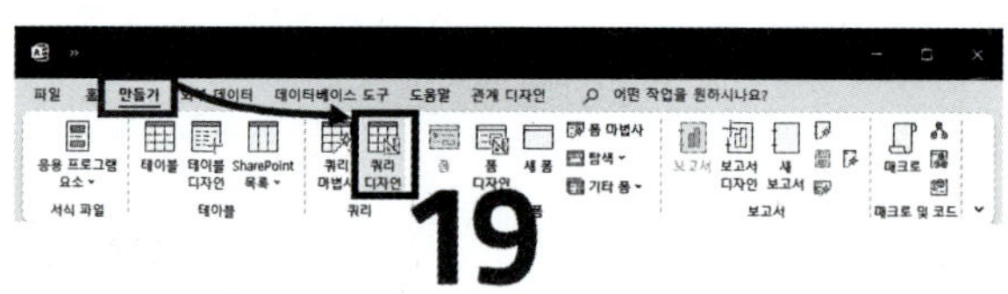


여기서, '9999(용어통합)' 테이블과 'OLE_Link' 테이블의 관계속성 선을 더블클릭하여 **[조인속성]**창이 나타나면 아래와 같이 **'2'**번 세부 속성을 선택하고 [확인] 버튼을 눌러 조인 속성을 수정한다.

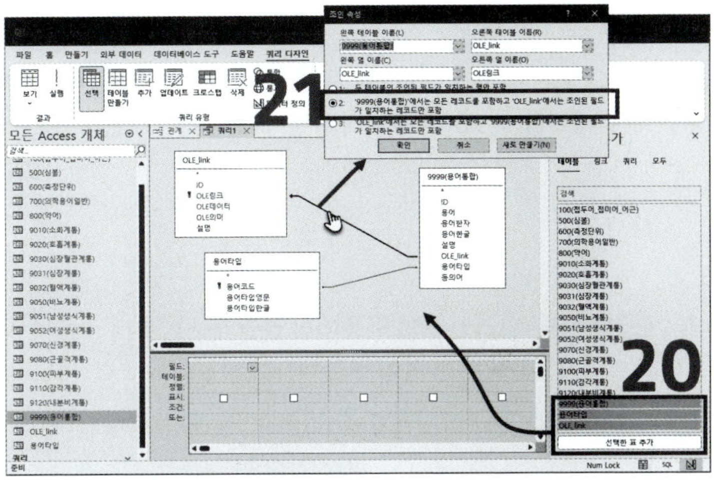


step ⓫ 각 용어타입(계통별) 의학용어의 합산한 갯수를 계산하기 위해 **'용어타입'** 테이블의 [용어타입한글], [용어코드], [용어타입영문] 필드를 [디자인 영역]으로 드래그하고, **'9999(용어통합)'** 테이블에서 [용어타입] 필드를 [디자인 영역]으로 드래그 한다.

그런 다음, [리본메뉴]의 **[쿼리 디자인] → [표시/숨기기]그룹 → [요약, Σ 요약]** 아이콘을 선택한다. 그러면 [쿼리] 창의 아래쪽 영역인 [디자인 영역]에 [요약]이라고 하는 항목이 나타난다. 여기서 맨 마지막 [용어타입] 필드의 [요약]을 [개수]로 선택한다.

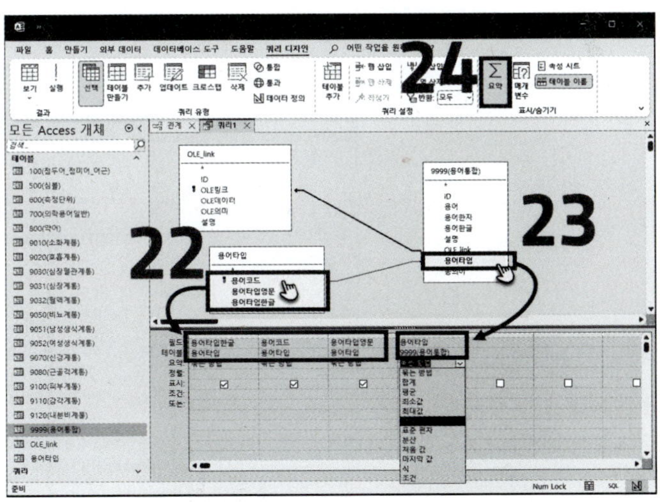

step ⑫ 위의 step ⑪의 작업을 마쳤다면, 단축키 CTRL + S 를 눌러 [쿼리] 창을 저장한다. 여기에서 작성한 쿼리는 계통별 의학용어의 건별 개수 산출을 목적으로 하기 때문에 쿼리이름을 **'9999(용어타입별개수)_쿼리'**라는 이름으로 쿼리를 저장한다.

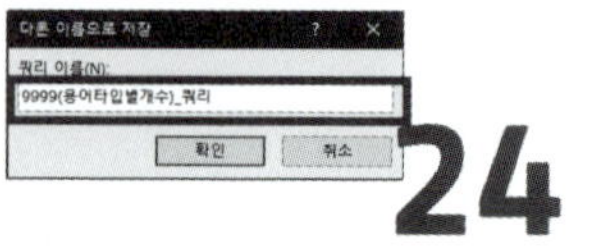


step ⑬ 완성된 쿼리인 **'9999(용어타입별개수)_쿼리'** 이라는 쿼리를 왼쪽 [개체창]의 쿼리목록에서 찾아 더블클릭하여 실행해 보자. 혹은 리본메뉴의 **[쿼리 디자인] → [결과]그룹 → [실행]** 아이콘을 클릭하면 쿼리가 실행된다.

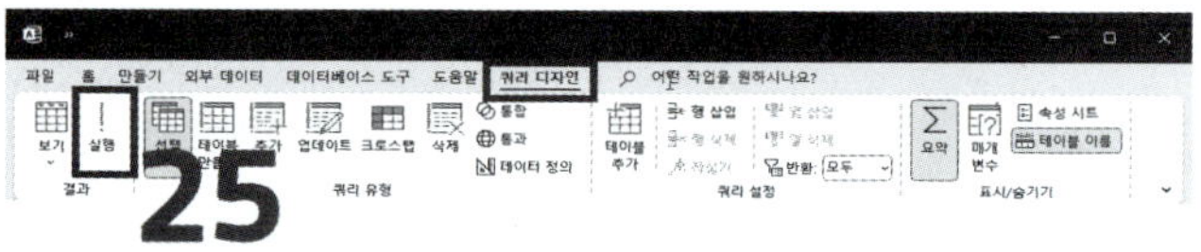


step ⑭ 다음과 같이 각 **계통별(용어타입별) 의학용어의 건수(개수)**를 확인할 수 있다. 전체적으로 용어타입의 항목분류(33개 항목)가 수행되었는데, 가장 건수가 적은 것은 묵음(3개), 가장 건수가 많은 것은 약어(692개)임을 알 수 있다. 참고로 본 쿼리 결과창은 **[용어타입한글]** 필드를 기준으로 정렬하였다. 정렬은 쿼리 결과창을 선택한 상태에서 상단에서 오름차순, 혹은 내림차순으로 정렬하는 단축아이콘을 누르면 된다.

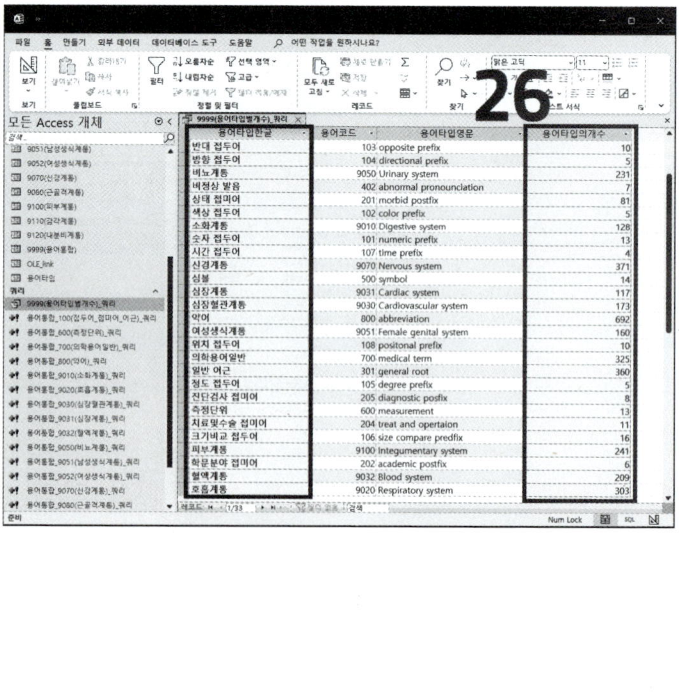

**step 15** 마지막으로 쿼리 결과창 상태에서 실제 질의(쿼리)인 SQL명령문을 확인하려면, [리본메뉴]의 **[쿼리 디자인]** → **[결과]그룹** → [SQL **보기(Q)**]를 선택하면 [쿼리] 창의 내용이 다음과 같이 변경되어 실제 SQL 구문을 확인할 수도 있다.
(※ 혹은, 액세스창 오른쪽 아래 작은 아이콘을 눌러도 [데이터시트보기], [SQL보기], [디자인보기]를 간편하게 변환가능하다.)

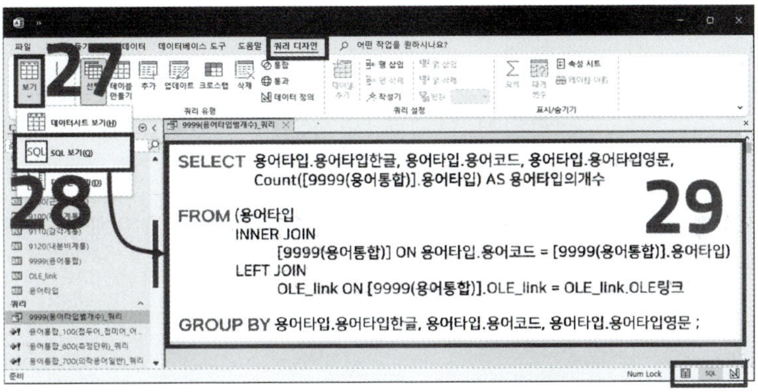


**step 16** (30)번 구역의 SQL 쿼리문장을 보다 자세히 살펴보면 중복된 내부조인과 그룹별 정렬을 이용한 전형적인 질의어를 확인할 수 있다.

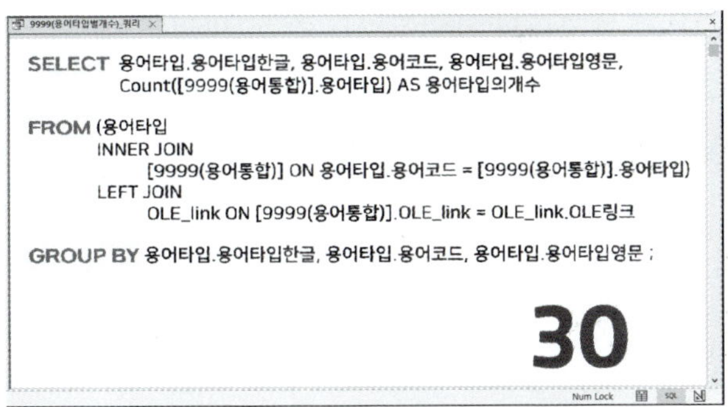


**step 17** 쿼리를 통한 **계통별(용어타입별) 의학용어의 건수(개수)** 보기가 완료되었다면 단축키 CTRL + S 를 눌러 저장하거나, 액세스 창 왼쪽 위에 있는 저장( ) 아이콘을 눌러 테이블 통합 저장을 완료한다.

step 18 실습 요약 정리

조건①–'**12_08_계통별의학용어사전(통합단계_용어건수산출)**.accdb'이라는 DB를 불러왔다.

조건②–다음 테이블을 생성 조건을 사용함

–**기존 '9999(용어통합)' 테이블**에 존재하는 계통별 의학용어의 개수를 **[쿼리 디자인] → [표시/숨기기]그룹 → [요약] 명령을 이용하여 출력함**

–출력된 결과를 **[디자인] → [결과]그룹 → [SQL 보기(Q)]** SQL문장으로도 확인함

–생성한 쿼리이름은 **'9999(용어타입별개수)_쿼리'**로 저장함

조건③–계통별 의학용어의 건별 개수를 산출하는 쿼리를 완료하고, 액세스를 저장하고 완료하였다.

## 12.4.3 전체 레코드 정보건수

전체 레코드의 개수를 산출하는 방법은 매우 간단하다. 다음 예제를 통해 통합된 의학용어 관련 **'9999(용어통합)'** 테이블의 **전체 레코드의 개수**를 확인할 수 있는 예제를 만들어보도록 하자.

아래 실습 예제는 앞서 [실습 12-8] 실습의 연속선상에서 별도의 설정 없이 연결하여 수행해보도록 한다.

## 실습 12-9 의학용어사전 전체 개수 산출하기

■ 사용파일 : ₩실습파일₩12_09_계통별의학용어사전(통합단계_용어건수합계).accdb

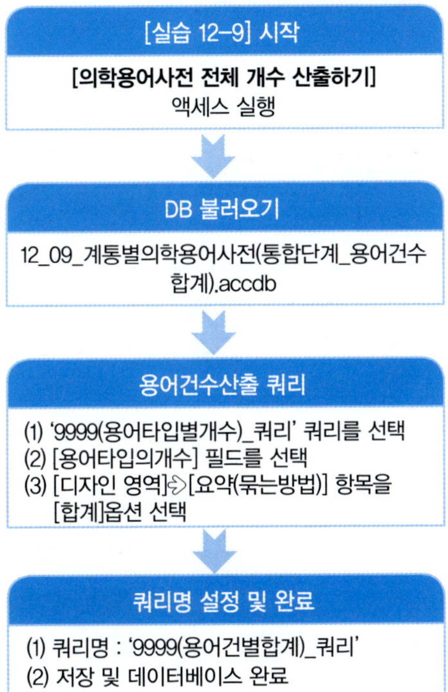


**step 00** 아래와 같은 조건에 맞게 '9999(용어통합)' 테이블에 관련된 계통별 의학용어의 총합계 산출하는 명령을 수행하시오.

| CONDITION |
|---|
| 조건①–**'12_09_계통별의학용어사전(통합단계_용어건수합계).accdb'**이라는 DB를 불러온다.<br>조건②–다음 테이블을 생성 조건을 사용할 것.<br>–기존 **'9999(용어통합)' 테이블**에 존재하는 계통별 의학용어의 개수를 **'용어타입'** 테이블의 분류별로 구분하여 출력할 것.<br>–출력된 결과를 SQL문장으로도 확인할 것.<br>–생성한 쿼리이름은 **'9999(용어건별합계)_쿼리'**로 저장할 것.<br>조건③–계통별 의학용어의 모든 용어를 합산한 용어의 개수를 산출하는 쿼리를 완료하였다면, 액세스를 저장하고 완료하시오. |

step 01 [실습파일] 폴더 내에 '12_09_**계통별의학용어사전(통합단계_용어건수합계)**.accdb'를 열어 실습 수행을 준비한다. 혹은 위의 [실습 12-8]의 데이터베이스를 열어 놓은 상태에서 실습을 수행해도 무방하다.

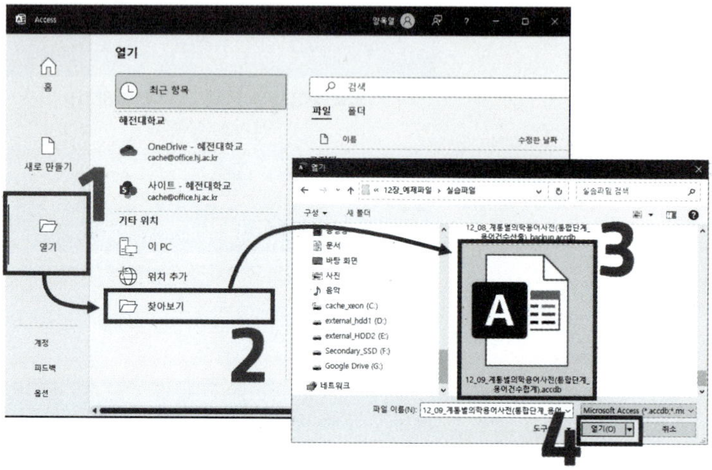

step 02 우선 액세스 창의 위쪽 [리본메뉴]의 **[만들기]** → **[쿼리]그룹** → **[쿼리 디자인]** 아이콘을 선택한다.

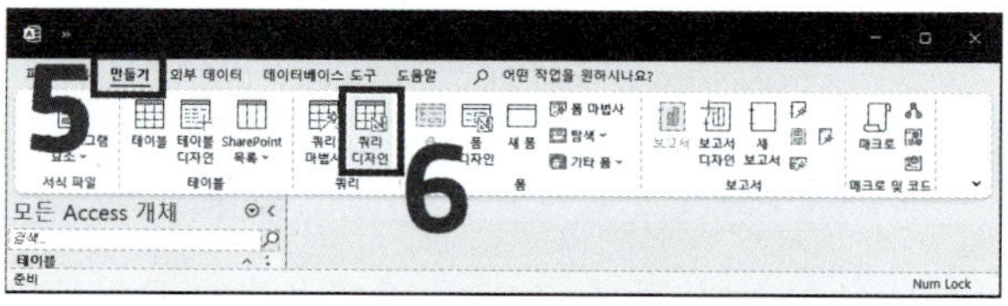

step 03 다음과 같이 오른쪽에 **[테이블 추가] 창**이 나타나면 **[쿼리]** 탭을 선택하고 앞서 예제에서 생성된 '9999(**용어타입별개수)_쿼리**' 쿼리를 선택하고 **[선택한 표 추가]** 버튼을 클릭한다. 원하는 쿼리로 만들어진 테이블이 나타났다면, [선택한 표 추가] 창을 닫는다.

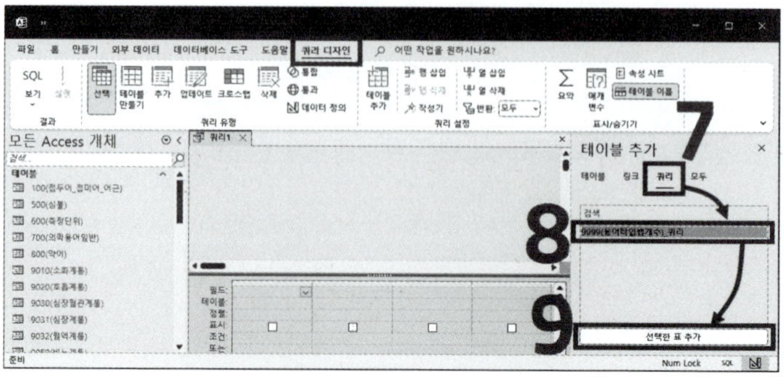

step 04 다음과 같이 **[쿼리1]** 창이 나타나면 **[용어타입의개수]** 필드를 선택하여 [디자인 영역]으로 드래그한다.

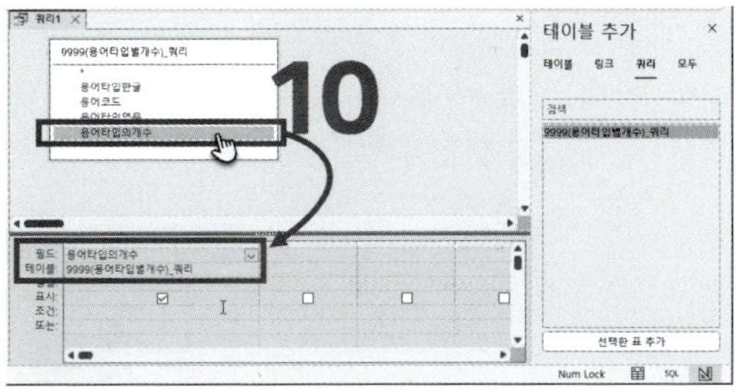


step 05 모든 의학용어의 합산통계를 위해서는 [리본메뉴]의 **[디자인]** → **[표시/숨기기]그룹** → **[요약, Σ]** 단축아이콘을 선택한다. 그런 다음에 [디자인 영역]에서 **[요약]** 항목을 **[합계]**로 선택한다.

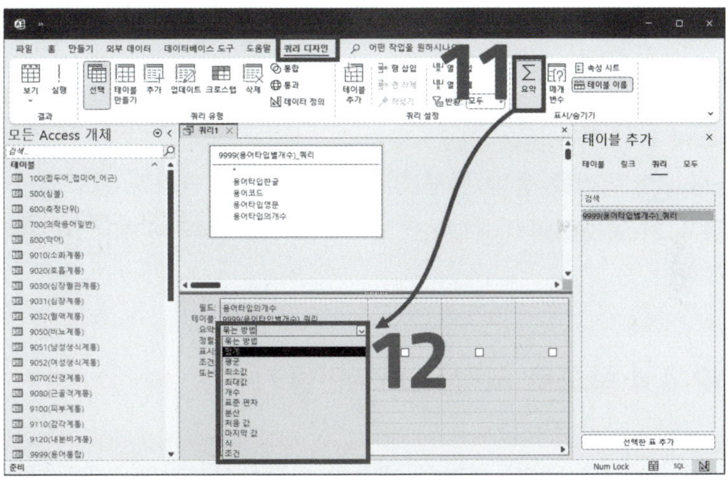


step 06 [쿼리]창 탭위에서 오른쪽 버튼을 누르거나 [쿼리]창 빈 영역에서 단축키 CTRL + S 를 눌러 [다른 이름으로 저장] 메시지 창이 나타나면 다음과 같이 '9999(용어건별합계)_쿼리'로 입력한 후 [확인] 버튼을 눌러 쿼리를 저장한다.

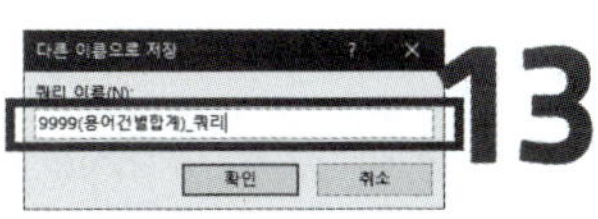

step 07 생성된 **'9999(용어건별합계)_쿼리'**를 [쿼리] 개체창에서 확인한 후에 **[쿼리 디자인]** → **[결과]그룹** → **[실행]**을 눌러 쿼리를 실행한다. 혹은, [개체창] 내에 쿼리 중 생성된 '9999(용어건별합계)_쿼리'를 더블클릭하여 실행할 수도 있다. 그러면 아래와 같이 계통별(용어타입별) 의학용어의 전체 건수(개수)의 합계가 '4956'개로 확인할 수 있다.

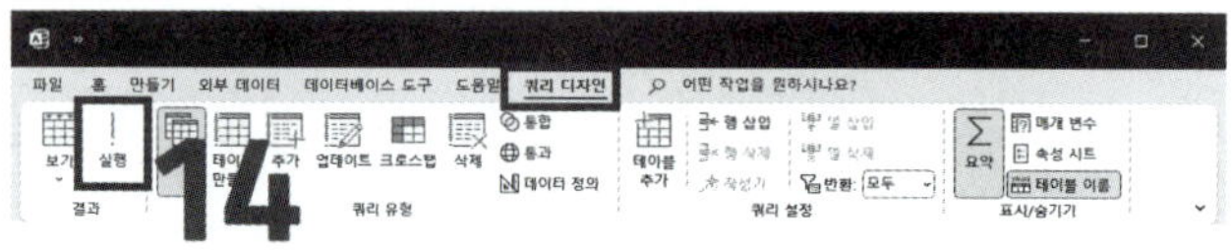


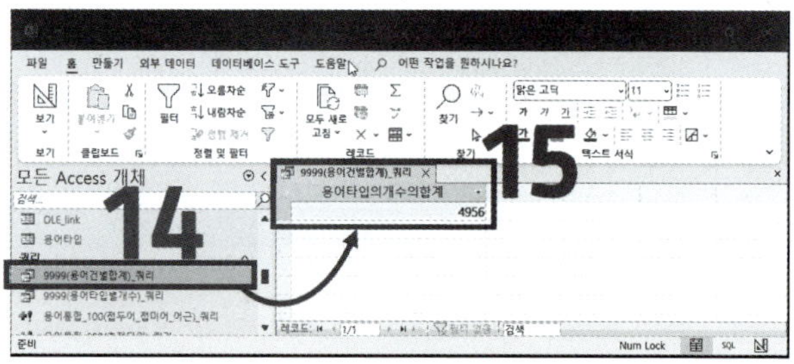


step 08 쿼리를 통한 전체 의학용어의 합계 쿼리가 완료되었다면 단축키 CTRL + S 를 눌러 저장하거나, 액세스 창 왼쪽 위에 있는 저장(💾) 아이콘을 눌러 저장을 완료한다.

## 12.4.4 폼으로 시각적 차트만들기

본 장에서는 앞서 생성한 계통별 의학용어사전DB 내에 테이블 정보를 보다 시각적으로 표현하기 위한 방법을 활용해 보자. 시각적으로 뛰어난 보고 효과를 얻을 수 있는 차트를 이용하는 것이 좋다. 차트마법사를 폼 창에서 활용하여 기존의 폼과 보고서에 새로운 차트를 만드는 작업을 실행해보도록 하자.

또한, 'OLE_link'에서 미리 설정해 놓은 비트맵이미지를 폼을 이용하여 계통별로 출력해볼 수 있도록 하는 실습을 수행할 것이다.

## 실습 12-10 계통별 의학용어사전 폼과 차트만들기

■ 사용파일 : ₩실습파일₩12_10_계통별의학용어사전(폼과차트).accdb

**[실습 12-10] 시작**

**[계통별 의학용어사전 폼과 차트만들기]**
액세스 실행

↓

**DB 불러오기**

12_10_계통별의학용어사전(폼과차트).accdb

↓

**폼 생성 조건**

(1) '9999(용어통합)', '용어타입', 'OLE_link' 테이블을 활용
(2) [만들기]⇨[쿼리]그룹⇨[쿼리 디자인]
(3) [ID], [용어], [용어한자], [용어코드], [용어타입한글], [OLE링크], [OLE데이터], [OLE의미]이용
(4) '9999(용어통합)_폼'으로 생성
(5) [디자인]⇨[보기]그룹⇨[레이아웃 보기(Y)] 레이아웃 변경

↓

**차트 생성 조건**

(1) [디자인]⇨[컨트롤]그룹⇨[차트 삽입]
(2) [용어타입한글] 필드를 X축, [용어타입의 개수] 필드를 Y축으로 설정
(3) 차트 종류 : 3차원 히스토그램
(4) 차트가 포함된 폼 이름 : '9999(용어통합)_차트'
(5) [데이터 계열 서식] 옵션변경 : [무늬], [모양], [데이터레이블], [옵션] 사용

↓

**폼/차트 설정 및 완료**

(1) 폼명 : '9999(용어통합)_폼', '9999(용어타입별개수)_차트'
(2) 저장 및 데이터베이스 완료

**step 00** 아래와 같은 조건에 맞게 '9999(용어통합)' 테이블에 관련된 계통별 의학용어사전DB를 이용하여 최종적으로 테이블, 쿼리, 폼을 이용하여 차트 생성의 명령을 수행하시오.

**CONDITION**

조건①–**'12_10_계통별의학용어사전(폼과차트).accdb'**이라는 DB를 불러온다.

조건②–다음 테이블을 생성 조건으로 폼을 생성할 것.

- 기존 **'9999(용어통합)', '용어타입', 'OLE_link'** 테이블을 활용할 것.
- **[만들기] → [쿼리]그룹 → [쿼리 디자인]**을 이용하여 [ID], [용어], [용어한자], [용어코드], [용어타입한글], [OLE링크], [OLE데이터], [OLE의미]필드로 "9999(용어통합)_폼제작용쿼리'를 생성할 것.
- **[만들기] → [폼]그룹 → [폼 마법사]**를 이용하여 '쿼리:9999(용어통합)_폼제작용 쿼리'를 선택하여 폼을 제작할 것.
- 폼의 이름을 '9999(용어통합)_폼'으로 생성할 것.
- **[디자인] → [보기]그룹 → [레이아웃 보기(Y)]**를 이용하여 생성된 폼의 레이아웃을 창과 필드 내용에 맞게 조정할 것.

조건③–다음 테이블을 생성 조건으로 차트를 생성할 것.

- **[디자인] → [컨트롤]그룹 → [차트 삽입,** ]을 활용할 것.
- 차트의 X축과 Y축을 [용어타입한글] 필드를 X축, [용어타입의 개수] 필드를 Y축으로 설정할 것.
- 차트는 3차원 히스토그램을 이용할 것.
- 폼이 이름을 **'9999(용어타입별개수)_차트'**로 생성할 것.
- 차트 내의 옵션 중에 [데이터 계열 서식] 창에서는 아래와 같이 차트의 [무늬], [모양], [데이터 레이블], [옵션] 등을 표의 크기에 맞게 편집, 수정할 것.

조건④–계통별 의학용어의 폼 생성 및 차트 생성이 완료되었다면, 액세스를 저장하고 완료하시오.

**step 01** 윈도우 바탕화면 왼쪽 아래에서 [시작] → [Access]를 선택한다.

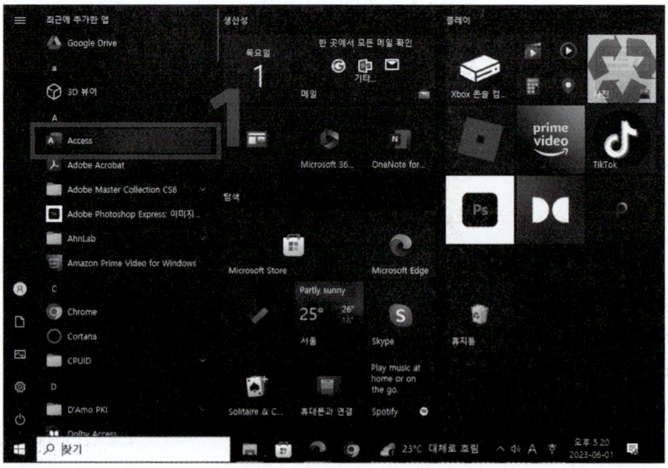

step 02 여기서 액세스의 왼쪽 맨 위에 **[파일]** → **[열기]**를 선택한다. 수록된 파일 중 [실습파일] 폴더 내에 파일이름이 **'12_10_계통별의학용어사전(폼과차트).accdb'**인 액세스 파일을 선택하고 [열기(O)] 버튼을 선택한다.

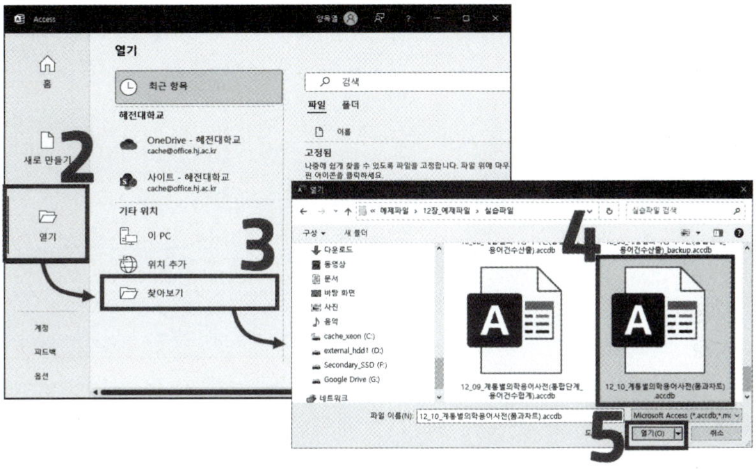


step 03 우선 폼을 생성하기 위해 **'9999(용어통합)'**, 'OLE_link', **'용어타입'** 테이블의 관계설정 쿼리를 먼저 만들고, 이 쿼리의 결과를 폼으로 생성할 것이다. 액세스 창의 위쪽 [리본메뉴]의 **[만들기]** → **[쿼리]그룹** → **[쿼리 디자인]** 아이콘을 선택한다.

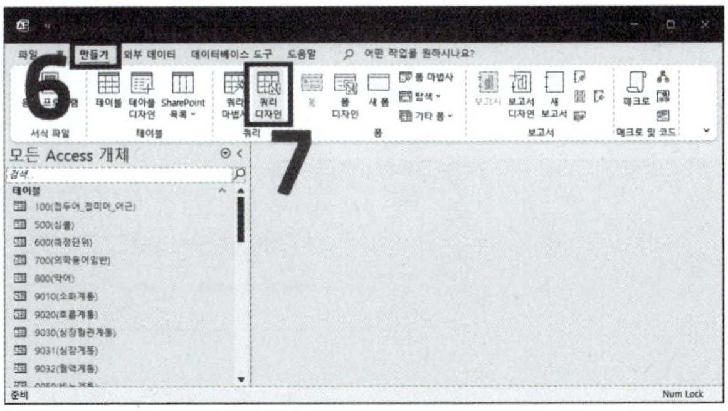

step 04 **[테이블 표시]**창이 나타나면, **'9999(용어통합)'**, 'OLE_link', **'용어타입'** 테이블을 선택하고 [추가(A)] 버튼을 눌러 [쿼리1] 창에 추가시킨다.

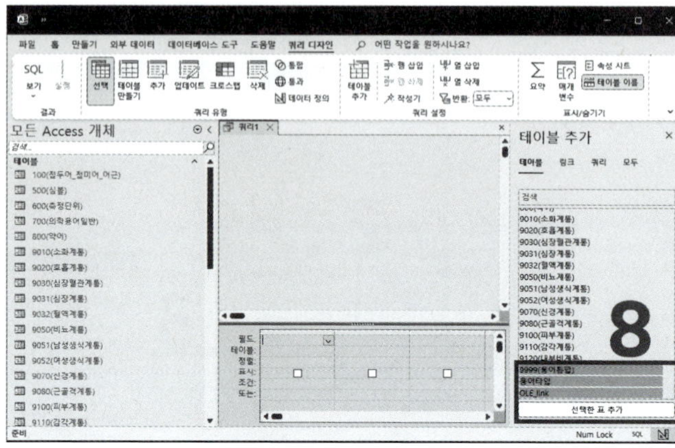


step 05 [쿼리1]창 영역에 나타난 테이블에서 [ID], **[용어]**, **[용어한자]**, **[용어코드]**, **[용어타입한글]**, [OLE**링크**], [OLE**데이터**], [OLE**의미**] 필드 순으로 [디자인 영역]에 드래그하여 놓는다.

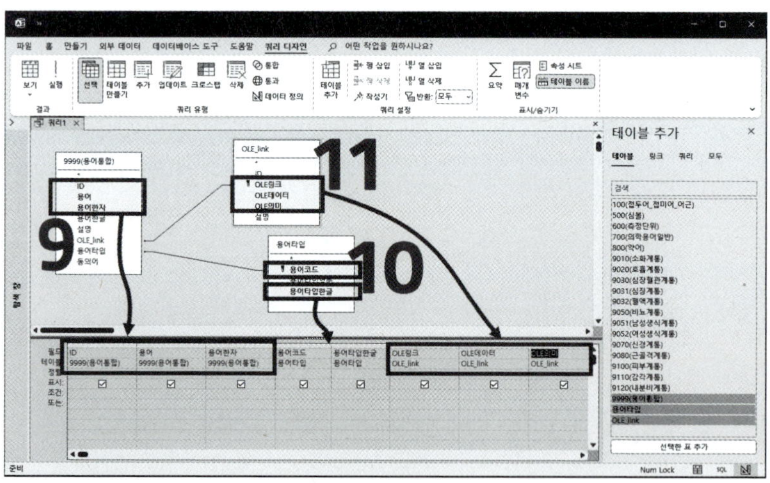

**step 06** [쿼리1]탭에서 마우스 오른쪽 버튼을 눌러, 팝업창이 나타나면 **[저장(S)]**을 누른 후, 저장할 쿼리이름은 **'9999(용어통합)_폼제작용쿼리'**로 저장한다.

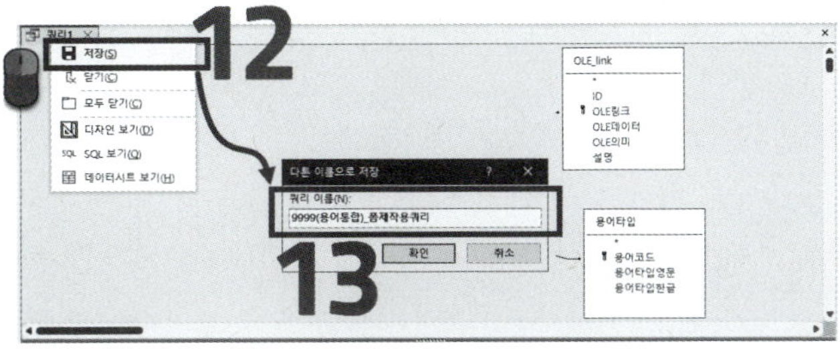


**step 07** 저장이 완료되었으며, 쿼리창의 탭이름이 [쿼리1]에서 **[9999(용어통합)_폼제작용쿼리]로 변경**되었을 것이다. 역시 마우스 오른쪽 버튼을 눌러 [모두 닫기(C)]를 눌러 창을 닫는다.

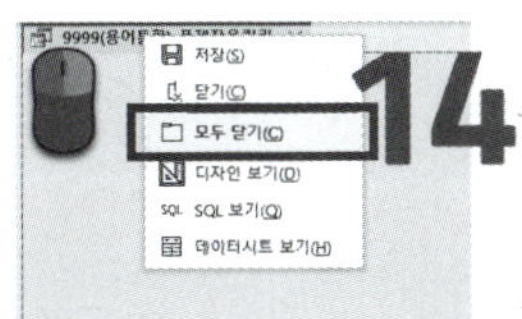


**step 08** 이제 생성된 쿼리를 이용하여 폼을 만들어보자. 리본메뉴에서 **[만들기] → [폼]그룹 → [폼 마법사]**를 이용한다. 그러면 아래와 같이 [폼 마법사]창이 나타난다. [테이블/쿼리(T)] 항목에서 아래와 같이 **'쿼리:9999(용어통합)_폼제작용 쿼리'**를 선택하고, 모든 필드를 오른쪽 [선택한 필드(S)]으로 옮긴다. 작업이 완료되었다면 [다음(N)>]버튼을 누른다

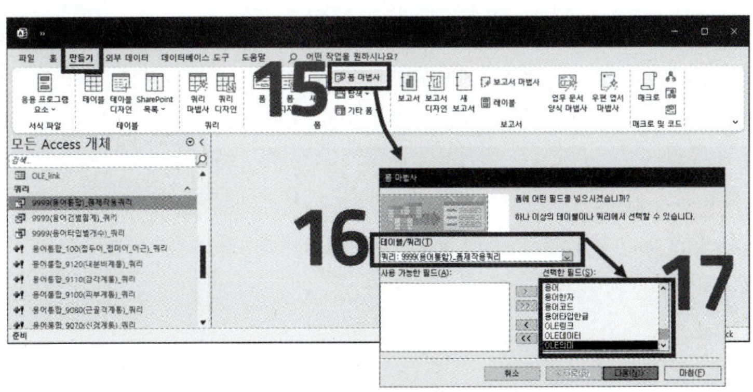

step 09 **[폼 마법사]**창의 두 번째 단계는 폼에 데이터를 어떤 테이블을 기준으로 출력할 것인가를 묻는 창이다. 여기서는 **[기준-9999(용어통합)]**을 기준 테이블로 선택한다. 작업이 완료되었다면 [다음(N)>]버튼을 누른다.

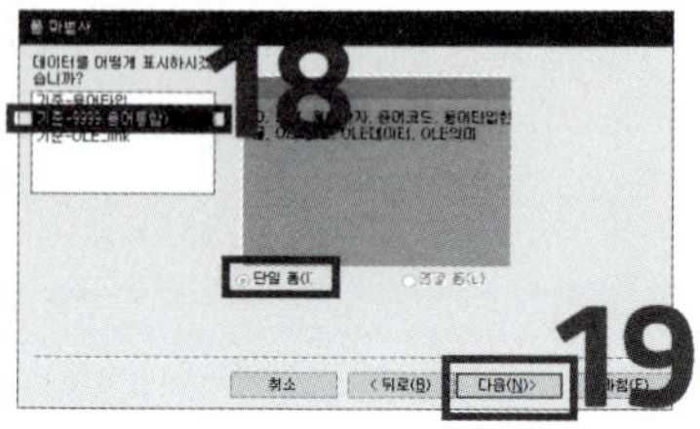


step 10 [폼 마법사]창의 세 번째 단계는 폼의 출력모양을 결정하는 단계인데 여기서는 **[열 형식(C)]**을 선택한다. 작업이 완료되었다면 [다음(N)>]버튼을 누른다.

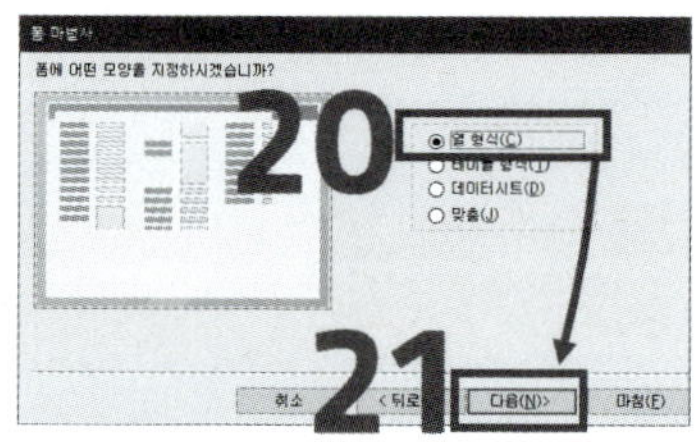


step 11 [폼 마법사]창의 네 번째 단계는 폼의 제목(이름)을 지정하는 단계이다. 여기서는 **[9999(용어통합)_폼]**으로 저장한다. 모든 설정이 완료되었다면 [마침(F)] 버튼을 눌러 폼 마법사를 종료한다.

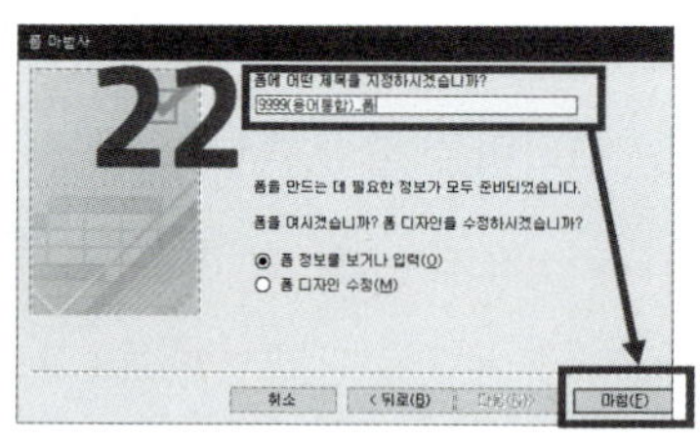

step⑫ 아래 그림은 간단히 **[폼 마법사]를 이용하여 완성시킨 폼의 형태**이다. 폼 내에는 필드레이블과 필드의 크기형식에 따라 자동으로 공간이 설정되어 있음을 확인할 수 있는데, 정렬이나 필드의 크기 등의 조절이 필요한 상태이다.

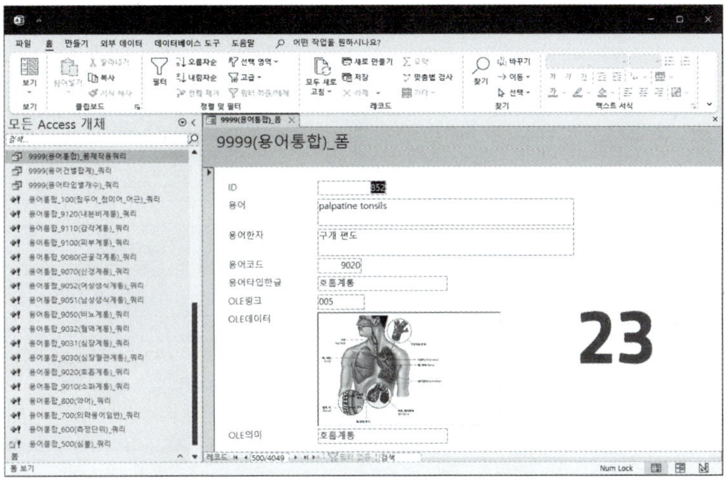


step⑬ 폼의 내용을 수정하거나 편집하려면 [리본메뉴]의 **[양식 레이아웃 디자인] → [보기]그룹 [레이아웃 보기(Y)]**를 선택한다. 또한 **[도구]그룹 → [속성시트]**창을 열어서 각 필드 및 필드레이블의 정렬, 크기조절, 배경색지정 등을 설정할 수 있다.

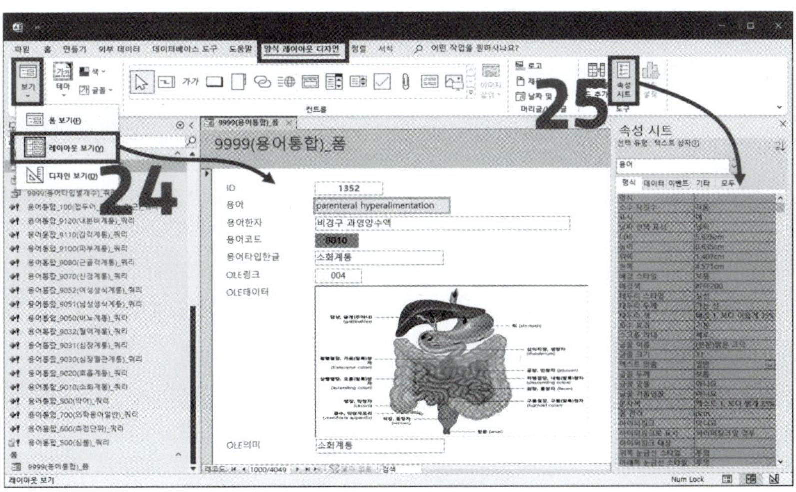

**step 14** 위의 **step 13**의 폼을 **[속성시트]**창을 이용하여 **[용어]**필드의 배경색, **[용어한자]**필드의 크기조정, **[용어코드]**필드의 배경색 및 굵기, 가운데정렬, **[OLE데이터]** 필드의 크기 확대, [OLE링크]필드의 가운데정렬, **[OLE의미]** 레이블 및 필드의 위치 이동, **[폼_머리글]**의 가운데정렬, 글꼴 및 글꼴색 변경 등이 설정된 상태를 보여준다.

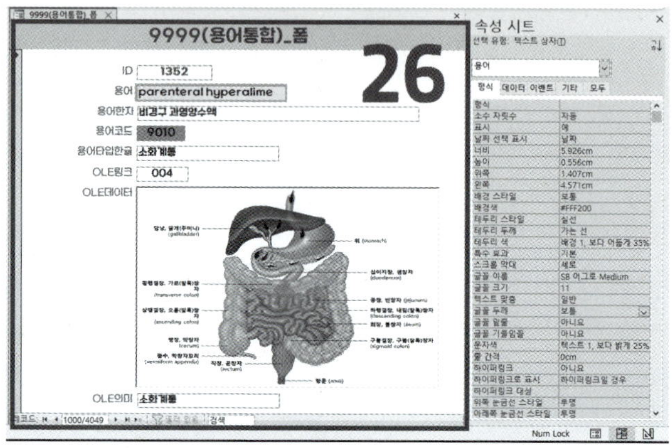


**step 15** 폼 제작이 완료되었다면 단축키 CTRL + S 를 눌러 저장하거나, 액세스 창 왼쪽 위에 있는 저장( ) 아이콘을 눌러 폼 제작 내용을 중간 저장하고 창을 닫는다.

**step 16** 아래와 같이 폼 디자인 창이 나타나면, [리본메뉴]의 [만들기] → [폼]그룹 → [폼 디자인] 아이콘을 선택한다.

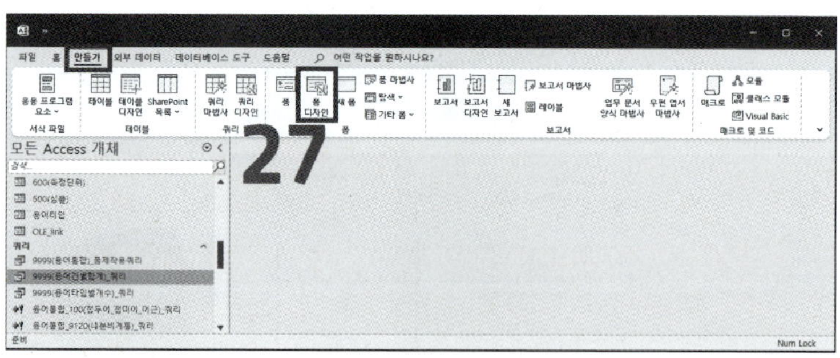

step 17 아래와 같이 폼 디자인 창이 나타나면, [리본메뉴]의 **[양식 디자인]** → **[컨트롤]그룹 [차트 삽입,** ] 아이콘을 선택한다.

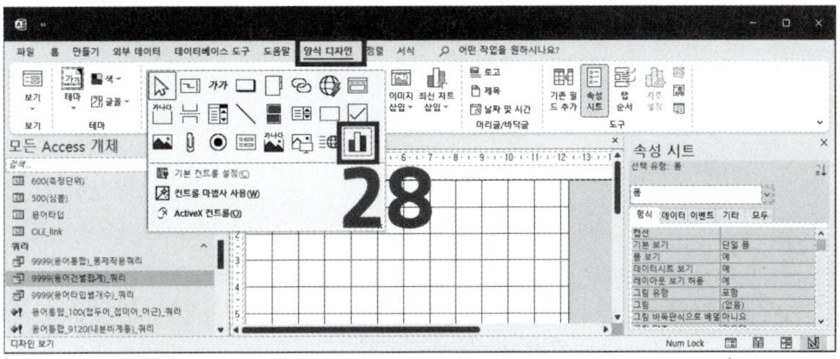


step 18 새로운 [폼1]창의 빈영역에서 마우스를 적당한 크기로 드래그한다.

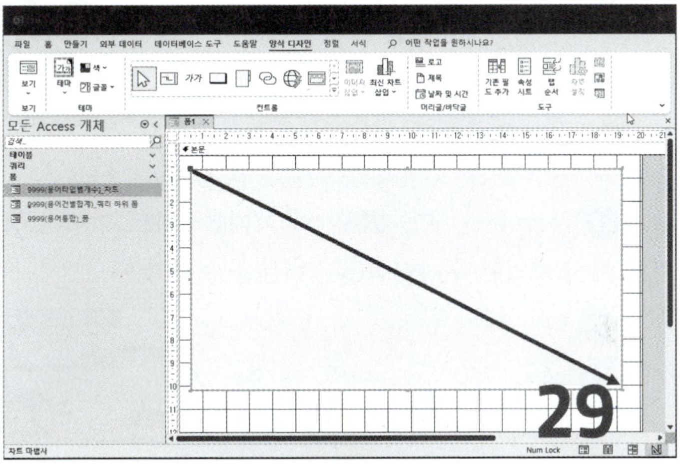


step 19 사용할 내용을 아래와 같이 [차트 마법사]창이 나타난다. 쿼리 개체 중에 **[쿼리:9999(용어타입별개수)_쿼리]**를 선택하고, [다음(N)] 버튼을 누른다.

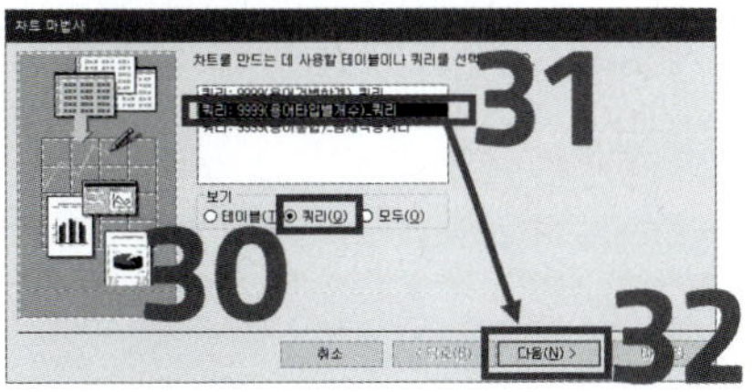

step 20 차트에 들어갈 X축과 Y축의 값을 선택한다. **[용어타입한글]** 필드를 X축, **[용어타입의 개수]** 필드를 Y축으로 선택하고, [다음(N)] 버튼을 누른다.

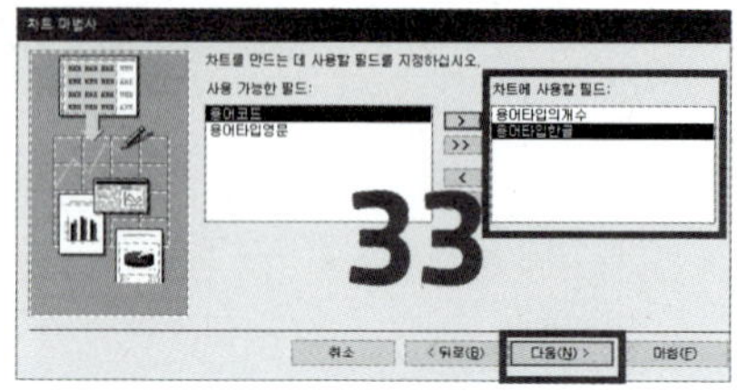


step 21 차트의 종류를 선택한다. 아래 [차트 마법사]창에서 **[3차원 세로 막대형 차트]**를 선택하고, [다음(N)] 버튼을 선택한다.

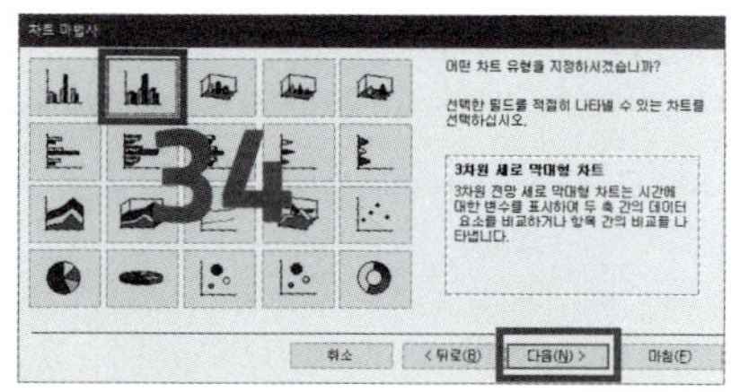


step 22 차트에 들어갈 디자인의 형태를 [차트 마법사]창과 서브창인 **[차트미리보기]**창에서 확인한 후, [다음(N)] 버튼을 누른다.

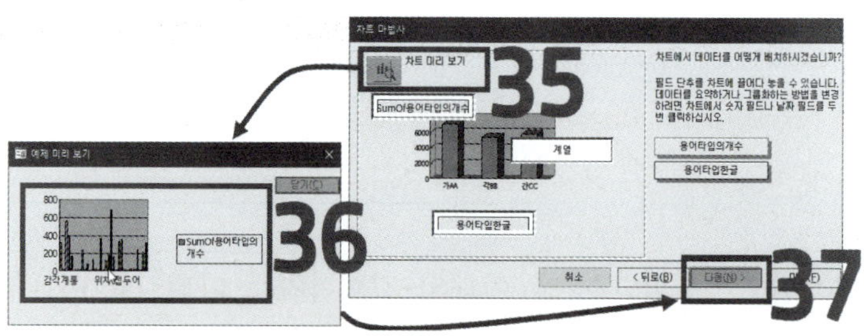


step 23 차트의 제목을 **'9999(용어타입별건수)_차트'**로 입력한 후, [마침(F)] 버튼을 누른다.

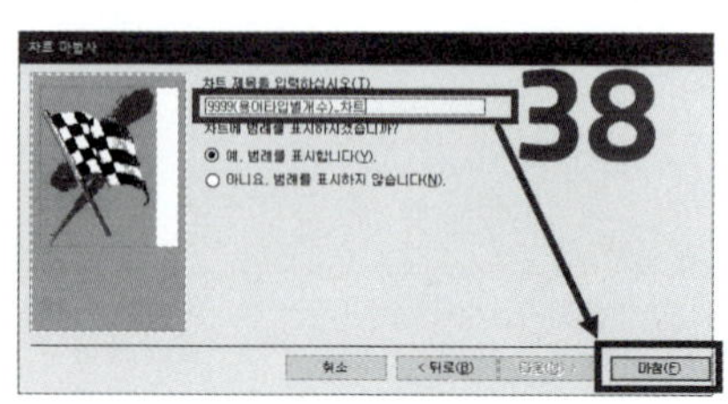

**step 24** 기본 서식을 아래와 같이 확인한다. 여기서 더블클릭을 하면 [디자인 보기] 창에 해당하는 폼서식 편집창으로 이동한다.

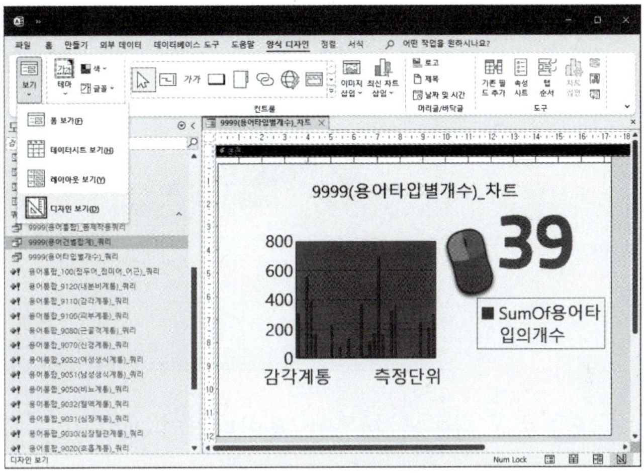


**step 25** 마지막으로, 만들어진 차트는 실제로는 [폼1]이라는 폼영역 안에서 표현되므로, [폼1]창을 단축키 CTRL + S 를 눌러 저장한다. 저장할 폼의 이름은 '9999(용어건별산출)_차트'라는 이름을 제목으로 하고 [확인] 버튼을 눌러 마법사를 종료한다.

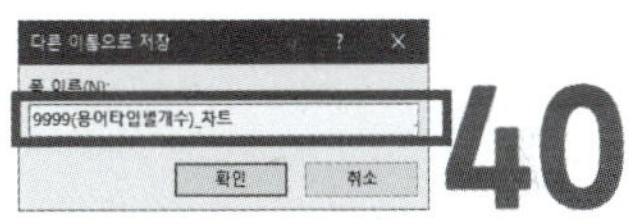


**step 26** 차트의 종류를 변경하고자 한다면, [리본메뉴]의 **[홈]** → **[양식 디자인]** → **[보기]**그룹 → **[보기]** → **[디자인 보기(D)]** 아이콘을 선택한다.

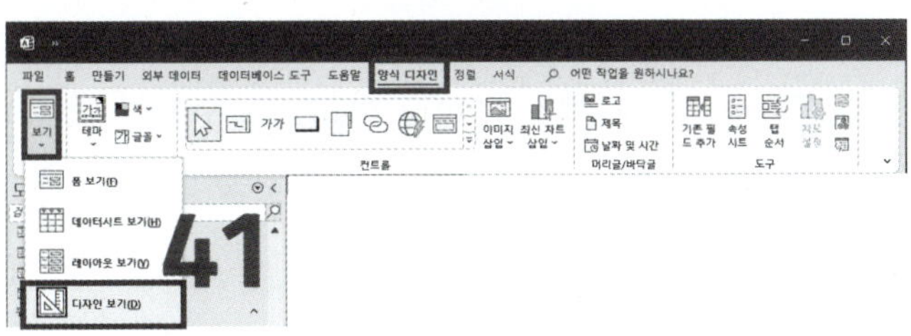


**step 27** 아래와 같이 폼서식에 차트가 나타나면 차트 안에 막대그래프의 막대 중에 하나를 선택하고 마우스 오른쪽 버튼을 눌러 데이터의 속성 값을 변경하기 위한 **[데이터 계열 서식(O)]** 메뉴를 선택한다. 막대그래프 위에 각 의학용어 분류별 개수 값을 표시하기 위해 **[데이터 레이블]**탭에서 **[값(V)]** 선택박스를 선택하고 [확인] 버튼을 누른다.

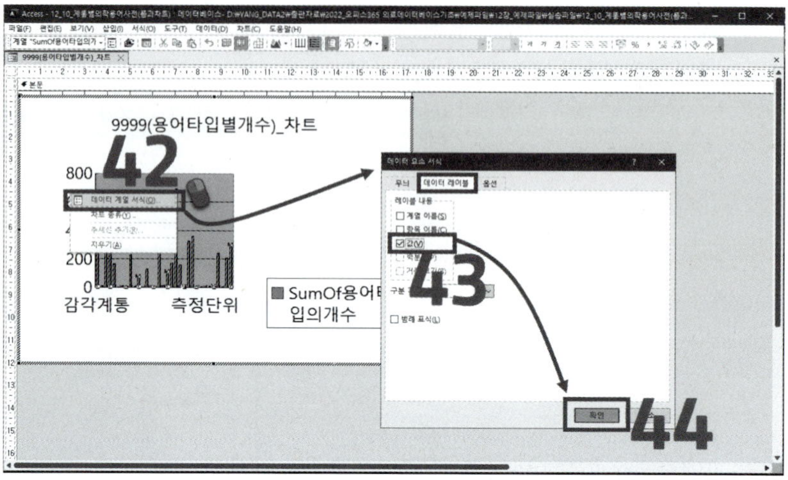


**step 28** 축의 항목별 제목인 **'용어타입의 개수'**인 숫자를 비스듬히 표시하기 위해, 각도를 조절하기 위해 **[맞춤]** 탭에서 텍스트의 각도 **[45도]**로 설정 후, [확인] 버튼을 누른다.

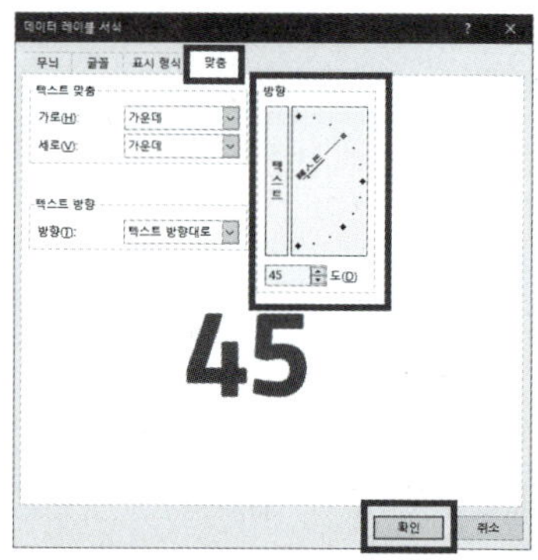


**step 29** 위의 **step 23**과 동일한 방법으로 **X축**에 해당하는 **[용어타입 한글]**의 글자도 [45도] 각도로 조절한다(그렇지 않으면 막대그래프의 간격이 좁아서 모든 필드제목이 표시되지 않기 때문이다).

**step 30** 차트의 X축, Y축, 막대그래프의 값, 차트제목 등의 속성을 조정하기 위해 해당 객체를 선택한 후, **[데이터 계열 서식]** 창에서 아래와 같이 차트의 **[무늬]**, **[모양]**, **[데이터 레이블]**, **[옵션]** 등 4가지에 대한 편집 및 수정이 가능하다.

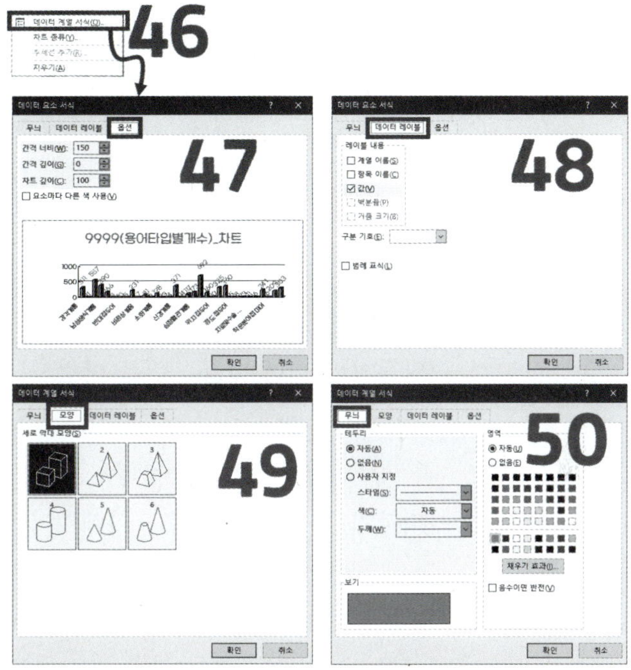


**step 31** 각 항목별 편집 및 수정이 완료된 폼 창 내부에서 생성된 차트의 완성은 아래와 같다. 왼쪽 [개체창]의 [폼]목록에서 **[9999(용어타입별개수)_차트]**라는 이름의 폼을 더블클릭하면 완성된 차트를 확인할 수 있다.

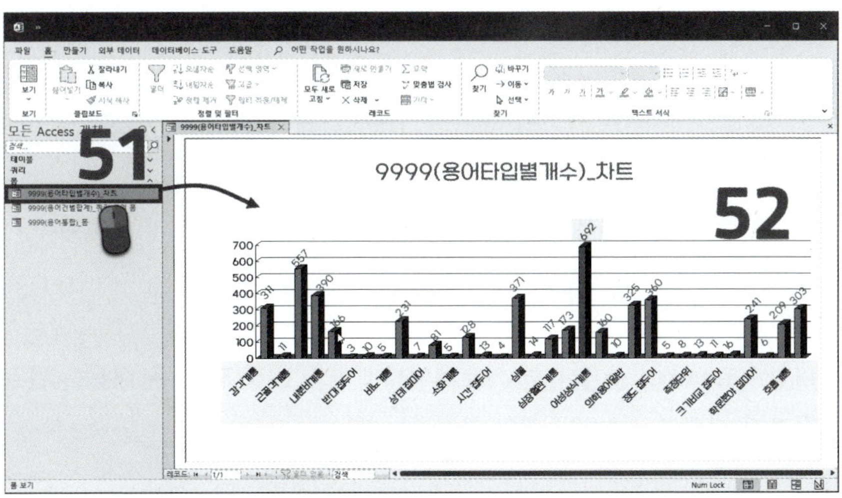


**step 32** 폼 제작 및 차트 제작이 완료되었다면 단축키 CTRL + S 를 눌러 저장하거나, 액세스 창 왼쪽 위에 있는 저장( ) 아이콘을 눌러 폼 제작 내용을 완료한다.

step **33** 실습 요약 정리

조건①–**'12_10_계통별의학용어사전(폼과차트).accdb'**이라는 DB를 불러왔다.

조건②–다음 테이블을 생성 조건으로 폼을 생성하였음

–기존 **'9999(용어통합)'**, **'용어타입'**, **'OLE_link'** 테이블을 사용함

–**[만들기] → [쿼리]그룹 → [쿼리 디자인]**을 이용하여 [ID], [용어], [용어한자], [용어코드], [용어타입한글], [OLE링크], [OLE데이터], [OLE의미]필드로 "9999(용어통합)_폼제작용쿼리'를 생성함

–**[만들기] → [폼]그룹 → [폼 마법사]**를 이용하여 '쿼리:9999(용어통합)_폼제작용 쿼리'를 선택하여 폼을 제작함

–폼의 이름을 '9999(용어통합)_폼'으로 생성함

–**[디자인] → [보기]그룹 → [레이아웃 보기(Y)]**를 이용하여 생성된 폼의 레이아웃을 창과 필드 내용에 맞게 조정하였음

조건③–다음 테이블을 생성 조건으로 차트를 생성하였음

–**[디자인] → [컨트롤]그룹 → [차트 삽입,** ]을 활용할 것

–차트의 X축과 Y축을 [용어타입한글] 필드를 X축, [용어타입의 개수] 필드를 Y축으로 설정함

–차트는 **3차원 히스토그램**을 사용함

–폼이 이름을 **'9999(용어타입별개수)_차트'**로 생성함

–차트 내의 옵션 중에 [데이터 계열 서식] 창에서는 아래와 같이 차트의 [무늬], [모양], [데이터레이블], [옵션] 등을 표의 크기에 맞게 편집, 수정함

조건④–계통별 의학용어의 폼 생성 및 차트 생성이 완료하고, 액세스를 저장하고 완료하였음

이상으로 액세스를 활용한 의료데이터베이스 12장 및 모든 내용을 완료합니다.
끝까지 실습에 참여해주시어 감사합니다.

# 참고문헌

[1] 양옥렬, 『전자차트 '비트U차트'를 활용한 병원정보시스템 실무』 (에듀팩토리/2019)
[2] 양옥렬, 『한권으로 끝내는 병원행정사 최종모의고사 문제집』 (범문에듀케이션/2023)
[3] 양옥렬 외10, 『보건의료정보학(2018)』, 에듀팩토리, 2018.2.
[4] 양옥렬, 『MS-SQL Server 2016 Express를 이용한 의료데이터베이스 실무』 (현문사/2017)
[5] 양옥렬 외4, 『통합의료저보시스템 실무』, 포널스, 2011.2.
[6] 양옥렬, 『액세스2007로 배우는 의료정보처리 실무』, 계축문화사, 2011.2.
[7] 양옥렬 외4, 『엑셀 액세스 파워포인트 2003활용』, 한올출판사, 2007.
[8] 오세종, 『DB 입문자를 위한 데이터베이스 기초와 SQL』 (생능출판/2023)
[9] 오세종, 『DB설계 입문자를 위한 데이터베이스 설계 및 구축』 (생능출판/2023)
[10] 사카가미 코오다이, 『그림으로 배우는 데이터베이스』 (영진닷컴/2022)
[11] 빌 카윈, 『SQL Antipatterns 데이터베이스 프로그래밍의 실수 줄이기』 (지니북스/2023)
[12] 프리랑카 베르가디아, 『그림으로 배우는 구글 클라우드』 (제이펍/2023)
[13] 서진수 외1, 『다양한 예제로 쉽게 배우는 오라클 SQL과 PL/SQL』 (생능출판/2023)
[14] 박성진, 『SQL과 NoSQL 기반의 데이터베이스 입문』 (생능출판/2023)
[15] Cary N. Prague etc., 『Access Bible with CDROM』, John Wiley & Sons, 2003.
[16] Kevin Williams, 『Professional XML Databases』, WROX, 2000.
[17] C.J. Date, 『An Introduction to Database Systems 5th Ed.』, Addision-Wesley Publishing Company, 1990.
[18] 건강보험심사평가원, 『건강보험요양급여비용 2022년 1월판", 간강보험심사평가원, 2022.
[19] 공공데이터포털, https://www.data.go.kr/index.do
[20] 한국의료패널, https://www.khp.re.kr/
[21] 한국복지패널, https://www.koweps.re.kr/
[22] 통계청, http://www.nso.go.kr
[23] 보건복지부, https://www.mohw.go.kr/
[24] 국민건강보험공단, http://www.nhic.or.kr/
[25] 한국병원경영연구원, http://www.kihm.re.kr/
[26] 대한병원정보협회, http://www.hcio.or.kr/index.jsp

[27] 대한병원행정관리자협회, http://www.kcha.or.kr
[28] 비트컴퓨터(주) 닥터비트사업부,https://www.bit.kr/
[29] 한국보험심사평가사인증원, http://www.chir.co.kr/
[30] 한국보험심사평가사협회, http://www.simsa.or.kr/
[31] 한국의료정보교육협회,http://www.komie.or.kr/
[32] 한국오라클, https://www.oracle.com/kr/
[33] IBM, https://www.ibm.com/kr-ko
[34] Microsoft, https://azure.microsoft.com/ko-kr/?ocid=cloudplat_hp

# 찾아보기

## ㄱ

ㄹ



ㅁ



ㅂ

ㅅ

## ㅇ

## ㅈ

## A



## B



## C



## D

## J



## K



## L



## M



## N

## O



## P



## Q



## R

## S



## T



## U



## V



## W

## X



## 기호



## 숫자

## 양옥렬

- 경희대학교 경영대학원 의료경영학과 MBA
- 원광대학교 대학원 컴퓨터공학과 Ph.D.
- 현재, 혜전대학교 보건의료행정과 교수
- 한국병원행정관리자협회 교수위원회 위원
- 보건의료산업학회 이사 및 편집위원
- 한국산업기술평가관리원(KEIT) 평가위원
- 한국과학기술평가원(KISTEP) 평가위원
- 한국인터넷진흥원(KISA) 평가위원
- 정보통신기획평가원(IITP) 평가위원 지식경제 기술혁신평가단 위원
- 한국연구재단(NRF) 평가위원
- 한국의료정보교육협회(KOMIE) 이사(부회장)
- 보건의료생명과학논문지(JHCLS) 논문편집위원장 역임

저서

- 전자차트 '비트U차트'를 활용한 병원정보시스템 실무(에듀팩토리/2019)
- 직업능력개발원 의료정보관리사 문제풀이집(에듀팩토리/2020)
- 『알기쉬운 간호정보학(2판)』 (계축문화사/2023)
- 『보건의료정보학2018』 (에듀팩토리/2018)
- 『New 병원정보시스템:OCS를 중심으로』 (메디시언/2013)
- 『MS-SQL Server 2016 Express를 이용한 의료데이터베이스 실무』 (현문사/2017)
- 『통합의료정보시스템실무』 (포널스/2011)
- 『한권으로 끝내는 병원행정사 최종모의고사 문제집』 (범문에듀케이션/2023)

오피스365(액세스)로 배우는 **의료데이터베이스 기초** 값 36,000원

2023년 12월 15일 제1판 인쇄
2023년 12월 20일 제1판 발행

저 자 : 양 옥 렬
발 행 인 : 주 영 일
발 행 처 : 계 축 문 화 사

서울특별시 종로구 통일로12길 16-17
우편번호 03029
TEL : 735-2257 · 738-9746
FAX : 723-9025
E-mail:gyechuk@hanmail.net
홈페이지 : http://gyechuk.co.kr
1973. 10. 31 등록번호 제300-1973-8호
ISBN 978-89-5629-743-9 93510

판권소유

* 저자와의 협의하에 인지는 생략합니다.